"博学而笃志，切问而近思。"

（《论语》）

博晓古今，可立一家之说；
学贯中西，或成经国之才。

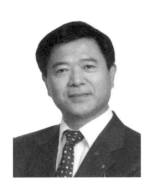

　　蔡定芳，1956年生于上海。教授、博士生导师。现任复旦大学附属中山医院中医科主任、中西医结合科主任，复旦大学临床医学院中西医结合系副主任，复旦大学中西医结合研究院内科研究所所长。兼任上海中医药大学附属曙光医院神经内科主任、曙光医院神经病学研究所所长。上海市领军人才，上海市名中医，国家中医药领军人才-岐黄学者，中国中西医结合学会常务理事，中国医师协会中西医结合分会副会长，上海市医师协会中西医结合医师分会会长，上海市中西医结合学会副会长，上海市中医药学会常务理事，中华中医药学会内科分会常务委员。留学日本德岛大学、日本富山大学。长期从事中医、中西医结合内科及神经内科临床与科学研究，擅长内科疑难疾病中医、中西医结合诊疗，在脑血管病、睡眠障碍、抑郁障碍、帕金森病等研究领域作出成绩。承担中日合作攻关，国家自然科学基金，国家重大疾病科技支撑计划，卫生部、教育部等多项研究课题。培养硕士生、博士生、博士后近50名，在国内外医学期刊发表学术论文（含SCI收录）320篇，主编专著《肾虚与科学》《中医与科学》《恽铁樵全集》《陆渊雷全集》《姜春华全集》《沈自尹全集》《南山书屋文集》等11部。获国家与省部级科学成果奖7项。

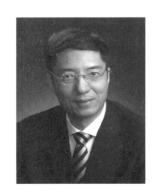

　　董竞成，1959年生于上海。医学博士、教授、主任医师、博士生导师、博士后合作导师，上海市第十三届政协委员，国家中医药传承与创新"百千万"人才工程（岐黄工程）岐黄学者，复旦大学中西医结合学科带头人，复旦大学中西医结合研究院院长，复旦大学临床医学院中西医结合学系主任，复旦大学附属华山医院中西医结合科主任，复旦大学中西医结合（临床）博士后流动站站长，世界卫生组织复旦大学传统医学合作中心主任，科技部国家"973"项目首席科学家，卫生部国家临床重点专科负责人，教育部高等学校中西医结合类教学指导委员会委员。

博学·临床医学系列

中国医药学教程

主编 蔡定芳 董竞成

副 主 编　傅晓东　陈　瑜　杨云柯　陈　震
　　　　　孟志强　吴　弢　张天嵩　俞　建

编　　者　（按姓氏笔画排序）
　　　　　马　骏　王　飞　王文昊　王国骅
　　　　　王轶宇　厉天瑜　朱旭莹　向　军
　　　　　刘宝君　江春菲　孙　婧　孙　雯
　　　　　孙　燕　杨云柯　杨兆硕　李璐璐
　　　　　吴　弢　吴克永　汪永红　沈　辉
　　　　　张　雯　张天嵩　张元浩　张红英
　　　　　张琦祺　陆林玮　陆春伟　陈　瑜
　　　　　陈　震　苟海昕　范　越　孟志强
　　　　　项忆瑾　俞　建　俞晓飞　顾喜喜
　　　　　徐莉莉　高　翔　唐红敏　黄建华
　　　　　董竞成　韩　力　傅晓东　蔡定芳
　　　　　蔡　敏　薛红丽　魏　颖

学术秘书　向　军　张红英　张　雯

LINCHUANG
YIXUE
XILIE

复旦大学出版社

内容提要

本书从中国医药学渊源、中国医药学基础医学、中国医药学方药医学、中国医药学临床医学、中国医药学结合医学5大体系阐述中国医药学基本内容。中国医药学渊源从中国医药学历史渊源、中国医药学文化渊源、中国医药学实践渊源3个方面阐述中国医药学的起源。中国医药学基础医学从天人合一、太极八卦、阴阳五行、五运六气、藏象生理、宏观四诊、辨证纲要、临床决策、经络腧穴9个章节阐述中国医药学基本理论体系。中国医药学方药医学将中医方剂学与中药学合而为一，阐述中国医药学方药医学的主要学术思路。中国医药学临床医学以病证结合为纲，阐述100多种临床常见疾病的中医辨识证治要点。中国医药学结合医学阐述基础结合医学、内科结合医学、外科结合医学、妇科结合医学、儿科结合医学、老年结合医学、骨伤结合医学、护理结合医学的研究概况，其中大部分内容为我校结合医学研究工作的传承与发展。

本书是复旦大学医学院本科生及研究生中国医药学教材，也是全国各中医药大学本科生及研究生参考教材。

前　言

要在短短的 50 多个学时里将博大精深的中国医药学全貌介绍给西医院校的本科生及研究生不是件容易的事。全国统编西医院校《中医学》教材出版于 1980 年。1995 年,沈自尹教授主编《中医学》教材,将中药与方剂合为方药篇并增加我校特色的中西医结合篇。2003 年,王文健教授主编《中医药学》,将我校第一版《中医学》的中西医结合内容另编为《中西医结合》,两本教材沿用至今。2018 年,复旦大学临床医学院中西医结合系组织长期从事中医、中西医结合教学的老师集体编写《中国医药学教程》,这是我校中国医药学教材的第三版。编写思路阐述如下。

1. 毛泽东主席 1958 年指示:"中国医药学是一个伟大的宝库,应当努力发掘,加以提高。"因此,本教材定名为《中国医药学教程》。

2.《黄帝内经》《伤寒杂病论》《神农本草经》三大经典著作的问世标志着中国医药学的确立。《黄帝内经》创建中国医药学基础医学体系,《伤寒杂病论》创建中国医药学临床医学体系,《神农本草经》创建中国医药学药物医学体系。《中国医药学教程》以三大经典著作为纲,以其学术体系为目,系统阐述中国医药学基本内容。

3. 中国医药学深深植根于中华文明。《中国医药学教程》将三大经典著作问世前的中国历史、中国文化、中国医疗实践对中国医药学形成的影响列为中国医药学渊源,以替代原教材的"绪论"。

4. "天人合一"是中国传统文化的核心思想,是中华文明价值取向的最高境界。指导中国医药学的理论基础是"天人合一"。中国医药学基础医学第一节阐述天人合一基本概念及基本内容,以替代原教材的"整体观"。

5. 太极八卦与五运六气是中国医药学基础医学不可或缺的重要内容。《中国医药学教程》增补太极八卦与五运六气,可以使读者更加系统地了解或掌握中国医药学全貌。

6.《中国医药学教程》首次将方药医学分为辨证方药与辨病方药,这种新的分类方法使中国医药学方药医学体系更加符合逻辑,条理更加清晰。

7.《中国医药学教程》首次将病证结合临床诊疗思路引入中国医药学临床医学,这种尝试有利于西医院校学生了解或掌握中国医药学临床医学精髓。

8. 中西结合医学是我校医学教育的重点学科。我校自1959年成立的藏象研究组到现在的复旦大学中西医结合研究院,历经60年4代人的努力,我校结合医学的基础与临床研究取得令人瞩目的成绩。《中国医药学教程》第五章阐述中西结合基础与临床医学研究,旨在反映我校结合医学的传承与发展。

复旦大学临床医学院中西医结合系

蔡定芳

2019 年 5 月 18 日

目　录

中国医药学渊源

　　中国医药学是华夏民族的传统经验医学。在漫长的华夏民族进程中,中国医药学深深烙上中国历史、中国文化、中国医事的印迹。秦汉时期问世的《黄帝内经》《神农本草经》《伤寒杂病论》,标志着中国医药学的确立。《黄帝内经》建立了中国医药学基础医学体系,《神农本草经》建立了中国医药学药物医学体系,《伤寒杂病论》建立了中国医药学临床医学体系。此后 2 000 多年,两晋大唐,宋元明清,名医辈出,群星璀璨,中国医药学逐渐丰富成熟,绚丽多彩。晚清民国,西学东渐,西方医学逐步取代中国医药学而成中华民族医疗主体。中国医药学为中华民族的繁衍昌盛做出重要贡献,是中国文化的瑰宝。毛泽东主席指出:"中国医药学是一个伟大的宝库,应当努力发掘,加以提高。"

第一节　中国医药学历史渊源　　>>>

　　有人类就有医药。人类社会原始宗教把疾病现象归为鬼神作祟,宗教与非宗教的经验医学混杂。《山海经》记载的巫彭、巫阳等都是神医。有 4 000 年文字可考的中国是历史文明发达国家。170 万年前～公元前 2070 年是中国古代历史的原始社会,原始社会亦称原始公社,是人类历史上第一个社会形态。原始社会以亲族关系为基础采取平均主义分配。人类产生的过程也就是原始社会形成的过程。公元前 2070～前 476 年是中国古代历史的奴隶社会,奴隶社会以奴隶主占有奴隶实行超经济奴役为主要特征。公元前 475～公元 1840 年是中国古代历史的封建社会,封建社会以地主阶级剥削农民为特征的社会形态。中国医药学渊源于中国古代历史,确立于封建社会初级阶段。

一、远古简史

　　中国是人类的重要发源地。200 多万年以前中国境内已有远古人类生息繁衍。

　　1. 云南元谋人:170 万年以前,云南元谋一带榛莽丛生,森森郁郁,是一片亚热带的草原和森林。元谋人使用粗陋的石器捕猎食物。根据出土的两枚牙齿、石器、炭屑以及其后在同一地点的同一层位中发掘出少量石制品、大量的炭屑和哺乳动物化石,证明他们是能制造工具和使用火的原始人类。

　　2. 陕西蓝田人:距今约 115 万年前到 70 万年前,蓝田人用简单而粗糙的方法打制石器,包括大尖状器、砍砸器、刮削器和石球等,他们捕猎野兽,采集果实、种子和块茎等为食物。生活时代为旧石器时代早期。

3. 北京猿人：北京猿人大约在 70 万年前来到周口店。北京猿人的颧骨较高,脑容量平均仅 1 075 毫升。身材粗短,男性高 156～157 厘米,女性高约 144 厘米。腿短臂长,头部前倾。

4. 湖北郧县人：距今 90 万～80 万年前,湖北郧县汉江由西向东贯穿全境,将全县分割为江南、江北两大部分。县境大部为山地,一般海拔高度为 500 米,气候温和,物产丰富,我们的祖先在这块风景优美的土地上生息繁衍。

5. 安徽和县猿人：距今 40 万～30 万年,安徽和县陶店乡汪家山北坡龙潭洞是中国江淮地区的旧石器时代早期人类化石洞穴遗址。其丰富的直立人化石是目前我国唯一保存完整的猿人头盖骨化石。

延绵 300 万年的以使用打制石器为标志的类物质文明时期中国人创造了丰富多彩的西侯度文化、观音洞文化、襄汾丁村文化、峙峪文化,等等。距今 1 万年左右,人类进入新石器时代:①打制石器转向磨制石器;②采集狩猎转向种植畜牧;③陶器制作技术普及。

中华民族进入新石器时期后生产力提高,古村落诞生。黄河中下游、辽河和海河流域等旱作农业起源地饲养猪、狗、牛、羊;长江中下游稻作农业重要起源地除饲养猪、狗外,还饲养水牛和羊;长城以北东北大部、内蒙古及新疆和青藏高原等地狩猎采集经济文化诞生。农业和畜牧业高度发展,人口急剧增加,社会复杂度程度不断提高,出现了原始城堡、城垣和大型建筑,有了阶级、贫富分化,人类社会向国家文明时代迈进。

6. 大地湾遗址：位于甘肃省天水市秦安县东北的五营乡邵店村,距今 8 120～4 900 年,是中国西北地区最早的新石器文化。

7. 半坡遗址：位于西安附近,是黄河流域很重要的一个文化遗址,距今 10 000～2 000 年。遗址分居住区、制陶作坊区和墓葬区。居住区有 40 多座房子,有半地穴建筑和地面建筑,形状有圆形、方形和长方形。房子由柱子支撑,墙壁是泥墙,墙面用草拌泥涂抹。房子大小有十几、几十平方米,也有上百平方米的。窑址 6 座,有竖穴式和横穴式两种,其空间较小,直径只有 1 米左右。墓葬区多以瓮、盆、钵等为葬具。这里的原始居民种植粟、芥菜、白菜等农作物,饲养绵羊、山羊和猪等家禽,淡水鱼和野味也是他们的食物。

8. 老官台遗址：位于陕西华县渭河流域,距今 8 000 多年,以磨制石器为主要标志,生产工具有石凿、骨铲、角锥等。住房为圆形的半地穴式建筑,坟墓是长方形的土坑,有陶器陪葬品。陶器的类型有夹砂粗红陶和细泥红陶、细泥黑陶和细泥白陶,纹饰有绳纹、斜线纹、附加锥纹、锥刺纹和刻槽纹等,器形有三足罐、三足钵、杯、小口平底鼓腹瓮等,彩陶只有沿外袄红宽带纹的三足钵。陶器上的 10 多种符号可能是最早的文字原形。

9. 裴李岗遗址：位于河南新郑,距今 8 000 多年。磨制石器多于打制石器,有带足磨盘、磨棒、带齿石镰、双弧刃石铲等,骨器有骨箭、骨针等,另外还有木制的弓。陶器以泥制红陶和夹砂红陶为主,器形有碗、钵、鼎、壶、杯、罐、瓮、勺、甄、盆等,其中以三足鼎和双耳壶最具代表性。

10. 磁山遗址：位于河北武安,距今 7 000 多年。陶器开始向彩陶过渡。遗址中还发现有农作物粟、胡桃和家禽鸡等。

11. 贾湖遗址：位于河南舞阳,距今 8 000 多年。遗址中有契刻符号的龟甲,比殷墟甲骨文早 4 000 多年,比古埃及的纸草文字早 1 000 多年。

12. 仰韶遗址：位于河南渑池,距今 5 000～2 500 年前后。石器有刀、斧、杵、镞、石纺轮等,骨器有骨针,陶器有钵、鼎和粗陶、彩陶。仰韶文化有可能就是炎黄文化。仰韶文化与新石器时代晚期的其他文化融合形成后来的夏商文化。河南灵宝市西坡村发现的宫殿有可能是黄帝的宫殿。考古人员还在其周围发现了一座可以居住 20 多万人口的都城,应该就是当时部落联盟的聚居地。

13. 龙山遗址:位于山东章丘龙山镇,黑陶制品质地精细,造型优美,用陶轮加工并在窑中高温烧造,为青铜文化做好高温技术准备,标志龙山文化开始向青铜文化即夏商文化过渡。

黄河流域历史文明从 250 万～3 000 年前的石器时代到公元前 2100～前 800 年的夏商周青铜时代再到公元前 770～前 221 年的春秋战国铁器时代,文化传承一脉有序,领袖众多,名贤辈出,对中国医药学的形成产生巨大而深远的影响。

二、三皇五帝

1. 燧人取火:燧人氏风姓,尊称燧皇,三皇之首,今河南商丘人。燧人乃华胥氏之夫,生伏羲与女娲。燧人发明人工钻木取火,结束远古人类茹毛饮血历史,开创华夏文明,奉为火祖。

2. 伏羲创卦:伏羲,风姓,燧人氏之子,又名太昊,以龙为图腾,定都陈地,封禅泰山。伏羲创立八卦,开启中华民族文化之源。

3. 神农尝药:神农号炎帝,生于陕西渭水支流的姜水。神农氏制耒耜,种五谷,尝百草,开创真正的农业与医学,中华先民从此走向用自己的双手劳动生产食物的崭新阶段。

4. 黄帝:公元前 2717～前 2599 年,少典之子,姬姓,居轩辕之丘,号轩辕氏。中国远古华夏部落联盟首领。黄帝征服东夷,统一天下,奠定中华,播百谷,制衣冠,建舟车,制音律,创医学,肇造文明,被尊为中华人文始祖。

5. 颛顼:姬姓,号高阳氏,黄帝之孙,黄帝次子昌意之子。颛顼败共工,继少昊主政,号高阳氏。静渊以有谋,疏通而知事;养材以任地,载时以象天,依鬼神以制义,治气以教化,絜诚以祭祀。北至于幽陵,南至于交阯,西至于流沙,东至于蟠木。动静之物,大小之神,日月所照,莫不砥属。

6. 帝喾:约公元前 2480～前 2345 年,姬姓,名俊,黄帝长子玄嚣之孙。帝喾 15 岁受封高辛侯,聪以知远,明以察微,仁而威,惠而信,脩身而天下服。

7. 帝尧:约公元前 2377～前 2259 年,帝喾之子,姓伊祁,号放勋,13 岁封于陶,15 岁辅佐帝挚,改封唐地,号陶唐氏。20 岁代挚为天子,定都平阳。其仁如天,其知如神,就之如日,望之如云。富而不骄,贵而不舒。能明驯德,以亲九族。九族既睦,便章百姓。百姓昭明,合和万国。

8. 帝舜:约公元前 2277～前 2178 年,姚姓,妫氏,名重华,字都君,谥曰舜。璿玑玉衡,以齐七政。遂类于上帝,禋于六宗,望于山川,辩于群神。揖五瑞,择吉月日,见四岳诸牧。

三、夏商西周

1. 夏朝:公元前 2070～前 1600 年。夏禹建立中国历史上第 1 个奴隶制国家,标志着中国正式步入文明时代。

2. 商朝:约公元前 1600～前 1046 年。商朝是中国历史上第 2 个朝代,是奴隶制鼎盛时期,也是中国第 1 个有同时期文字记载的王朝。商朝开国君主商汤(约公元前 1670～前 1587 年)。

3. 周朝:约公元前 1046～前 771 年,中国历史上第 3 个奴隶制王朝。周文王姬昌次子周武王姬发联合各部族攻商纣,殷商灭亡。周王朝建立,定都镐京(今陕西西安西南地区)。

四、春秋五霸

春秋时期天子衰诸侯兴。春秋时期诸侯列国互相征战,先后称霸的 5 个诸侯史称春秋五霸。

1. 齐桓公:公元前 685～前 643 年,姜姓,吕氏,名小白,姜太公吕尚的第 12 代玄孙,春秋五霸之首,春秋时代齐国第 15 位国君。

2. 晋文公:公元前 697～前 628 年,姬姓,名重耳,晋献公之子,春秋时期晋国第 22 任君主,春秋五霸第 2 位霸主。文治武功,与齐桓公并称齐桓晋文。

3. 秦穆公:公元前 682～前 621 年,嬴姓,赵氏,名任好,秦德公少子。秦穆公任百里奚、蹇叔、公孙枝为重臣,广纳贤士,得其精而忘其粗,在其内而忘其外,开秦国客卿制度先河。

4. 楚庄王:公元前 613～前 591 年在位。又称荆庄王,芈姓,熊氏,名侣,楚穆王之子,春秋时期楚国国君。齐国衰时,楚国北扩与晋争霸。

5. 宋襄公:公元前 650～前 637 年在位。子姓,名兹甫,宋桓公之子。宋襄公封庶兄目夷为相,公孙固为司马,仁义治国,宋襄公率卫曹等四国军队联合攻齐,声名鹊起。

五、战国七雄

战国七雄即战国时期七大诸侯国的统称。

1. 齐国:齐国都城临淄,今山东淄博临淄区境内,战国时期东方第一大国,经济繁荣。齐国是西周到春秋战国时期的四大诸侯国之一,战国七雄之首。开国君主姜子牙商末周初人,姜姓,吕氏,名尚,字子牙,亦称吕尚或姜尚,约生于公元前 1156 年,约卒于公元前 1017 年。

2. 楚国:楚国都城郢,亦称荆,位于湖北荆州市荆州区北面 3 公里左右纪南城。楚国君主始祖季连。周成王时封季连后代熊绎于荆蛮,居丹阳即今湖北省秭归,建楚国。熊绎,芈姓,熊氏,名绎,公元前 1042 年即位,公元前 1006 年熊绎去世其子熊艾继位。春秋时期楚国强盛,与晋争霸。

3. 燕国:燕国都城蓟,位于今北京市房山区琉璃河。公元前 1046 年周武王灭商后,封其弟姬奭于燕,是为燕召公。召公姬奭留京辅佐王室,长子姬克赴燕,故燕国第一君主为姬克。公元前 7 世纪燕国向冀北辽西一带扩张,吞并蓟国,建都蓟,即今北京市。燕国是西周到春秋战国时期中国北方的诸侯国,战国七雄之一。

4. 韩国:韩国都城初都阳翟即今河南禹州,灭郑国后迁新郑即今河南新郑,国土主要包括今山西省南部及河南省北部。公元前 403～前 230 年周朝诸侯国,战国七雄之一。韩国开国君主韩虔,晋卿韩武子之子,晋国曲沃即今山西闻喜人,姬姓,韩氏,名虔。

5. 赵国:赵国初都晋阳即今山西省太原西南,后都中牟即今河南鹤壁西,再都邯郸即今河北省邯郸市。公元前 403 年韩、赵、魏三家分晋。赵烈侯嬴姓，赵氏，名籍，赵献侯之子，赵国开国君主。

6. 魏国：魏国初都安邑即今山西夏县西北，魏惠王时迁都大梁即今河南开封，故又称梁国。魏国始祖毕高，姬姓，毕氏，名高，周文王第 15 子，周武王之弟，周初时受封毕国即今陕西省咸阳市西北，成王时为天子三公之一，故称毕公。

7. 秦国：秦国都城犬丘位于今陕西兴平东南约 4 公里的阜寨乡，有犬丘遗址。秦国开国君主嬴非子受封犬丘，建立秦国。公元前 246 年秦王嬴政即位，开始征战六国。公元前 230 年秦灭韩国，公元前 221 年秦灭齐国，前后 11 年，完成统一中国伟业。

六、秦汉三国

1. 秦朝：公元前 221～前 207 年。公元前 230～前 213 年 17 年间，秦朝开国皇帝秦始皇嬴政率领秦国先后剪灭韩赵燕魏楚齐六国与平定南方百越，结束贵族王侯专政时代，开创中国历史上第一个多民族共融的中央集权制帝国大业，史称千古一帝。秦王朝是战国末期中国第 1 个大一统封建王朝，传三世，两帝一王，共 14 年。

2. 汉朝：汉朝国都长安，开国皇帝刘邦，分西汉与东汉。秦朝末年楚汉之争，公元前 202 年刘邦胜项羽称帝，国号汉，初都洛阳，后都长安。刘邦即汉太祖高皇帝，公元前 256～前 195 年沛丰邑中阳里人，汉朝开国皇帝，汉民族和汉文化的伟大开拓者，杰出的政治家、卓越的战略家和指挥家。公元 8 年王莽篡汉建立新朝，史称王莽改制，西汉灭亡。东汉建于公元 25～220 年。开国皇帝刘秀登基后，开始东汉统一战争。历经 12 年，先后消灭盘踞关中的百万赤眉军与割据陇右称王的隗嚣及盘据西蜀的公孙述等大小数十个割据势力。于公元 36 年结束自新莽以来长达 20 年的军阀混战。建安元年 196 年曹操挟持汉献帝迁都许昌，掌握朝廷权力。公元 220 年，曹丕篡汉，改国号为魏，东汉灭亡。

3. 三国：公元 220～280 年的 60 年，是上承东汉下启西晋的三国时期。分为曹魏、蜀汉、东吴 3 个政权。赤壁之战时，曹操被孙刘联军击败，奠定了三国鼎立的雏型。公元 220 年，曹丕篡汉称帝，国号"魏"，史称曹魏，三国历史正式开始。次年刘备在成都延续汉朝，史称蜀汉。公元 222 年刘备在夷陵之战失败，孙权获得荆州大部。公元 223 年刘备去世，诸葛亮辅佐刘备之子刘禅与孙权重新联盟。公元 229 年孙权称帝，国号"吴"，史称东吴，至此三国正式成立。此后的数十年内，蜀汉诸葛亮、姜维多次率军北伐曹魏，但始终未能改变三足鼎立的格局。曹魏后期的实权渐渐被司马懿掌控。公元 263 年，曹魏的司马昭发动魏灭蜀之战，蜀汉灭亡。两年后司马昭病死，其子司马炎废魏元帝自立，建国号为"晋"，史称西晋。公元 280 年，西晋灭东吴，统一中国，至此三国时期结束，进入晋朝时期。

第二节　　中国医药学文化渊源　>>>>

文化是人类物质文明和精神文明的社会现象。中华民族在黄河流域创建中国古代文明。夏商西周是中国古代文化的源头，甲骨文字是中国古代文化独具特色的文字，干支纪日是中国古代时间观念的体现，《易经》是中国古代文化辩证思维的体现。春秋战国时期儒墨道法四家思想奠定中华民族文化基本格局。秦汉时期科技文化领先世界,佛教传入中国。"天人合一"是中国古代文化的灵魂,是中国古代文化最高精神境界。中国医药学渊源于中国古代文化,确立于封建社会初级阶段。

一、四书五经

四书五经是四书与五经的合称。四书:《大学》《中庸》《论语》《孟子》。五经:《诗经》《尚书》《礼记》《周易》《春秋》。四书之名始于宋朝,五经之名始于汉武帝。

1. **《易经》**:《易经》包括《经》和《传》两个部分。《经》主要是 64 卦和 384 爻,卦和爻各有蕴意。《传》是解释卦辞和爻辞的文辞,共 10 篇,统称《十翼》。《易传》是研究《易经》的论文集,成书于孔子后学之手。《易传》共十篇:《彖》上下,《象》上下,《系辞》上下,《文言》,《说卦》,《序卦》,《杂卦》,又称十翼。《易传》是最早注释《周易》的著作,《易传》运用阴阳理论深度阐述卦辞爻辞的意义,阐释自然社会万事万物阴阳变化规律,揭示卦与卦之间、卦象与卦辞之间、爻象与爻辞之间、卦与爻之间的内在联系。《周易》基于阴阳学说阐述宇宙世界事物运行规律,预测事物未来发展。是中国古代思想文化的理论渊源,对中国医药学产生极其深刻的影响。

2. **《尚书》**:是中国第 1 部上古历史事迹著作,是商周特别是西周初期的重要历史资料。

3. **《诗经》**:《诗经》是中国第一部诗歌总集。《诗经》反映周朝五百年间社会文化风貌。

4. **《礼记》**:《礼记》又名《小戴礼记》《小戴记》,西汉礼学家戴圣所编,是中国古代一部重要的典章制度选集,共 20 卷 19 篇。

5. **《春秋》**:《春秋》是春秋时期鲁国国史。《春秋》记事语言极为简练,暗含褒贬之意,后人称为春秋笔法或微言大义。

6. **《论语》**:《论语》是儒家经典著作。阐述儒家政治主张、伦理思想、道德观念及教育原则等,其核心思想是仁。

7. **《孟子》**:《孟子》记录战国时期思想家孟子的治国思想和政治策略。《孟子》在儒家典籍中占有很重要的地位,为四书之一。

8. **《大学》**:《大学》是中国古代讨论教育理论的重要著作,与《中庸》《论语》《孟子》并称四书。宋元以后《大学》成为学校官定的教科书和科举考试的必读书。

9. **《中庸》**:《中庸》是一篇论述人性修养的散文,与《大学》《论语》《孟子》并称为四书。

二、老庄墨子

1. **老子**:姓李名耳,字聃。华夏族,春秋时期陈国苦县厉乡曲仁里人,约生于公元前 571 年,逝于公元前 471 年。中国古代思想家,道家学派创始人,被李唐帝王追认为李姓始祖。传世名著《道德经》对中国古代医学的形成具有重大而深远影响。老子提出"道生一,一生二,二生三,三生万物"的宇宙观以及"人法地,地法天,天法道,道法自然"的人生观,对中国哲学思想发展具有深刻影响。其作品的核心精华是朴素的辩证法,主张无为而治,以"道"解释宇宙万物的演变。

2. **庄子**:姓庄,名周,字子休,宋国蒙人。战国中期著名的思想家,道家学派的主要代表人物。庄周因崇尚自由而不应楚威王之聘,生平只做过宋国地方的漆园吏。史称"漆园傲吏",被誉为地方官吏之楷模。庄子最早提出的"内圣外王"思想对儒家影响深远,庄子指出《易》以道阴阳及其三籁思想与《易经》三才之道相合。庄周传世名著《庄子》标志着战国时代中国的哲学思想和文学语言的极高成就,是中国古代文化典籍的瑰宝。

3. **墨子**:墨子名翟,约公元前 468～前 376 年,春秋末期战国初期宋国人。墨家学派的创始人,战国时期思想家、军事家、哲学家。墨家学说以兼爱为核心,以尚贤为宗旨,百家争鸣,非儒即墨,在先秦时期影响很大,与儒家并称显学。

三、孙吴兵法

1. **孙武**:字长卿,约公元前 545～前 470 年,春秋末期齐国乐安人。春秋时期著名军事家、政治家,被尊称为兵圣,誉为百世兵家之师、东方兵学鼻祖。《孙子兵法》13 篇,为后世兵法家所推崇,被誉为兵学圣典,置于《武经七书》之首。

2. **孙膑**:生卒年不详,中国战国时期军事家,华夏族,孙武后裔。唐德宗时位列武成王庙 64 将之一,宋徽宗时位列宋武庙 72 将之一。著有《孙膑兵法》。

四、楚辞尔雅

1. 《楚辞》:是中国文学史上第一部浪漫主义诗歌总集。屈原(约公元前 340～前 278 年),战国时期楚国诗人,开创"香草美人"诗风,饮誉"中华诗祖""辞赋之祖",中国浪漫主义文学奠基人。

2. 《尔雅》:是中国辞书之祖,是中国古代文化的重要组成部分。《尔雅》是中国训诂学的开山之作,在训诂学、音韵学、词源学、方言学和古文字学方面都有着重要影响。

第三节　　中国医药学实践渊源

中国医药学确立之前,中华民族祖先时时刻刻进行医疗实践。《淮南子》曰:"神农尝百草之滋味,水泉之甘苦。"《通志》曰:"民有疾,未知药石,神农氏始草木之滋,察其寒、温、平、热之性,辨其君、臣、佐、使之义,尝一日而遇七十毒,神而化之,遂作文书上以疗民族,而医道自此始矣。"《礼记·曲礼》曰:"君有疾饮药,臣先尝之。亲有疾饮药,子先尝之。医不三世,不服其药。"《礼记·王制》载:"凡执技以事上者,祝、史、射、御、医、卜及百工。"春秋战国时期有麻风隔离制度。《封诊式》是世界最早法医检验鉴定书格式和样本。中国医药学渊源于中国古代医疗实践,确立于封建社会初级阶段。

一、中国古代医疗建制

《周礼·天官》最早记载中国古代医疗建制。《封诊式》检验内容详细,包括死者死因的推测、伤口、身高、周围现场情况等。春秋战国及秦汉时期,中国古代已有一定规模的军事医疗。班固《汉书·艺文志》:《黄帝内经》18 卷,《外经》37 卷,《扁鹊内经》9 卷,《外经》12 卷,《白氏内经》38 卷,《外经》36 卷,《旁篇》25 卷。医经七家,216 卷:医经者,原人血脉经络骨髓阴阳表里,以起百病之本,死生之分,而用度箴石汤火所施,调百药齐和之所宜。至齐之得,犹磁石取铁,以物相使。拙者失理,以愈为剧,以生为死。《五藏六府痹十二病方》30卷,《五藏六府疝十六病方》40卷,《五藏六府痹十二病方》40卷,《风寒热十六病方》26卷,《泰始黄帝扁鹊俞拊方》23卷,《五藏伤中十一病方》31卷,《客疾五藏狂颠病方》17卷,《金创瘛疭方》30卷,《妇人婴儿方》19卷,《汤液经法》32卷,《神农黄帝食禁》7卷,上经方十一家,295卷。经方者本草石之寒温,量疾病之浅深,假药味之滋,因气感之宜,辨五苦六辛,致水火之齐以通闭解结,反之于平。及失其宜者,以热益热,以寒增寒,精气内伤不见于外,是所独失也。

二、中国医药学问世之前医书

1. 《五十二病方》:是现存中国古代医药最早著作,作者失考。

2. 《足臂十一脉灸经》:记述足太阳、足少阳、足阳明、足少阴、足太阴、足厥阴、臂太阴、臂少阴、臂太阳、臂少阳、臂阳明等十一脉之走向均由四肢末端流向躯体中心或头面方向,有向心性的规律;其治病均用灸法,反映了早期经络学说之面貌。

3. 《阴阳十一脉灸经》:撰成于公元168年以前,稍晚于《足臂十一脉灸经》,为湖南长沙马王堆汉墓出土之帛书。

4. 《十问》:是黄帝与天师、大成、曹熬、容成等大臣以问答形式讨论中国医学问题,与《黄帝内经》相同而早于《黄帝内经》。

5. 《合阴阳》:是出土于湖南长沙马王堆汉墓的竹简,成书于春秋战国。《合阴阳》是房中养生术具体技巧的描述。

6. 《天下至道谈》:出土于湖南长沙马王堆汉墓的竹简。

7. 《胎产书》:是现存中国古代最早妇产科文献。

8. 《杂禁方》:出土于马王堆汉墓的木简,成书于春秋战国时期。

9. 《杂疗方》:出土于马王堆汉墓的帛书,成书于春秋战国时期,部分内容是性医学。

10. 《养生方》:记载33种疾病90余养生方。

11. 《却谷食气》:是气功服气辟谷名篇。

12. 《脉法》:主要记述运用砭法在脉上排泄脓血以治疗痈肿。

13. 《阴阳脉死侯》:是有关诊断学鉴定死亡的论述。

14. 《导引图》:是一幅彩绘的导引练功图。

15. 《问百病方》:记述咳嗽、哮喘、伤寒、诸瘰、血瘀、目疾、齿痛、耳聋、伏梁病、溃疡、出血、痹证、久泄、不孕、大麻疯等病证的病因、病理、证侯。

三、神化医家

1. 扁鹊:姬姓,秦氏,字越人,公元前407～前310年春秋战国时期名医。春秋战国时期渤海郡郑(今河北任丘)人。少时学医于长桑君,尽传其术,在赵为妇科,在周为五官科,在秦为儿科,擅长各科,名闻天下。当时民众以黄帝时期神医扁鹊名号誉秦越人。《列子·汤问》载鲁公扈、赵齐婴二人有疾,同请扁鹊求治。扁鹊治之,既同愈。谓公扈、齐婴曰:"汝曩之所疾,自外而干府藏者,固药石之所已。今有偕生之疾,与体偕长,今为汝攻之,何如?"二人曰:"愿先闻其验。"扁鹊谓公扈曰:"汝志强而气弱,故足于谋而寡于断。齐婴志弱而气强,故少于虑而伤于专。若换汝之心,则均于善矣。"扁鹊遂饮二人毒酒,迷死三日,剖胸探心,易而置之;投以神药,既悟如初。秦国太医李醯嫉越人医术乃使人刺杀之。扁鹊奠定了中国医药学的切脉诊断方法,开启了中国医药学的先河。《汉书·艺文志》载《扁鹊内经》《扁鹊外经》,均佚。现存《难经》系后人托名扁鹊之作。

2. 淳于意:姓淳于,名意,约公元前215～前140年西汉临淄人,神话医家。曾任齐太仓令,精医道,辨证审脉,治病多验。师从公孙光、公乘阳庆,习岐帝术。后因故获罪当刑,其女缇萦上书文帝,愿以身代,得免。齐王中子诸婴儿小子病,召意诊切其脉,告曰:气膈病。即为之作下气汤以饮之,一日气下,二日能食,三日即病愈。齐郎中令循病,众医皆以为蠥入中,而刺之。臣意诊之,曰:“涌疝也,令人不得前后溲。”循曰:“不得前后溲三日矣。臣意饮以火齐汤,一饮得前溲,再饮大溲,三饮而疾愈。”齐中御府长信病,意入诊其脉,告曰:“热病气也。”即为之液汤火齐逐热,一饮汗尽,再饮热去,三饮病已。齐王太后病,召意入诊脉,曰:“风瘅客脬,难于大小溲,溺赤。”饮以火齐汤,一饮即前后溲,再饮病已,溺如故。齐王故为阳虚侯时,病甚,众医皆以为蹶。意诊脉,以为痹,根在右胁下,大如覆杯,令人喘,逆气不能食。意以火齐粥且饮,六日气下;即令更服丸药,出入六日,病已。《史记》记载了他的25例医案,称为诊籍,是中国现存最早的病史记录。

3. 华佗:字元化,一名旉,约公元145～208年沛国谯县人,东汉末年著名的医学家。《三国志·魏书·方技传》称其沛相陈珪举孝廉,太尉黄琬辟,皆不就。晓养性之术,时人以为年且百岁而貌有壮容。又精方药,其疗疾,合汤不过数种,心解分剂,不复称量,煮熟便饮,语其节度,舍去辄愈。曹操苦头风,每发心乱目眩,佗针膈,随手而差。一日曹操得病篤笃,使佗专视。佗曰:“此近难济,恒事攻治,可延岁月。”佗久远家思归,因曰:“当得家书,方欲暂还耳。”到家,辞以妻病,数乞期不反。曹操累书呼,又敕郡县发遣。佗恃能厌食事,犹不上道。曹操大怒,使人往检,若妻信病,赐小豆四十斛,宽假限日。若其虚诈,便收送之。于是传付许狱,考验首服。荀彧请曰:“佗术实工,人命所县,宜含宥之。”曹操曰:“不忧,天下当无此鼠辈耶?”遂考竟佗。佗临死,出一卷书与狱吏,曰:“此可以活人。”吏畏法不受,佗亦不强,索火烧之。佗死后,曹操头风未除。太祖曰:“佗能愈此。小人养吾病,欲以自重,然吾不杀此子,亦终当不为我断此根原耳。”及后爱子仓舒病因,曹操叹曰:“吾悔杀华佗,令此儿强死也。”

第四节　　中国医药学确立

　　悠久的中国历史,深邃的中国文化,丰富的医疗实践,创造优秀的中国医学。秦汉之际,《黄帝内经》《伤寒杂病论》《神农本草经》相继问世,标志中国医药学确立。《黄帝内经》以“天人合一”为纲建立中国医药学基础医学体系,《伤寒杂病论》以辨证论治纲建立中国医药学临床医学体系,《神农本草经》以性味主治为纲建立中国医药学药物医学体系。此后,两晋隋唐,宋元明清,直至中华人民共和国,1753年以来,中国医药学在三大经典著作体系下学术内涵不断丰富,诊疗水平不断提高,为中华民族医疗保健做出卓越贡献。

一、《黄帝内经》确立中国医药学基础医学体系

《黄帝内经》由《灵枢》和《素问》各81篇组成,是第1部中国医药学基础医学专著。统领《黄帝内经》的核心思想是"天人合一,"指导《黄帝内经》的理论基础是太极八卦。阴阳五行、五运六气、脏腑生理、宏观四诊、外象辨证、临床决策、经络腧穴等内容体系构成《黄帝内经》基本体系。《黄帝内经》成书年代约为公元前战国时期。公元589年南朝齐梁间人全元起著《素问训解》,首开《素问》注解先河。王冰次作注又经北宋校正医书局校正的《素问》是现存最早版本。史崧改编的《灵枢》是现存最早行世版本。

《黄帝内经·素问》目录

上古天真论篇第一	通评虚实论篇第二十八	长刺节论篇第五十五
四气调神大论篇第二	太阴阳明论篇第二十九	皮部论篇第五十六
生气通天论篇第三	阳明脉解篇第三十	经络论篇第五十七
金匮真言论篇第四	热论篇第三十一	气穴论篇第五十八
阴阳应象大论篇第五	刺热篇第三十二	气府论篇第五十九
阴阳离合论篇第六	评热病论篇第三十三	骨空论篇第六十
阴阳别论篇第七	逆调论篇第三十四	水热穴论篇第六十一
灵兰秘典论篇第八	疟论篇第三十五	调经论篇第六十二
六节藏象论篇第九	刺疟篇第三十六	缪刺论篇第六十三
五脏生成篇第十	气厥论篇第三十七	四时刺逆从论篇第六十四
五脏别论篇第十一	咳论篇第三十八	标本病传论篇第六十五
异法方宜论篇第十二	举痛论篇第三十九	天元纪大论篇第六十六
移精变气论篇第十三	腹中论篇第四十	五运行大论篇第六十七
汤液醪醴论篇第十四	刺腰痛篇第四十一	六微旨大论篇第六十八
玉版论要篇第十五	风论篇第四十二	气交变大论篇第六十九
诊要经终论篇第十六	痹论篇第四十三	五常政大论篇第七十
脉要精微论篇第十七	痿论篇第四十四	六元正纪大论篇第七十一
平人气象论篇第十八	厥论篇第四十五	刺法论篇第七十二
玉机真藏论篇第十九	病能论篇第四十六	本病论篇第七十三
三部九侯论篇第二十	奇病论篇第四十七	至真要大论篇第七十四
经脉别论篇第二十一	大奇论篇第四十八	著至教论篇第七十五
脏气法时论篇第二十二	脉解篇第四十九	示从容论篇第七十六
宣明五气篇第二十三	刺要论篇第五十	疏五过论篇第七十七
血气形志篇第二十四	刺齐论篇第五十一	征四失论篇第七十八
宝命全形论篇第二十五	刺禁论篇第五十二	阴阳类论篇第七十九
八正神明论篇第二十六	刺志论篇第五十三	方盛衰论篇第八十
离合真邪论篇第二十七	针解篇第五十四	解精微论篇第八十一

《黄帝内经·灵枢》目录

九针十二原第一	口问第二十八	逆顺第五十五
本输第二	师传第二十九	五味第五十六
小针解第三	决气第三十	水胀第五十七
邪气脏腑病形第四	肠胃第三十一	贼风第五十八
根结第五	平人绝谷第三十二	卫气失常第五十九
寿夭刚柔第六	海论第三十三	玉版第六十
官针第七	五乱第三十四	五禁第六十一
本神第八	胀论第三十五	动输第六十二
终始第九	五癃津液别第三十六	五味论第六十三
经脉第十	五阅五使第三十七	阴阳二十五人第六十四
经别第十一	逆顺肥瘦第三十八	五音五味第六十五
经水第十二	血络论第三十九	百病始生第六十六
经筋第十三	阴阳清浊第四十	行针第六十七
骨度第十四	阴阳系日月第四十一	上膈第六十八
五十营第十五	病传第四十二	忧恚无言第六十九
营气第十六	淫邪发梦第四十三	寒热第七十
脉度第十七	顺气一日分为四时第四十四	邪客第七十一
营卫生会第十八	外揣第四十五	通天第七十二
四时气第十九	五变第四十六	官能第七十三
五邪第二十	本脏第四十七	论疾诊尺第七十四
寒热病第二十一	禁服第四十八	刺节真邪第七十五
癫狂病第二十二	五色第四十九	卫气行第七十六
热病第二十三	论勇第五十	九宫八风第七十七
厥病第二十四	背腧第五十一	九针论第七十八
病本第二十五	卫气第五十二	岁露论第七十九
杂病第二十六	论痛第五十三	大惑论第八十
周痹第二十七	天年第五十四	痈疽第八十一

二、《伤寒杂病论》确立中国医药学临床医学体系

《伤寒杂病论》由《伤寒论》和《金匮要略》组成,是中国第 1 部医药学临床医学专著。《伤寒杂病论》创建中国医药学观其脉证,知犯何逆,随证治之的辨证论治临床体系。张仲景约生活在公元 150～219 年。《名医录》云:"南阳人,名机,仲景乃其字也。举孝廉,官至长沙太守,始受术于同郡张伯祖,时人言,识用精微过其师,所著论,其言精而奥,其法简而详,非浅闻寡见者所能及。"《伤寒杂病论》亡失于东汉末年三国战乱。晋太医令王叔和搜集该书遗卷并整理重新编次,更名《伤寒论》,共 10 卷 22 篇。《伤寒论》以六经为辨证纲领,是第 1 部阐述中国医药学外感热病辨证论治专著。王叔和将平脉法、辨脉法、伤寒例等内容编入《伤寒

论》而遭后人非议。公元 1065 年(宋治平二年)校正医书局林亿、高宝衡、孙奇等校订刊行《伤寒论》,人称治平本《伤寒论》。公元 1599 年(明万历二十七年)赵开美翻刻《宋版伤寒论》,目前中国高等医学院校《伤寒论》教材以此为底本,陆渊雷《伤寒论今释》亦此为底版。

《金匮要略》以脏腑为辨证纲领,是第 1 部阐述中国医药学内伤杂病辨证论治专著。金匮是存放古代帝王圣训之处,意指本书内容珍贵。《金匮要略》上、中、下 3 卷,共 25 篇,载疾病 60 余种,收方剂 262 首。所述病证以内科杂病为主兼及外科、妇科。北宋翰林学士王洙在宫藏书匮中发现蠹简本《金匮玉函要略方》,校正医书局依据此本校勘《金匮》并删去上卷伤寒部分,1066 年(宋治平三年)初刊,不久亡佚。1599 年(明万历二十七年)赵开美据邓珍本重刻《金匮要略方论》,人称赵开美本,为现存较早且为国内学者公认较好的《金匮》传本。1954 年,商务印书馆排印本。1964 年,人民卫生出版社排印本等。《医宗金鉴·订正仲景全书金匮要略注》:《伤寒论》论伤寒,《金匮要略》论杂病,乃仲景全书。《伤寒论》得成无己创注,续者五十余家,故得昌明宇内;《金匮要略》人罕言之,虽有赵良、徐彬等注释,但其文义古奥,系千载残编错简,颇多疑义,阙文亦复不少,承讹袭谬,随文蔓衍,宜后人视为迂远,束诸高阁。今于其失次者序之,残缺者补之,博采群书,详加注释,俾二书并行于世,庶后之业医者,不为俗说所误,知仲景能治伤寒,未尝不能治杂证也。

《伤寒论》目录

辨太阳病脉证并治上	辨少阳病脉证并治	辨霍乱病脉证并治
辨太阳病脉证并治中	辨太阴病脉证并治	辨阴阳易差后劳复病脉证并治
辨太阳病脉证并治下	辨少阴病脉证并治	
辨阳明病脉证并治	辨厥阴病脉证并治	

《金匮要略》目录

脏腑经络先后病脉证第一	水气病脉证并治第十四
痉湿暍病脉证治第二	黄疸病脉证并治第十五
百合狐惑阴阳毒病脉证治第三	惊悸吐衄下血胸满瘀血病脉证治第十六
疟病脉证并治第四	呕吐哕下利病脉证治第十七
中风历节病脉证并治第五	疮痈肠痈浸淫病脉证并治第十八
血痹虚劳病脉证并治第六	跌蹶手指臂肿转筋阴狐疝蛔虫病脉证治第十九
肺痿肺痈咳嗽上气病脉证治第七	妇人妊娠病脉证并治第二十
奔豚气病脉证治第八	妇人产后病脉证并治第二十一
胸痹心痛短气病脉证治第九	妇人杂病脉证并治第二十二
腹满寒疝宿食病脉证治第十	杂疗方第二十三
五脏风寒积聚病脉证并治第十一	禽兽鱼虫禁忌并治第二十四
痰饮咳嗽病脉证并治第十二	果实菜谷禁忌并治第十二五
消渴小便不利淋病脉证并治第十三	

三、《神农本草经》确立中国医药学药物医学体系

《神农本草经》3 卷，载药 365 种，是秦汉时期中国药物医学结晶。结集成书年代或谓秦汉或谓战国，原书早佚。现行本为后世医家从历代本草书籍中集辑而成。《神农本草经》以性味主治为纲建立中国药物医学体系，是第 1 部中国医药学药物医学专著。《神农本草经》书名最早见于《隋书》，《隋书·经籍志》载神农本草 4 卷，雷公集注；《旧唐书·经籍志》《唐书·艺文志》亦载神农本草 3 卷；宋代《通志·艺文略》载神农本草 8 卷，陶隐居集注。明代《国史·经籍志》载：神农本草经 3 卷；《清史稿·艺文志》载神农本草经 3 卷。现存最早辑本为 1616 年（明万历四十四年）卢复辑《神农本草经》。卢复字不远，号芷园，浙江钱塘人，早年习儒，20 岁始攻医学，与缪希雍、王绍隆等过往甚密。流传较广版本为 1799 年（清嘉庆四年）孙星衍辑《神农本草经》及 1844 年（清道光二十四年）顾观光辑《神农本草经》。

《神农本草经》目录

《上卷》	鞠华	白英
丹砂	人参	白蒿
云母	天门冬	赤箭
玉泉	甘草	奄闾子
石钟乳	干地黄	析蓂子
涅石	术	蓍实
消石	菟丝子	赤芝
朴消	牛膝	黑芝
滑石	充蔚子	青芝
石胆	女萎	白芝
空青	防葵	黄芝
曾青	柴胡	紫芝
禹余粮	麦门冬	卷柏
太乙余粮	独活	蓝实
白石英	车前子	川芎
紫石英	木香	蘼芜
青石	署豫	黄连
赤石	薏苡仁	络石
黄石	泽泻	蒺藜子
白石	远志	黄耆
黑石	龙胆	肉松蓉
白青	细辛	防风
扁青	石斛	蒲黄
菖蒲	巴戟天	香蒲

续断	酸枣	麻贲
漏芦	蘖木	冬葵子
菅实	干漆	苋实
天名精	五加皮	瓜蒂
决明子	蔓荆实	瓜子
丹参	辛夷	苦菜
茜根	桑寄生	《中卷》
飞廉	杜仲	雄黄
五味子	女贞实	石硫黄
旋华	木兰	雌黄
兰草	蕤核	水银
蛇床子	橘柚	石膏
地肤子	发皮	磁石
景天	龙骨	凝水石
茵陈	麝香	阳起石
杜若	牛黄	孔公蘖
沙参	熊脂	殷孽
白兔霍	白胶	铁精
徐长卿	阿胶	理石
石龙刍	丹雄鸡	长石
薇衔	雁肪	肤青
云实	石蜜	干姜
王不留行	蜂子	枲耳实
升麻	蜜蜡	葛根
青襄	牡蛎	栝楼根
姑活	龟甲	苦参
别羁	桑螵蛸	当归
屈草	海蛤	麻黄
淮木	文蛤	通草
牡桂	蠡鱼	芍药
菌桂	鲤鱼胆	蠡实
松脂	藕实茎	瞿麦
槐实	大枣	元参
枸杞	葡萄	秦艽
柏实	蓬蔂	百合
茯苓	鸡头实	知母
榆皮	胡麻	贝母

白芷	枳实	䗪虫
淫羊藿	厚朴	伏翼
黄芩	秦皮	梅实
狗脊	秦菽	大豆黄卷
石龙芮	山茱萸	赤小豆
茅根	紫葳	粟米
紫菀	猪苓	黍米
紫草	白棘	蓼实
败酱	龙眼	葱实
白鲜	松罗	水苏
酸酱	卫矛	《下卷》
紫参	合欢	石灰
藁本	白马茎	礜石
石韦	鹿茸	铅丹
萆薢	牛角（角思）	粉锡
白薇	羖羊角	代赭
水萍	牡狗阴茎	戎盐
王瓜	羚羊角	白垩
地榆	犀角	冬灰
海藻	燕屎	青琅玕
泽兰	天鼠屎	附子
防己	猬皮	乌头
款冬花	露蜂房	天雄
牡丹	鳖甲	半夏
马先蒿	蟹	虎掌
积雪草	柞蝉	鸢尾
女菀	蛴螬	大黄
王孙	乌贼鱼骨	亭历
蜀羊泉	白僵蚕	桔梗
爵床	鮀鲤	莨荡子
假苏	龟甲	草蒿
翘根	樗鸡	旋覆花
桑根白皮	蛞蝓	藜芦
竹叶	石龙子	钩吻
吴茱萸	木虻	射干
卮子	蜚虻	蛇合
芜荑	蜚廉	恒山

蜀漆	石长生	六畜毛蹄甲
甘遂	陆英	虾蟆
白敛	荩草	马刀
青葙子	牛扁	蛇蜕
藋菌	夏枯草	蚯蚓
白及	芫华	蠮螉
大戟	巴豆	蜈蚣
泽漆	蜀菽	水蛭
茵芋	皂荚	班苗
贯众	柳华	贝子
荛花	楝实	石蚕
牙子	郁李仁	雀瓮
羊踯躅	莽草	蜣螂
商陆	雷丸	蝼蛄
羊蹄	桐叶	马陆
萹蓄	梓白皮	地胆
狼毒	石南	鼠妇
白头翁	黄环	荧火
鬼臼	溲疏	衣鱼
羊桃	鼠李	桃仁
女青	药实根	杏仁
连翘	栾华	腐婢
兰茹	蔓椒	苦瓠
乌韭	豚卵	水靳
鹿藿	麇脂	彼子
蚤休	鼺鼠	

（蔡定芳　董竞成）

中国医药学基础医学

第一节 ❯ 天人合一 >>>

一、基本概念

　　天,即自然规律与社会规律;人,即人类生命与人类思想。自然规律是不以人类意志为改变的宇宙运动变化发展必然法则,社会规律是不以人类意志为改变的社会运动变化发展必然法则。人类生命是人类蛋白体的存在形式,人类思想是人类意识思维活动。其有3层含义:①天人起源于同一事物本质;②天人遵循于同一变化规律;③天人追求于同一思想境界。天人合一即自然规律及社会规律与人类生命及人类思想是一个联合整体。天人合一思想是中国古代文化的核心思想,也是中国古代文化价值取向的最高境界。

　　天人合一思想是中国传统文化的主体。天人合一思想认为人类的生理、伦理、政治等社会现象是自然的直接反映,天地自然社会是大宇宙,人体生命思想是小宇宙,小宇宙必须顺应大宇宙才能和谐发展。老子曰:"人法地,地法天,天法道,道法自然。"人类应该尊敬大自然,热爱大自然,领悟所有生命的语言,感受所有生命的存在,与大自然水乳交融,和谐共存,你中有我,我中有你,这是天人合一思想的最高境界。诚如管道升曰:"你侬我侬,忒煞情多,情多处,热如火。把一块泥,捻一个你,塑一个我。将咱两个,一齐打破,用水调和。再捻一个你,再塑一个我。我泥中有你,你泥中有我。与你生同一个衾,死同一个椁。"《周易》乾卦卦辞:"元亨利贞。"《子夏易传》曰:"元为原始之意,亨为开通之意,利为和谐之意,贞为贞固之意。"《象》曰:"大哉乾元,万物资始,乃统天。云行雨施,品物流行。大明终始,六位时成,时乘六龙以御天。乾道变化,各正性命,保合太和,乃利贞。首出庶物,万国咸宁。"《象》曰:"天行健,君子以自强不息。《周易》坤卦卦辞:元亨利牝马之贞。君子有攸往先迷后得主,利西南得朋东北丧朋,安贞吉。"《象》曰:"地势坤,君子以厚德载物。"《象》曰:"至哉坤元,万物资生,乃顺承天。坤厚载物,德合无疆。含弘光大,品物咸亨。牝马地类,行地无疆,柔顺利贞。君子攸行,先迷失道,后顺得常。西南得朋,乃与类行;东北丧朋,乃终有庆。安贞之吉,应地无疆。"君子自强不息厚德载物不仅是乾坤二卦的完美注释,也是天人合一思想的完美体现。天行健,所以人类要自强不息,勤奋努力;地势坤,所以人类要厚德载物,宽恕包容。中国儒教、道教、释教三家均有阐述。春秋战国时期孔子提出,汉朝董仲舒引申为天人感应之说,程朱理学引申为天理之说。指导《黄帝内经》的核心思想是天人合一。《灵枢·刺节真邪》反复强调人与天地相应,与四时相副,人参天地。《灵枢·岁露》《灵枢·经水》曰:"人与天地相参也。"《素问·脉要精微论》曰:"人与天地如一。"中国医药学认为,天与人有着统一的本原、属性、结构和规律。天地宇宙的本质与现象和人类生命的本质与现象是一个统一整体,即天人合一。

二、主要内容

(一)天人同炁

天人合一学说认为宇宙与人体同构于元炁。元,始也;炁,无形无状之物质也。元炁是万事万物的根源。宇宙人身起源于同一元炁,元炁是天人合一的物质基础。天地人本源于一气,《素问·六微旨大论》曰:"言天者求之本,言地者求之位,言人者求之气交。"曰:"何谓气交?"曰:"上下之位,气交之中,人之居也。天人同炁,天人同祖,因而可以和谐相处。天枢之上,天气主之;天枢之下,地气主之;气交之分,人气从之,万物由之。天有五运,地有五行,人有五脏。人与万物同生于天地气交之中,人气从之则生长壮老已,万物从之则生长化收藏。"人虽有自身特殊的运动方式,但其基本形式——升降出入、阖辟往来,是与天地万物相同、相通的。自然界天地人三者是相应的。《庄子·达生》曰:"天地者,万物之父母也。"《易经》中强调三才之道,将天、地、人并立起来,并将人放在中心地位。天有天之道,天之道者始万物;地有地之道,地之道者生万物;人有人之道,人之道者成万物。天道曰阴阳,地道曰柔刚,人道曰仁义。天地人三者虽各有其道,但又是相互对应、相互联系的。这不仅是一种"同与应"的关系,而且是一种内在的生成关系和实现原则。天地之道是生成原则,人之道是实现原则,两者缺一不可。关尹子《文始真经》曰:"无一物非天,无一物非命,无一物非神,无一物非元。物既如此,人岂不然。人皆可曰天,人皆可曰神,人皆可致命通元。不可彼天此非天,彼神此非神,彼命此非命,彼元此非元。"

(二)人副天数

天人合一学说认为人类的结构与思想是天的副本。董仲舒《春秋繁露》曰:"天德施,地德化,人德义。天气上,地气下,人气在其间。春生夏长,百物以兴;秋杀冬收,百物以藏。故莫精于气,莫富于地,莫神于天。天地之精所以生物者,莫贵于人。人受命乎天也,故超然有以倚。物疾莫能为仁义,唯人独能为仁义;物疾莫能偶天地,唯人独能偶天地。人有三百六十节,偶天之数也;形体骨肉,偶地之厚也。上有耳目聪明,日月之象也;体有空窍理脉,川谷之象也;心有哀乐喜怒,神气之类也。观人之体,一何高物之甚,而类于天也。物旁折取天之阴阳以生活耳,而人乃烂然有其文理。是故凡物之形,莫不伏从旁折天地而行,人独题直立端尚,正正当之。是故所取天地少者旁折之,所取天地多者正当之,此见人之绝于物而参天地。是故人之身首而员,象天容也;发象星辰也;耳目戾戾,象日月也;鼻口呼吸,象风气也;胸中达知,象神明也;腹胞实虚,象百物也;百物者最近地,故要以下地,天地之象,以要为带,颈以上者,精神尊严,明天类之状也;颈而下者,丰厚卑辱,土壤之比也。足布而方,地形之象也。是故礼带置绅,必直其颈,以别心也。带以上者,尽为阳,带而下者,尽为阴,各其分。阳,天气也,阴,地气也,故阴阳之动使,人足病喉痹起,则地气上为云雨,而象亦应之也。天地之符,阴阳之副,常设于身,身犹天也,数与之相参,故命与之相连也。天以终岁之数,成人之身,故小节三百六十六,副日数也;大节十二分,副月数也;内有五脏,副五行数也;外有四肢,副四时数也;占视占瞑,副昼夜也;占刚占柔,副冬夏也;占哀占乐,副阴阳也;心有计虑,副度数也;行有伦理,副天地也。此皆暗肤着身,与人俱生,比而偶之弇合。于其可数也,副数;不可数者,副类,皆当同而副天一也。是故陈其有形,以着其无形者,拘其可数,以着其不可数者,以此言道之亦宜以类相应,犹其形也,以数相中也。"《素问·六节藏象论篇》黄帝问曰:"余闻天以六六之节,以成一岁,人以九九制会,计人亦有三百六十五节,以为天地,久矣,不知其所谓也?"岐伯对曰:"夫六六之节,九九制会者,所以正天之度,气之数也。天度者,所以制日月之行也;气数者,所以纪化生之用也。天为阳,地为阴;日为阳,月为阴;行有分纪,周有道理。日行一度,月行十三度而有奇焉。故大小月三百六十五日而成岁,积气余而盈闰矣。立端于始,表正于中,推余于终,而天度毕矣。"帝曰:"愿闻气数何以合之?"岐伯曰:"天以六六为节,地以九九制会,天有十日,日六竟而周甲,甲六覆而终岁,三百六十日法也。夫自古通天者,生之本,本于阴阳。其气九州九窍,皆通乎天气。故其生五,其气三,三而成天,三而成地,三而成人,三而三之,合则为九。九分为九野,九野为九脏;故形脏四,神脏五,合为九脏以应之也。"

(三)天人同道

天人合一学说认为宇宙与人类共同遵循自然规律。《素问·上古天真论篇》曰:"上古之人,其知道者,法于阴阳,和于术数,食饮有节,起居有常,不妄作劳,故能形与神俱,而尽终其天年,度百岁乃去。今时之人不然也,以酒为浆,以妄为常,醉以入房,以欲竭其精,以耗散其真,不知持满,不时御神,务快其心,逆于生乐,起居无节,故半百而衰也。夫上古圣人之教下也,皆谓之虚邪贼风,避之有时,恬淡虚无,真气从之,精神内守,病安从来。是以志闲而少欲,心安而不惧,形劳而不倦,气从以顺,各从其欲,皆得所愿。故美其食,任其服,乐其俗,高下不相慕,其民故曰朴。是以嗜欲不能劳其目,淫邪不能惑其心,愚智贤不肖,不惧于物,故合于道。所以能年皆度百岁而动作不衰者,以其德全不危也。"《素问·四气调神大论篇》曰:"春三月,此谓发陈,天地俱生,万物以荣,夜卧早起,广步于庭,被发缓形,以使志生,生而勿杀,予而勿夺,赏而勿罚,此春气之应,养生之道也。逆之则伤肝,夏为寒变,奉长者少。夏三月,此谓蕃秀,天地气交,万物华实,夜卧早起,无厌于日,使志无怒,使华英成秀,使气得泄,若所爱在外,此夏气之应,养长之道也。逆之则伤心,秋为痎疟,奉收者少,冬至重病。秋三月,此谓容平,天气以急,地气以明,早卧早起,与鸡俱兴,使志安宁,以缓秋刑,收敛神气,使秋气平,无外其志,使肺气清,此秋气之应,养收之道也。逆之则伤肺,冬为飧泄,奉藏者少。冬三月,此谓闭藏,水冰地坼,无扰乎阳,早卧晚起,必待日光,使志若伏若匿,若有私意,若已有得,去寒就温,无泄皮肤,使气亟夺,此冬气之应,养藏之道也。逆之则伤肾,春为痿厥,奉生者少。天气,清净光明者也,藏德不止,故不下也。天明则日月不明,邪害空窍,阳气者闭塞,地气者冒明,云雾不精,则上应白露不下。交通不表,万物命故不施,不施则名木多死。恶气不发,风雨不节,白露不下,则菀槁不荣。贼风数至,暴雨数起,天地四时不相保,与道相失,则未央绝灭。唯圣人从之,故身无奇病,万物不失,生气不竭。逆春气,则少阳不生,肝气内变。逆夏气,则太阳不长,心气内洞。逆秋气,则太阴不收,肺气焦满。逆冬气,则少阴不藏,肾气独沉。夫四时阴阳者,万物之根本也。所以圣人春夏养阳,秋冬养阴,以从其根,故与万物沉浮于生长之门。逆其根,则伐其本,坏其真矣。故阴阳四时者,万物之终始也,死生之本也,逆之则灾害生,从之则苛疾不起,是谓得道。道者,圣人行之,愚者佩之。从阴阳则生,逆之则死,从之则治,逆之则乱。反顺为逆,是谓内格。是故圣人不治已病,治未病,不治已乱,治未乱,此之谓也。夫病已成而后药之,乱已成而后治之,譬犹渴而穿井,斗而铸锥,不亦晚乎。"

《汉书·董仲舒传》系统阐述天人同道思想,此即后世所谓天人三策。汉武帝刘彻问董仲舒曰:"夫五百年之间,守文之君,当涂之士,欲则先王之法以戴翼其世者甚众,然犹不能反,日以仆灭,至后王而后止,岂其所持操或诖缪而失其统与? 固天降命不查复反,必推之于大衰而后息与? 乌乎! 凡所为屑屑,夙兴夜寐,务法上古者,又将无补与? 三代受命,其符安在? 灾异之变,何缘而起? 性命之情,或夭或寿,或仁或鄙,习闻其号,未烛厥理。伊欲风流而令行,刑轻而奸改,百姓和乐,政事宣昭,何修何饬而膏露降,百谷登,德润四海,泽臻草木,三光全,寒暑平,受天之祜,享鬼神之灵,德泽洋溢,施乎方外,延及群生? 何行而可以彰先帝之洪业休德,上参尧舜,下配三王? 朕欲闻大道之要,至论之极。"汉武帝求解的不是具体的一时权变之策,而是一个既能总结以往兴亡治乱的历史经验教训,又能解决国家现实问题,从而保证汉朝强盛的长久治安之道,是带有规律性、普遍性、战略性的历史政治哲学。针对汉武帝的征问,董仲舒连上三篇策论作答,首篇专谈天人关系,人称天人三策。

第二节　太极八卦

一、太极基本概念

《广雅·释诂一》曰:"太,大也,后世还言,而以为形容未尽,则作太。"《说文》曰:"极,栋也。"即顶端,尽头。太极即宇宙与人类的原始状态。虞翻曰:"太极,太一也。"韩康伯曰:"太极者,无称之称。"孔颖达曰:"太极即是太初太一也。"苏子瞻曰:"太极者,有物之先也。"朱熹曰:"太极者,理也。"来知德曰:"太极者,至极之理也。"焦循曰:"太极犹言大中也。"极,又是宇宙运动变化过程中的一个周期时限,极为时相尽头。《周髀算经》曰:"阴阳之数,日月之法,十九岁为一章;四章为一蔀,七十六岁。二十蔀为一遂,遂千五百二十岁。三遂为一首,首四千五百六十岁。七首为一极,极三万一千九百二十岁。生数皆终,万物复始。天以更元。"中国古代学者创建太极阴阳学说,旨在阐明宇宙人类起源及其变化发展规律。《庄子》曰:"大道,在太极之上而不为高;在六极之下而不为深;先天地而不为久;长于上古而不为老。"

1. **太易**:《老子》曰:"有物混成,先天地生。"《易乾凿度》曰:"夫有形者,生于无形;故有太易者,未见气也。"《帝王世纪》曰:"天地未分,谓之太易。"《列子》曰:"夫有形者生于无形,则天地安从生? 故有太易、太初、太始、太素。太易者,未见气也;太初者,气之始也;太始者,形之始也;太素者,质之始也。气质具而未相离,故曰浑沦。浑沦者,言万物相浑沦而未相离也。视之不见,听之不闻,循之不得,故曰易也。易无形埒,易变而为一,一变而为七,七变而为九。九,变者之究也,乃复变而为一。一者,形变之始。"

2. **太初**:《易乾凿度》曰:"太初者,气之始也。"《帝王世纪》曰:"元气始萌,谓之太初。"《诗推度灾》曰:"阳本为雄,阴本为雌,物本为魂。雄生八月仲节,号曰太初,行三节。"《广雅》曰:"太初,气之始也。清浊未分。"《庄子》曰:"太初有无,无有无名。一之所起,有一而未形。物得以生,谓之德。"《淮南子》曰:"稽古太初,人生于无,成形于有,有形而制于物。"扬雄《檄灵赋》曰:"太易之始,太初之先,冯冯沉沉,奋搏无端。"王阜《老子圣母碑》曰:"老子者,道也。乃生于无形之先,起于太初之前,行于太素之元,浮游六虚,出入幽冥,观混合之未别,窥清浊之未分。"陈思王《魏德论》曰:"在昔太初,玄黄混并,浑沌蒙鸿,兆朕未形。"阮籍《孔子诔》曰:"养徒三千,升堂七十,潜神演思,因史作书,考混元于无形,本造化于太初。"又《大人先生传》曰:"太初真人,惟太之根,专气一志,万物以存。"又曰:"驰骛乎太初之中,休息乎无为之宫。太初何始,无后无先。"

3. **太始**:《易乾凿度》曰:"太始者,形之始也。"又曰:"雌生戌仲,号曰太始,雄雌俱行三节。"《帝王世纪》曰:"气,形之初,谓之太始。"《楚辞·天问》曰:"遂古之初,谁传道之? 上下未形,何由考之?"张衡《玄图》曰:"玄者,无形之类,自然之根,作于太始,莫之与先。"阮籍《大人先生传》曰:"登乎太始之前,览乎忽漠之初,虑周旋于无外,志浩荡而遂舒。"

4. **太素**:《易乾凿度》曰:"太素,质之始也。"又曰:"雄含物魂,号曰太素。"《帝王世纪》曰:"形变有质,谓之太素。太素之前,幽清寂寞,不可为象,惟虚惟无,盖道之根。道根既建,犹无生有,太素始萌,萌而未兆,谓之庞洪,盖道之干。道干既育,万物成体,于是刚柔始分,清浊始位,天成于外,而体阳故圆以动,盖道之实。"《礼斗威仪》曰:"二十九万一千八百四十岁而反太素冥茎,盖乃道之根也。"《礼含文嘉》曰:"推之以上元为始,起十一月甲子朔旦,夜半冬至,日月五星俱起牵牛之初。"《广雅》曰:"太素,质之始也,已有素朴而未散也。"《乐动声仪》曰:"作乐制礼时,有五音始于上元,戊辰夜半冬至,北方子。"张衡《灵宪注》曰:"太素之前,幽清玄静,寂寞冥默,不可为象,厥中惟灵,如是者永久焉,斯谓冥茎,盖乃道根,道根既建,由无生有,太素始萌,萌而未兆,并体同色,坤屯不分。"陈思王《髑髅说》曰:"昔太素氏不仁,劳我以体,苦我以生,今也幸变而之死,是反吾真也。"又《魏德论》曰:"不能贯道义之精英,穷混元于太素,亦以明矣。"又《魏文帝诔》曰:"皓皓太素,两仪始分,冲和产物,肇有人伦。"又《大暑赋》曰:"壮皇居之瑰玮兮,步八闳而为宇。节四运之常气兮,逾太素之仪矩。"阮籍《通老论》曰:"圣人明于天人之理,达于自然之分,通于治化之体,审于大慎之训,故君臣垂拱完太素之朴,百姓熙怡保性命之和。"又《诗》曰:"焉得松乔,熙神太素,逍遥区外,登我年祚。"又《老子赞》曰:"阴阳不测,变化无伦,飘飘太素,归虚反真。"陆机《孙权诔》曰:"皇圣应期,有命太素,承乱下萌,清难天步。"又《浮云赋》曰:"集轻浮之众采,厕五色之藻气。贯元虚于太素,薄紫微而竦戾。"又《诗》曰:"太素卜令宅,希微启奥基。玄冲纂懿文,虚无承先师。"又《诗》曰:"澄神玄漠流,栖心太素域。弭节欣高视,俟我大梦觉。"《顾公直答陆机》曰:"恢恢太素,万物初基。在昔哲人,观众济时。"

5. **太极**:《易·系辞》曰:"易有太极,是生两仪。两仪生四象,四象生八卦。"《汉书·律历志》曰:"太极元气,函三为一。"又曰:"太极中央元气,故为黄锺。"又曰:"元以统始。易,太极之首也。"《帝王世纪》曰:"质形已具,谓之太极。"《乐动声仪》曰:"神守于心,游于目,穷于耳,往乎万里而至疾,故不得而不速。从胸臆之中而彻太极,援引无题,人神皆感,神明之应,音声相和。"班固《典引》曰:"太极之先,两仪始分,烟烟煴煴,有沉而奥,有浮而清。"陈思王《七启》曰:"夫太极之初,混沌未分,万物纯纯,与道俱运。"又《画赞叙》曰:"上形太极混元之前,却列将来未萌之事。"阮籍《通老论》曰:"道者法自然而为化,侯王能守之,万物将自化。《易》谓之太极,《春秋》谓之元,老子谓之道。"陆机《云赋》曰:"览太极之初化,判玄黄于乾坤,考天壤之灵变,莫稽美乎庆云。"傅玄《风赋》曰:"嘉太极之开元,美天地之定位。乐雷风之相薄,悦山泽之通气。"张华《诗》曰:"混沌无形气,奚从生两仪? 元一是能分,太极焉得离? 玄为谁翁子,道是谁家儿？天行自西回,日月曷东驰?"阴阳示意图见图2-1。

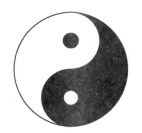

图2-1 阴阳示意图

二、太极基本内容

（一）无极生太极

太极是中国文化的一个重要概念。太极理论唯物辩证阐述宇宙起源及生命的哲学本质。天地未分谓之太易。太易而太初,太初而太始,太始而太素,太素而太极。太易太初太始太素皆谓无极,无极生太极,太极生万物。宇宙及生命起源于太易,太易而太初而太始而太素而太极,太极理论是天人合一思想重要体现。太极理论旨在阐明宇宙万事万物的现象和本质,终极目的是指导人类活动顺应自然规律,无为而无不为。张景岳《类经图翼·太极图论》载:"太虚者,太极也,太极本无极,故曰太虚。太极者,天地万物之始也。"《天元纪大论》曰:"太虚廖廓,肇基化元。此之谓也。"老子曰:"无名天地之始,有名天地之母。"孔子曰:"易有太极,是生两仪。"邵子曰:"若论先天一事无,后天方要着工夫。由是观之,则太虚之初,廓然无象,自无而有,生化肇焉,化生于一,是名太极。"《医宗金鉴·太虚理气天地阴阳歌》:"无极太虚气中理,太极太虚理中气。乘气动静生阴阳,阴阳之分为天地。未有天地气生形,已有天地形寓气。从形究气曰阴阳,即气观理曰太极。太者,极其至大之谓也;虚者,空虚无物之谓也。盖极大极虚,无声无臭之中,具有极大极至之理气焉。理气未分,而混沌者,太虚也。太虚曰无极者,是主太虚流行之气中主宰之理而言也。太虚曰太极者,是主太虚主宰之理中流行之气而言也。"故周子曰:"无极而太极者,亦是以极无而推极有也。盖极无中无是而非理,极有中无是而非气。不以极无之理而推极有之气,何以知有是气也。不以极有之气,而推极无之理,何以知有是理也。是则可知理气以其分殊而言之二也,以其浑合而言之一也。有是理则有是气,有是气则有是理,名虽有二,其实则一。"

（二）静而生阴动而生阳

太极动而生阳、静而生阴,阐明宇宙生命变化本质。理学创始人北宋周敦颐《太极图说》曰:"无极而太极。太极动而生阳,动极而静,静而生阴,静极复动。一动一静,互为其根。分阴分阳,两仪立焉。阳变阴合,而生水火木金土。五气顺布,四时行焉。五行一阴阳也,阴阳一太极也,太极本无极也。五行之生也,各一其性。无极之真,二五之精,妙合而凝。乾道成男,坤道成女。二气交感,化生万物。万物生生而变化无穷焉。唯人也得其秀而最灵。形既生矣,神发知矣。五性感动而善恶分,万事出矣。圣人定之以中正仁义而主静,立人极焉。"故圣人"与天地合其德,日月合其明,四时合其序,鬼神合其吉凶,君子修之吉,小人悖之凶。"故曰:"立天之道,曰阴与阳。立地之道,曰柔与刚。立人之道,曰仁与义。"又曰:"原始反终,故知死生之说。大哉易也,斯其至矣!"南宋理学大家朱熹《太极图说解》曰:"上天之载,无声无臭,而实造化之枢纽,品汇之根底也。"故曰:"无极而太极。非太极之外,复有无极也。太极之有动静,是天命之流行也,所谓一阴一阳之谓道。诚者,圣人之本,物之终始,而命之道也。其动也,诚之通也,继之者善,万物之所资以始也;其静也,诚之复也,成之者性,万物各正其性命。动极而静,静极复动,一动一静,互为其根,命之所以流行而不已也;动而生阳,静而生阴,分阴分阳,两仪立焉,分之所以一定而不移也。盖太极者,本然之妙也;动静者,所乘之机也。太极,形而上之道也;阴阳,形而下之器也。是以自其著者而观之,则动静不同时,阴阳不同位,而太极无不在焉;自其微者而观之,则冲漠无朕,而动静、阴阳之理,已悉具于其中矣。虽然,推之于前,而不见其始之合;引之于后,而不见其终之离也。"故程子曰:"动静无端,阴阳无始。非知道者,孰能识之。有太极,则一动一静而两仪分;有阴阳,则一变一合而五行具。夫天下无性外之物,而性无不在,此无极、二五所以混融而无闲者也,所谓妙合者也。真以理言,无妄之谓也;精以气言,不二之名也;凝者,聚也,气聚而成形也。盖性为之主,而阴阳五行为之经纬错综,又各以类凝聚而成形焉。阳而健者成男,则父之道也;阴而顺者成女,则母之道也。是人物之始,以气化而生者也。气聚成形,则形交气感,遂以形化,而人物生生,变化无穷矣。自男女而观之,则男女各一其性,而男女一太极也;自万物而观之,则万物各一其性,而万物一太极也。盖合而言之,万物统体一太极也;分而言之,一物各具一太极也。所谓天下无性外之物,而性无不在者,于此尤可以见其全矣。"子思子曰:"君子语大,天下莫能载焉;语小,天下莫能破焉。此之谓也。众人具动静之理,而常失之于动也。盖人物之生,莫不有太极之道焉。然阴阳五行,气质交运,而人之所禀独得其秀,故其心为最灵,而有以不失其性之全,所谓天地之心,而人之极也。然形生于阴,神发于阳,五常之性,感物而动,而阳善、阴恶,又以类分,而五性之殊,散为万事。盖二气五行,化生万物,其在人者又如此。自非圣人全体太极有以定之,则欲动情胜,利害相攻,人极不立,而违禽兽不远矣。太极生两仪,两仪生四象,四象生八卦,天人合一,变化居焉。"张景岳《类经图翼·太极图论》曰:"太极动静而阴阳分。故天地只此动静,动静便是阴阳,阴阳便是太极,此外更无余事。"朱子曰:"太极分开,只是两个阴阳,阴气流行则为阳,阳气凝聚则为阴,消长进退,千变万化,做出天地间无限事来,以故无往而非阴阳,亦无往而非太极。夫太极者,理而已矣。象数未形理已具。未有天地之先,毕竟先有此理。天下无理外之气,亦无气外之理。故理不可以离气,气不可以外理,理在气亦在,气行理亦行。夫既有此气,则不能无清浊而两仪以判;既有清浊,则不能无老少而四象以分。故清阳为天,浊阴为地,动静有机,阴阳有变。由此而五行分焉,气候行焉,神鬼灵焉,方隅位焉。河洛布生成之定数,卦气存奇偶之化几。有死有生,造化之流行不息;有升有降,气运之消长无端。体象有常者可知,变化无穷者莫测。因而大以成大,小以成小,大之而立天地,小之而悉秋毫,浑然太极之理,无乎不在。所以万物之气皆天地,合之而为一天地;天地之气即万物,散之而为万天地。故不知一,不足以知万;不知万,不足以言医。理气阴阳之学,实医道开卷第一义,学人首当究心焉。"

三、八卦基本概念

《易经》八卦指乾卦、震卦、坎卦、艮卦、坤卦、巽卦、离卦、兑卦8个卦名,象征天、泽、火、雷、风、水、山、地8个事物。每卦由3条爻组成,亦称经卦。八卦之间相互重叠一次,组成64个卦画,每卦内容包括卦画、卦名、卦辞、爻题、爻辞。无极生太极,太极生两仪,两仪生四象,四象生八卦,八八六十四卦,每个卦预示自然事物发生发展变化状态,由此推演世间万事万物变化规律。

1. **爻**:爻是卦画的基本单位,爻分奇画与偶画,奇画由一条长的横线而成"—",俗称"阳爻";偶画是以两条断开的横线而成"--",俗称"阴爻"。每一卦从最底层数起,总共有六爻,六爻以不同的奇画偶画配搭,形成八八六十四种不同的组合。按天地人三才观,初、二爻代表地,奇画为刚,偶画为柔;三、四爻代表人,奇画为义,偶画为仁;五、上爻代表天,奇画为阳,偶画为阴。

2. **卦画**:六条"—""--"奇偶画爻组成卦的符号。

3. **卦名**:卦画之名,六十四卦按周易古经顺序排列如下:①乾卦;②坤卦;③屯卦;④蒙卦;⑤需卦;⑥讼卦;⑦师卦;⑧比卦;⑨小畜卦;⑩履卦;⑪泰卦;⑫否卦;⑬同人卦;⑭大有卦;⑮谦卦;⑯豫卦;⑰随卦;⑱蛊卦;⑲临卦;⑳观卦;㉑噬嗑卦;㉒贲卦;㉓剥卦;㉔复卦;㉕无妄卦;㉖大畜卦;㉗颐卦;㉘大过卦;㉙坎卦;㉚离卦;㉛咸卦;㉜恒卦;㉝遁卦;㉞大壮卦;㉟晋卦;㊱明夷卦;㊲家人卦;㊳睽卦;㊴蹇卦;㊵解卦;㊶损卦;㊷益卦;㊸夬卦;㊹姤卦;㊺萃卦;㊻升卦;㊼困卦;㊽井卦;㊾革卦;㊿鼎卦;51震卦;52艮卦;53渐卦;54归妹卦;55丰卦;56旅卦;57巽卦;58兑卦;59涣卦;60节卦;61中孚卦;62小过卦;63既济卦;64未济卦。

4. **卦辞**:阐述卦名六爻的含义,如元亨利贞,同人于野,利涉大川,利君子贞,等等。爻辞分取象与断语两部分。取象就是叙述一件事物自然现象,断语就是下结论,隐语预测未来。

5. **爻题**:爻位名称,表示某一爻在六爻中的具体位置及奇偶画性质,六爻卦位自下而上数起,分别为初、二、三、四、五、上。"—"为九,"--"为六。如初六、九三、六五、上九等。

6. **爻辞**:是单条爻的释义文辞。每卦有六爻,故每六条爻辞,如九二,见龙在田,利见大人,等等。六条爻辞相对独立但又相互联系,推演这个卦预示事件的发生、发展变化规律。

7. **上卦与下卦**:六十四卦由三爻经卦的乾卦、震卦、坎卦、艮卦、坤卦、巽卦、离卦、兑卦8个卦号相互重叠一次组成,即六爻卦。所谓八卦成列,像在其中矣;因而重之,爻在其中矣。如乾卦"☰"由2个三爻乾卦重叠而成,泰卦"☷"由坤卦与乾卦重叠而成。六爻卦分为上半部分和下半部分,四、五、上为上卦或外卦,初、二、三为下卦或内卦。《周易》《传》的部分共10篇:《系辞》上下、《彖》上下、《象》上下、《文言》、《说卦》、《序卦》、《杂卦》。其中《易传》主要是从阴阳理论深度阐述《周易》八卦及六十四卦天地阴阳变化的规律,因而可以视为中国古代阴阳学说专著。

四、八卦基本内容

八卦即乾、坤、震、巽、坎、离、艮、兑8个卦象。八卦是中国道家文化的深奥概念,是一套用4组阴阳组成的形而上的哲学符号。其深邃的哲理解释自然、社会现象。根据史料记载,八卦的形成源于河图和洛书。是三皇五帝之首的伏羲所发明,伏羲氏在天水卦台山始画八卦,一画开天。八卦表示事物自身变化的阴阳系统,用"—"代表阳,用"--"代表阴,用这两种符号,按照大自然的阴阳变化平行组合,组成8种不同形式,叫做八卦。八卦其实是最早的文字表述符号。它在中国文化中与"阴阳五行"一样是用来推演世界空间时间各类事物关系的工具。每一卦形代表一定的事物。乾代表天,坤代表地,巽代表风,震代表雷,坎代表水,离代表火,艮代表山,兑代表泽。八卦就像 8 只无限无形的大口袋,把宇宙中万事万物都装进去了。八卦互相搭配又变成六十四卦,用来象征各种自然现象和人事现象,基于当今社会人事物繁多;八卦在中国医药学中指围绕掌心周围 8 个部位的总称。八卦代表易学文化,渗透在东亚文化的各个领域。

乾卦:乾为天卦像。上乾下乾纯阳卦。乾卦,阳刚,刚健,自强不息。乾六爻皆盈滴,故肥圆、圆满、亨通,成功、重大。但刚多易折,含欠安之像。人物表示为上级、领导、当官的,执法者,有钱而富贵者,司机。

坤卦:坤为地卦像。上坤下坤纯阴卦。坤卦,阴柔,地道贤生;厚载万物,运行不息而前进无疆,有顺畅之像。坤六爻皆虚,断有破裂之像,明暗、陷害、静止,测出行不走,行人不归。

震卦:震为雷卦像。上震下震八纯卦,震卦,重雷交叠,相与往来,震而动起出。震动,震惊鸣叫,惊惕,再三思考,好动。建功立业,声名大振。森林,树林。八纯卦,吉顺而有波折,肝旺易怒,惊恐,肝病,抽筋,伤脾胃。

巽卦:巽为风卦像。上巽下巽八纯卦。巽卦,"柔而又柔,前风往而后风复兴,相随不息,柔和如春风,随风而顺。"巽顺,顺从,进入而下伏。重巽申令,气功,双床双桌相并连,作生意可获三倍之利,头发稀少,草木丛生。活跃,坐不住,静不下来,测事比和吉。肝胆疾病,坐骨神经痛,股部疼痛,风湿中风,脾胃欠佳。

坎卦:坎为水卦像。重坎八纯卦。坎卦,为二坎相重,阳陷阴中,险陷之意,险上加险,重重险难,天险,地险。险阳失道,渊深不测,水道弯曲,人生历程曲折坎坷。绝顶聪明,"心诚行有功"。比和卦,谋事顺畅可成,但内中有波折。肾、泌尿系统疾病,血病,妇科病,视力差,心脏病。

离卦:离为火卦像。重离八纯卦。离卦,离明两重,光明绚丽,火性炎上,依附团结。离散,离开,分离。凡八纯卦互为依托帮助,但又具同性相斥之性。虽比和,但内有冲突,谋事可成,却有周折,目疾,心脏病,高血压,肺虚症。

艮卦:艮为山卦像。上艮下艮八纯卦,艮卦,山外有山,山相连。不动,静止,停止,克制,沉稳、稳定,止其所欲,重担。两桌、两床相连,上下铺位,床上、桌下。测外出,不能出行,行人不归。癌症,青春痘,痧菲子,肿瘤,疮块,脾胃病,肾病,结石症。

兑卦:兑为泽卦像。上兑下兑八纯卦。兑卦,喜悦可见,快乐照临人,口若悬河,善言喜说,高兴,沼泽地,洞穴,废穴,败壁破宅,坑洼地,纵横沟渠。测事如意悦心。口疾,气管疾病,肺疾,麻脸,肝胆疾症,股疼,血光灾,做手术。

象征天、地、雷、风、水、火、山、泽 8 种自然现象,以推测自然和社会的变化。认为阴、阳两种势力的相互作用是产生万物的根源,乾与坤两卦则在八卦中占有特别重要的地位。太极和八卦组合成了太极八卦图,它又为以后的道教所利用。道家认为,太极八卦意为神通广大,镇慑邪恶。

第三节　阴阳五行

一、阴阳基本概念

《说文》阴,闇也。山之北,水之南也,从阜,从佥。阳,从阜从易,高明也。中国古代文化用阴与阳分别指代宇宙万事万物相互对立的两个方面。《易经·系辞上》曰："一阴一阳之谓道。"《道德经》曰："道生一,一生二,二生三,三生万物。万物负阴而抱阳,冲气以为和。"阴阳家是中国古代专门研究阴阳学说的专家,战国时期邹衍是阴阳家的代表人物,司马迁谓邹衍睹有国者益淫侈,不能尚德,若大雅整之于身,施及黎庶矣。乃深观阴阳消息而作怪迂之变,《终始》《大圣》之篇十余万言。其语闳大不经,必先验小物,推而大之,至于无垠。先序今以上至黄帝,学者所共术,大并世盛衰,因载其礼祥度制,推而远之,至天地未生,窈冥不可考而原也。先列中国名山大川,通谷禽兽,水土所殖,物类所珍,因而推之,及海外人之所不能睹。称引天地剖判以来,五德转移,治各有宜,而符应若兹。以为儒者所谓中国者,于天下乃八十一分居其一分耳。中国名曰赤县神州。赤县神州内自有九州,禹之序九州是也,不得为州数。中国外如赤县神州者九,乃所谓九州也。于是有裨海环之,人民禽兽莫能相通者,如一区中者,乃为一州。如此者九,乃有大瀛海环其外,天地之际焉。其术皆此类也。然要其归,必止乎仁义节俭,君臣上下六亲之施,始也滥耳。王公大人初见其术,惧然顾化,其后不能行之。是以邹子重于齐。适梁,惠王郊迎,执宾主之礼。适赵,平原君侧行撇席。如燕,昭王拥彗先驱,请列弟子之座而受业,筑碣石宫,身亲往师之。作主运。其游诸侯见尊礼如此,岂与仲尼菜色陈蔡,孟轲困于齐梁同乎哉! 故武王以仁义伐纣而王,伯夷饿不食周粟;卫灵公问陈,而孔子不答;梁惠王谋欲攻赵,孟轲称大王去邠。此岂有意阿世俗苟合而已哉! 持方枘而内圆凿,其能入乎? 或曰:"伊尹负鼎而勉汤以王,百里奚饭牛车下而缪公用霸,作先合,然后引之大道。邹衍其言虽不轨,傥亦有牛鼎之意乎? 自邹衍与齐之稷下先生,如淳于髡、慎到、环渊、接子、田骈、驺奭之徒,各著书言治乱之事,以干世主,岂可胜道哉!"

二、阴阳基本内容

1. 阴阳对立制约法则:阴阳对立制约法则认为太极阴阳对立双方互相排斥相互制约。阴阳双方处于矛盾的对立状态:天与地、上与下、内与外、动与静、升与降、出与入、昼与夜、明与暗、寒与热、虚与实、散与聚,等等。《素问·阴阳应象大论》曰:"阴阳者,天地之道也,万物之纲纪,变化之父母,生杀之本始,神明之府也。故积阳为天,积阴为地。阴静阳燥,阳生阴长,阳杀阴藏,阳化气,阴成形。故清阳为天,浊阴为地;地气上为云,天气下为雨,雨出地气,云出天气。故清阳出上窍,浊阴出下窍;清阳发腠理,浊阴走五脏;清阳实四肢,浊阴归六腑。水为阴,火为阳;阳为气,阴为味。阴味出下窍;阳气出上窍。味厚者为阴,薄为阴之阳。气厚者为阳,薄为阳之阴。气味,辛甘发散为阳,酸苦涌泄为阴。"故曰:"天地者,万物之上下也;阴阳者,血气之男女也;左右者,阴阳之道路也;水火者,阴阳之征兆也;阴阳者,万物之能始也。"故曰:"阴在内,阳之守也,阳在外,阴之使也。故天有精,地有形,天有八纪,地有五理,故能为万物之父母。清阳上天,浊阴归地,是故天地之动静,神明为之纲纪,故能以生长收藏,终而复始。"

2. 阴阳互根法则:阴阳互根法则认为太极阴阳相互对立的双方均以对方作为自身存在的前提。《素问·生气通天论》曰:"阴者藏精而起亟也,阳者卫外而为固也。阳生阴长,阳杀阴藏,阳化气,阴成形。阳气破散,阴气乃消亡。"张景岳《景岳全书·传忠录》曰:"道产阴阳,原同一气,火为水之主,水即火之源,水火原不相离也。何以见之? 如水为阴,火为阳,象分冰炭。何谓同源? 盖水性本热,使火中无水,其热必极,热极则亡阴,而万物焦枯矣。水性本寒,使水中无火,其寒必极,寒极则亡阳,而万物寂灭矣。此水火之气,果可呼吸相离乎? 其在人身,是即元阴元阳,所谓先天之元气也。欲得先天,当思根柢。命门为受生之窍,为水火之家,此即先天之北阙也。舍此他求,如涉海问津矣,学者宜识之。凡人之阴阳,但知以气血,脏腑,寒热为言,此特后天有形之阴阳耳。至若先天无形之阴阳,则阳曰元阳,阴曰元阴。元阳者,即无形之火,以生以化,神机是也,性命系之,故亦曰元气。元阴者,即无形之水,以长以立,天癸是也,强弱系之,故亦曰元精。元精元气者,即化生精气之元神也。生气通天,惟赖乎此。"经曰:"得神者昌,失神者亡,即此之谓。今之人,多以后天劳欲戕及先天,今之医,只知有形邪气,不知无形元气。夫有形者,迹也,盛衰昭著,体认无难;无形者,神也,变幻倏忽,挽回非易。"故经曰:"粗守形,上守神。嗟呼!又安得有通神明而见无形者,与之共谈斯道哉。阴根于阳,阳根于阴。凡病有不可正治者,当从阳以引阴,从阴以引阳,各求其属而衰之。如求汗于血,生气于精,从阳引阴也。又如引火归源,纳气归肾,从阴引阳也。此即水中取火,火中取水之义。"

3. 阴阳消长法则:阴阳消长法则认为太极阴阳对立双方处于绝对动态消长变化而保持相对静止平衡。《素问·生气通天论》指出因阴阳 24 小时的消长变化:平旦至日中阳气隆阴气消,日西至夜中阳气消阴气长。凡阴阳之要,阳密乃固,两者不和,若春无秋,若冬无夏。因而和之,是谓圣度。《素问·四气调神大论》阐述一年四季阴阳消长变化:春夏阳长阴消,秋冬阴长阳消。四时阴阳者万物之根本也。所以圣人春夏养阳,秋冬养阴,以从其根;故与万物沉浮于生长之门。逆其根则伐其本,坏其真矣。故阴阳四时者万物之终始也,生死之本也。逆之则灾害生,从之则苛疾不起,是谓得道。道者,圣人行之,愚者佩之。从阴阳则生,逆之则死;从之则治,逆之则乱。反顺为逆,是谓内格。

4. 阴阳转化法则:太极阴阳转化法则认为太极阴阳对立双方在一定条件下向其对立面转化。《金匮真言论》曰:"阴中有阴,阳中有阳。平旦至日中,天之阳,阳中之阳也;日中至黄昏,天之阳,阳中之阴也;合夜至鸡鸣,天之阴,阴中之阴也;鸡鸣至平旦,天之阴,阴中之阳也。"《阴阳应象大论》曰:"寒极生热,热极生寒,故清阳为天,浊阴为地;地气上为云,天气下为雨;雨出地气,云出天气。重寒则热,重热则寒。故重阴必阳,重阳必阴。"

三、五行基本概念

五,即木、火、土、金、水五种事物或其特性;行,即运行变化规则。五行即木火土金水五种事物及其特性的运行变化规则。中国古代文化应用五行学说阐释自然规律与社会规律。《尚书·甘誓》:"六事之人,予誓告汝:有扈氏威侮五行,怠弃三正。天用剿绝其命,今予惟恭行天之罚。左不攻于左,汝不恭命;右不攻于右,汝不恭命;御非其马之正,汝不恭命。用命,赏于祖;弗用命,戮于社。予则孥戮汝。"《释名》曰:"五行者,言五气于其方各施行者。"《礼》曰:"五行之动,迭相竭也。五行,四时,十二月,还相为本也。"《汉书》曰:"五行者,五常之形气也。"

四、五行基本内容

1. 五行生成:伏羲氏时有龙马现黄河背负河图,神龟浮洛水背负洛书。伏羲据以成八卦,文王依此演为六十四卦。《河图》《洛书》是中国古代文化两幅神秘图案,人称中华第一图(图 2-2、图 2-3)。《河图》据天体五颗行星运行时节而绘。五星古称五纬,木曰岁星,火曰荧惑星,土曰镇星,金曰太白星,水曰辰星。五行运行,以二十八宿舍为区划,其轨道距日道不远,古人用以纪日。五星按木火土金水顺序,相继出现于北极天空,每星各行 72 天,五星合周天 360 度。由此可见,河图是根据五星运行天象而绘制,这是五行的来源。《河图》《洛书》阐明五行生成原理。一六共宗居北方,天一生水,地六成之;二七为朋居南方,地二生火,天七成之;三八为友居东方,天三生木,地八成之;四九同道居西方,地四生金,天九成之;五十相守居中央,天五生土,地十成之。每年十一月冬至前,水星见于北方,正当冬气交令,万物蛰伏,地面上唯有冰雪和水,水行内涵由此形成。七月夏至后,火星见于南方,正当夏气交令,地面上一片炎热,火行内涵由此形成。三月春分,木星见于东方,正当春气当令,草木萌芽生长,木行内涵由此形成。九月秋分,金星见于西方,古代以金代表兵器,以示秋天杀伐之气当令,万物老成凋谢,金行内涵由此形成。五月土星见于中天,正当长夏湿土之气当令,木火金水皆以此为中点,木火金水引起的四时气候变化,皆从地面上观测出来的,土行内涵由此形成。河图共有 10 个数:1、2、3、4、5、6、7、8、9、10,其中,1、3、5、7、9,为阳;2、4、6、8、10,为阴。阳数相加为 25,阴数相加得 30,阴阳相加共为 55。天地之数五十有五,以成变化而行鬼神也。河图左旋,五行相生,河图五行相生,乃万物相生之理也。中心不动,1、3、5、7、9,为阳数左旋;2、4、6、8、10,为阴数左旋。顺时旋转,五行万物相生运行。生气上转,如羊角而升也。故顺天而行是左旋,逆天而行是右旋。所以顺生逆死,左旋主生也。

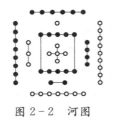　　　　　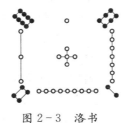

图 2-2　河图　　　　　　　　　图 2-3　洛书

　　2. 五行特性:《尚书·洪范》曰:"五行一曰水,二曰火,三曰木,四曰金,五曰土。水曰润下,火曰炎上、木曰曲直,金曰从革,土爰稼穑。润下作咸,炎上作苦,曲直作酸,从革作辛,稼穑作甘。"①木性曲直:曲,屈也;直,伸也。曲直即舒展条达特性。宇宙或生命凡具有曲直特性的事物或现象,都归属木类。②火性炎上:炎,热也;上,向上。炎上即温热升腾特性。宇宙或生命凡具有炎上特性的事物或现象都归属火类。③土性稼穑:春种曰稼,秋收曰穑。稼穑即播种收获特性。宇宙或生命凡具有稼穑特性的事物或现象都归属土类。④金曰从革:从,顺从;革,革除。从革即变革肃杀特性。宇宙或生命凡具有从革特性的事物或现象都归属金类。⑤水曰润下:润,寒湿;下,向下。润下即寒凉向下特性。宇宙或生命凡具有润下的事物或现象都归属火类。

　　3. 五行归类:五行学说根据五行特性将宇宙或生命的各种事物或现象归类为木火土金水五大体系,这是五行学说的核心思想。故五行之前则宇宙千姿散之漫之,各形其迹,毫无法度,生者不知其所以生,死者不知其所以死;五行之后则世间百态,归之统之,各有其司,秩序井然,成者明其所以成,败者明其所以败。君臣准之治天下,悬诸象魏之表,着乎令甲之中,首于岩廊朝宁,散于诸司百府,百官有所禀受,黎氓有所法程,无散漫飘离之忧,经之纬之,鸿钜纤悉,充周严密,而治具彰,岐黄绳之疗奇疾,发乎灵兰之内,阐于玉版之间,始于上古天真,风于五运六微,恩泽于唐宋明清,医界有所遵循,无权衡规矩不逾,法之药之,精神意虑,无不畅达,肌肤形骸,毫无壅瘀。中国医药学五行学说归类见表2-1。

表2-1　中国医药学五行学说归类

自然界							五行联系	人体					
五音	五味	五色	五化	五气	五方	五季		五脏	六腑	五官	形体	情志	五志
角	酸	青	生	风	东	春	木	肝	胆	目	筋	怒	魂
徵	苦	赤	长	暑	南	夏	火	心	小肠	舌	脉	喜	神
宫	甘	黄	化	湿	中	长夏	土	脾	胃	口	肉	思	意
商	辛	白	收	燥	西	秋	金	肺	大肠	鼻	皮毛	悲	魄
羽	咸	黑	藏	寒	北	冬	水	肾	膀胱	耳	骨	恐	志

4. 五行相生:五行中的一行对另一行的滋生促进作用称五行相生。《春秋繁露·五行之义》曰:"木,五行之始也;水,五行之终也;土,五行之中也;此其天次之序也。木生火,火生土,土生金,金生水,水生木,此其父子也。木居左,金居右,火居前,水居后,土居中央,此其父子之序,相受而布。是故木受水而火受木,土受火,金受土,水受金也。诸授之者,皆其父也;受之者,皆其子也;常因其父,以使其子,天之道也"(图2-4)。

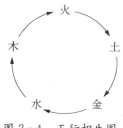

图2-4　五行相生图

5. 五行相克:五行中一行对另一行的制约克制作用称五行相克。隋代肖吉《五行大义·论相克》曰:克者,制罚为义,以其力强能制弱。故木克土,土克水,水克火,火克金,金克木。五行相克说和五行相胜说,本来是古代思想家解释宇宙万物变化的朴素唯物论的理论,在战国末期被阴阳学派创始人邹衍附会到社会历史领域,认为每一个朝代都受一种五行之德的支配,朝代的更替,正是五行相克、五行相胜的结果,因而提出五德终始说和五德转移说,陷入了历史唯心论。《春秋繁露》有《五行相胜》篇,解释五行相胜的道理,并附有一些社会历史方面的内容(图2-5)。

6. 五行相乘:五行中的一行对其所胜一行的过度克制称五行相乘。太过相乘是指五行中的某一行过度亢盛顺势对其所胜行超常克制,如木旺乘土。不及相乘是指五行中某一行过于虚弱不能抵御其所不胜行正常限度的克制,如土虚木乘。五行相乘次序是:木乘土,土乘水,水乘火,火乘金,金乘木。相乘与相克虽然在次序上相同,但本质上是有区别的。相克是正常情况下五行之间的制约关系,相乘则是五行之间的异常制约现象。在人体,相克表示生理现象,相乘表示病理变化(图2-6)。

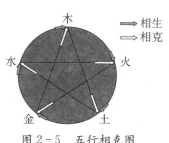

图2-5　五行相克图

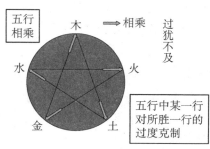

图2-6　五行相乘图

7. 五行相侮：五行中的一行对其受克一行的逆向克制称五行相侮。太过相侮是指五行中的某一行过度强盛反向克制其所不胜一行，如木火刑金。不及相侮是指五行中某一行过于虚弱，不能制约其所胜行，如土溃水泛。五行相侮的次序是：木侮金，金侮火，火侮水，水侮土，土侮木（图2-7）。

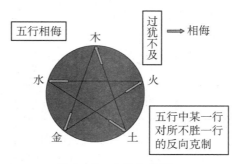

图2-7 五行相侮图

第四节 五运六气

五运六气是由五运和六气两部分组成的。五运六气学说是研究中国医药学气象疾病学的基础理论。

一、天干地支

天干地支简称干支。《辞源》："干支取义于树木的干枝。"中国远古时期以天干地支纪年岁更替。干象天支象地，天干秉承天之道，地支承载地之道。在天成象，在地成形，在人成事。天地之道犹如人生之道，干支定时空，时空定乾坤，天地定位，人道其中，天人合一。《盘古王表》与《三命通会》均有载："天皇氏始制干支之名，以定岁之所在。"太古时代就已有天干地支，其中十二地支分别代表每年十二个不同的月令、节令。殷商时期出现了甲、乙、丙、丁等10个计算和记载数目的文字，称为天干，并与地支结合用于纪年、纪月、纪日、纪时。

（一）天干

天干即甲、乙、丙、丁、戊、己、庚、辛、壬、癸十天干，又称十干。古人用十干来纪天日的次第，故称天干。天干的次第先后，不仅仅是指一个数字符号，而是包含着万物由发生而少壮，而繁盛，而衰老，而死亡，而更始的含义在内。甲居十干首位，子居十二支首位，干支依次相配，如甲子、乙丑、丙寅之类，统称甲子。干支甲子，是中国古代计算年、月、日、时的次序以及推算五运六气变化的代表符号。

（二）地支

地支即子、丑、寅、卯、辰、巳、午、未、申、酉、戌、亥十二地支，又称十二支。古人将十二支分别以纪月，一岁十二个月，每月各建一支，即正月建寅，二月建卯，三月建辰，四月建巳，五月建午，六月建未，七月建申，八月建酉，九月建戌，十月建亥，十一月建子，十二月建丑。从阴阳属性上看，日为阳，月为阴，阳为天，阴为地，十二支以纪月成岁，故称十二地支。十二支的次第先后，与十干具有同一意义，主要仍在说明事物的发展由微而盛，由盛而衰，反复变化的进展过程。

（三）甲子

十天干和十二地支按顺序两两相互配合,天干在上,地支在下,天上地下。按甲、乙、丙、丁、戊、己、庚、辛、壬、癸十天干顺序与子、丑、寅、卯、辰、巳、午、未、申、酉、戌、亥十二地支顺序依次排列。天干第一位是甲,地支第一位是子,当天干的甲按顺序依次与地支配合 7 次,或地支的子与天干按顺序依次配合 6 次,正好天干甲与地支子相逢,为六十一年,是第二个甲子。第二个甲子相配在第二个六十组合的开始,故称六十年为一个甲子,又称六十甲子。《吕氏春秋通诠·审分览·勿躬》载:甲子,干支纪年或记岁时六十组干支轮一周,称一个甲子,共 60 年。如此交替轮转,无限循环,构成 60 年一个气候变化大周期。在一个甲子 60 年中,前 30 年,共七百二十节气为一纪,后 30 年,亦七百二十节气,亦为一纪。天干主五运盛衰,地支司六气变化。《素问·六微旨大论》曰:"天气始于甲,地气始于子。子甲相合,命曰岁立。谨候其时,气可与期。"60 年一个甲子,循序如下:

```
01 甲子,11 甲戌,21 甲申,31 甲午,41 甲辰,51 甲寅,
02 乙丑,12 乙亥,22 乙酉,32 乙未,42 乙巳,52 乙卯,
03 丙寅,13 丙子,23 丙戌,33 丙申,43 丙午,53 丙辰,
04 丁卯,14 丁丑,24 丁亥,34 丁酉,44 丁未,54 丁巳,
05 戊辰,15 戊寅,25 戊子,35 戊戌,45 戊申,55 戊午,
06 己巳,16 己卯,26 己丑,36 己亥,46 己酉,56 己未,
07 庚午,17 庚辰,27 庚寅,37 庚子,47 庚戌,57 庚申,
08 辛未,18 辛巳,28 辛卯,38 辛丑,48 辛亥,58 辛酉,
09 壬申,19 壬午,29 壬辰,39 壬寅,49 壬子,59 壬戌,
10 癸酉,20 癸未,30 癸巳,40 癸卯,50 癸丑,60 癸亥。
```

二、五运

（一）五运概念

1. **五运配五星**：五运即土、金、水、木、火地球五大气象常态,五星即土星、金星、水星、木星、火星五星。五运配五星,即土星土运,金星金运,水星水运,木星木运,火星火运。五运学说是研究天体五星循行变化作用于地球五运产生的气象特征对人体生理病理影响的中国医药学基础理论。太阳系是以太阳为中心的天体集合系。主要有由太阳、水星、金星、地球、火星、木星、土星、天王星、海王星以及至少 173 颗已知的卫星和 5 颗已经辨认出来的矮行星和数以亿计的小天体构成。五运即木、火、土、金、水五大行星的运行变化以及与地球自转公转联合产生的自然气象特征。《史记·天官书》曰:"天有五星,地有五行。金星,古名明星、大嚣、太白。光色银白,黎明见于东方称启明,黄昏见于西方称长庚。"《诗·小雅·大东》曰:"东有启明,西有长庚。木星,古名岁星,木星十二年绕天一周,故名岁星。"水星,古名辰星,中国古代把一周天分为十二辰,每辰约三十度,故称辰星。火星,古名荧惑,以其红光荧荧似

火得名。火星运行,时而由西往东,时而由东往西,很迷惑人,故名荧惑。土星,古名镇星。土星约二十八年绕天一周,每年进入二十八宿中的一宿,称岁镇一宿。《淮南子·天文训》曰:"东方木也,其帝太皞,其佐句芒,执规而治春,其神为岁星,其兽苍龙,其音角,其日甲乙;南方火也,其帝炎帝,其佐朱明,执衡而治夏,其神为荧惑,其兽朱鸟,其音徵,其日丙丁;中央土地,其帝黄帝,其佐后土,执绳而治四方,其神为镇星,其兽黄龙,其音宫,其日戊己;西方金也,其帝少皞,其佐蓐收,执矩而治秋,其神为太白,其兽为白虎,其音商,其日庚辛;北方水也,其帝颛顼,其佐玄冥,执权而治冬,其神为辰星,其兽玄武,其音羽,其日壬癸。"《宿曜经》曰:云岁星是木曜,即五行中木之精,为东方苍帝之子。荧惑星是火曜,即火之精,为南方赤帝之子。镇星是土曜,即土之精,为中方黄帝之子。太白星是金曜,即金之精,为西方白帝之子。辰星是水曜,即水之精,为北方黑帝之子。

2. 天干化五运:按甲、乙、丙、丁、戊、己、庚、辛、壬、癸顺序,十天干中 1、2、3、4、5 为阳干,即甲、乙、丙、丁、戊为阳干;6、7、8、9、10 为阴干,即己、庚、辛、壬、癸为阴干。天干配五运规律是:1、6 甲己配土运,2、7 乙庚配金运,3、8 丙辛配水运,4、9 丁壬配木运,5、10 戊癸配火运。中国医药学运气学说指出:"阳天主运太过,阴天干主运不及。在一个甲子六十年中,每一天干与地支相逢 6 次。天干甲己属土运:甲子、甲戌、甲申、甲午、甲辰、甲寅 6 个甲年主土运太过,己巳、己卯、己丑、己亥、己酉、己未 6 个己年主土运不及。天干乙庚属金运:乙丑、乙亥、乙酉、乙未、乙巳、乙卯 6 个乙年主金运太过,庚午、庚辰、庚寅、庚子、庚戌、庚申 6 个庚年主金运不及。天干丙辛属水运:丙寅、丙子、丙戌、丙申、丙午、丙辰 6 个丙年主水运太过,辛未、辛巳、辛卯、辛丑、辛亥、辛酉 6 个辛年主水运不及。"天干丁壬属木运:丁卯、丁丑、丁亥、丁酉、丁未、丁巳 6 个丁年主木运太过,壬申、壬午、壬辰、壬寅、壬子、壬戌 6 个壬年主木运不及。天干戊癸属火运:戊辰、戊寅、戊子、戊戌、戊申、戊午 6 个戊年主火运太过,癸酉、癸未、癸巳、癸卯、癸丑、癸亥 6 个癸年火土运不及。《素问·五运行大论》曰:"土主甲己,金主乙庚,水主丙辛,木主丁壬,火主戊癸。"《素问·天元纪大论》曰:"甲己之岁,土运统之;乙庚之岁,金运统之;丙辛之岁,水运统之;丁壬之岁,木运统之;戊癸之岁,火运统之。"天干配五运,5 年一个循环。按五行相生次序排列,每运值一年,30 年一纪中,每运共值 6 年。60 年一周中,每运值 12 年。六十甲子中。如此交替,无限循环。

(二)年运

1. 年运概念:年运又称大运或岁运或中运。年运是五星运行产生的全年气象特征。按土生金,金生水,水生木,木生火,火生土,土又生金五行相生次序,土运金运水运木运火运土运每年当值一次,5 年五运各值一次年运,故又称五运。30 年为一纪,每纪每运共值 6 年。60 年为一周,每周五运各值 12 年。如此更替,无限循环。《素问·天元纪大论》曰:"五运阴阳者,天地之道也。"《黄帝内经》以甲、乙、丙、丁、戊、己、庚、辛、壬、癸 10 个天干配属五运,甲、丙、戊、庚、壬为阳天干,乙、丁、己、辛、癸为阴天干。《素问·五运行大论》曰:"土主甲己,金主乙庚,水主丙辛,木主丁壬,火主戊癸。"《素问·天元纪大论》曰:"甲己之岁,土运统之;乙庚之岁,金运统之;丙辛之岁,水运统之;丁壬之岁,木运统之;戊癸之岁,火运统之。"

2. 年运产生原理:《素问·五运行大论》提出五气经天化五运论,阐述五星运行经历东南西北二十八星宿形成五运的原理:丹天之气,经于牛女戊分;黅天之气,经于心尾己分;苍天之气,经于危室柳鬼;素天之气,经于亢氐昴毕;玄天之气,经于张翼娄胃。所谓戊己分者,奎壁角轸,则天地之门户也。丹天之气即赤色火星运行的大自然火运气象,黅天之气即黄色土星运行的大自然土运气象,苍天之气即青色木星运行的大自然木运气象,素天之气即白色金星运行的大自然金运气象,玄天之气即黑色水星运行的大自然水运气象。中国古代天文学家将天空可见星宿分成二十八组,东南西北四方各七宿。东方苍龙七宿:角、亢、氐、房、心、尾、箕;北方玄武七宿:斗、牛、女、虚、危、室、壁;西方白虎七宿:奎、娄、胃、昴、毕、觜、参;南方朱雀七宿:井、鬼、柳、星、张、翼、轸。二十八宿在天体的位置是:东方苍龙七宿,角:十二度,亢:九度,氐:十五度,房:五度,心:五度,尾:十八度,箕:十一度,计七十五度;北方玄武七宿,斗:二十六度,牛:八度,女:十二度,虚:十度,危:十七度,室:十六度,壁:九度,计九十八度;西方白虎七宿,奎:十六度,娄:十二度,胃:十四度,昴:十一度,毕:十六度,觜:二度,参:九度,计八十度;南方朱雀七宿,井:三十三度,鬼:四度,柳:十五度,星:七度,张:十八度,翼:十八度,轸:十七度,计一百一十二度。共周天三百六十五度。丹天之气经于牛女戊分,即五星火运在牛、女、奎、壁四星宿时,天干适值戊癸方位,因而逢戊癸之年火运主事,故称戊癸化火。《运气论奥谚解》曰:“丹天之气,经于牛、女、奎、壁四宿之上,下临戊、癸之位,立为火运。黅天之气经于心尾己分,即五星土运心、尾、角、轸四星宿时,天干适值甲己方位,因而逢甲己之年土运主事,故称甲己化土。”

(三) 年运三纪

年运正常与否,决定于年运的平气、太过、不及三纪。中国医药学气象学根据五行学说,阐明五运三纪的亢害承制原理。甲丙戊庚壬5个阳干表示主岁大运旺盛有余,即可亢害又可乘己所胜或侮己所不胜;乙丁己辛癸五阴干表示主岁大运衰微不足,即可害己又可己所不胜乘己或己所胜侮己。平气即大运既非太过又非不及。张介宾《类经图翼》谓:“运太过而被抑,运不及而得助即为平气。”五运的太过、不及、平气并称五运三纪。

1. 年运平气:五运的各运平气名称:木运平气曰敷和,火运平气曰升明,土运平气曰备化,金运平气曰审平,水运平气曰静顺。《素问·五常政大论》曰:“敷和之纪,木德周行,阳舒阴布,五化宣平。升明之纪,正阳而治,德施周普,五化均衡。备化之纪,气协天休,德流四政,五化齐修。审平之纪,收而不争,杀而无犯,五化宣明。静顺之纪,藏而勿害,治而善下,五化咸整,其气明,其性下,其用沃衍。故生而勿杀,长而勿罚,化而勿制,收而勿害,藏而勿抑,是谓平气。”

2. 年运不及:五运的各运不及名称:木运不及曰委和,火运不及曰伏明,土运不及曰卑监,金运不及曰从革,水运不及曰涸流。《素问·五常政大论》曰:“委和之纪,是谓胜生,生气不政,化气乃扬,长气自平,收令乃早。伏明之纪,是谓胜长。长气不宣,藏气反布,收气自政,化令乃衡,寒清数举,暑令乃薄。卑监之纪,是谓减化。化气不令,生政独彰,长气整,雨乃愆,收气平,风寒并兴,草木荣美,秀而不实,成而秕也。从革之纪,是谓折收。收气乃后,生气乃扬,长化合德,火政乃宣,庶类以蕃。涸流之纪,是谓反阳,藏令不举,化气乃昌,长气宣布,蛰虫不藏,土润水泉减,草木条茂,荣秀满盛。故乘危而行,不速而至,暴虐无德,灾反及之,微者复微,甚者复甚,气之常也。”《素问·气交变大论》曰:“岁木不及,燥乃大行;岁火不及,寒乃大行;岁土不及,风乃大行;岁金不及,炎火乃行;岁水不及,湿乃大行。”

3. 年运太过:五运的各运太过名称:木曰发生,火曰赫曦,土曰敦阜,金曰坚成,水曰流衍。《素问·五常政大论》曰:“发生之纪,是谓启陈,土疏泄,苍气达,阳和布化,阴气乃随,生气淳化,万物以荣。赫曦之纪,是谓蕃茂。阴气内化,阳气外荣,炎暑施化,物得以昌。敦阜之纪,是谓广化。厚德清静,顺长以盈,至阴内实,物化充成,烟埃朦郁,见于厚土,大雨时行,湿气乃用,燥政乃辟。坚成之纪,谓收引。天气洁,地气明,阳气随阴治化,燥行其政,物以司成,收气繁布,化洽不终。流衍之纪,是谓封藏。寒司物化,天地严凝,藏政以布,长令不扬。政过则化气大举,而埃昏气交,大雨时降,邪伤肾也。"故曰:"天恒其德,则所胜来复;政恒其理,则所胜同化,此之谓也。"《素问·气交变大论》曰:"岁木太过,风气流行,脾土受邪。岁火太过,炎暑流行,金肺受邪。岁土太过,雨湿流行,肾水受邪。岁金太过,燥气流行,肝木受邪。岁水太过,寒气流行,邪害心火。"

4. **三纪判断**:中国医药学气象医学根据气候特征来临时间判断三纪结果。如果当时的气候特征早于该气候特征来临,可以判断为太过。《素问·气交变大论》曰:"太过者先天,不及者后天。先天,指先天气特征,后天,指后天气特征。"《素问·六元正纪大论》曰:"运有余,其先至,运不及,其后至。"《医宗金鉴》曰:"应时而至气和平,正化承天不妄行,太过气淫先时至,侮刑我者乘我刑,不及气迫后时至,所胜妄行刑所生,所生被刑受其病,我所不胜亦来乘。"《素问·六微旨大论》曰:"至而至者和;至而不至,来气不及也;未至而至,来气有余也。"

(四)季运

1. **季运概念**:季运即一年五季各个季节的主要气象特征。中国医药学历代文献称为主运,本书称主运为季运。木火土金水五运分主一年春、夏、长夏、秋、冬5个季节的气象特征,故称季运。按五行相生顺序,季运由木而火而土而金而水,始于木运而终于水运。木为初之运,火为二之运,土为三之运,金为四之运,水为终之运,故称五步推运。一年五季的各个季节气象特征依次为:春季木运,夏季火运,长夏土运,秋季金运,冬季水运。每运约主七十三日另五刻,从每年的大寒节起算,年年如此,固定不变(图2-8)。

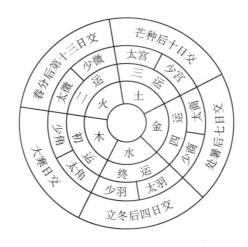

图2-8 五运主运图

2. **季运交时**:每年季运的起运时间虽然都在每年的大寒日,但必须结合十二地支才能精确到大寒日哪个时刻起运。十二支中,子、辰、申、寅、午、戌为六阳年。在五行上,子为阳水,申为阳金,辰、戌为阳土,午为阳火,寅为阳木。丑、巳、酉、卯、未、亥为六阴年。在五行上,巳为阴火,酉为阴金,丑、未为阴土,亥为阴水,卯为阴木。凡阳年初运均起于阳时,所以申、子、辰三阳年都起于寅,寅、午、戌三阳年都起于申。阴年初运均起于阴时,所以,巳、酉、丑三阴年都起于巳,亥、卯、未三阴年都起于亥。

(五)客运

1. 客运概念:客运是临时寄寓于季运五步的气象特征。《说文解字》曰:"客,寄也。"客运相对主运即季运而言,季运五步位置固定不变,客运五步位置变化不定。季运的五步顺序为初木运、二火运、三土运、四金运、五水运,年年不变。中国医药学气象医学规定年运是客运五步的初运。年运根据天干确定,客运根据年运确定。虽然客运的五步推运也是按照五行相生的次序,但是由于每年的年运不同,客运的初运也不同,所以客运五步在一运、二运、三运、四运、五运的位置也不同。故季运又称常运,客运又称变运。运气之要在于知常达变。

2. 五音建运:客运根据五音创建。五音,即宫、商、角、徵、羽。宫为土音,商为金音,角为木音,徵为火音,羽为水音。古代文献称五声音阶为五声或五音。中国传统乐学理论对音阶这个现代概念,常分别从音、律、声等不同角度揭示其内涵。五声音阶的意思就是按五度的相生顺序,从宫音开始到羽音,依次为:宫、商、角、徵、羽;如按音高顺序排列,即为:1、2、3、5、6(宫、商、角、徵、羽)。五音建运即根据五音节律确立一年五季气候特征;角者触也,阳气触动而发生也,角为木之音;徵者止也,阳盛而极则止也,徵为火之音;宫者中也,中和居中化生万物也,宫为土之音;商者强也,刚强坚固而克罚,商为金之音;羽者舒也,阴尽阳生万物舒发,羽为水之音。宫音最长、最下、最浊;羽音最短、最高、最清;商音次长、次下、次浊;徵音次短、次高、次清;角音介于长短、高下、清浊之间。五音建运规律:宫为土音,建于土运,为天干为甲己;商为金音,建于金运,为天干为乙庚;羽为水音,建于水运,为天干丙辛;角为木音,建于木运,为天干丁壬;徵为火音,建于火运,为天干为戊癸。《素问·阴阳应象大论》曰:"东方生风,风生木,在音为角;南方生热,热生火,在音为徵;中央生湿,湿生土,在音为宫;西方生燥,燥生金,在音为商;北方生寒,寒生水,在音为羽。"张景岳《类经图翼》曰:"五音者,五行之声音也。土曰宫,金曰商,水曰羽,木曰角,火曰徵。"晋书曰:"角者触也,象诸阳气触动而生也,其化丁壬。徵者止也,言物盛则止也,其化戊癸。商者强也,言金性坚强也,其化乙庚。羽者舒也,言阳气将复,万物将舒也,其化丙辛。宫者中也,得中和之道,无往不蓄。又总堂室奠阼谓之宫,所围不一。盖以土气贯于四行,王于四季,荣于四脏而总之之谓也,其化甲己。故天干起于甲土,土生金,故乙次之;金生水,故丙次之;水生木,故丁次之;木生火,故戊次之;火又生土,故己又次之;循序以终于癸而复于甲也。十干以甲丙戊庚壬为阳,乙丁己辛癸为阴;在阳则属太,在阴则属少;太者为有余,少者为不及。阴阳相配,太少相生,如环无端。"

3. 太少相生:中国医药学气象医学以五音建五运,天干别阴阳。天干分阴阳则甲丙戊庚壬为阳干,乙丁己辛癸为阴干。阳干属太,阴干属少,阳生阴,阴生阳,阴阳互根,太少相生。五音分太少则宫有太宫少宫,商有太商少商,角有太角少角,徵有太徵少徵,羽有太羽少羽。五音建五运定太少阴阳则为:甲己土为宫运,阳土甲属太宫运,阴土己则属少宫运。乙庚金为商运,阳金庚则属太商运,阴金乙则属少商运。丙辛水为羽运,阳水丙属太羽运,阴水辛属少羽运。丁壬木为角运,阳木壬属太角运,阴木丁属少角运。戊癸火为徵运,阳火戊属太徵运,阴火癸属少徵运。五运的相生,木生火,火生土,土生金,金生水,水生木。太少相生即阴阳相生。试以甲己土年为例,甲为阳土,土生金,便是阳土生阴金,于五音便是太宫生少商。金生水,便是阴金生阳水,也就是少商生太羽。水生木,便是阳水生阴木,也就是太羽生少角。木生火,便是阴木生阳火,也就是少角生太徵。火生土,便是阳火生阴土,也就是太徵生少宫。己为阴土,土生金,便是阴土生阳金,少宫生太商;金生水,便是阳金生阴水,太商生少羽;水生木,便是阴水生阳木,少羽生太角;木生火,便是阳木生阴火,太角生少徵;火生土,便是阴火生阳土,少徵生太宫。《类经图翼·五音五运太少相生解》曰:"盖太者属阳,少者属阴,阴以生阳,阳以生阴,一动一静,乃成易道。故甲以阳土,生乙之少商;乙以阴金,生丙之太羽;丙以阳水,生丁之少角;丁以阴木,生戊之太徵;戊以阳火,生己之少宫;己以阴土,生庚之太商;庚以阳金,生辛之少羽;辛以阴水,生壬之太角;壬以阳木,生癸之少徵;癸以阴火,复生甲之太宫。太为有余,少为不足,不仅纪主运如此,中运、客运,亦各有太少相生之义。"

4. 客运推算:客运推算遵照以下原则。①依照季运五步推算既定次序;②将当年年运放在客运五步的第一运位置;③甲乙丙丁戊5个阳干年太字起运;④己庚辛壬癸5个阴干年少字起运;⑤按太少相生规律排列客运五步的太少排列次序;⑥按太少相生规律向上推至初运,向下推至终运,即得客运五步排列次序。例如甲子年:①季运五步既定次序为一运丁壬木,二运戊癸火,三运甲己土,四运乙庚金,五运丙辛水。②甲为土运,为甲子年年运。将土年运放在季运五步的第一运位置,即放在丁壬木运位置。③甲为阳土,阳为太,太宫在大寒日起运。④按照五行相生与阴阳太少相生原则,太宫阳土生少商阴金,故太宫与少商为甲子年第一客运。⑤少商阴金生太羽阳水,太羽阳水生少角阴木,太羽与少角为甲子年第二客运;少角阴木生太徵阳火,太徵阳火生少宫阴土,太徵与少宫为甲子年第三客运;少宫阴土生太商阳金,太商阳金生少徵阴火,太商与少徵为甲子年第四客运;少徵阴火生太角阳木,太角与少征为甲子年第五客运。至此甲子年客运轮值五步五运结束,故称第五运为终运。余年依次类推。

三、六气

(一)六气概念

1. 六气配六形:六气即风寒暑湿燥热天然六大气象特征,六形即厥阴风木,太阳寒水,少阳相火,太阴湿土,阳明燥金,少阴君火地球六大气象形态。六气配六形,即风厥阴木,寒配太阳水,暑配少阳相火,湿配太阴土,燥配阳明金,热配少阴火。六气学说是研究天然六气变化作用于地球六形产生的气象特征对人体生理病理影响的中国医药学基础理论。《素问·天元纪大论》曰:寒暑燥湿风火天之阴阳,三阴三阳上奉之。木火土金水火地之阴阳,生长化收藏下应之。在天为风,在地为木;在天为热,在地为火;在天为湿,在地为土;在天为燥,在地为金;在天为寒,在地为水。故在天为气,在地成形,形气相感而化生万物矣。

2. 地支化六气:按子丑寅卯辰巳午未申酉戌亥顺序,十二地支1、2、3、4、5、6为阳支,即子丑寅卯辰巳为阳支;7、8、9、10、11、12为阴支,即午未申酉戌亥为阴支。地支化六气的规律是:1~7子午配少阴君火,2~8丑未配太阴湿土,3~9寅申配少阳相火,4~10卯酉配阳明燥金,5~11辰戌配太阳寒水,6~12巳亥配厥阴风木。暑火同性,故称暑为相火。《素问·五运行大论》曰:"子午之上,少阴主之;丑未之上,太阴主之;寅申之上,少阳主之;卯酉之上,阳明主之;辰戌之上,太阳主之;巳亥之上,厥阴主之。"《素问·天元纪大论》曰:"厥阴之上风气主之,少阴之上热气主之,少阳之上相火主之,阳明之上燥气主之,太阴之上湿气主之,太阳之上寒气主之。"

3. **地支化四时**:十二地支化春夏秋冬四时。寅卯辰三地支化春,巳午未三地支化夏,申酉戌为秋,亥子丑为冬。

4. **地支化十二月**:十二地支化一年十二月:寅为一月,卯为二月,辰为三月,巳为四月,午为五月,未为六月,申为七月,酉为八月,戌为九月,亥为十月,子为十一月,丑为十二月。

5. **地支配五行**:子属阳水,亥属阴水,居北方。寅属阳木,卯属阴木,居东方。巳属阴火,午属阳火,居南方。申属阳金,酉属阴金,居西方。辰戌属阳土,丑未属阴土。土无定位,寄旺于四时之末,各一十八日有奇。

(二) 四时节气

四时即一年春、夏、秋、冬四季,每季 3 个月 90 天。天文学以地球围绕太阳公转轨道上位置确定季节划分。地球赤道公转轨道交角是四季更替的根本原因。春季太阳直射点从南回归线逐渐北移,春分之后越过赤道,太阳直射北半球。因此,春季地球与太阳的距离由近渐远。每年的 1 月 3 日左右,地球距离太阳最近。地球公转轨道的不同位置时,各个地方受到太阳光照是不一样的,由于接收太阳的热量不同,产生的冷热有差异。地球四季不仅是温度的周期性变化,而且还是昼夜长短和太阳高度的周期性变化,深刻影响或决定地球环境事物的运动节律。

春季:春,会意。甲骨文字形从艹,草木春时生长;中间是"屯"字,似草木破土而出,土上臃肿部分,即刚破土的胚芽形,表示春季万木生长。"屯"亦兼作声符。小篆字形隶变以后,除"日"之外,其他部分都看不出来了。春季万物生长,动物繁殖。春季开始于立春(2 月 2～5 日之间),春季结束于立夏(5 月 5～7 日之间)。春是四季的第一季,农历一月至三月。

夏季:夏,从夊从页从臼。中国之人也。页,头也;臼,两手;夊,两足也。小篆字形从页,从臼,从夊。页,人头;臼,两手;夊,两足;合而观之象人形。《说文》曰:"夏,中国之人也。"大禹之子启建立夏王朝时,取万物生长最为旺盛的季节夏作为国家部落标志,寓意强大繁荣之意。夏季乃四季之中,气候最为温暖,动植物生长繁衍最为繁盛的时候。夏季是一年的第二季,农历四月至六月。

秋季:繁体正字从禾从龟,禾指谷物收成。《说文》曰:"秋,禾谷熟也。"秋季枫叶红彤,稻田金灿。秋季是一年的第三季,农历七月至九月。

冬季:《说文》曰:"四时尽也。冬字从夊从仌,仌意为终止。""、"和"、"及"夊"各代表冬季的一个月。其中最下边的"、"意为太阳进驻冬季第一月,阳光照进室内,中间的"、"意为太阳进驻冬季第二月,阳光照进更靠里边的位置,"夊"意为冬季的终止月,阳光照进最里位置。冬字的篆体最能体现阳光照射地面状态。冬季是一年的第四季,农历十月至十二月。

节气指一年四季 24 个气象特征,每季 6 个节气。

中国古代根据一年中太阳位置变化规律,把一年 365 又四分之一天分成 24 个气象阶段,分列一年 12 个月中,反映一年四季气象特征。每月分两段,月前段称节,月后段叫气。地球每 365 天 6 时 9 分 10 秒逆时针围绕太阳公转一周,每天 24 小时自转一周。地球公转轨道面同赤道面不一致,因此一年四季太阳直射地球的位置不同。太阳直射北半球北回归线(北纬 $23°26'$)为夏至,太阳直射南回归线(南纬 $23°26'$)为冬至。夏至和冬至即指已经到了夏、冬两季的中间了。一年中太阳两次直射赤道时,分别为春分和秋分。反映四季变化的节气有:立春、春分、立夏、夏至、立秋、秋分、立冬、冬至8个节气。其中,立春、立夏、立秋、立冬齐称"四立",表示四季开始的意思。反映温度变化的有小暑、大暑、处暑、小寒、大寒5个节气。反映天气现象的有雨水、谷雨、白露、寒露、霜降、小雪、大雪7个节气。反映物候现象的有惊蛰、清明、小满、芒种4个节气。

(三) 年气

1. **年气概念**:年气即一年的固定气象特征,又称主气。五运六气学说以地支推算年气。根据六气化六形及地支化六气原则,《素问·五运行大论》阐述十二地支推算年气的规律为:"子午之上少阴主之,子支年与午支年是少阴君火年气,丑未之上太阴主之,丑支年与未支年是太阴湿土年气;寅申之上少阳主之,寅支年与申支年是少阳相火年气;卯酉之上阳明主之,卯支年与酉支年是阳明燥金年气;辰戌之上太阳主之,辰支年与戌支年是太阳寒水年气;巳亥之上厥阴主之,巳支年与亥支年是厥阴风木主年气。少阴君火年气,太阴湿土年气,少阳相火年气,阳明燥金年气,太阳寒水年气,厥阴风木年气六大年气各主一年主要气象。6年一个重复,无限循环。一个甲子60年,30年为一纪,60年为一周。30年一纪中,六大年气共值5年次,60年一周中,六大年气共值十年次。"如此交替,无限循环。规律如下:子午之上少阴君火年气:甲子、丙子、戊子、庚子、壬子5个子支年为少阴君火年气;甲午、丙午、戊午、庚午、壬午5个午年亦为少阴君火年。丑未之上太阴湿土年气:乙丑、丁丑、己丑、辛丑、癸丑5个丑支年为太阴湿土年;乙未、丁未、己未、辛未、癸未5个未支年亦为太阴湿土年气。寅申之上少阳相火年气:甲寅、丙寅、戊寅、庚寅、壬寅5个寅支年为少阳相火年气;甲申、丙申、戊申、庚申、壬申5个申支年亦为少阳相火年气。卯酉之上阳明燥金年气:乙卯、丁卯、己卯、辛卯、癸卯5个卯支年为阳明燥金年气;乙酉、丁酉、己酉、辛酉、癸酉5个酉支年亦为阳明燥金年气。辰戌之上太阳寒水年气:甲辰、丙辰、戊辰、庚辰、壬辰5个辰支年为太阳寒水年气;甲戌、丙戌、戊戌、庚戌、壬戌5个戌支年亦为太阳寒水年气。巳亥之上厥阴风木主气:己巳、辛巳、癸巳、乙巳、丁巳5个巳支年为厥阴风木年;乙亥、丁亥、己亥、辛亥、癸亥5个亥支年亦为厥阴风木年气。

2. **年气临御**:临即临位,又称正位;御即御位,又称对位。临正御对即六气在地球的定位及其相互之间生克承制。临位正化为年气有余,御位对化为年气不足。子丑寅卯辰巳午未申酉戌亥十二地支在地球的定位规律是:寅卯辰三地支位于地球东方,巳午未三地支位于地球南方,申酉戌三地支位于地球西方,亥子丑三地支位于地球北方。在天为气,在地成形,形气相感而万物化生。临位正化是巳亥厥阴风木、子午少阴君火、丑未少阳相火、太阴湿土、阳明燥金、太阳寒水六气在地球所居本位的气象特征,御位对化是厥阴风木、少阴君火、少阳相火、太阴湿土、阳明燥金、太阳寒水六气在地球非本位的气象特征,直接受临位正化影响。《素问·六元正纪大论》曰:先立其年以明其气,金木水火土运行之数,寒暑燥湿风火临御之化,则天道可见,民气可调,阴阳卷舒,近而无惑。"临正御对定位规律如下:子午之上少阴君火年气,午居南方火位,故为君火正化,子居北方水位,故为君火对化。未丑之上太阴湿土年气,未位西南,月建六月长夏,土旺长夏,故未为太阴湿土正化;丑位东北,西南未主太阴湿土之时,东北丑与未相对,故丑为太阴湿土对化。寅申之上相火主之,寅位东方,东方属木,木能生火,火生于寅,故寅为少阳相火正化;申与寅相对,故申为少阳相火的对化。酉卯之上阳明燥金主之,酉位正西方,西方属金,故酉为阳明燥金正化;卯与酉相对,故卯为阳明燥金对化。戌辰之上太阳寒水主之,戌位西北方,西方属金,北方属水,金能生水,故戌为太阳寒水正化;辰与戌相对,故辰为太阳寒水对化。亥巳之上厥阴风木主之,亥位北方,北方属水,水能生木,故亥为厥阴风木正化。巳与亥相对,故巳为厥阴风木对化。年气6年一个循环,30年一纪中,每一年气有临位正化御位对化5年次。60年一周中,每一年气有临位正化御位对化10年次。如此交替,无限循环。在一个甲子60年中,甲午、丙午、戊午、庚午、壬午5个午年为少阴君火年气有余,甲子、丙子、戊子、庚子、壬子5个子年为少阴君火年气不足。乙未、丁未、己未、辛未、癸未5个未年为太阴湿土年气有余,乙丑、丁丑、己丑、辛丑、癸丑5个丑年为太阴湿土年气。甲寅、丙寅、戊寅、庚寅、壬寅5个寅年为少阳相火年气有余,甲申、丙申、戊申、庚申、壬申5个申年为少阳相火年气。乙酉、丁酉、己酉、辛酉、癸酉5个酉年为阳明燥金年气有余,乙卯、丁卯、己卯、辛卯、癸卯5个卯年为阳明燥金年气不足。甲戌、丙戌、戊戌、庚戌、壬戌5个戌年为太阳寒水年气有余,甲辰、丙辰、戊辰、庚辰、壬辰5个辰年为太阳寒水年气不足。乙亥、丁亥、己亥、辛亥、癸亥5个亥年为厥阴风木年气有余,己巳、辛巳、癸巳、乙巳、丁巳5个巳年为厥阴风木年气不足(图2-9)。

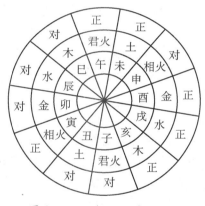

图2-9　六气正化对比图

3. 四季主气:一年分春、夏、秋、冬四季,四季有24个节气。一年12个月,六气各主2个月。其规律是:厥阴风木一之气、少阴君火二之气、少阳相火三之气、太阴湿土四之气、阳明燥金五之气、太阳寒水六之气,六大气象特征分别主司四季24节气。四季六气始于厥阴风木,终于太阳寒水,六步为一年。按五行相生顺序排列:厥阴风木为初之气,时间为大寒后至春分前的十二月中到二月中,主司大寒、立春、雨水、惊蛰4个节气,少阴君火为二之气,时间为春分后至小满前的二月中到四月中,主司春分、清明、谷雨、立夏4个节气,少阳相火为三之气,时间为小满后至大暑前的四月中到六月中,主司小满、芒种、夏至、小暑4个节气,太阴湿土为四之气,时间为大暑后至秋分前的六月中到八月中,主司大暑、立秋、处暑、白露4个节气,阳明燥金为五之气,时间为秋分后至小雪前的八月中到十月中,主司秋分、寒露、霜降、立冬4个节气,太阳寒水为终之气,时间为小雪后至大寒前十月中到十二月中,主司小雪、大雪、小寒、冬至4个节气。一年四时六候至此而一周。四季六候二十四节气计三百六十五日又二十五刻,一岁周遍,年年固定。《素问·六微旨大论》曰:"显明(厥阴)之右,君火之位也,君火之右,退行一步,相火治之,复行一步,土气治之,复行一步,金气治之,复行一步,水气治之,复行一步,木气治之者,正以言六位之主气也。显明者,谓日出之地,即卯位也。右者,谓卯在东方,面东视之,君火当二之气,位在卯之右也。退行者,谓君火又右一步,当三气相火之位也。"余仿此。歌曰:"大寒初气春分二,小满三兮大暑四,秋分交着五之初,小雪为终六之次。四时六气,节有常期;温暑凉寒,岁有当令。"《运气全书》云:"阴阳相遘,分六位而日月推移;寒暑弛张,运四时而气令更变。故凡一岁之气,始于大寒日交风木之初气,次至春分日交君火之二气,次至小满日交相火之三气,次至大暑日交湿土之四气,次至秋分日交燥金之五气,次至小雪日交寒水之终气,每气各主六十日八十七刻半,是谓六步,每步中各有节序四气,是谓二十四气而所以节分六步者也。总六步而得三百六十五日二十五刻以成一岁。"

十二地支的顺序子居首位,而分建于各月却从寅始,《类经图翼·运气》解释曰:"建子之月,阳气虽始于黄钟,然犹潜伏地下,未见发生之功,及其历丑转寅,三阳始备,于是和风至而万物生,萌芽动而蛰藏振,遍满寰区,无非生意,故阳虽始于子,而春必起于寅。是以寅卯辰为春,巳午未为夏,申酉戌为秋,亥子丑为冬,而各分其孟仲季焉。"张景岳《类经图翼》曰:"夫六气之合于三阴三阳者,分而言之,则天地之化,有气有形;合而言之,则阴阳之理,标由乎本。所谓标本者,六气为本,三阴三阳为标。如主气之交司于四时者,春属木为风化,夏初君火为热化,盛夏相火为暑化,长夏属土为湿化,秋属金为燥化,冬属水为寒化,此六化之常,不失其常,即所谓当其位则正也。如客气之有盛衰逆顺者,则司天主上,在泉主下,左右四间,各有专王,不时相加以为交合,此六化之变,变有不测,即所谓非其位则邪也。故正则为德化政令,邪则为灾变眚伤。太者之至徐而常,少者之至暴而亡,而凡为淫胜、邪胜、相胜、相复等变,亦何莫非天地六化之气所致软!"

(四)客气

1. 客气概念:客气即一年变化不定的气象特征。因年年变化,往来无常,故称客气。一年12个月,六气各主2个月的客气。其规律是:寅为一月,卯为二月,辰为三月,巳为四月,午为五月,未为六月,申为七月,酉为八月,戌为九月,亥为十月,子为十一月,丑为十二月。一年6个月的客气排列顺序为一阴、二阴、三阴、一阳、二阳、三阳。厥阴为一阴,少阴为二阴,太阴为三阴,少阳为一阳,阳明为二阳,太阳为三阳。一阴厥阴配一阳少阳,二阴少阴配二阳阳明,三阴太阴配三阳太阳。客气六步的次第,是以阴阳为序,三阴在前,三阳在后。四时六气分六步,始厥阴终太阳。一年客气也分六步,即司天之气,在泉之气,司天左间气,司天右间气,在泉左间气,在泉右间气六步。主气述一年气象之常,客气述一年气象之变。《素问·天元纪大论》:"子午之岁,上见少阴;丑未之岁,上见太阴;寅申之岁,上见少阳;卯酉之岁,上见阳明;辰戌之岁,上见太阳;巳亥之岁,上见厥阴。"由此可见,每逢子年午年,均为少阴司天,丑和未年属太阴司天,其余类推。相配以后是子午少阴君火,丑未太阴湿土,寅申少阳相火,卯酉阳明燥金,辰戌太阳寒水,巳亥厥阴风木。依此次序逐年推移,六气6年一循环,地支12年一循环,周而复始,60年中地支轮用五周,六气循环10周。一阴厥阴风木,二阴少阴君火,三阴太阴湿土;一阳少阳相火,二阳阳明燥金,三阳太阳寒水。

客气者天气也。客气六步次序,先三阴,后三阳。三阴以厥阴为始,次少阴,又次太阴。厥阴为一阴,少阴为二阴,太阴为三阴。三阳则以少阳为始,次阳明,又次太阳。少阳为一阳,阳明为二阳,太阳为三阳。合三阴三阳六气而计之,则一厥阴,二少阴,三太阴,四少阳,五阳明,六太阳。分布于上下左右,互为司天,互为在泉,互为间气,便构成了司天、在泉、四间气的六步运行。张景岳《类经图翼》曰:"如子午年则太阳为初气,厥阴为二气,少阴为司天为三气,太阴为四气,少阳为五气,阳明为在泉为六气也。丑未则厥阴为初气,以次而转。余可仿此类推也。客气者,天气也,在天为气,动而不息,乃为天之阴阳,分司天在泉左右四间之六气者是也(图2-10)。故三阴三阳之气,更迭主时而行天令,以加临于主气之上,而为一岁之变化。然客气以阴阳先后之数为序,故太阴土所以居少阳火之前也。如三阴之序,以厥阴为始者一阴也,次少阴者二阴也,又次太阴者三阴也;三阳之序,以少阳为始者一阳也,次阳明者二阳也,又次太阳者三阳也。湿土一也,而客气之湿居火前,主气之土居火后,虽若前后有不同,而实皆处

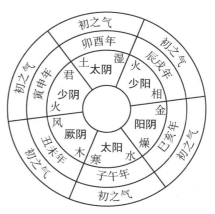

图2-10　四时六气图

乎六者之中,正以见土德之位也。凡客令所至,则有寒暑燥湿风火非常之化,故冬有烁石之热,夏有凄风之凉,和则为生化,不和则为灾伤,此盖以客气所加,乃为胜制郁发之变耳。"故《素问·五运行大论》曰:"五气更立,各有所先,非其位则邪,当其位则正。气相得则微,不相得则甚。"又曰:"气有余,则制己所胜而侮所不胜;气不及,则己所不胜侮而乘之,己所胜轻而侮之。侮反受邪,侮而受邪,寡于畏也。此客气有不时之加临,而主气则只当奉行天令耳。故凡客主之气,则但有胜而无复也。总而言之,司天通主上半年,在泉通主下半年,此客气之概也;析而言之,则六气各有所主,此分六气之详也。司天在上,在泉在下,中运居中,通主一岁。如司天生克中运,谓之以上临下为顺;运气生克司天,谓之以下临上为逆。在泉亦然。顺分生克之殊,逆有大小之别。此古人举运气之端倪耳。若其二气相合,象变迥异,千变万化,何有穷尽? 如四时有非常之化,常外更有非常;四方有高下之殊,殊中又分高下。百步之内,晴雨不同;千里之外,寒暄非类。故察气候者必因诸天,察方宜者必因诸地。圆机之士,又当因常以察变,因此以察彼,庶得古人未发之玄,而尽其不言之妙欤。"

2. 司天在泉:中国医药学五运六气学说规定每年的年气为司天之气。司天在上,司气之气在客气六步的第三步即三之气;在泉在下,在泉之气在客气六步的第六步即六之气或称终之气。司天之气主管一年上半年气象,即客气六步的二之气、三之气、四之气。在泉之气主管一年下半年气象,即客气六步的五之气、六之气、一之气。司天之气的右间气位于客气六步的二之气,司天之气的左间气位于客气六步的四之气。在泉之气的右间气位于客气六步的五之气,在泉之气的左间气位于客气六步的一之气。司天在泉相配规律是:一阴厥阴司天,一阳少阳在泉;二阴少阴司天,二阳阳明在泉;三阴太阴司天,三阳太阳在泉;一阳少阳司天,一阴厥阴在泉;二阳阳明司天,二阴少阴在泉;三阳太阳司天,三阴太阴在泉。年岁之气司天。司天象征在上,主上半年气象;在泉象征在下,主下半年气象。子午少阴君火司天,阳明燥金在泉;丑未太阴湿土司天,太阳寒水在泉;寅申少阳相火司天,厥阴风木在泉;卯酉阳明燥金司天,少阴君火在泉;辰戌太阳寒水司天,太阴湿土在泉;巳亥厥阴风木司天,少阳相火在泉。少阴君火二之气、少阳相火三之气。《素问·至真要大论》曰:"厥阴司天,其化以风;少阴司天,其化以热;太阴司天,其化以湿;太阳司天,其化以火;阳明司天,其化以燥;太阳司天,其化以寒。厥阴司天为风化,在泉为酸化,司气为苍化,间气为动化。少阴司天为热化,在泉为苦化,不司气化,居气为灼化。太阴司天为湿化,在泉为甘化,司气为黅化,间气为

柔化。少阳司天为火化,在泉苦化,司气为丹化,间气为明化。阳明司天为燥化,在泉为辛化,司气为素化,间气为清化。太阳司天为寒化,在泉为咸化,司气为玄化,间气为藏化。"《素问·六微旨大论》曰:"上下有位,左右有纪。故少阳之右,阳明治之;阳明之右,太阳治之;太阳之右,厥阴治之;厥阴之右,少阴治之;少阴之右,太阴治之;太阴之右,少阳治之。此言客气阴阳之次序也。司天之气始终固定在六步中的第三步即三之气。司天之气确定,在泉之气以及左右间气随之而定。"《素问·五运行大论》说:"动静何如?"曰:"上者右行,下者左行,左右周天,余而复会也。"司天之气在上,不断地右转,自上而右,以降于地;在泉之气在下,不断地左转,自下而左,以升于天,如图2-11所示。例如,戊年太阳司天,太阴在泉,转太阳于上方,则太阴自然在下方。明年亥年厥阴司天,少阳在泉,则将圆图依箭头所示而旋转,转厥阴于上方,则少阳自然在下方。图中箭头所指之方向,在上者自左向右,在下者自右向左,这就是上者右行,下者左行。如此左右周天,一周之余而复会也。从图2-11还可以看出司天在泉之气,总是一阴一阳、二阴二阳、三阴三阳上下相交的。如一阴厥阴司天,便是一阳少阳在泉;二阴少阴司天,便是二阳阳明在泉;三阴太阴司天,便是三阳太阳在泉;一阳少阳司天,便是一阴厥阴在泉;二阳阳明司天,便是二阴少阴在泉;三阳太阳司天,便是三阴太阴在泉。天地阴阳之数相参,就是这样秩然不紊的。《素问·至真要大论》黄帝问曰:"六气分治,司天地者,其至何如?"岐伯曰:"厥阴司天,其化以风;少阴司天,其化以热;太阴司天,其化以湿;少阳司天,其化以火;阳明司天,其化以燥;太阳司天,其化以寒,以所临脏位,命其病者也。"帝曰:"地化奈何?"岐伯曰:"司天同候,间气皆然。"《至真要大论》曰:"间气何谓?"曰:"司左右者,是谓间气也。"曰:"何以异之?"曰:"主岁者纪岁,间气者纪步也。"主岁,即指司天、在泉之气而言,谓司天和在泉可以共主一岁之气,而不仅是各主一步。唯四间气只能纪步,即一个间气只管一步(六十日又八十七刻半),这是它和司天、在泉不同的地方。《素问·六元正纪大论》曰:"岁半之前,天气主之;岁半之后,地气主之。"即是说:司天通主上半年,在泉通主下半年。岁半之前,始于十二月中大寒,终于六月初小暑。岁半之后,始于六月中大暑,终于十二月初小寒。

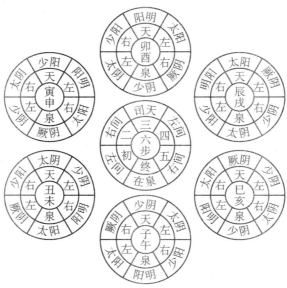

图 2-11　司天在泉左右间气图

3. **天符**：年运与年气的五行属性相符合称为天符。《素问·天元纪大论》曰："应天为天符。"如前所述，每年的年气司天，司天之气有一阴厥阴风木之气，二阴少阴君火之气，三阴太阴湿土之气，一阳少阳相火之气，二阳阳明燥金之气，三阳太阳寒水之气。年运的木运遇年气一阴厥阴风木之气司天即位天符之年，年运火运遇年气二阴少阴君火之气司天或遇一阳少阳相火之气司天即为天符之年，年运土运遇三阴太阴湿土之气司天即为天符之年，年运金运遇二阳阳明燥金之气司天即为天符之年，年运水运遇三阳太阳寒水之气司天即为天符之年。《素问·六微旨大论》曰："土运之岁，上见太阴；火运之岁，上见少阳、少阴；金运之岁，上见阳明；木运之岁，上见厥阴；水运之岁，上见太阳。天之与会也，如《天元册》曰天符。""上见"指司天年气。张景岳《类经图翼》曰："天符者，中运与司天相符也。"《素问·六元正纪大论》曰："戊子戊午太徵上临少阴，戊寅戊申太徵上临少阳，丙辰丙戌太羽上临太阳，如是者三。丁巳丁亥少角上临厥阴，乙卯乙酉少商上临阳明，己丑己未少宫上临太阴，如是者三。六十年中天符年有乙卯、乙酉、丙辰、丙戌、丁巳、丁亥、戊子、戊午、己丑、己未、戊寅、戊申共12年。天干为乙地支为卯的乙卯年：乙为年运金运，卯为二阳阳明燥金年气司天。天干为乙地支为酉的乙酉年：乙为年运金运，酉为二阳阳明燥金年气司天。天干为丙地支为辰的丙辰年：丙为年运水运，辰为三阳寒水年气司天。天干为丙地支为戌的丙戌年：丙为年运水运，戌为三阳太阳寒水年气司天。天干为丁地支为巳的丁巳年：丁为年运木运，巳为一阴厥阴风木年气司天。天干为丁地支为亥的丁亥年：丁为年运木运，亥为一阴厥阴风木年气司天。天干为戊地支为子的戊子年：戊为年运火运，子为一阴少阴君火年气司天。天干为戊地支为午的戊午年：戊为年运火运，午为一阴少阴君火年气司天。天干为己地支为丑的己丑年：己为年运土运，丑为三阴太阴湿土年气司天。天干为己地支为未的己未年：己为年运土运，未为三阴太阴湿土年气司天。天干为戊地支为寅的戊寅年：戊为年运火运，寅为一阳少阳相火年气司天。天干为戊地支为申的戊申年：戊为年运火运，申为一阳少阳相火年气司天。"《素问·六微旨大论》曰："木运之岁，上见厥阴；火运之岁，上见少阳、少阴；土运之岁，上见太阴；金运之岁，上见阳明；水运之岁，上见太阳者是也。"《素问·六元正纪大论》曰："戊子戊午太徵上临少阴，戊寅戊申太徵上临少阳，丙辰丙戌太羽上临太阳，如是者三。丁巳丁亥少角上临厥阴，乙卯乙酉少商上临阳明，己丑己未少宫上临太阴，如是者三。前三者，言三太也。后三者，言三少也。上者，言司天也。临者，天运相临也。二论之词不同，而义则一也。六十甲子天符共12年。"

4. **岁会**：年运与年支的五行属性相同称岁会。十二地支配五行的规律是：子亥属水居北方，寅卯属木居东方，巳午属火居南方，申酉属金居西方，辰戌丑未属土寄旺于四时之末各一十八日有奇。甲子一周60年中，岁会年有甲辰、甲戌、己丑、己未、丁卯、戊午、乙酉、丙子、壬寅、癸巳、庚申、辛亥12年。天干为甲地支为辰的甲辰年：甲为年运土运，辰为年支阳土，为岁会年。天干为甲地支为戌的甲戌年：甲为年运土运，戌为年支阳土，为岁会年。天干为己地支为丑的己丑年：己为年运土运，丑为年支阳土，为岁会年。天干为己地支为未的己未年：己为年运土运，未为年支阴土，为岁会年。天干为丁地支为卯的丁卯年：丁为年运木运，卯为年支阴木，为岁会年。天干为戊地支为午的戊午年：戊为年运火运，午为地支阳火，为岁会年。天干为乙地支为酉的乙酉年：乙为年运金运，酉为地支阴金，为岁会年。天干为丙地支为子的丙子年：丙为年运水运，子为地支阳水，为岁会年。天干为壬地支为寅的壬寅年：壬为年运木运，寅为地支阳木，为岁会年。天干为癸地支为巳的癸巳年：癸为年运火运，巳为地支阴火,为岁会年。天干为庚地支为申的庚申年:庚为年运金运,申为地支阳金,为岁会年。天干为辛地支为亥的辛亥年:辛为年运水运,亥为地支阴水,为岁会年。12个岁会年中,己丑、己未、乙酉、戊午4年既属岁会,又属天符。因此,甲子60年中单纯岁会年实际只有8年。《素问·六微旨大论》曰:"木运临卯,火运临午,土运临四季,金运临酉,水运临子,所谓岁会,气之平也。"《素问·天元纪大论》曰:"承岁为岁值。乃中运之气,与岁支相同者是也。不分阴年阳年,但取四正之支与运相合,乃为四直承岁。四正支者,子午卯酉是也。如辰戌丑未四年,土无定位,寄旺于四时之末,各一十八日有奇,则亦通论承岁也。"《素问·六元正纪大论》曰:"天符岁会者,气运相符之谓也。除此二十四岁,则不加不临也。"

5. 同天符: 客运的阳干起运之音属性与客气的在泉之气相符称同天符。如前所述,根据五音建运太少相生规律,甲为阳土,丙为阳水,戊为阳火,庚为阳金,壬为阳木。乙为阴金,丁为阴木,己为阴土,辛为阴水,癸为阴木。甲为阳土太宫生乙阴金少商,乙阴金少商生丙阳水太羽,丙阳水太羽生丁阴木少角,丁阴木少角生戊阳火太徵,戊阳火太徵生己阴土少宫,己阴土少宫生庚阳金太商,庚阳金太商生辛阴水少羽,辛阴水少羽生壬阳木太角,壬阳木太角生癸阴火少徵,癸阴火少徵生甲阳土太宫。如此无限循环。甲丙戊庚壬五阳干均为太音起运,一个甲子60年中,同天符有甲辰、甲戌、壬寅、壬申、庚子、庚午6年。《素问·六元正纪大论》载:"甲辰甲戌太宫下加太阴,壬寅壬申太角下加厥阴,庚子庚午太商下加阳明,如是者三。天干为甲地支为辰的甲辰年:甲为阳干土运太宫起运,辰为地支三阳太阳寒水年气司天,三阴太阴湿土在泉,阳干太宫土运与在泉太阴湿土相合,为同天符年。天干为甲地支为戌的甲戌年:甲为阳干土运太宫起运,戌为地支三阳太阳寒水年气司天,三阴太阴湿土在泉,阳干太宫土运与在泉太阴湿土相合,为同天符年。天干为壬地支为寅的壬寅年:壬为阳干木运太角起运,寅为地支一阳少阳相火年气司天,一阴厥阴风木在泉,阳干太角木运与在泉厥阴风木相合,为同天符年。天干为庚地支为子的庚子年:庚为阳干金运太商起运,子为地支二阴少阴君火年气司天,二阳阳明燥金在泉,阳干太商金运与在泉阳明燥金相合,为同天符年。天干为庚地支为午的庚午年:庚为阳干金运太商起运,午为地支二阴少阴君火年气司天,二阳阳明燥金在泉,阳干太商金运与在泉阳明燥金相合,为同天符年。"

6. 同岁会: 客运的阴干起运之音五行属性与客气的在泉之气相符称同岁会。乙、丁、己、辛、癸五阴干均为少音起运,一个甲子60年中,同岁会有癸巳、癸亥、癸卯、癸酉、辛丑、辛未6年。《素问·六元正纪大论》曰:"癸巳癸亥少徵下加少阳,辛丑辛未少羽下加太阳,癸卯癸酉少徵下加少阴,如是者三。天干为癸地支为巳的癸巳年:癸为阴干火运少徵起运,巳为地支一阴厥阴风木年气司天,一阳少阳相火在泉,阴干少徵火运与在泉少阳相火相合,为同岁会年。天干为癸地支为亥的癸亥年:癸为阴干火运少徵起运,亥为地支一阴厥阴风木年气司天,一阳少阳相火在泉,阴干少徵火运与在泉少阳相火相合,为同岁会年。天干为癸地支为亥的癸卯年:癸为阴干火运少徵起运,卯为地支二阳阳明燥金年气司天,二阴少阴君火在泉,阴干少徵火运与在泉少阴君火相合,为同岁会年。天干为癸地支为酉的癸酉年:癸为阴干火运少徵起运,酉为地支二阳阳明燥金年气司天,二阴少阴君火在泉,阴干少徵火运与在泉少阴君火相合,为同岁会年。天干为辛地支为丑的辛丑年:辛为阴干水运少羽起运,丑为地支三阴太阴湿土年气司天,三阳太阳寒水在泉,阴干少羽水运与在泉太阳寒水相合,为同岁会年。天干为辛地支为未的辛未年:辛为阴干水运少羽起运,未为地支三阴太阴湿土年气司天,三阳太阳寒水在泉,阴干少羽水运与在泉太阳寒水相合,为同岁会年。"

7. **太乙天符**:既为天符又为岁会的年份称太乙天符年。太乙者尊贵之意。太乙天符年的年运与年气的五行属性及年支的五行属性相同。《素问·六微旨大论》曰:"天符岁会何如?"岐伯曰:"太乙天符之会。60年甲子中只有戊午、乙酉、己丑、己未4年是太乙天符年。天干为戊地支为午的戊午年:戊为火运,午为少阴君火年气司天,年运与年气相符故为天符年;戊为火运,年支午属五行阳火居南方火位,故为岁会年;戊午年即为天符又为岁会,故为太乙天符年。天干为乙地支为酉的乙酉年:乙为金运,酉为阳明燥金年气司天,故为天符年;乙为金运,年支酉属五行阴金居西方金位,故为岁会年;乙酉年即为天符又为岁会,故为太乙天符年。天干为己地支为丑的己丑年:己为土运,丑为太阴湿土年气司天,故为天符年;己为土运,年支丑属五行阴土寄旺于四时之末,故为岁会年;己丑即为天符又为岁会,故为太乙天符年。天干为己地支为未的己未年:己为土运,未为太阴湿土年气司天,故为天符年;己为土运,年支未属五行阳土寄旺于四时之末,故为岁会年;己未即为天符又为岁会,故为太乙天符年。"《素问·六微旨大论》曰:"天符为执法,岁会为行令,太乙天符为贵人。"帝曰:"邪之中也奈何?"岐伯曰:"中执法者,其病速而危;中行令者,其病徐而持;中贵人者,其病暴而死。"

8. **客主加临**:客气加临主气称客主加临。主气六步为厥阴风木一之气、少阴君火二之气、少阳相火三之气、太阴湿土四之气、阳明燥金五之气、太阳寒水六之气,六大气象特征分别主司四季24个节气。客气六步为司天之气,在泉之气,司天左间气,司天右间气,在泉左间气,在泉右间气。主气述一年气象之常,客气述一年气象之变。客主加临即该年司天客气即三之气加临该年四时主气的三之气,其余五气依次相加,用以推演改年四时气候变化特点。客气主气六步分别加临以后,观察客主之气是否相得。《素问·五运行大论》曰:"气相得则和,不相得则病。"《素问·至真要大论》曰:"主胜逆,客胜从。"《素问·六微旨大论》曰:"君位臣则顺,臣位君则逆。根据五行生克原理,客主之气相生或客主同气或客气克主气为相得,为从,为顺。若主气克客气则为不相得,为逆。"《素问·天元纪大论》曰:"子午之岁,上见少阴;丑未之岁,上见太阴;寅申之岁,上见少阳;卯酉之岁,上见阳明;辰戌之岁,上见太阳;巳亥之岁,上见厥阴。厥阴之上,风气主之;少阴之上,热气主之;太阴之上,湿土主之;少阳之上,相火主之;阳明之上,燥气主之;太阳之上,寒气主之。所谓本也,是谓六元。"

凡地支为子为午的子午年,均为少阴君火司天,阳明燥金在泉。四时主气的一之气为厥阴风木,客气一之气为太阳寒水,客气水生主气木,为顺。四时主气的二之气为少阴君火,客气二之气为厥阴风木,客主之气相生,为顺。四时主气的三之气为少阳相火,司天客三之气为少阴君火,客主同气,为顺。四时主气的四之气为太阴湿土,客气四之气为太阴湿土,客主同气,为顺。四时主气的五之气为阳明燥金,客气四之气为少阳相火,客气克主气,为顺。四时主气的六之气为太阳寒水,在泉客气六之气为阳明燥金,客气生主气,为顺。

凡地支为丑为未年的丑未年,均为太阴湿土司天,太阳寒水在泉。四时主气的一之气为厥阴风木,客气一之气为厥阴风木,客主同气,为顺。四时主气的二之气为少阴君火,客气二之气为少阴君火,客主同气,为顺。四时主气的三之气为少阳相火,司天客气三之气为太阴湿土,主气生客气,为顺。四时主气的四之气为太阴湿土,客气四之气为少阳相火,客气生主气,为顺。四时主气的五之气为阳明燥金,客气五之气为阳明燥金,客主同气,为顺。四时主气的六之气为太阳寒水,在泉客气六之气为太阳寒水,客主同气,为顺。

凡地支为寅为申的寅申年,均为少阳相火司天,厥阴风木在泉。四时主气的一之气为厥阴风木,客气一之气为少阴君火,主气生客气,为顺。四时主气的二之气为少阴君火,客气二之气为太阴湿土,主气生客气,为顺。四时主气的三之气为少阳相火,司天客气三之气为少阳相火,主客同气,为顺。四时主气的四之气为太阴湿土,客气四之气为阳明燥金,主气生客气,为顺。四时主气的五之气为阳明燥金,客气五之气为太阳寒水,主气生客气,为顺。四时主气的六之气为太阳寒水,在泉客气六之气为厥阴风木,主气生客气,为顺。

凡地支为卯为酉的卯酉年,均为阳明燥金司天,少阴君火在泉。四时主气的一之气为厥阴风木,客气一之气为太阴湿土,主气克客气,为逆。四时主气的二之气为少阴君火,客气二之气为少阳相火,主客同气,为顺。四时主气的司天三之气为少阳相火,客气三之气为阳明燥金,主气克客气,为逆。四时主气的四之气为太阴湿土,客气四之气为太阳寒水,主气克客气,为逆。四时主气的五之气为阳明燥金,客气五之气为厥阴风木,主气克客气,为逆。四时主气六之气为太阳寒水,客气六之气为少阴君火,主气克客气,为逆。

凡地支为辰为戌的辰戌年,均为太阳寒水司天,太阴湿土在泉。四时主气的一之气为厥阴风木,客气一之气为少阳相火,主气生客气,为顺。四时主气的二之气为少阴君火,客气二之气为阳明燥金,主气克客气,为逆。四时主气的三之气为少阳相火,司天客气三之气为太阳寒水,主气克客气,为逆。四时主气的四之气为太阴湿土,客气四之气为厥阴风木,客气克主气,为顺。四时主气的五之气为阳明燥金,客气五之气为少阴君火,客气克主气,为顺。四时主气的六之气为太阳寒水,在泉客气六之气为太阴湿土,客气克主气,为顺。

凡地支为巳为亥的巳亥年,均为厥阴风木司天,少阳相火在泉。四时主气一之气为厥阴风木,客气一之气为阳明燥金,客气克主气,为顺。四时主气的二之气为少阴君火,客气二之气为太阳寒水,客气克主气,为顺。四时主气的三之气为少阳相火,司天客气三之气为厥阴风木,主气生客气,为顺。四时主气的四之气为太阴湿土,客气四之气为少阴君火,主气生客气,为顺。四时主气的五之气为阳明燥金,客气五之气为太阴湿土,客气生主气,为顺。四时主气的六之气为太阳寒水,客气六之气为少阳相火,主气克客气,为逆。

主胜为逆,客胜为从。主气居而不动,为岁气之常,客气动而不居,为岁气之暂。经常的主气胜制短暂的客气,则客气将无从司令了。因而便宁使客气胜制主气,不使主气胜制客气。也正由于客气的时间短暂,它虽有胜制之气,一转瞬就会过去的,所以客胜为从。

例如2004年是甲申,少阳相火司天,厥阴风木在泉,客主气六部加临的情况是:初气主气厥阴风木,生客气之少阴君火;二气主气少阳相火,生客气之太阴湿土;三气主气少阳相火,与客气少阴君火同气相求;四气主气太阴湿土,生客气之阳明燥金;五气主气阳明燥金,生客气之太阳寒水;六气主气太阳寒水,生客气之厥阴风木。客主气加临是极其顺利的,惟上半年既是少阳相火司天,三之气又是君相火相同,惟当防其火热之亢盛而已。

9. 客气胜复: 胜是主动的,作强胜解;复是被动的,作报复解。胜复之气即上半年有超常胜气,下半年随之而发生相反的复气。如上半年热气偏胜,则下半年寒气来复等。胜复之气在时序上具有一定的规律:初气到三气是上半年司天之气主政,发生了超常的气候叫胜气;四气到终气为下半年在泉之气主政,发生与上半年相反的气候叫复气。胜复之气每年的有无,没有一定的规律,有胜气,才有复气,如无胜气,则无复气。若有胜气而无复气,便要产生灾害。复后又胜,并不等于循环不变,因胜气非只一种,它是随气候变化的具体情况而定的。

10. 客气不迁正: 客气六步的任何一步不应时而至称客气不迁正。至而未至,多因前一司气太过,导致下一司气衍迟。《素问·刺法论》曰:"司天不得其迁正者,即前司天以过交司之日。"遇司天太过有余日也,即仍旧治天数,新司天未得迁正也。厥阴风木之气不得迁至正位,则本年的风木温暖之所不能应时施化,花卉枯萎。人们常出现小便淋漓,目睛转动不灵,转筋,容易发怒,小便色红等症状。厥阴风木欲司令,太阳寒水之气不退,因而气候得不到正常的温暖,故春令失时。

少阴君火之气不得迁至正位,则冷气不退,春天先冷而后寒,温暖的气候不能应时而临。人们常出现寒热,四肢烦疼,腰脊强直等症状。厥阴风木之气虽然有余,但不退位的时间终究是不会超过应迁正的君火的。太阴湿土之气不得迁至正位,云雨之气不能及时布化,万物当生长发育而不能生发,致使枯焦不荣。人们常出现手足肢节肿满,腹大水肿,胸腹胀满,嗳气不食,完谷不化,两胁支满,四肢沉重不举等症状。太阴湿土之气欲行令,但少阴君火不退位,则气候依然炎热,干旱而无雨。少阳相火之气不得迁至正位,炎热的气候不能主令,则苗莠不能繁茂,酷暑延至秋天,肃杀之气晚到,霜雾不能及时下降。人们常患疟疾,或有骨蒸、心悸、惊骇等症状,严重的可发生出血现象。阳明燥金之气不得迁至正位,少阳相火的暑热之气留恋不退,秋金的肃杀之气不能以时降临,草木反而繁荣。人们常出现寒热,鼻流清涕,喷嚏时作,皮毛不泽,爪甲枯焦,甚至气喘咳嗽,呼吸息粗,情绪悲哀等症状。由于相火不退,炎热的气候依旧存在,故清凉肃杀之气不能及时施化,而肺病容易复发。太阳寒水之气不得迁至正位,则冬令的清寒之气因不能入位而迟迟不前,不前则留于春季而春寒。阳明燥金肃杀的霜露下降于前,太阳寒水的冰雪凝结于后,如果阳光复而得治,则凛冽的寒气就会发生,白色如雾的云到一定的时候会出现。人们常患疫疠病,喉闭嗌干,烦躁而渴,呼吸喘促有声。太阳寒水之气的到达,必须等候阳明燥金之气退却才能司天。如燥气过时而不退则民病。

11. 客气不退位:所谓不退位,就是应该转位的司天之气仍然停留,即旧的司天之气太过,应让位而仍然在原位的意思,也可以说是岁气司天或在泉的至而不去。如去年是己亥年,己亥厥阴风木司天。今年应是庚子年,庚子少阴君火司天。若己亥年风木之气有余,复作布政,留而不去。到了庚子年,在气候变化及其他方面,仍然表现出去年己亥年所有的风木之气的特点,对己亥年的厥阴风木司天而言,这就是不退位。由于己亥年厥阴风木司天之气不退位,必然使庚子年少阴君火司天之气不能应时而至,对庚子年的少阴君火司天而言,这就是不迁正。司天在泉之气不退位、不迁正,也必然影响左右间气的升降,使其应升不升,应降不降,即升之不前,降之不下,导致整个客气的规律失常。

第五节　　藏象生理

一、藏象概论

藏,深藏于内;象,一指脏腑解剖形态。《黄帝内经素问集注》曰:"象者,像也,其义有二:一指脏腑的解剖形态,论脏腑之形象,以应天地之阴阳也。二指脏腑功能表象。"王冰曰:"谓所见于外,可阅者也。"藏象,深藏于内的脏腑器官形态表象于外的功能现象。张景岳《类经》曰:"象,形象也。藏居于内,形见于外,故曰藏象。"中国医药学藏象学说的研究方法是:通过人体外部正常或异常的现象观察,推论人体内部脏腑组织器官生理或病理变化。藏象理论基于天人合一思想,因此中国医药学藏象学说只重视外在功能表现,忽视内在解剖形态。藏象学说研究脏腑形体官窍的形态结构以及生理活动规律。统领藏象学说的核心思想是天人合一太极八卦,指导藏象学说的理论基础是阴阳平衡五行承制。藏象学说以心、肝、脾、肺、肾五脏为中心,体外通过春、夏、秋、冬四时联系木、火、土、金、水五运及风寒暑湿燥火六气,体内通过经络联系胆、胃、大肠、小肠、膀胱、三焦六腑及脉、筋、肉、皮、骨形体官窍,构成 5 大功能体系。在此基础上,以精气血津液为生命物质基础,以神形天式为生命表现特征,阐述中国医药学对生命的认识与理解。

1. **五脏藏精气而不泄**:五脏即心、肝、脾、肺、肾 5 大脏器。五脏是实体器官,内藏精、气、血、津、液等生命基本物质,具有维持生命活动的重要生理功能。《素问·五脏别论》曰:"五脏者,藏精气而不泻也,故满而不能实。"满,指生命物质盈满。生命物质时刻升降出入代谢更新,不能充实而不变,故曰满而不能实。

2. **六腑传化物而不藏**:六腑即胆、胃、小肠、大肠、膀胱、三焦 6 大腑器。六腑属于管腔器官,受纳腐熟水谷,传导排泄糟粕,具有维持生命活动的重要生理功能。《素问·五脏别论》曰:"六腑者,传化物而不藏,故实而不能满。"实,指水谷化物充实。水谷化物时刻升降出入传化更新,不能不实,更不能实而不传,故曰实而不能满。

3. **奇恒之腑藏物而不泄**:奇恒之腑即脑、髓、骨、胆、脉、女子胞 6 个器官。奇者异也,恒者常也。奇恒之腑中空与腑相近,藏物又类于脏,似脏非脏,似腑非腑,故称奇恒之腑。《素问·五脏别论》曰:"脑、髓、骨、胆、脉、女子胞,此六者地气之所生也,皆藏于阴而象于地,故藏而不泻,名曰奇恒之腑。"

4. **五体分属五脏**:中国医药学将脉管、筋腱、肌肉、皮肤、骨骼 5 种组织结构分属五脏。心主脉管,肝主筋腱,脾主肌肉,肺主皮肤,肾主骨骼。

5. **五脏开窍五官**:舌、目、口、鼻、耳五官是人体特定功能的器官。中国医药学认为五官是五脏的外窍,将五官分属五脏。心开窍于舌,肝开窍于目,脾开窍于口,肺开窍于鼻,肾开窍于耳。

二、脏腑解剖

1. **心**:心位于胸腔偏左,居肺下膈上,心如莲花,深居膻中,心包护外。《难经·四十二难》曰:"心重十二两,中有七孔三毛,盛精汁三合,主藏神。"《类经图翼·经络》曰:"心居肺管之下,膈膜之上,附着脊之第五椎。心包络是心脏外面的包膜,为心脏的外围组织,其上附有脉络,是通行气血的经络。"

2. **肺**:肺位于胸腔,左右各一,在膈膜之上,上连气道,喉为门户,覆盖着其他脏腑,是五脏六腑中位置最高者,故称华盖。肺脏为白色分叶质地疏松含气的器官。虚如蜂窠,浮熟而复沉,故称清虚之脏。肺如华盖,高居上焦。《难经·四十二难》曰:"肺重三斤三两,六叶两耳,凡八叶,主藏魄。"

3. **脾**:位于腹腔上部,膈膜下面,在左季胁的深部,附于胃的背侧左上方。《素问·太阴阳明论》曰:"脾与胃以膜相连。脾是一个形如刀镰,扁平椭圆弯曲状器官,其色紫赤。"《医学入门·脏腑》曰:"脾扁似马蹄。"《医贯》曰:"其色如马肝紫赤,其形如刀镰。"《医纲总枢》曰:"形如犬舌,状如鸡冠,生于胃下,横贴胃底,与第一腰骨相齐,头大向右至小肠,尾尖向左连脾肉边,中有一管斜入肠,名曰珑管。"《难经·四十二难》曰:"脾重二斤三两,扁广三寸,长五寸,有散膏半斤,主裹血,温五脏,主藏意。"

4. **肝**：肝重四斤四两，居右肾之前。《难经·四十二难》曰："肝重四斤四两，左三叶，右四叶，凡七叶，主藏魂。"肝位于腹部，横膈之下，右胁下而稍偏左。《医宗必读·改正内景脏腑图》曰："肝居膈下上着脊之九椎下。"《十四经发挥》曰："肝脏在右胁右肾之前，并胃贯脊之第九椎。"《难经集注》曰："肝者据大叶言之，则是两叶也。若据小叶言之，则多叶矣。"

5. **肾**：两肾同居下腹，中间为名门，腰为肾之府。《难经·四十二难》曰："肾有两枚，重一斤一两，主藏志。"《难经·三十六难》曰："脏各有一耳，肾独有两者，何也？肾两者，非皆肾也。其左者为肾，右者为命门。命门者，诸神精之所舍，原气之所系也；男子以藏精，女子以系胞。故知肾有一也。"肾位于腰部脊柱两侧，左右各一，右微下，左微上。《类证治裁》曰："肾两枚，附脊第十四椎。"肾有两枚，外形椭圆弯曲，状如豇豆。《医贯》曰："肾有二，精之居也，生于脊齐十四椎下，两旁各一寸五分，形如豇豆，相并而曲附于脊外，有黄脂包裹，里白外黑。"

6. **胆**：胆附于肝，内藏胆汁。胆主决断，助消化。《难经·四十二难》曰："胆在肝之短叶间，重三两三铢，盛精汁三合。胆与肝相连，附于肝之短叶间，肝与胆又有经脉相互络属。"胆是中空的囊状器官，胆内贮藏的胆汁，是一种精纯、清净、味苦而呈黄绿色的精汁。《灵枢·本脏》曰："胆为中精之腑。"《千金要方》曰："胆为清净之腑。"胆的解剖形态与其他的腑相类，故为六腑之一。但贮藏精汁，故又属奇恒之腑。

7. **胃**：胃位中焦，上为贲门，下为幽门，统称胃脘。《难经·四十二难》曰："胃重二斤一两，纡曲屈伸，长二尺六寸，大一尺五寸，径五寸，盛谷二斗，水一斗五升。胃大一尺五寸，径五寸，长二尺六寸，横屈，受水谷三斗五升，其中常留谷二斗，水一斗五升胃位于膈下，腹腔上部，上接食道，下通小肠。"胃腔又称胃脘，上脘包括贲门，下脘包括幽门，上下脘之间名为中脘。贲门上接食道，幽门下接小肠，为饮食物出入胃腑的通道。胃的外形为曲屈状，有大弯小弯。《灵枢·平人绝谷》曰："屈，受水谷，其胃形有大弯小弯。"《灵枢·肠胃》曰："胃纡曲屈。"

8. **小肠**：小肠位于腹中，上端接幽门与胃相连，下端接阑门与大肠相连。《难经·四十二难》曰："小肠大二寸半，径八分、分之少半，长三丈二尺，受谷二斗四升，水六升三合、合之大半。回肠大四寸，径一寸半，长二丈一尺，受谷一斗，水七升半。广肠大八寸，径二寸半，长二尺八寸，受谷九升三合、八分合之一。小肠重二斤十四两，长三丈二尺，广二寸半，径八分、分之少半，左回叠积十六曲，盛谷二斗四升，水六升三合、合之大半。小肠位于腹中，上端与胃相接处为幽门，与胃相通，下端与大肠相接为阑门，与大肠相连，是进一步消化饮食的器官。"小肠与心之间有经络相通，二者互相络属，故小肠与心相为表里。小肠呈纡曲回环叠积之状，是一个中空的管状器官。《灵枢·肠胃》曰："小肠附后脊，左环回周叠积，其注于回肠（即大肠）者，外附于脐上，回运环十六曲。"小肠包括回肠、空肠和十二指肠。

9. **大肠**：大肠位于腹中，上端接阑门与小肠相通，下端紧接肛门。《难经·四十二难》曰："大肠重二斤十二两，长二丈一尺，广四寸，径一寸，当脐右回十六曲，盛谷一斗，水七升半。"大肠亦位于腹腔之中，其上段称回肠，相当于解剖学的回肠和结肠上段；下段称广肠，包括乙状结肠和直肠。其上口在阑门处与小肠相接，其下端紧接肛门。大肠是一个管道器官，呈回环叠积状。大肠与肺有经脉相连相互络属，故互为表里。

10. **膀胱**：膀胱位于下腹，膀胱的主要功能是贮存和排泄尿液。《难经·四十二难》曰："膀胱重九两二铢，纵广九寸，盛溺九升九合。口广二寸半，唇至齿长九分，齿以后至会厌，深三寸半,大容五合。"膀胱位于下腹部,居肾之下,大肠之前。在脏腑中,居于最下处。膀胱是中空囊状器官,其上有输尿管与肾脏相通,其下有尿道,开口于前阴,称为溺窍。

11. 三焦:三焦是上焦、中焦、下焦的合称。上焦如雾,中焦如沤,下焦如渎。《难经·三十一难》曰:"三焦者,水谷之道路,气之所终始也。上焦者,在心下,下膈,在胃上口,主内而不出。其治在膻中,玉堂下一寸六分,直两乳间陷者是。中焦者,在胃中脘,不上不下,主腐熟水谷。其治在脐傍。下焦者,当膀胱上口,主分别清浊,主出而不内,以传导也。其治在脐下一寸。故名曰三焦,其府在气街。"对三焦解剖形态的认识,历史上有"有名无形"和"有名有形"之争。三焦作为六腑之一,分布于胸腹腔的一个大腑,无与匹配故有孤府之称。《类经·藏象类》曰:"三焦者,确有一腑,盖脏腑之外,躯壳之内,包罗诸脏,一腔之大腑也。"中国医药学将三焦单独列为一腑,是根据生理病理现象而建立的一个功能系统。

《素问·五藏别论》载:"脑、髓、骨、脉、胆、女子胞,此六者,地气之所生也,皆藏于阴而象于地,故藏而不泻,名曰奇恒之腑。"

12. 脑:脑位于颅内,由髓汇集而成,脑为髓之海。脑居颅腔之中,上至颅囟,下至风府,风府以下,脊椎骨内之髓称为脊髓。脊髓经项复骨下之髓孔上通于脑,合称脑髓。脑与颅骨合之谓之头。脑由精髓汇集而成,与脊髓相通。《医学入门·天地人物气候相应图》曰:"脑者髓之海,诸髓皆属于脑,故上至脑,下至尾骶,髓则肾主之。"《素问·五脏生成》曰:"诸髓者,皆属于脑。"《寓意草》曰:"头为一身之元首,其所主之脏,则以头之外壳包藏脑髓。外为头骨,内为脑髓,合之为头。"头居人身之高巅,人神之所居,十二经脉三百六十五络之气血皆汇集于头。故称头为诸阳之会。

13. 髓:髓为骨腔中有形成分。脑为髓海,滋养骨骼。髓是骨腔中一种膏样物质。藏于骨者为骨髓,藏于脊者为脊髓,藏于脑者为脑髓。《难经本义》曰:"髓自脑下注于大杼,大杼渗入脊心,下贯尾骶,渗诸骨节。"

14. 骨:骨为髓之府。

15. 脉:脉为血之府。

16. 胆:胆附于肝,内藏胆汁。

17. 女子胞:女子胞又称胞宫、子宫。位于小腹部,在膀胱之后,直肠之前,下口与阴道相连,呈倒置的梨形。主要功能是主月经和孕育胎儿。

三、脏腑基本物质

1. 精:精是构成人体组织结构及维持人体生命活动的基本物质。一指生殖之精,二指水谷精微。

(1)生殖之精:生殖之精即先天之精。禀受父母,与生俱来,是构成人体的原始物质。《灵枢·决气》曰:"两神相搏,合而成形,常先身生,是谓精。男女媾精,胎孕乃成。"《颅囟经》曰:"一月为胞胎,精气凝也;二月为胎形,始成胚也。"《景岳全书·小儿补肾论》曰:"精合而形始成,此形即精,精即形也。"《幼幼集成》曰:"胎成之后,阳精之凝,尤仗阴气护养。"故胎婴在腹,与母同呼吸,共安危。胎儿月足离怀,出生之后,赖母乳以长气血,生精神,益智慧。男子二八天癸至,精气溢泻;女子二七天癸至,月事以时下。年轻精盈而天癸至,则具有生殖能力。男女媾精,胎孕方成,故能有子;年老精衰天癸竭而地道不通,则丧失生殖繁衍能力。

(2)水谷之精:水谷之精即后天之精。来源食物,由脏腑生理活动化生而来,故称五脏六腑之精。《素问·经脉别论》曰："饮入于胃，游益精气，上输于脾；脾气散精，上归于肺；通调水道，下输膀胱。水精四布，五经并行。合于四时五脏阴阳，以为常也。"人以水谷为本，受水谷之气以生。饮食经脾胃消化吸收，转化为精。水谷精微不断地输布到五脏六腑等全身各组织器官之中，维持人体的正常生理活动。

2. **气**：气是构成人体组织结构及维持人体生命活动的基本物质。无声，无形，无处不在。

（1）元气：元者本也。《释文》曰："元，本也。"《正字通》曰："元，犹原也。"《春秋繁露》曰："元、原同义，本始之意。"元气源于先天，藏于命门。《难经》曰："所谓生气之原者，谓十二经之根本也，谓肾间动气也，此五脏六腑之本，十二经脉之根，呼吸之门，三焦之原。"《难经·八难》曰："脐下肾间动气者，人之生命也，十二经之根本也，故名曰原。"《难经·六十六难》曰："脉有根本，人有元气，故不死。"《难经·十四难》曰："元者为万物之本原，而人之元在焉。"元气又称原气、真气。《医学读书记·通一子杂论辨》载："元气是生来便有，此气渐长渐消，为一生盛衰之本。元气得后天水谷精微而化生。"《脾胃论·脾胃虚实传变论》载："元气之充足，皆由脾胃之气无所伤，而后能滋养元气。若胃气之本弱，饮食自倍，则脾胃之气即伤，而元气亦不能充。"

（2）宗气：呼吸之气与水谷之气结合而成，聚于胸中，谓之宗气。《邢昺》曰："宗者，本也。庙号不迁，最尊者祖，次曰宗。"《靖盒说医》曰："膻中者大气之所在也，大气亦谓之宗气。宗气又名大气，积聚胸中，又名膻中之气。"《灵枢·刺节真邪》曰："宗气留于海，其下者，注于气街；其上者，走于息道。"《灵枢·邪客》曰："宗气积于胸中，出于喉咙，以贯心脉而行呼吸焉。"《医门法律·明辨息之法》曰："膻中宗气主上焦息道，恒与肺胃关通。"《读医随笔·气血精神论》曰："宗气者，动气也。凡呼吸、言语、声音，以及肢体运动，筋力强弱者，宗气之功用也。"

（3）营气：水谷精微入于血脉之中者名营气。《素问·痹论》曰："营者水谷之精气也，和调于五脏，洒陈于六腑，乃能入于脉也，故循脉上下，贯五脏络六腑也。"《读医随笔·气血精神论》："营气者，出于脾胃，以濡筋骨、肌肉、皮肤，充满推移于血脉之中者也。"《灵枢·营气》："营气之道，内谷为宝。谷入于胃，乃传于肺，流溢于中，布散于外。精专者行于经隧，常营无已，终而复始，是谓天地之纪。故气从太阴出，注手阳明。上行注足阳明，下行至跗上，注大指（趾）间与太阴合，复从跗注大指间，合足厥阴，上行至肝，从肝上注肺。其支别者，上额，循巅，下项中，循脊，入骶，是督脉也；络阴器，上过毛中，入脐中，上循腹里，入缺盆，下注肺中，复出太阴。此营气之所行也，逆顺之常也。营气通过十二经脉和任督二脉而循行于全身，贯五脏而络六腑。营气出于中焦，循行于手太阴肺经，由手太阴肺经传注到手阳明大肠经，再传至足阳明胃经，以后依次传注到足太阴脾经、手少阴心经、手太阳小肠经、足太阳膀胱经、足少阴肾经、手厥阴心包经、手少阳三焦经、足少阳胆经、足厥阴肝经，最后由足厥阴肝经复注入手太阴肺经，构成营气在十二经脉中循行流注于全身的通路。营气从肝别出，上至额部，循巅顶，下行项的中间，沿脊骨下入尾骶部，这是督脉循行的路径；其脉又络阴器，上过毛际入脐中，向上入腹里，此为任脉循行。再进入缺盆部，然后下注入肺中，复出于手太阴肺经，构成了营气的任督循行路径。营气十四经流注次序，自上而下，自下而上，出阴入阳，出阳入阴，相互逆顺运行，如环无端。"

（4）卫气：水谷精微行于血脉之外者名卫气。《篇海》曰："卫者防也，捍也。"《玉篇》曰：

"护也。"《素问·痹论》曰:"卫者水谷之悍气也。"《灵枢·营卫生会》曰:"人受气于谷,谷入于胃,以传于肺,五脏六腑,皆以受气。其清者为营,浊者为卫。营在脉中,卫在脉外。营周不休,五十而复大会。阴阳相贯,如环无端。"《卫生宝鉴》曰:"阳气为卫,卫气者,所以温分肉,充皮毛,肥腠理,司开合,此皆卫外而为固也。"

3. **血**:血是构成人体组织结构及维持人体生命活动的基本物质。

(1) 循环之血:血是循行于脉中的红色液态物质,随血液循环周流全身,营养机体。《灵枢·决气》曰:"中焦受气取汁,变化而赤,是谓血。"《妇人良方》曰:"血者水谷之精气也。"《医门法律》曰:"盖饮食多自能生血,饮食少则血不生。"

(2) 五脏之血:五脏皆有血,此血与循环之血不同,五脏之血是构成人体组织结构及维持人体生命活动的基本物质。因此,血虚不等同贫血,瘀血不等同凝血。《诸病源候论》曰:"肾藏精,精者血之所成也。"《景岳全书》曰:"血即精之属也。"《侣山堂类辨》曰:"肾为水脏,主藏精而化血。"《灵枢·邪客》曰:"营气者,泌其津液,注之于脉,化以为血。"《灵枢·痈疽》曰:"中焦出气如露,上注溪谷,而渗孙脉,津液和调,变化而赤为血。"《素问·五脏生成篇》曰:"人卧血归于肝。肝受血而能视,足受血而能步,掌受血而能握,指受血而能摄。心主血,肝藏血,脾统血,肺布血,肾生血。血行不息,灌溉不止。"

4. **津液**:津液是构成人体组织结构及维持生命活动的基本物质,是人体正常水液的总称。

(1) 有形津液:有形津液是人体正常水液的总称。清稀者为津,稠厚者为液。《灵枢·五癃津液别》曰:"津液各走其道,故三焦出气,以温肌肉,充皮肤,为其津;其流而不行者,为液。"《读医随笔》曰:"汗与小便,皆可谓之津液,其实皆水也。"《罗氏会约医镜》曰:"人禀阴阳二气以生,有清有浊。阳之清者为元气,阳之浊者为火;阴之清者为津液,阴之浊者即为痰。"

(2) 无形津液:无形津液是构成人体组织结构及维持人体生命活动的基本物质。津液不足不等同脱水或缺水,滋津润液不等同补充水分。《素问·经脉别论》曰:"阐明有形津液与无形津液的代谢过程:饮入于胃,游溢精气,上输于脾,脾气散精,上归于肺,通调水道,下输膀胱,水精四布,五经并行。"《读医随笔》曰:"津亦水谷所化,其浊者为血,清者为津,以润脏腑、肌肉、脉络,使气血得以周行通利而不滞者此也。凡气血中不可无此,无此则槁涩不行矣。液者,淖而极厚,不与气同奔逸者也,亦水谷所化,藏于骨节筋会之间,以利屈伸者。"《脾胃论》曰:"津液与气入于心,贯于肺,充实皮毛,散于百脉。"五脏皆藏津液,汗、涕、泪、涎、唾五液由五脏化生,是五脏津液外候。汗为心液,涕为肺液,泪为肝液,涎为脾液,唾为肾液,是为五脏化液。

四、神形天式

神,从示从申。示为启示智慧之意,申是天空中闪电形。古代中国认为闪电变化莫测,故称之为神。《广韵》曰:"神,灵也。"《周易·系辞上》曰:"阴阳不测谓之神。"《说文》曰:"神,天神引出万物者也。"《易·说卦》曰:"神也者,妙万物而为言者也。"《礼记·祭法》曰:"山陵川谷丘陵能出云为风雨,皆曰神。"《左传·庄公十年》曰:"小信未孚,神弗福也。"《孟子》曰:"圣而不可知之谓神,举头三尺有神灵。"很久以来,古代中国某种观点认为神是天的意识,天神主宰天地万物。天神控制宇宙万物发生、发展,是宇宙规律的主宰。《周礼·大司乐》载:"以祀天神"。神在不同宗教有不同含义。佛教:西方有神,其名为佛。基督教:神是创造主宰一切完美圆满至圣者。道教：无所不能，无所不知，出有入无，不死不灭。公元前313～前230年，荀子著《天论》，揭示自然界的运动变化有其客观规律，驳斥天神意识。曰："天行有常，不为尧存，不为桀亡。应之以治则吉，应之以乱则凶。强本而节用，则天不能贫。养备而动时，则天不能病。修道而不贰，则天不能祸。故水旱不能使之饥，寒暑不能使之疾，妖怪不能使之凶。本荒而用侈，则天不能使之富。养略而动罕，则天不能使之全。倍道而妄行，则天不能使之吉。故水旱未至而饥，寒暑未薄而疾，妖怪未生而凶。受时与治世同，而殃祸与治世异，不可以怨天，其道然也。故明于天人之分，则可谓至人矣。不为而成，不求而得，夫是之谓天职。如是者，虽深，其人不加虑焉；虽大，不加能焉；虽精，不加察焉；夫是之谓不与天争职。天有其时，地有其财，人有其治，夫是之谓能参。舍其所以参，而愿其所参，则惑矣！"公元450～515年，南北朝著名思想家范缜著《神灭论》，否定天神意识的存在。曰："神即形也，形即神也。"是以形存则神存，形谢则神灭也。问曰："形者无知之称，神者有知之名，知与无知，即事有异，神之与形，理不容一，形神相即，非所闻也。"答曰："形者神之质，神者形之用，是则形称其质，神言其用，形之与神，不得相异也。"问曰："神故非质，形故非用，不得为异，其义安在？"答曰："名殊而体一也。"问曰："名既已殊，体何得一？"答曰："神之于质，犹利之于刃，形之于用，犹刃之于利，利之名非刃也，刃之名非利也。然而舍利无刃，舍刃无利，未闻刃没而利存，岂容形亡而神在。"问曰："刃之与利，或如来说，形之与神，其义不然。何以言之？木之质无知也，人之质有知也，人既有如木之质，而有异木之知，岂非木有其一，人有其二邪？"答曰："异哉言乎！人若有如木之质以为形，又有异木之知以为神，则可如来论也。今人之质，质有知也，木之质，质无知也，人之质非木质也，木之质非人质也，安在有如木之质而复有异木之知哉！"问曰："人之质所以异木质者，以其有知耳。人而无知，与木何异？"答曰："人无无知之质犹木无有知之形。"问曰："死者之形骸，岂非无知之质邪？"答曰："是无知之质也。"问曰："若然者，人果有如木之质，而有异木之知矣。"答曰："死者有如木之质，而无异木之知；生者有异木之知，而无如木之质也。"问曰："死者之骨骼，非生者之形骸邪？"答曰："生形之非死形，死形之非生形，区已革矣。安有生人之形骸，非有死人之骨骼哉？"问曰："若生者之形骸非死者之骨骼，死者之骨骼，则应不由生者之形骸，不由生者之形骸，则此骨骼从何而至此邪？"答曰："是生者之形骸，变为死者之骨骼也。"问曰："生者之形骸虽变为死者之骨骼，岂不因生而死，则知死体犹生体也。"答曰："如因荣木变为枯木，枯木之质，宁是荣木之体！"问曰："荣体变为枯体，枯体即是荣体；丝体变为缕体，缕体即是丝体，有何别焉？"答曰："若枯即是荣，荣即是枯，应荣时凋零，枯时结实也。又荣木不应变为枯木，以荣即枯，无所复变也。荣枯是一，何不先枯后荣？要先荣后枯，何也？丝缕之义，亦同此破。"问曰："生形之谢，便应豁然都尽，何故方受死形，绵历未已邪？"答曰："生灭之体，要有其次故也。夫欻而生者必欻而灭，渐而生者必渐而灭。欻而生者，飘骤是也；渐而生者，动植是也。有欻有渐，物之理也。"问曰："形即是神者，手等亦是神邪？"答曰："皆是神之分也。"问曰："若皆是神之分，神既能虑，手等亦应能虑也？"答曰："手等亦应能有痛痒之知，而无是非之虑。"问曰："知之与虑，为一为异？"答曰："知即是虑，浅则为知，深则为虑。"问曰："若尔，应有二虑。虑既有二，神有二乎？"答曰："人体惟一，神何得二。"问曰："若不得二，安有痛痒之知，复有是非之虑？"答曰："如手足虽异，总为一人；是非痛痒虽复有异，亦总为一神矣。"问曰："是非之虑，不关手足，当关何处？"答曰："是非之虑，心器所主。"问曰："心器是五藏之主，非邪？"答曰："是也。"问曰："五藏有何殊别，而心独有是非之虑乎？"答曰："七窍亦复何殊，而司用不均。"问曰："虑思无方,何以知是心器所主?"答曰:"五藏各有所司无有能虑者,是以知心为虑本。"问曰:"何不寄在眼等分中?"答曰:"若虑可寄于眼分,眼何故不寄于耳分邪?"问曰:"虑体无本,故可寄之于眼分;眼自有本,不假寄于佗分也。"答曰:"眼何故有本而虑无本;苟无本于我形,而可遍寄于异地,亦可张甲之情,寄王乙之躯,李丙之性,托赵丁之体。然乎哉?不然也。"问曰:"圣人形犹凡人之形,而有凡圣之殊,故知形神异矣。"答曰:"不然。金之精者能昭,秽者不能昭,有能昭之精金,宁有不昭之秽质。又岂有圣人之神而寄凡人之器,亦无凡人之神而托圣人之体。是以八采、重瞳,勋、华之容;龙颜、马口,轩、皞之状,此形表之异也。比干之心,七窍列角;伯约之胆,其大若拳,此心器之殊也。是知圣人定分,每绝常区,非惟道革群生,乃亦形超万有。凡圣均体,所未敢安。"问曰:"子云圣人之形必异于凡者,敢问阳货类仲尼,项籍似大舜,舜、项、孔、阳,智革形同,其故何邪?"答曰:"珉似玉而非玉,鸡类凤而非凤,物诚有之,人故宜尔。项、阳貌似而非实似,心器不均,虽貌无益。"问曰:"凡圣之珠,形器不一,可也;圣人员极,理无有二,而丘、旦殊姿,汤、文异状,神不侔色,于此益明矣。"答曰:"圣同于心器,形不必同也,犹马殊毛而齐逸,玉异色而均美。是以晋棘、荆和,等价连城,骅骝、骒骊,俱致千里。"问曰:"形神不二,既闻之矣,形谢神灭,理固宜然,敢问《经》云:'为之宗庙,以鬼飨之'。何谓也?"答曰:"圣人之教然也,所以弭孝子之心,而厉偷薄之意,神而明之,此之谓矣。"问曰:"伯有被甲,彭生豕见,《坟》《索》着其事,宁是设教而已邪?"答曰:"妖怪茫茫,或存或亡,强死者众,不皆为鬼,彭生、伯有,何独能然,乍为人豕,未必齐、郑之公子也。"问曰:"《易》称故知鬼神之情状,与天地相似而不违。"又曰:"载鬼一车。其义云何?"答曰:"有禽焉,有兽焉,飞走之别也;有人焉,有鬼焉,幽明之别也。人灭而为鬼,鬼灭而为人,则未之知也。"问曰:"知此神灭,有何利用邪?"答曰:"浮屠害政,桑门蠹俗,风惊雾起,驰荡不休,吾哀其弊,思拯其溺。夫竭财以赴僧,破产以趋佛,而不恤亲戚,不怜穷匮者何?良由厚我之情深,济物之意浅。是以圭撮涉于贫友,吝情动于颜色;千钟委于富僧,欢意畅于容发。岂不以僧有多稌之期,友无遗秉之报,务施阙于周急,归德必于有己。又惑以茫昧之言,惧以阿鼻之苦,诱以虚诞之辞,欣以兜率之乐。故舍逢掖,袭横衣,废俎豆,列瓶钵,家家弃其亲爱,人人绝其嗣续。致使兵挫于行间,吏空于官府,粟馨于惰游,货殚于泥木。所以奸宄弗胜,颂声尚拥,惟此之故,其流莫已,其病无限。若陶甄禀于自然,森罗均于独化,忽焉自有,恍尔而无,来也不御,去也不追,乘夫天理,各安其性。小人甘其垄亩,君子保其恬素,耕而食,食不可穷也,蚕而衣,衣不可尽也,下有余以奉其上,上无为以待其下,可以全生,可以匡国,可以霸君,用此道也。"《内经》认为神明或天神即自然界阴阳变化规律。《素问·阴阳应象大论篇》曰:"阴阳者,天地之道也,万物之纲纪,变化之父母,生杀之本始,神明之府也。天地之动静,神明为之纲纪,故能生长收藏,终而复始。"

1. 神形:神即神智意识,形即表现状态。神形,即神智意识的外在表现与状态。意识是人类大脑对客观存在的反映。脑干网状结构是脑干腹侧中心部分神经细胞和神经纤维相混杂的结构。其神经核和纤维束有 2 个特点:①没有特异的感觉或运动功能;②各个核中发出的纤维散漫地投射到前脑,包括大脑皮质、脑干和脊髓的许多部分。投射至大脑皮质者又称上行网状激活系统。人类大脑、小脑、丘脑、下丘脑、基底核等,将视觉、听觉、触觉、嗅觉、味觉等各种感觉信息,经脑神经元逐级传递分析为样本,由丘脑合成为丘觉,并发放至大脑联络区,令大脑产生觉知,即人的意识。丘觉是我们通过遗传获得的意思结构,这些意思是丘脑核团的神经元本身蕴含的,并能够自由合成发放或被样本点亮发放出来。丘觉平时处于潜伏状态,自由合成或被点亮时意思才能发放出来,形成意识。丘觉是不能通过学习获得的,丘觉具有遗传性和联结性,丘觉的性质决定意识的性质。人在睡眠状态下,意识脑区的兴奋度降至最低,此时无法辨别脑中意像的真伪,大脑全部信以为真,这就是所谓的"梦境"。意识脑区没有自己的记忆,它的存储区域称作"暂存区",如同计算机的内存一样,只能暂时保存所察觉的信息。昏迷患者觉醒状态丧失,临床表现为患者的觉醒-睡眠周期消失,处于持续的深睡之中,不能觉醒。患者的知觉、注意、思维、情感、定向、判断、记忆等许多心理活动全部丧失。对自身和外界环境毫不理解,对外界刺激毫无反应。对简单的命令不能执行。给予强烈的疼痛刺激,除有时可出现痛苦表情或呻吟外,完全无意识性反应。意识活动的外在现象分意识水平与意识内容。意识障碍有意识水平障碍与意识内容障碍。意识水平与丘脑密切相关。丘脑是产生意识的核心器官,丘脑特殊结构丘觉是自身蕴含意思并能发放意思,当丘觉发放意思时也就产生了意识。丘觉不能随意发放意思,必须由样本点亮,样本点亮丘觉,丘觉发放意思产生意识。样本是事物在脑中的符号,丘觉发放的意思无限广泛,样本的数量也非常庞大,样本经由联结纤维点亮丘觉产生意识。丘觉、样本、联结是产生意识必需的 3 个条件,丘觉是意识的内核,样本是意识的外壳,联结是点亮的路径,点亮是产生意识的方式。

(1)生命表现:神是生命活动的外在综合表现。神智意识是人类生命的表现形式。形与神俱,神为主宰,神离形亡。人体五脏功能的协调,精气血津液的贮藏与输布,情志活动的调畅等,都必须依赖神的统帅和调控。《大戴礼记·曾子天圆》曰:"阳之精气曰神。"《灵枢·本神》曰:"两精相搏谓之神。"神智意识的概念源于古人对生命的认识。古人在生殖繁衍的过程中观察到男女生殖之精相结合,便产生了新的生命活动,生命活动即是神。《素问·移精变气论》曰:"得神者昌,失神者亡。"生命之神产生后,还需要得到水谷精微和津液的不断滋养才能维持下去,并逐渐发育成长,处于变化之中。《素问·六节藏象论》曰:"五味入口,藏于肠胃,味有所藏,以养五气。气和而生,津液相成,神乃自生。"望神就是观察人体生命活动的外在表现。了解脏腑功能的盛衰。得神:神志清楚,语言清晰,面色荣润含蓄,表情丰富自然;目光明亮,精彩内含;反应灵敏,动作灵活,体态自如;呼吸平稳,肌肉不削。失神:精神萎靡,反应木呆,面色晦暗,表情淡漠;目暗睛迷,瞳神呆滞,反应迟钝,动作失灵,强迫体位;周身大肉已脱。假神:久病重病之人,本已失神,但突然精神转佳,目光转亮,言语不休,想见亲人;语声低微忽然清澈响亮;面色晦暗突然颧赤如妆;本无食欲忽然食欲增强。残灯复明,回光返照。

(2)意识水平:意识水平是意识自身因发展层次的不同而显示出的不同质的差异。亦即从较模糊的意识状态到较明确的意识状态之间所经过的各种阶段。表现最明显的是觉醒和睡眠两种极端。前者是意识程度由弱变强的阶段,后者是意识程度由强变弱的阶段。意识的这种发展层次的差异,是以网状结构上行激活系统在大脑皮质上维持的一定兴奋水平为条件,脑电图可作为不同意识水平的客观指标和精确反映。《素问·灵兰秘典论》曰:"心者,君主之官也,神明出焉。主明则下安,主不明则十二官危。"《灵枢·邪客》曰:"心者五脏六腑之大主,精神之所舍也。"意识水平障碍出现嗜睡、昏睡、昏迷等症状。

(3)意识内容:意识内容是人脑对客观事物反映的全部映象以及表达这些映象形式的总和。意识具有不以主观意志为转移的客观内容,是对外在客观世界的反映。在日常生活中,人们常把意识所要表达的意思视作意识的内容,包含情感、观点、思想。把客观事物当作内容,对它的反映所产生的意识就是形式。意识是一个统一体,它自身也应有内容与形式的区分。它的内容就是意识材料和要素,它的形式就是这些材料和要素的组合格式和表现格式。意识要素属于意识自身,它只在意识之中而不在意识之外。意识要素应该是意识形式能够加工组合的主观材料,这些材料在未组合之前还不是以各种意识形式存在的东西。

2. **天式**:《楚辞·天问》曰:"天式纵横,阳离爰死。"王夫之通释:"天式纵横者,言造化生物之定式。"中国医药学认为升降出入是人类生命的天式。《素问·六微旨大论》曰:"升已而降,降者调天;降已而升,升者谓地。天气下降,气流于地;地气上升,气腾于天。故高下相召,升降相因,而变作矣。上下之位,气交之中,人之居也。天枢之上,天气主之;天枢之下,地气主之;气交之分,人气从之,万物由之,此之谓也。出入废则神机化灭,升降息则气立孤危。故非出入,则无以生长壮老已;非升降,则无以生长化收藏。是以升降出入,无器不有。故器者生化之宇,器散则分之,生化息矣。故无不出入,无不升降,化有小大,期有近远,四者之有而贵常守,反常则灾害至矣。故曰无形无患,此之谓也。"生命天式有自下向上、自上向下、由内向外、由外向内 4 种基本运动形式。存在于自然界和人体的阴阳两气处在不断的运动之中,这就是生命现象升降出入天式。这种运动是一切变化的由来。人体阴阳两气的升降出入,既体现在气及由气推动的血、津液的运行不息,也体现在脏腑、经络等组织器官的功能活动中。升降出入促进了机体的新陈代谢,维持了正常的生命活动。升降出入是万物变化的根本,是生命活动的体现。一旦升降出入失去协调平衡,就会出现各种病理变化;而升降出入止息,则生命活动也就终止。

五、脏腑功能

(一)心脏功能

1. **心主循环**:心脏主宰血液循环于脉管。脉为血之府,心脏与脉管相连,形成一个密闭的系统。心脏不停地搏动,推动血液在全身脉管中循环无端,周流不息。《医学入门·脏腑》曰:"心动则血行于诸经,是心主血也。"心脏有规律地跳动,与心脏相通的脉管亦随之产生有规律的搏动,称为脉搏。心脏功能正常,血液运行通畅,血液运载营养物质以供养全身,使五脏六腑、四肢百骸、肌肉皮毛,整个身体都获得充分的营养。公元前 335~前 280 年古希腊西罗非鲁斯(Herophilus)第一个区别了动脉和静脉。129~199 年古罗马盖伦(Galen)纠正了动脉中充满空气的错误看法,但他认为血液流动以肝脏为中心。此后 1 000 多年人们把这种错误奉为真理。1578~1657 年,威廉·哈维(William Harvey)著《心血运动论》,发现心脏主宰血液循环,奠定了近代生理科学发展的基础。

2. **在体为脉**:脉即脉管,脉为血之府,是气血运行的通道。《灵枢·决气》曰:"夫脉者,血之府也。"《灵枢·决气》曰:"壅遏营气,令无所避,是谓脉。"《素问·痿论》曰:"心主身之血脉。"心与脉在结构上直接相连,息息相通,即心合脉。心主全身脉管,脉管的形态、功能与心脏推动血液运行功能相互影响。

3. **心主神明**:心主神明指心脏管理意识水平。神者意识,明者清醒。《素问·灵兰秘典篇》曰:"心者君主之官,神明出焉。主明则十二官安,主不明则十二官危。"《灵枢·本神》曰:"所以任物者谓之心。"如前所述,丘脑是意识开启闸门。意识水平的主要表现形式是觉醒与睡眠,睡眠与觉醒状态交替出现是人类重要生理状态,是人类赖以生存的必备生理需求。睡眠是由于脑的功能活动而引起的生理性活动低下,给予适当刺激可使之达到完全清醒的状态。根据睡眠过程中脑电图表现、眼球运动情况和肌张力变化,将睡眠分为非快速眼球运动睡眠和快速眼球运动睡眠两种时相。传统观点认为,非快速眼球运动睡眠的特征是脑电图慢波和机体处于休息状态,故又称为慢波睡眠,其主要作用是促进生长、消除疲劳及恢复体力;快速眼球运动睡眠以脑电图低幅快波和肌肉松弛为特征,又称快波睡眠或异相睡眠,有助于记忆形成及巩固,促进脑成熟发育及脑功能修复等。研究认为,睡眠是中枢神经系统内一种主动的神经调节过程,与中枢神经系统内某些特定结构如脑干中缝核、孤束核、脑桥背内侧被盖的蓝斑头部、视交叉上核和丘脑等及中枢神经递质的作用关系密切。觉醒障碍出现意识模糊甚至昏迷,睡眠障碍出现失眠或嗜睡。

4. 其识为神:《素问·宣明五气》曰:"心藏神",是指心脏管理意识内容中的元神或识神。《类经》曰:"神气为德,如光明爽朗、聪慧灵通之类皆是也。是以心正则万神俱正,心邪则万神俱邪。"边缘系统是大脑组织以及和这些组织有密切联系的神经结构和核团的总称。边缘系统的重要组成包括海马结构、海马旁回及内嗅区、齿状回、扣带回、乳头体以及杏仁核。上述结构通过帕佩兹环(Papez's circuit)相互联系,使中脑、间脑和新皮质结构之间发生信息交换。通过与下丘脑及自主神经系统的联系,边缘系统参与调节本能和情感行为,由此得以生存和物种延续。此外,海马结构还对学习过程和记忆发挥着突出的作用。因此,如果海马结构或与之功能联系的结构受损,则导致遗忘综合征。其病变部位不同,产生的记忆障碍形式也不同。

5. 其情为喜:心在志为喜,情志泛指人的情感、情绪。《类经·藏象类》曰:"分言之,则阳神曰魂,阴神曰魄,以及意志思虑之类皆神也。合言之,则神藏于心,而凡情志之属,惟心所统,是为吾身之全神也。"中国医药学有五志说和七情说之分,《素问·阴阳应象大论》阐明五志说认为喜怒思忧恐是人们精神活动的重要内容。《三因极一病证方论》演化为怒喜思忧悲恐惊七情。悲与忧相似,惊与恐相近。喜是人类重要意识内容。适度喜乐使血气调和,营卫通利,心情舒畅,有益于心的生理活动。《素问·举痛论》曰:"喜则气和志达,营卫通利。过度喜乐则可损伤心神。"《素问·阴阳应象大论》曰:"喜伤心。"心藏神功能过亢,可出现喜笑不休,心藏神功能不及,又易使人悲伤。

6. 开窍于舌:舌是口腔底部向口腔内突起的器官,由平滑肌组成。舌根部称为舌根,中部称舌中,舌尖部称舌尖,两侧称舌旁。舌之肌肉脉络组织称为舌体或舌质。舌分上下两面,上面称为舌面,其上有丝状乳头、菌状乳头和轮廓乳头,附着在舌面上的一层苔状物称为舌苔。舌的下面称为舌底、舌腹,舌的下面正中有一黏膜皱襞为舌系带。舌下静脉丛及舌系带称为舌系。舌系带两侧静脉上有 2 个奇穴,左为金津,右为玉液。舌有感受味觉和辅助进食作用,人类的舌还是语言的重要器官。中国医药学认为舌为心之外窍,心开窍于舌,舌象是望诊的重要内容,观察外部可见的舌象变化可以测知内藏不见的心脏功能状态。舌为心之苗,苔为胃气之根。

7. 在液为汗:汗液是汗腺分泌的液体。温热性出汗是外界温度升高引起全身皮肤出汗,精神性发汗是精神兴奋或痛觉刺激引起手掌、足趾和腋窝 3 个部位出汗,味觉性出汗由进食刺激性食物引起出汗,运动性出汗是生理运动产生的汗。中国医药学认为汗为心之液。《素问·宣明五气论》曰:"五脏化液,心为汗。"出汗是人体的生理现象,又是驱邪的一种方法。汗为心之液,精神气血津液所化,不可过汗。张志聪《素问集注》曰:"五脏受水谷之津,淖注于外窍而化为五液。"

8. **其华在面**:面部血脉极为丰富,全身精神气血华于面,观察面部色泽可以测知心脏功能盛衰。《素问·六节藏象论》曰:"心,其华在面。"《素问·五脏生成》曰:"其荣色也。"

9. **表里小肠**:心居胸中,小肠居腹,手少阴心经络小肠,手太阳小肠经络心,心与小肠通过经络相互络属构成脏腑表里关系。

10. **经络联系**:手少阴心经。

11. **藏象之心功能**:见表 2-2。

表 2-2 藏象之心功能

太极八卦	阴阳	五行	五运	六气	四时	生理1	生理2	五志	七情	五体	五官	五液	五华	表里六腑	经络
离卦	阳中之阳	火	火运	君火	夏	循环	意识	神	喜	脉	舌	汗	面	小肠	手少阴心经

(二)肺脏功能

1. **肺主气**:肺主气包括肺主呼吸之气、肺主一身之气及肺主治节 3 个方面。

(1) 肺主呼吸之气:肺主呼吸之气是指肺通过呼吸运动,吸入自然界的清气,呼出体内的浊气,实现体内外气体交换的功能。肺为呼吸器官,具有呼吸功能。《医原》指出:"肺一呼一吸,与天气相通。天气至清,全凭呼吸为吐纳,其呼吸之枢则以肺为主。"肺为体内外气体交换的场所。肺吸入自然界的清气,呼出体内的浊气,实现体内外气体的交换。通过不断地呼浊吸清,吐故纳新,促进气的生成,调节气的升降出入运动,从而保证人体新陈代谢的正常进行。《医宗必读·改正内景脏腑图》曰:"肺叶百莹,谓之华盖,以复诸脏。虚如蜂窝,下无透窍,吸之则满,呼之则虚,一呼一吸,消息自然。司清浊之运化,为人身之橐龠。"《中国医药汇海·论肺之功用》曰:"肺为呼吸器官,一吸氧气纳入,一呼碳气吐出,肺予以换气转血,实司人身重要柳,能。"中国医药学认为,呼吸运动不仅靠肺来完成,还有赖于肾的协作。肺为气之主,肾为气之根。肺主呼,肾主纳,一呼一纳,一出一入,才能完成呼吸运动。肺司呼吸的功能正常,则气道通畅,呼吸调匀。若病邪犯肺,影响其呼吸功能,则现咳嗽、喘促、呼吸不利等症状。

(2) 肺主一身之气:肺主一身之气是指肺有主持、调节全身各脏腑之气的作用,即肺通过呼吸而参与气的生成和调节气机的作用。《医门法律·肺痈肺痿门》载:"人身之气,禀命于肺,肺气清肃则周身之气莫不服从而顺行。肺参与宗气生成。"人体通过呼吸运动,把自然界的清气吸入于肺,又通过胃肠的消化吸收功能,把饮食物变成水谷精气,由脾气升清,上输于肺。自然界的清气和水谷精气在肺内结合,积聚于胸中的上气海,称为宗气。宗气上出喉咙,以促进肺的呼吸运动;贯通心脉,以行血气而布散全身,以温养各脏腑组织和维持它们的正常功能活动,在生命活动中占有重要地位,故起到主一身之气的作用。因此,肺呼吸功能健全与否,不仅影响宗气的生成,而且也影响着全身之气的生成。全身气机运动、升降出入为其基本形式。肺的呼吸运动,是气的升降出入运动的具体体现。肺有节律的一呼一吸,对全身之气的升降出入运动起着重要的调节作用。《太平圣惠方·卷第六》曰:"肺为四脏之上盖,通行诸脏之精气,气则为阳,流行脏腑,宣发腠理,而气者皆肺之所主。"《辨证奇闻·痹证门》曰:"肺为相傅之官,治节出焉。统辖之气,无经不达,无脏不转,是乃肺之充,而肺乃气之主也。"肺主一身之气的功能正常,则各脏腑之气旺盛。反之,肺主一身之气的功能失常,会影响宗气的生成和全身之气的升降出入运动,表现为少气不足以息、声低气怯、肢倦乏力等气虚之候。

(3) 肺主治节:治节,即治理调节。肺主治节是指肺辅助心脏治理调节全身气、血、津液及脏腑生理功能的作用。心为君主之官,为五脏六腑之大主。肺为相傅之官而主治节。肺与心皆居膈上,位高近君,犹之宰辅。心为君主,肺为辅相。人体各脏腑组织之所以依着一定的规律活动,有赖于肺协助心来治理和调节。《类经·藏象类》曰:"肺主气,气调则营卫脏腑无所不治,因此称肺为相傅之官。"《类经·藏象类》曰:"肺主气,气调则营卫脏腑无所不治。肺朝百脉,助心行血,辅助心脏,推动和调节全身血液的运行。诸气者皆属于肺,气行则血亦行。"

2. **肺主宣降**:肺的宣发和肃降,治理和调节津液的输布运行。肺为华盖,其位最高,参与调节体内水液代谢。《血证论·肿胀》曰:"肺为水之上源,肺气行则水行。"肺主行水的作用:人体内的水液代谢,是由肺、脾、肾,以及小肠、大肠、膀胱等脏腑共同完成的。肺主行水的生理功能,是通过肺气的宣发和肃降来实现的。肺气宣发,一是使水液迅速向上向外输布,布散到全身,外达皮毛,"若雾露之溉"以充养、润泽、护卫各个组织器官。二是使经肺代谢后的水液,即被身体利用后的废水和剩余水分,通过呼吸、皮肤汗孔蒸发而排出体外。肺气肃降,使体内代谢后的水液不断地下行到肾,经肾和膀胱的气化作用,生成尿液而排出体外,保持小便的通利。这就是肺在调节水液代谢中的作用,也就是肺的通调水道的生理功能。如果肺气宣降失常,失去行水的职能,水道不调,则可出现水液输布和排泄障碍,如痰饮、水肿等。因此,肺主治节,实际上是对肺的主要生理功能的高度概括。肺主宣肃:宣谓宣发,即宣通和发散之意。《医学实在易》曰:"气通于肺脏,凡脏腑经络之气,皆肺气之所宣。肃谓肃降,清肃下降之意。肺禀清虚之体,性主于降,以清肃下降为顺。肺宜清而宣降,其体清虚,其用宣降。宣发与肃降为肺气机升降出入运动的具体表现形式。肺位居上,既宣且降又以下降为主,方为其常。肺气必须在清虚宣降的情况下能保持其主气、司呼吸、助心行血、通调水道等正常的生理功能。"

3. **在体为皮**:皮肤是覆盖人体表面直接与外界环境相接触的组织。皮肤的纹理及皮肤与肌肉间隙处的结缔组织称之为皮腠,中国医药学称为腠。肺主皮肤,肺主呼吸与皮肤汗孔开合密切相关。《素问·水热穴论》曰:"所谓玄府者汗孔也。"肺气通过皮肤调节机体的呼吸,《存存斋医话稿》曰:"遍身毛窍俱暗随呼吸之气以为鼓伏。"《读医随笔》曰:"凡人之气由口鼻呼吸出入者其大孔也,其实周身八万四千毛孔,亦莫不从而嘘噏。肺气通过皮肤调节机体的体温。"《素问·生气通天论》曰:"阳气者一日而主外……日西而阳气已虚,气门乃闭。肺气通过皮肤抵御外邪入侵。"《灵枢·百病始生》曰:"邪之中人也始于皮肤,皮肤缓则腠理开,开则邪从毛发入,入则抵深。"肺气通过皮肤调节机体的汗液。《灵枢·五癃津液别》曰:"天暑衣厚则腠理开而汗出,天寒则腠理闭气涩不行则为溺与气。"

4. **开窍于鼻**:鼻为肺之窍,是呼吸清浊之气出入的门户。鼻是隆起面部中央,上端狭窄,突于两眶之间,连于额部。前下端尖部高处名鼻准,鼻准两旁隆起部分名为鼻翼。鼻之下部有两鼻孔,鼻孔内有鼻毛,鼻孔深处称为鼻隧。颊以下至鼻准,有鼻柱骨突起名为鼻梁。肺开窍于鼻,肺主呼吸与鼻密切相关。鼻为呼吸道的起始部,下连于喉,通过气管而直贯于肺,是气体出入之门户。《灵枢·口问》曰:"口鼻者气之门户也。"《医易一理》曰:"肺之呼吸全赖鼻孔,鼻之两孔为气出入之门,呼出浊气,吸入清气也。"肺开窍于鼻,鼻为司嗅之窍,嗅神经初级神经元在鼻腔上部黏膜,肺气通于鼻,司鼻嗅觉。肺气通过鼻抵御外邪入侵,鼻腔是外邪侵袭的重要途径。《临证指南医案》曰:"温邪中自口鼻,始而入肺。"《眉寿堂方案选存》曰:"温邪感触,气从口鼻直走膜原中道。"

5. 其识为魄:肺藏魄。魄是不受内在意识支配而产生的一种能动作用表现,属于人体本能的感觉和动作,即无意识活动。如耳的听觉、目的视觉、皮肤的冷热痛痒感觉,以及躯干肢体的动作、新生儿的吸乳和啼哭等,都属于魄的范畴。《类经·藏象类》曰:"魄之为用,能动能作,痛痒由之而觉也。"魄与生俱来,《灵枢·本神》曰:"并精而出入者谓之魄,为先天所获得,而藏于肺。"《素问·六节藏象论》曰:"肺者气之本,魄之处也。"《灵枢·本神》曰:"肺藏气,气舍魄。肺喜乐无极则伤魄,魄伤则狂。"

6. 其情为忧:肺在志为忧:忧愁是人类重要意识内容。是非良性情志刺激。过度忧伤损伤机体正常的生理活动,损耗肺气。所谓悲则气消。

7. 在液为涕:涕,生理性分泌物名称。又名鼻液、鼻涕,为五液之一。《素问·宣明五气篇》曰:"五脏化液,肺为涕。"

8. 其华在毛:毛为附在皮肤上的毫毛。《素问·六节藏象论》曰:"肺其华在毛。"《素问·五脏生成论》曰:"肺之合皮也,其荣毛也。"《灵枢·经脉》曰:"太阴者行气温于皮毛者也。故气不荣则皮毛焦,皮毛焦则津液去,津液去则皮节伤,皮节伤则爪枯毛折,毛折则气先死。"

9. 表里大肠:肺经起于胃中脘的中焦,向下联络大肠,肺与大肠相表里。

10. 经络:手太阴肺经。

11. 藏象之肺功能:见表2-3。

表2-3 藏象之肺功能

太极八卦	阴阳	五行	五运	六气	四时	生理1	生理2	五志	七情	五体	五官	五液	五华	表里六腑	经络
乾卦	阳中之阴	金	金运	燥	秋	呼吸	通调水道	悲	忧	皮	鼻	涕	毛	大肠	手太阴肺经

(三)脾脏功能

1. 脾主运化:脾主运化包括脾主消化与脾主化湿及脾主升清3个方面生理功能。

(1)脾主消化:脾主消化即脾主运化。运,即转运输送;化,即消化吸收。脾主运化,指脾具有将水谷化为精微,并将精微物质转输至全身各脏腑组织的功能。饮食物的消化和营养物质的吸收、转输,是在脾胃、肝胆、大小肠等多个脏腑共同参与下的一个复杂的生理活动,其中脾起主导作用。脾的运化功能主要依赖脾气升清和脾阳温煦的作用,脾宜升则健。《医学三字经·附录·脏腑》曰:"人纳水谷,脾气化而上升。"《四圣心源》曰:"脾升而善磨,水谷入胃,全赖脾阳为之运化。"故《医原》曰:"脾有一分之阳,能消一分之水谷;脾有十分之阳,能消十分之水谷。"脾的运化功能,统而言之曰运化水谷,分而言之则包括运化水谷和运化水液两个方面。水谷,泛指各种饮食物。脾运化水谷,是指脾对饮食物的消化吸收作用。脾运化水谷的过程:一是胃初步腐熟消化的饮食物,经小肠的泌别清浊作用,通过脾的磨谷消食作用使之化为水谷精微又称水谷精气;二是吸收水谷精微并将其转输至全身;三是将水谷精微上输心肺而化为气血等重要生命物质。概言之,脾主运化水谷,包括消化水谷、吸收转输精微并将精微转化为气血的重要生理作用。饮食入胃后,对饮食物的消化和吸收,实际上是在胃和小肠内进行的。《类经·藏象类》曰:"脾主运化,胃司受纳,通主水谷。"胃主受纳水谷,并对饮食物进行初步消化,通过幽门下移于小肠作进一步消化。但必须依赖脾的磨谷消食作用,才能将水谷化生为精微。《医述》引《医参》曰:"脾之所以消磨水谷者,非为磨之能碎,杵之能舂也,以气吸之,而食物不坠焉耳。食物入胃,有气有质,质欲下达,气欲上升,与胃气熏蒸,气质之去留各半,得脾气一致,则胃气有助,食物之精得以尽留,至其有质无气,乃纵之使去,幽门开而糟粕弃矣。"食物经过消化吸收后,其水谷精微又靠脾的转输和散精作用而上输于肺,由肺脏注入心脉化为气血,再通过经脉输送全身,以营养五脏六腑、四肢百骸,以及皮毛、筋肉等各个组织器官。《医权初编》曰:"饮食先入于胃了,俟脾胃运化,其精微上输于肺,肺气传布各所当入之脏,浊气下入大小肠,是脾胃为分金炉也。总之,五脏六腑维持正常生理活动所需要的水谷精微,都有赖于脾的运化作用。由于饮食水谷是人出生之后维持生命活动所必需的营养物质的主要来源,也是生成气血的物质基础。饮食水谷的运化则是由脾所主,所以说脾为后天之本,气血生化之源。"

（2）脾主化湿:脾主化湿是指脾对水液的吸收和转输,调节人体水液代谢的作用,即脾配合肺、肾、三焦、膀胱等脏腑,调节、维持人体水液代谢平衡的作用。脾主运化水湿是调节人体水液代谢的关键环节。在人体水液代谢过程中,脾在运输水谷精微的同时,还把人体所需要的津液,通过心肺运送到全身各组织中去,以起到滋养濡润作用,又把各组织器官利用后的水液,及时地转输给肾,通过肾的气化作用形成尿液,送到膀胱,排泄于外,从而维持体内水液代谢的平衡。脾居中焦,为人体气机升降的枢纽,故在人体水液代谢过程中起着重要的枢纽作用。因此,脾运化水湿的功能健旺,既能使体内各组织得到水液的充分濡润,又不致使水湿过多而潴留。反之,如果脾运化水湿的功能失常,必然导致水液在体内的停滞,而产生水湿、痰饮等病理产物,甚则形成水肿。《素问·至真要大论》曰:"诸湿肿满,皆属于脾。"这也是脾虚生湿、脾为生痰之源和脾虚水肿的发生机制。

（3）脾主升清:升,指上升和输布;清,指精微物质。脾主升清是指脾具有将水谷精微等营养物质,吸收并上输于心、肺、头目,再通过心肺的作用化生气血,以营养全身,并维持人体内脏位置相对恒定的作用。这种运化功能的特点是以上升为主,故曰:"脾气主升。"脾气上升的主要是精微物质。脾之升清,是和胃之降浊相对而言。脾宜升则健,胃宜降则和。脾气主升与胃气主降形成了升清降浊的一对矛盾,它们既对立又统一,共同完成饮食物之消化吸收和输布。另一方面,脏腑之间的升降相因、协调平衡是维持人体内脏位置相对恒定的重要因素。脾气之升可以维持内脏位置之恒定而不下垂。脾的升清功能正常,水谷精微等营养物质才能正常吸收和输布,气血充盛,人体的生机盎然。同时,脾气升发,又能使机体内脏不致下垂。如脾气不能升清,则水谷不能运化,气血生化无源,可出现神疲乏力、眩晕、泄泻等症状。脾气下陷又称中气下陷,则可见久泄脱肛甚或内脏下垂等。

2. 开窍于口:口指口腔,下连食道,为消化管的起始部分。口是饮食物摄入的门户,食物经咽至食道。口为脾之外窍,唇为脾之外候。《灵枢·五阅五使》曰:"口唇者,脾之官也。"《灵枢·脉度》曰:"脾气通于口,脾和则能知五谷矣。"

3. 在体为肉:肉即肌肉组织。丰厚肌肉称䐃或肉䐃,《类经·藏象类》曰:"䐃,肉之聚也。肌肉之间互相接触的缝隙或凹陷部位称溪谷,为体内气血汇聚之所,亦是经气所在之处。大的缝隙处称谷，小的凹陷处称溪。"《素问·气穴论》曰："肉之大会为谷，肉之小会为溪。全身肌肉依赖脾主运化水谷精微滋养，故称脾主肌肉。"《素问·痿论》曰："脾主身之肌肉。"《黄帝内经素问集注》曰："脾主运化水谷之精，以生养肌肉，故合肉。"《中藏经》曰："脾者肉之本，脾气已失则肉不荣。"《脾胃论》曰："脾胃俱旺则能食而肥，脾胃俱虚则不能食而瘦。"

4. **脾主统血**：统血，统是统摄、控制的意思。脾主统血，指脾具有统摄血液，裹血于脉中运行，使之在经脉中运行而不溢于脉外的功能。《名医汇粹》曰："脾统诸经之血。"《沈注金匮要略·卷十六》曰："人五脏六腑之血，全赖脾气统摄。"脾气能够统摄周身血液，使之正常运行而不致溢于血脉之外。脾统血的作用是通过气摄血作用来实现的。脾为气血生化之源，气为血帅，血随气行。脾的运化功能健旺，则气血充盈，气能摄血；气旺则固摄作用亦强，血液也不会逸出脉外而发生出血现象。反之，脾的运化功能减退，化源不足，则气血虚亏，气虚则统摄无权，血离脉道，从而导致出血。由此可见，脾统血，实际上是气对血作用的具体体现。《医碥·血》曰："所谓脾统血者，则血随脾气流行之义也"。但脾之统血与脾阳也有密切关系。《血证论·脏腑病机论》曰："脾统血，血之运行上下，全赖于脾。"脾阳虚，则不能统血。因脾失健运，阳气虚衰，不能统摄血液，血不归经而导致出血者称为脾不统血，临床上表现为皮下出血、便血、尿血、崩漏等，尤以下部出血多见。

5. **其识为意**：脾藏意。意，忆的意思，又称为意念。意就是将从外界获得的知识经过思维取舍，保留下来形成回忆的印象。《灵枢·本神》曰："心有所忆谓之意。"《类经·藏象类》曰："一念之生，心有所向而未定者曰意。"脾藏意，指脾与意念有关。《灵枢·本神》曰："脾藏营，营含意。"脾气健运，化源充足，气血充盈，髓海得养，即表现出思路清晰，意念丰富，记忆力强；反之，脾的功能失常。《中西汇通医经精义·上卷》云："所谓脾阳不足则思虑短少，脾阴不足则记忆多忘。"

6. **其情为思**：脾在志为思。思考是人类重要意识内容。思虑过度或所思不遂影响机体正常生理活动。脾气健运，化源充足，气血旺盛，则思虑、思考等心理活动正常。若脾虚则易不耐思虑，思虑太过又易伤脾。《素问·阴阳应象大论》所谓思伤脾。

7. **在液为涎**：唾液中较清稀的称作涎，涎为脾之液，廉泉为涎之道路。《素问·宣明五气论》曰："五脏化液，脾为涎。"涎为口津，具有保护和清洁口腔的作用。进食时涎分泌较多，还可湿润和溶解食物，使之易于吞咽和消化。涎液上行于口但不溢于口外。脾胃不和，则往往导致涎液分泌急剧增加，而发生口涎自出等现象，故脾在液为涎。

8. **其华在唇**：唇指口唇，位于口之前端，有上唇下唇之分。《灵枢·五阅五使》曰："口唇者脾之官也。"《普济方》曰："唇为脾余。"《医学传真》曰："口为脾窍，内外唇肉脾所主也。"

9. **表里于胃**：脾与胃相毗邻，足太阴脾经与足阳明胃经相互络属，脾与胃相表里。

10. **经络**：足太阴脾经。

11. **藏象之脾功能**：见表2-4。

表2-4　藏象之脾功能

太极八卦	阴阳	五行	五运	六气	四时	生理1	生理2	生理3	五志	七情	五体	五官	五液	五华	表里六腑	经络
坤卦	阴中至阴	土	土运	湿	长夏	升降	消化	统血	意	思	肉	口	涎	唇	胃	足太阴脾经

（四）肝脏功能

1. **肝主疏泄**：肝脏具有疏畅条达全身气机功能。《读医随笔》曰："凡脏腑十二经之气化,皆必借肝胆之气化以鼓舞之,始能调畅而不病。"肝主疏泄是维持机体正常消化吸收的重要条件。《血证论·脏腑病机论》曰："木之性主乎疏泄。"食气入胃,全赖肝木之气以疏泄之,则水谷乃化。设肝不能疏泄水谷,渗泄中满之证在所难免。胆附于肝,内藏胆汁,胆汁具有促进消化的作用。《脉诀刊误》曰："胆之精气则因肝之余气溢入于胆,故胆藏在短叶间,相并而居,内藏精汁三合,其汁清净。"肝气疏泄调节精神情志,《素问·灵兰秘典论》曰："肝者将军之官谋虑出焉。"《柳州医话》曰："七情之病必由肝起。"《纬略卷十》曰："神者气之子,气者神之母,形者神之室。气清则神畅,气浊则神昏,气乱则神去。"

2. **在体为筋**：筋是肌腱和韧带,是联结肌肉与骨和关节的坚韧刚劲组织,具有约束和保护骨节肌肉等运动器官的作用。《素问·五脏生成论》曰："诸筋者皆属于节。"《素问·痿论》曰："肝主身之筋膜,宗筋主束骨而利机关也。"《圣济总录·伤折门》曰："诸筋从骨,连续缠固,手所以能摄,足所以能步,凡厥运动,罔不顺从。"

3. **肝主藏血**：肝脏有贮藏血液、调节血量的作用,故有肝主血海之称。机体活动剧烈或情绪激动时人体各部分的血液需要量相应增加,安静休息及情绪稳定时人体各部分的血液需要量相应减少,肝脏调节血量以适应人体不同状态的生理需求。所谓"人动则血运于诸经,人静则血归于肝脏"。肝主疏泄又主藏血,藏血是疏泄的物质基础,疏泄是藏血的功能表现。肝的疏泄全赖血之濡养作用,又赖肝之功能正常才能发挥其作用。所以肝的疏泄与藏血功能之间有着相辅相成的密切的关系。就肝之疏泄对藏血而言,在生理上,肝主疏泄,气机调畅,则血能正常地归藏和调节。血液的运行不仅需要心肺之气的推动和脾气的统摄,而且还需要肝气的调节才能保证气机的调畅而使血行不致瘀滞。

4. **其识为魂**：肝藏魂。魂,一是指能伴随心神活动而作出较快反应的思维意识活动。《灵枢·本神》曰："随神往来者谓之魂。"《类经·藏象类》曰："魂之为言,如梦寐恍惚,变幻游行之境,皆是也。"肝主疏泄及藏血,肝气调畅,藏血充足,魂随神往,魂的功能便可正常发挥。《灵枢·本神》所谓肝藏血,血舍魂。如果肝失疏泄或肝血不足,魂不能随神活动,就会出现狂乱、多梦、夜寐不安等症。魂和魄均属于人体精神意识的范畴。但魂是后天形成的有意识的精神活动,魄是先天获得的本能的感觉和动作。《类经·藏象类》曰："魄对魂而言,则魂为阳而魄为阴。"

5. **其情为怒**：怒是人类重要的情感体验。肝为刚脏,将军之官。《灵枢·百病始生》曰："忿怒伤肝。肝气调节人体情感体验。"肝的疏泄功能正常,肝气升发,既不亢奋,也不抑郁,舒畅条达,则人就能较好地协调自身的精神情志活动,表现为精神愉快,心情舒畅,理智清朗,思维灵敏,气和志达,血气和平。

6. **开窍于目**：目即眼睛,又称精明。眼由眼球、视路和附属器组成,为视觉器官。《医宗金鉴·刺灸心法要诀》曰："目者司视之窍也。"《灵枢·大惑论》曰："五脏六腑之精,皆上注于目而为之精。"肝开窍于目。《灵枢·脉度》曰："肝气通于目,肝和则能辨五色矣。"《素问·五脏生成》曰："肝受血而能视。"

7. **其华在爪**：爪包括指甲和趾甲。《灵枢·本脏》称"爪为筋之余,肝应爪。"《素问·五脏生成》曰："肝之合筋也,其荣爪也。"

8. 在液为泪:泪腺分泌的液体称泪。泪水除湿润角膜和结膜防止干燥外,尚有消毒和杀菌作用。泪的主要成分是血液中的水分。水从泪腺中排出后,进入位于结膜内的泪囊,然后再排入泪管。泪水的分泌物量一般为足够湿润结膜与角膜表面,防止干燥为宜。《素问·宣明五气》曰:"五脏化液,肝为泪。"肝开窍于目,泪为肝之液,泪从目出。肝阴血不足泪液分泌减少,两目干涩;肝经湿热,可见目眵增多、迎风流泪等。

9. 表里于胆:肝胆解剖部位邻近,肝经与胆经相互络属,肝胆相表里。

10. 经络:足厥阴肝经。

11. 藏象之肝功能:见表2-5。

表2-5 藏象之肝功能

太极八卦	阴阳	五行	五运	六气	四时	生理1	生理2	五志	七情	五体	五官	五液	五华	表里六腑	经络
震卦巽卦	阴中之阳	木	木运	风	春夏	疏泄	藏血	魂	怒	筋	目	泪	爪	胆	足厥阴肝经

(五)肾脏功能

1. 肾主藏精:肾脏储存人身精气。广义之精包括禀受于父母的生命物质,即先天之精。狭义之精是禀受于父母而储藏于肾的具生殖繁衍作用的精微物质,又称生殖之精。肾主藏精包括以下3层含义。

(1)肾主生殖:先天之精禀受于父母,与生俱来,是生育繁殖的原始物质。《灵枢·经脉》曰:"人始生先成精。"《灵枢·决气》曰:"两神相搏,合而成形,常先身生,是谓精。"肾精是构成胚胎的原始物质,为生命的基础,故称先天之精,为人体生育繁殖的基本物质,故又称生殖之精。《素问·上古天真论》指出:"男子二八肾气盛,天癸至,精气溢泻,阴阳和,故能有子;女子二七而天癸至,任脉通,太冲脉盛,月事以时下,故有子。"天癸是人体性腺功能成熟后产生的生殖物质,肾脏主宰天癸的由无而有由盛而衰的变化过程。青春时期肾精逐渐充盛,男子产生精液,女性产生月经,具备生殖能力。

(2)肾主生老:肾精是人类生长发育衰老的物质基础。《素问·上古天真论》精辟的君臣问对阐明了肾精主宰人体生长发育乃至衰老的科学观点:帝曰:"人年老而无子者,材力尽邪? 将天数然也?"岐伯曰:"女子七岁肾气盛,齿更发长。二七而天癸至,任脉通,太冲脉盛,月事以时下,故有子。三七肾气平均,故真牙生而长极。四七筋骨坚,发长极,身体盛壮。五七阳明脉衰,面始焦,发始堕。六七三阳脉衰于上,面皆焦,发始白。七七任脉虚,太冲脉衰少,天癸竭,地道不通,故形坏而无子也。丈夫八岁肾气实,发长齿更。二八肾气盛,天癸至,精气溢泻,阴阳和,故能有子。三八肾气平均,筋骨劲强,故真牙生而长极。四八筋骨隆盛,肌肉满壮。五八肾气衰,发堕齿槁。六八阳气衰竭于上,面焦,发鬓斑白。七八肝气衰,筋不能动,八八天癸竭,精少,肾脏衰,形体皆极。八八则齿发去。肾者主水,受五脏六腑之精而藏之,故五脏盛,乃能泻。今五脏皆衰,筋骨解堕,天癸尽矣,故发鬓白,身体重,行步不正,而无子耳。"帝曰:"有其年已老而有子者,何也?"岐伯曰:"此其天寿过度,气脉常通,而肾气有余也。此虽有子,男不过尽八八,女不过尽七七,而天地之精气皆竭矣。"帝曰:"夫道者,年皆百数,能有子乎?"岐伯曰:"夫道者,能却老而全形,身年虽寿,能生子也。"帝曰:"余闻上古有真人者,提挈天地,把握阴阳,呼吸精气,独立守神,肌肉若一,故能寿敝天地,无有终时,此其道生。中古之时,有至人者,淳德全道,和于阴阳,调于四时,去世离俗,积精全神,游行天地之间,视听八达之外,此盖益其寿命而强者也。亦归于真人。其次有圣人者,处天地之和,从八风之理,适嗜欲于世俗之间,无恚嗔之心,行不欲离于世,被服章,举不欲观于俗,外不劳形于事,内无思想之患,以恬愉为务,以自得为功,形体不敝,精神不散,亦可以百数。其次有贤人者,法则天地,象似日月,辨列星辰,逆从阴阳,分别四时,将从上古合同于道,亦可使益寿而有极时。"

(3)肾主调节:明代医家张景岳、赵献可则认为机体的调控中心不在心而在肾-命门。赵献可《医贯·内经十二官论》曰:"人身别有一主非心也。此一主者,气血之根,生死之关,十二经之纲维。"《内经》曰:"七节之旁有小心是也,名曰命门,是为真君真主,乃一身之太极,无形可见,两肾之中,是其安宅也。其右旁有一小窍,即三焦。三焦者是其臣使之官,禀命而行,周流于五脏六腑之间而不息,名曰相火。相火者,言如天君无为而治,宰相代天行化,此先天无形之火,与后天有形之心火不同,其左旁有一小窍,乃真阴真水气也,亦无形。上行夹脊,至脑中为髓海,泌其津液,注之于脉,以荣四支,内注五脏六腑,以应刻数,亦随相火而潜行于周身,与两肾所主后天有形之水不同。但命门无形之火,在两肾有形之中,为黄庭,故曰五脏之真,惟肾为根。命门为十二经之主,肾无此则无以作强,而技巧不出矣;膀胱无此则三焦之气不化,而水道不行矣;脾胃无此则不能蒸腐水谷,而五味不出矣;肝胆无此则将军无决断,而谋虑不出矣;大小肠无此则变化不行,而二便闭矣;心无此则神明昏,而万事不能应矣。正所谓主不明则十二官危也。余有一譬焉:譬之元宵之鳌山走马灯,拜者舞者飞者走者,无一不具,其中间惟是一火耳。火旺则动速,火微则动缓,火熄则寂然不动,而拜者舞者飞者走者,躯壳未尝不存也。故曰汝身非汝所有,是天地之委形也,余所以谆谆必欲明此论者,欲世之养身者、治病者均以命门为君主,而加意于火之一字。夫既曰立命之门,火乃人身之至宝,何世之养身者,不知保养节欲,而日夜戕贼此火。既病矣,治病者,不知温养此火,而日用寒凉,以直灭此火,焉望其有生气耶。"经曰:"主不明则十二官危,以此养生则殃,戒之戒之。余今直指其归元之路而明示之,命门君主之火,乃水中之火,相根据而永不相离也。火之有余,缘真水之不足也,毫不敢去火,只补水以配火,壮水之主,以镇阳光,火之不足,因见水之有余也,亦不必泻水,就于水中补火,益火之原,以消阴翳。所谓原与主者,皆属先天无形之妙,非曰心为火而其原在肝,肾为水而其主属肺,盖心脾肾肝肺,皆后天有形之物也,须有无形之火,配无形之水,直探其君主之穴宅而求之,是为同气相求,斯易以入也。"张景岳对肾-命门调控中心的认识更加全面。《类经附翼·求正录》认为命门居两肾之中:水象外暗而内明,坎卦内奇而外偶。肾两者坎外之偶也,命门一者坎中之奇也。一以统两,两以包一,是命门总主乎两肾,而两肾皆属于命门。故命门者,为水火之府,为阴阳之宅,为精气之海,为死生之窦。《景岳全书·传忠录·命门余义》曰:"命门为元气之根,为水火之宅。五脏之阴气,非此不能滋。五脏之阳气,非此不能发。"张景岳《类经附翼·大宝论》曰:"夫阴阳之性,太者气刚,故日不可灭,水不可竭,此日为火之本,水为月之根也;少者气柔,故火有时息,月有时缺,此火是日之余,月是水之余也。惟其不灭者,方为真火;而时作时止者,岂即元阳? 故惟真阳之火,乃能生物;而燎原之凡火,但能焦物病物。未闻有以烘炙而生物者,是安可以火喻日也? 天一者,天之一也,一即阳也,无一则止于六耳。故水之生物者,赖此一也;水之化气者,亦赖此一也。万物之生由乎阳,万物之死亦由乎阳。非阳能死物也,阳来则生,阳去则死矣。试以太阳证之,可得其象。夫日行南陆,在时为冬,斯时也,非无日也,第稍远耳,便见严寒难御之若此,万物凋零之若此。然则天地之和者,惟此日也;万物之生者,亦惟此日也。设无此日,则天地虽大,一寒质耳,岂非六合尽冰壶,乾坤皆地狱乎?人是小乾坤,得阳则生,失阳则死。阳衰者,即亡阳之渐也;恃强者,即致衰之兆也。可不畏哉!故伏羲作易,首制一爻,此立元阳之祖也。"《内经》曰:"阳气者若天与日,失其所则折寿而不彰,故天运当以日光明。可见天之大宝,只此一丸红日人之大宝,只此一息真阳。所谓命门者,先天之生我者,由此而受;后天之我生者,由此而栽也。夫生之门即死之户,所以人之盛衰安危,皆系于此者,以其为生气之源,而气强则强,气衰则病,此虽至阴之地,而实元阳之宅。"《类经附翼·真阴论》曰:"凡物之死生,本由阳气;顾今人之病阴虚者十常八九,又何谓哉?不知此一阴字,正阳气之根也。盖阴不可以无阳,非气无以生形也;阳不可以无阴,非形无以载气也。故物之生也生于阳,物之成也成于阴,此所谓元阴元阳,亦曰真精真气也。前篇言阴阳之生杀者,以寒热言其性用也;此篇言阴阳之生成者,以气质言其形体也。性用操消长之权,形体系存亡之本。欲知所以死生者,须察乎阳,察阳者,察其衰与不衰;欲知所以存亡者,须察乎阴,察阴者,察其坏与不坏,此保生之要法也。余请详言真阴之象、真阴之脏、真阴之用、真阴之病、真阴之治,以悉其义。所谓真阴之象者,犹家宅也,犹器具也,犹妻外家也。所贵乎家宅者,所以蓄财也,无家宅则财必散矣;所贵乎器具者,所以保物也,无器具则物必毁矣;所贵乎妻外家者,所以助夫也,无妻外家则夫必荡矣。此阴以阳为主,阳以阴为根也。"经曰:"五脏者主藏精者也,不可伤,伤则失守而阴虚,阴虚则无气,无气则死矣。非以精为真阴乎?"又曰:"形肉已脱,九候虽调犹死。非以形为真阴乎?观形质之坏与不坏,即真阴之伤与不伤,此真阴之象,不可不察也。所谓真阴之脏者,凡五脏五液,各有所主,是五脏本皆属阴也。"然经曰:"肾者主水,受五脏六腑之精而藏之。故五液皆归乎精,而五精皆统乎肾,肾有精室,是曰命门,为天一所居,即真阴之腑。精藏于此,精即阴中之水也;气化于此,气即阴中之火也。命门居两肾之中,即人身之太极,由太极以生两仪,而水火具焉,消长系焉,故为受生之初,为性命之本。欲治真阴而舍命门,非其治也,此真阴之脏,不可不察。"中国科学院院士沈自尹团队历时半个世纪用现代科学语言阐释肾-命门调节学说:"人身别有一主非心乃命门也。肾-命门为人身真君真主,五脏之阴气非此不能滋,五脏之阳气非此不能发。科学证实中医肾主调节的主要调节点位于下丘脑。"

2. 肾主泌尿:水液是体内正常液体的总称。肾主持和调节人体水液代谢的功能。肾脏主持和调节水液代谢。人体的水液代谢包括2个方面:一是将水谷精微中具有濡养滋润脏腑组织作用的津液输布周身;二是将各脏腑组织代谢利用后的浊液排出体外。这两方面,均赖肾的气化作用才能完成。在正常情况下,水饮入胃,由脾的运化和转输而上输于肺,肺的宣发和肃降而通调水道,使清者(有用的津液)以三焦为通道而输送到全身,发挥其生理作用;浊者(代谢后的津液)则化为汗液、尿液和气等分别从皮肤汗孔、尿道、呼吸道排出体外,从而维持体内水液代谢的相对平衡。在这一代谢过程中,肾的蒸腾气化使肺、脾、膀胱等脏腑在水液代谢中发挥各自的生理作用。被脏腑组织利用后的水液(清中之浊者)从三焦下行而归于肾,经肾的气化作用分为清浊两部分。清者,再通过三焦上升,归于肺而布散于周身;浊者变成尿液,下输膀胱,从尿道排出体外,如此循环往复,以维持人体水液代谢的平衡。肾的开阖作用对人体水液代谢的平衡有一定的影响。"开"就是输出和排出,"阖"就是关闭,以保持体液相对稳定的储存量。在正常生理状态下,由于人的肾阴、肾阳是相对平衡的,肾的开阖作用也是协调的,因而尿液排泄也就正常。综上所述,人体的水液代谢与肺、脾胃、小肠、大肠、膀胱、三焦等脏腑有密切关系,而肺的宣肃、脾的运化和转输、肾的气化则是调节水液代谢平衡的中心环节。其中,以肺为标,以肾为本,以脾为中流砥柱。肾的气化作用贯穿于水液代谢的始终,居于极其重要的地位,所以有"肾者主水""肾为水脏"之说。

3. 其识为志:肾藏志。志为志向、意志。《灵枢·本神》曰:"意之所存谓之志,即意已定而确然不变,并决定将来之行动欲付诸实践者,谓之志。"《类经·藏象类》曰:"意已决而卓有所立者曰志。意与志均为意会所向,故意与志合称为意志。但志比意更有明确的目标。"《中西汇通医经精义·上卷》认为所谓志者,专意而不移也,即志有专志不移的意思。《灵枢·本神》曰:"肾藏精,精舍志,肾精生髓,上充于脑,髓海满盈,则精神充沛,志的思维意识活动亦正常。若髓海不足,志无所藏,则精神疲惫,头晕健忘,志向难以坚持。"

4. 其情为恐:肾在志为恐。惊恐是人类重要意识内容。《素问·阴阳应象大论》曰:"恐伤肾。"《素问·举痛论》曰:"恐则气下。"

5. 在液为唾:唾为肾之液。唾与涎同为口津,即唾液。较稠者为唾,较稀薄者为涎。《素问·宣明五气论》曰:"五脏化液,肾为唾。"肾之液为唾,唾液除了具有湿润与溶解食物,使之易于吞咽,以及清洁和保护口腔的作用外,还有滋养肾精之功。因唾为肾精所化,多唾或久唾,则易耗肾精,所以气功家常吞咽津唾以养肾精。

6. 在体为骨:骨即人体骨骼组织。骨具有储藏骨髓,支持形体和保护内脏的功能。《灵枢·骨度》对人体骨骼的长短、大小等有较为正确的描述。宋代《洗冤录》记载的人体骨骼名称和数量,与现代解剖学基本相符。《素问·脉要精微论》曰:"骨者髓之府。"骨为髓府,髓藏骨中,骨髓充养骨骼。骨的生长、发育和骨质的坚脆等都与髓的盈亏有关。骨髓充盈,骨骼得养,则骨骼刚健。《灵枢·经脉》曰:"云骨为干。"骨具坚刚之性,为人身之支架,能支持形体,保护脏腑。人体以骨骼为主干,骨支撑身形,使人体维持一定的形态,并防卫外力对内脏的损伤,从而发挥保护作用。骨所以能支持形体,实赖于骨髓之营养,骨得髓养,才能维持其坚韧刚强之性。若精髓亏损,骨失所养,则会出现不能久立,行则振掉之候。骨是人体运动系统的重要组成部分。肌肉和筋的收缩弛张,促使关节屈伸或旋转,从而表现为躯体的运动。在运动过程中,骨及由骨组成的关节起到了支点和支撑并具体实施动作等重要作用。所以一切运动都离不开骨骼的作用。肾主骨,骨骼的生理功能与肾精有密切关系。髓藏于骨骼之中,称为骨髓。肾精充足则骨髓充盈,骨骼得到骨髓的滋养,才能强劲坚固。肾精具有促进骨骼的生长、发育、修复的作用,故称肾主骨。肾精虚少骨髓空虚,骨骼软弱无力,甚至骨骼发育障碍。齿为骨之余,齿与骨同出一源,也是由肾精所充养。《杂病源流犀烛》曰:"齿者肾之标,骨之本也。"牙齿的生长、脱落与肾精的盛衰有密切关系。

7. 其华在发:发即头发,又名血余。发之营养来源于血,故称发为血之余。但发的生机根源于肾。因为肾藏精,精能化血,精血旺盛,则毛发壮而润泽,故又说肾其华在发。由于发为肾之外候,所以发的生长与脱落、润泽与枯槁,与肾精的关系极为密切。

8. 开窍于耳:耳位于头面部之两侧,为听觉和位置觉器官。耳由耳郭和外耳道、中耳、内耳3部分组成。肾开窍于耳。《难经·四十难》曰:"耳为肾之外候。"《素问·阴阳应象大论》曰:"肾主耳。"《灵枢·五阅五使》曰:"肾气通于耳,肾和则能闻五音矣。"耳的主要功能为主司听觉。《医宗金鉴·刺灸心法要诀》曰:"耳者司听之窍也。"耳的功能与肾脏密切相关。肾精充盈,髓海得养,则听觉灵敏,分辨力高;反之,肾精虚衰,髓海失养,则听力减退,耳鸣耳聋。《古今医案按》曰:"耳之聪司于肾,肾藏精,精生髓,髓聚于脑,精髓充盛,髓海得养,则听觉才会灵敏。"临床上,常常把耳的听觉变化,作为推断肾气盛衰的一个标志。人到老年,肾中精气逐渐衰退,故听力每多减退。

    9. **表里膀胱**:肾与膀胱相表里。

    10. **经络**:足少阴肾经。

    11. **藏象之肾功能**:见表2-6。

表2-6 藏象之肾功能

太极八卦	阴阳	五行	五运	六气	四时	生理1	生理2	五志	七情	五体	五官	五液	五华	表里六腑	经络
坎卦	阴中少阴	水	水运	寒	冬	藏精	泌尿	志	惊恐	骨	耳	唾	齿	膀胱	足少阴肾经

(六)胆腑功能

胆附于肝,内藏胆汁。胆主决断,助消化。

(七)胃腑功能

胃位中焦,上为贲门,下为幽门,统称胃脘。胃主受纳腐熟水谷。

(八)小肠功能

小肠位于腹中,上端接幽门与胃相连下端接阑门与大肠相连。小肠主分别清浊。

(九)大肠功能

大肠位于腹中,上端接阑门与小肠相通,下端紧接肛门。大肠的主要功能是传化糟粕。

(十)膀胱功能

膀胱位于下腹,膀胱的主要功能是储存和排泄尿液。

(十一)三焦功能

三焦是上焦、中焦、下焦的合称。上焦如雾,中焦如沤,下焦如渎。《难经·三十八难》曰:"脏唯有五,腑独有六者,何也? 然:所以腑有六者,谓三焦也。有原气之别焉,主持诸气,有名而无形,其经属手少阳。此外腑也,故言腑有六焉。"

六、奇恒之腑功能

(一)脑腑功能

脑位于颅内,由髓汇集而成,脑为髓之海。

(二)髓腑功能

髓为骨腔中有形成分。脑为髓海,滋养骨骼。

(三)骨腑功能

骨为髓之府。

(四)脉腑功能

脉为血之府。

（五）胆腑功能

胆附于肝,内藏胆汁。胆主决断,助消化。

（六）女子胞功能

女子胞又称胞宫、子宫。主要功能是主月经和孕育胎儿。

七、五脏调节论

藏象学说认为气机的呼吸出入,饮食的消化吸收,血液的生成循环,水液的代谢运输,意识的思维活动等人体基本生命现象虽由各种特定脏腑产生,但都受五脏整体参与调节。产生功能的脏腑为系统脏腑,整合调节功能的脏腑称调节脏腑,其核心是五脏调节理论。五脏调节是指肝、心、脾、肺、肾五大脏器的阴阳气血在维持自身相对稳定的同时,实行对循环、呼吸、消化、泌尿、精神等功能活动的调节。其信息物质则是五脏产生的阴阳气血。

（一）血液循环的五脏调节

血液循环的功能是完成机体的物质运输。血液是存在于心脏和血管系统的一种流体组织,在心血管内不停流动。在流动过程中,从消化输入营养物质及水和无机盐,从肺输入氧,并把它们分配到全身的组织细胞以供求代谢需要;同时血液也从组织细胞运输代谢废物至排泄器官而排出体外。血液循环是体内的运输系统,心脏是推动血液循环的动力装置,血管是血液运输的工具。中国医药学认为血液是构成人体和维持人体生命活动的基本物质,具有很高的营养和滋润作用。血在脉中循行,内至五脏,外达皮肉筋骨,对全身各脏腑组织器官起着营养和滋润作用。《灵栖痈疽》曰:"血脉营卫,周流不息,上应星宿,下应经数。"《灵栖营卫生会》曰:"营在脉中,卫在脉外,营周不体,五十而复大会,阴阳相贯,如环无端(图 2 - 12)。"

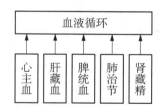

图 2 - 12 血液循环的五脏调节

心主血脉,全身的血液依赖心气的推动在脉中正常运行,输送各处。《素凤五脏生成》曰:"诸血者皆属于心。"《医学入门》曰:"人心动则血行诸经。"心气充沛,才能维持正常的心力、心率、心律,血液才能在脉内正常运行,周流不息,营养全身;肺主治节朝百脉,全身的血液都要通过经脉而聚会于肺,通过肺的呼吸进行气体交换,然后再输送到全身;肝藏血是指肝有储藏血液和调节血量的生理功能。在正常生理情况下,人体各部分的血量是相对恒定的。但是随着机体活动量的增减血量亦随之改变。正如王冰所说:"肝藏血,心行之,人动则血运于诸经,人静则血归于肝脏。"脾统血是指脾有统摄血液在经脉之中流行,防止逸出脉外的功能,沈目南谓:"五脏六腑之血全赖脾气统摄。"肾主藏精,精血同源,血液的正常运行有赖于血液本身的充盈,肾对血液循环的作用主要是对有效血液循环的调节。证诸临床,对于血不循经的各种血证,有三黄汤泻心火治吐血,丹栀逍遥散清肝火调经血,黄土汤温脾治便血,百合固金汤宣治节治咳血,知柏地黄丸降肾火治尿血等,都体现了血液循环受五脏调节的理论。

(二)气体呼吸的五脏调节

人体组织细胞必须随时进行氧化代谢。氧在体内储藏量极少,只够数分钟消耗,故氧化代谢所耗的氧必须随时向外环境吸取;氧化代谢所产生的二氧化碳如过多潴留体内必将扰乱酸碱平衡,故需将过多的二氧化碳排出体外环境。吸入氧,排出二氧化碳,称为气体交换。呼吸系统的生理功能就是完成气体交换。中国医药学认为气是不断运动着的具有很强活力的精微物质,也是构成人体和维持人体生命活动的基本物质。升降出入是气的基本运动形式。《素问·六微旨大论》曰:"故非出入则无以生长壮老已,非升降则无以生长化收藏,是以升降出入无器不有。"

气机升降出入运动受五脏的调节,肺主气司呼吸。《医宗必读》曰:"肺主呼吸,吸之则满,吸之则出,一呼一吸,消息自然,司清浊之运化,为人身之囊龠。"肾主纳气,肺所吸入之清气有赖肾的摄纳,防止呼吸浅表。《类证治裁》曰:"肺为气之主,肾为气之根,肺主出气,肾主纳气阴阳相交,呼吸乃和。肝主疏泄,直接参与气机的调节。肝为刚脏而主疏泄,肺为娇脏而主肃降。"清朝名医叶天士说:"肝从左升,肺从右降,升降得宜则气机舒展。脾主运化,水谷精气由脾上升与肺的呼吸之气相合而生成宗气。"宗气的主要功能有二:一是走息道行呼吸,二是贯心脉行气血。可见脾脏不仅调节气的运行,而且调节气的质量。心主血,血为气之母,血是气的载体,并给气以充分营养。由于五脏都参于呼吸气机的调节,五脏中任何一脏都有可能引起呼吸系统疾病。故《素问·咳论》曰:"五脏六腑皆令人咳,非独肺也。肺咳之状,咳而喘息有音,甚则唾血;心咳之状,咳则心痛,喉中介介如梗状,甚则咽肿喉痹;肝咳之状,咳则两胁下痛,甚则不可以转,转则两胁下满;脾咳之状,咳则右胁下痛,阴阴引肩背,甚则不安可以动,动则咳甚;肾咳之状,咳则腰背相引而痛,甚则咳涎的论述。"孙思邈《千金苇茎汤》清肺排脓治肺痈,《局方黑锡丹》补肾纳气治哮喘,尤在泾以当归、白芍、黄连、乌梅、牡蛎、川楝子、茯苓平肝清热治咳嗽,张仲景苓桂术甘温脾化痰治支饮,赵锡武以人参、黄芪、桃仁、红花等强心活血治肺水肿等,都支持五脏参与呼吸调节的观点(图2-13)。

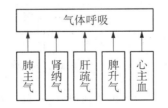

图2-13 气体呼吸的五脏调节

(三)饮食消化的五脏调节

人体为维持生命,必须从外界摄入营养物质。营养物质必须经过机械性消化和化学性消化过程才能被吸收利用。机械性消化由消化管的运动功能完成,它的作用是将食物磨碎后与消化液充分混合,推动食物逐次沿消化管转移和促进吸收。化学性消化是由消化液中的消化酶完成,是消化的主要过程。只有通过化学性消化营养物质才能分解为小分子被吸收利用。中国医药学家认为胃为水谷之海,大肠为传导之官,小肠为受盛之官:"食气入胃,散精于肝,淫气于筋;食气入胃,浊气归心,淫精于脉;脉气流经,经气归于肺,肺朝百脉,输精于皮毛;毛脉合精,行气于府,府精神明,留于四脏气归于权衡。"

脾主运化,食物经过胃的腐熟后,下送小肠以"分清泌浊",浊的部分再传大肠转变为废物排出体外,清的部分由脾吸收而运送全身,发挥营养作用;肝主疏泄,调节食物的消化和吸收,"土得木而达"(《血证论》):食气入胃,全赖肝木之气以疏泄之而水谷乃化。肝的疏泄有助于脾胃的运化,还表现在胆汁的分泌与排泄,肝疏泄正常则胆汁能正常地分泌和排泄,帮助脾胃运化。肺居上焦,职司宣发,"谷入于胃,以传与肺,五脏六腑皆以受气",饮食精微由肺的宣发而布达全身。肾主命门,水谷运化须借助于肾阳的蒸腾,故肾阳被誉为釜底之薪,所谓后天水谷之气得先天精血之气则生生不息;心主血属火,以五行言则火生土,一般都以命火生脾土释之,但也不要忽视心火的作用。《医碥》曰:"脾之所以能运行水谷者气也,气寒则凝滞不行,得心火以温之乃健运而不息,是为火生土。"临床运用:如李东垣以《补中益气汤》健脾升阳治中气下陷,魏玉横以《一贯煎》柔肝缓急治胃脘疼痛,俞嘉言以《人参败毒散》宣肺解表、逆流挽舟治痢疾泻泄,王肯堂以《四神丸》治肾阳虚衰之五更泄泻,高鼓峰以《归脾汤》治心火衰甚不能生土以致土困诸症,等等(图2-14)。

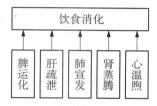

图 2-14 饮食消化的五脏调节

(四) 水液代谢的五脏调节

代谢产物在细胞内生成后都先透过细胞膜而至细胞外液(主要是血浆)。当血液流经各种排泄器官时,这些代谢产物便以各种不同形式分别转运出体外。排泄的主要途径是以尿的形成由肾脏排出。尿的排泄之所以具有特别重要的生理意义,不仅在于尿中所含的排泄物成分繁多,而且量也最大。通过尿的排泄不仅将代谢产生的废物运出体外,而且还具有保持内环境稳定的作用。肾脏的主要功能是通过尿的生成来清除代谢尾产物和保持机体内环境稳定。《素问·灵兰秘典论》曰:"三焦者,决渎之官,水道出焉。"《素问·经脉别论》曰:"饮入于胃,游溢精气,上输于脾,脾气散精,上归于肺,通调水道,下输膀胱,水津四布,五经并行。"简明概括了水液代谢的过程。全身水液代谢受五脏的调节。

肾司开合为主水之脏,脾主运化为水谷之海,肺主清宣为水之上源。肝主疏泄调气机而通水道,心主血脉行血循而利水运。饮水入胃,中焦之水经脾气的运化,肝气的疏泄,散精于上焦;心肺同居上焦,上焦之水为清水,清中之清者经肺气宣发心血通利而散布到肌腠、皮毛、四肢、百骸,其代谢废物即变为汗液等排出体外;清中之浊者得肺气肃降而输达下焦;归肾之水为浊,浊中之清者复经肾气的温化上升至心肺而重新参加代谢,浊中之浊者经肾气开合送至膀胱,而排出体外。五脏功能失常都能导致水液代谢紊乱。故前人有以张仲景《真武汤》益火之源以消阴翳,以严用和《实脾饮》温阳利水治脾虚水肿,以丹波元坚《小青龙汤》宣肺行水推波助浪治风水泛滥,以张景岳《柴胡疏肝汤》行气解郁治肝病鼓胀,以王清任《活血利水汤》治心血瘀阻之水肿等,不胜枚举(图2-15)。

(五) 精神思维的五脏调节

人类是高等动物,具有思维能力。人类由于大脑的高度发展,产生了语言功能,于是人

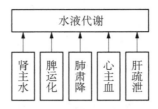

图 2-15 水液代谢的五脏调节

与人之间能进行思想交流。人脑与动物脑的本质区别在于人脑拥有巨大的整理信息和储存信息的能力。信息的储存就是记忆,它是进行思维的基础。脑居颅内,由髓汇集而成,所谓"诸髓者皆属脑",王清任在前人基础上对脑的功能作了深入阐述。《医林改错》曰:"灵机记性在脑者,所听之声归于脑,所见之物归于脑,所闻香臭归于脑。"中国医药学认为人的意识思维虽由脑所主,但其功能活动受五脏的调节。《素问·宣明五气篇》曰:"心藏神,肺藏魄,肝藏魂,脾藏意,肾藏志。"心藏神在志为喜,《素问·举痛论》曰:"喜则气和志达。"可见"喜"是对外界信息的良性反应,有利于"心主血",但息乐过甚则伤神。《灵枢·本神》曰:"喜乐者神惮而不藏。肺藏魄在志为忧,人初生之时,耳目心识,手足运动,此魄之灵也,是由外界刺激引起的一种精神活动。"《灵枢·天年篇》谓人年八十肺气衰,魄离故言善误,从病理上阐明肺与魄的关系。肝藏魂在志为怒,魂乃神之变,是神所派生的。张景岳《类经》:"魂之为言,如梦寐恍惚,变幻游行之境皆是也。"魂的精神活动包括谋虑,故又有肝主谋虑之说。怒是情绪激动时的一种精神变化,是不良刺激;怒伤肝,常致血液上逆,气机升泄。《杂病源流犀浊》曰:"平肝可以治怒。"脾藏意在志为思。意,是意识;思,是思考的。正常的思考有赖脾的健运,思考过度或所思不遂则能导致情绪抑郁、饮食不思等,即所谓"思虑伤脾"肾藏志在志为恐。恐与惊相似,惊为不知受惊,恐为自知而怯。惊则气乱,恐则气下,惊恐伤肾,气机紊乱。由此可见,人体的神魂意魄志及喜怒思忧惊等精神意识活动都依靠五脏的功能调节。临床上王清任之《癫狂梦醒汤》治心血淤阻之喜笑骂詈,《宣明论方》以《当归龙荟丸》清肝泻火治狂乱谵语,严用和之《归脾汤》治脾虚不耐思考,易思兰创《畅卫舒中等汤》宣肺理气治忧思郁结,朱丹溪制《大补阴丸》治相火内扰之不寐等(图 2-16)。

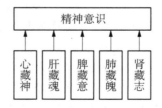

图 2-16 精神意识的五脏调节

第六节 诊断方法

正确的防治取决于正确的诊断。

诊法包括望、闻、问、切 4 个内容,简称四诊。四诊合参才能正确判断。中国医药学认为有诸内必形诸外,通过观察疾病的外在变化可以测知人体内在脏腑功能状态。这是中国医药学望诊的基本原理。

一、望诊

望诊是观察患者的神、色、形态、舌象以及分泌物、排泄物等异常变化。

(一)望神

望神就是观察人体生命活动的综合外在表现,即观察人的精神状态和机能状态。神是生命活动的总称。神是以精气为物质基础的一种机能,是五脏所生之外荣。望神可以了解五脏精气的盛衰和病情轻重与预后。望神应重点观察患者的精神、意识、面目表情、形体动作、反应能力等,尤应重视眼神的变化。

(1)得神者昌:得神又称有神,是精充气足神旺的表现;在病中,则虽病而正气未伤,是病轻的表现,预后良好。得神的表现是:神志清楚,语言清晰,面色荣润含蓄,表情丰富自然;目光明亮,精彩内含;反应灵敏,动作灵活,体态自如;呼吸平稳,肌肉不削。

(2)失神者亡:失神又称无神,是精损气亏神衰的表现。病至此,已属重笃,预后不良。失神的表现是:精神萎靡,言语不清,或神昏谵语,循衣摸床,撮空理线,或卒倒而目闭口开;面色晦暗,表情淡漠或呆板;目暗睛迷,蝉神呆滞;反应迟钝,动作失灵,强迫体位;呼吸气微或喘;周身大肉已脱。假神是垂危患者出现的精神暂时好转的假象,是临终的预兆,并非佳兆。假神的表现是:久病重病之人,本已失神,但突然精神转佳,目光转亮,言语不休,想见亲人;或病至语声低微断续,忽而响亮起来;或原来面色晦暗,突然颧赤如妆;或本来毫无食欲,忽然食欲增强。假神与病情好转的区别在于:假神的出现比较突然,其"好转"与整个病情不相符,只是局部的和暂时的。由无神转为有神,是整个病情的好转,有一个逐渐变化的过程。假神之所以出现,是由于精气衰竭已极,阴不敛阳,阳虚无所依附而外越,以致暴露出一时"好转"的假象。这是阴阳即将离绝的危候,古人比做"残灯复明""回光反照"。神气不足是轻度失神的表现,与失神状态只是程度上的区别。它介于有神和无神之间,常见于虚证患者,所以更为多见。神气不足的临床表现是:精神不振,健忘困倦,声低懒言,怠惰乏力,动作迟缓,等等。多属心脾两亏,或肾阳不足。神志异常也是失神的一种表现,与精气衰竭的失神则有本质上的不同。一般包括烦躁不安,以及癫、狂、痫等。这些都是由特殊的病机和发病规律所决定的,其失神表现并不一定意味着病情的严重性。烦躁不安,即指心中烦热不安,手足躁扰不宁的症状。烦与躁不同,烦为自觉症状,如烦恼;躁为他觉症状,如躁狂、躁动等,多与心经有火有关。可见于邪热内郁、痰火扰心、阴虚火旺等证。癫病表现为淡漠寡言,闷闷不乐,精神痴呆,喃喃自语,或哭笑无常,多由痰气郁结、阻蔽神明所致,亦有神不守舍、心脾两虚者。狂病多表现为疯狂怒骂,打人毁物,妄行不休,少卧不饥,甚则登高而歌,弃衣而走。多因肝郁化火,痰火上扰神明所致。痫病表现为突然昏倒,口吐涎沫,四肢抽搐,醒后如常。多由肝风挟痰,上窜蒙蔽清窍,或属痰火扰心,引动肝风。

(二)望色

观察面部颜色与光泽。中国医药学把颜色分为青、赤、黄、白、黑五色。正常生理状态时面部色泽明亮润泽,隐然含蓄。

(1)青色:主肝病。青为肝脏本色。肝病气滞血瘀,为风,为眩,为瘀,为怒,等等。

(2)黄色:主脾病。黄为脾脏本色。脾病湿邪蕴遏,为湿,为疸,为臌,为思,等等。

（3）赤色：主心病。赤为心脏本色。心病火热炽盛，为热，为火，为血，为狂，等等。

（4）白色：主肺病。白为肺脏本色。肺病气津不布，为燥，为虚，为咳，为悲，等等。

（5）黑色：主肾病。黑为肾脏本色。肾病阴盛寒凝，为水，为寒，为痛，为惊，等等。

（三）舌诊

舌诊通过观察舌象了解疾病相关信息。舌象是由舌质和舌苔两部分的色泽形态的外部形象。舌为心之苗，苔为胃气之根。五脏六腑直接或间接地通过经络与舌相连。脏腑精气可上营于舌，脏腑病变亦反映于舌象变化。中国医药学认为，心肺居上，舌尖反映心肺病变；脾胃居中，舌中反映脾胃病变；肾位于下，舌根反映肾脏病变；肝胆居两侧，舌边反映肝胆病变。这种舌诊方法多用于内伤杂病。以三焦位置上下次序来分属诊舌部位，舌尖主上焦，舌中部主中焦，舌根部主下焦。这种舌诊方法多用于外感热病。正常人舌质淡红、润泽，舌体柔软而活动自如，舌面上有一层薄白苔，故望舌须观察舌质、舌体、舌苔3个部分。舌又可分为舌尖、舌中、舌根和舌边4个部分。望舌时患者向光，将舌自然伸出口外，充分暴露舌体，医生依次从舌尖、舌中、舌根和舌边，观察舌质、舌体、舌苔变化。

1. 望舌质：正常舌象为淡红舌薄白苔。舌体柔软，活动自如；舌色淡红鲜明，形态正常。舌苔薄白润泽，颗粒均匀，薄薄地铺于舌面，揩之不去，其下有根与舌质如同一体，干湿适中，不黏不腻等。

（1）淡红舌：外感热病见淡红舌者，病邪在表尚未入里；内伤杂病见淡红舌者，病情轻浅尚无凶险。

（2）淡白舌：舌色淡而不红，甚至全无血色。此舌主虚证，为血虚，为气虚，为阳虚等。

（3）鲜红舌：舌色鲜红甚至深红，主热证。为实热，为虚热。

（4）绛红舌：舌色绛色，主外感热入营血，主内伤阴虚火旺。

（5）瘀紫舌：舌色瘀紫，主瘀血。

（6）青紫舌：舌色青紫，又称水牛舌，主阴寒。

2. 望舌形：观察舌体的形状。

（1）苍老舌：舌质纹理粗糙，形色坚敛，主实证。

（2）娇嫩舌：舌质纹理细腻，其色娇嫩，主虚证。

（3）胖大舌：舌体胖大，主水肿，主痰饮，主湿毒。

（4）瘦薄舌：舌体瘦小枯薄，主气血两虚，主阴虚火旺。

（5）芒刺舌：舌面软刺高起如刺，主热证。

（6）裂纹舌：舌面有裂沟而裂沟中无舌苔覆盖，主阴精血亏损。若先天性舌裂，裂纹多有舌苔覆盖。

（7）齿痕舌：舌体边缘有牙齿压印的痕迹，主脾虚，主湿蕴。

3. 望舌态：观察舌体的运动状态。正常舌态是舌体活动灵敏，伸缩自如。

（1）强硬舌：舌体板硬强直，构音不清，主热入心包，主中风失语。

（2）痿软舌：舌体软弱无力，痿废不灵，主阴津耗竭，主神经变性。

（3）歪斜舌：伸舌偏斜一侧，舌体不正，主外风。

（4）吐弄舌：舌体不停舐上下左右口唇，主内风。

4. 望舌苔：正常的舌苔是胃气上蒸而成。苔质即舌苔的形质，苔色即舌苔之颜色。

（1）苔形

1）薄苔：透过舌苔隐约可见舌质即为薄苔，主疾病初起，病情轻浅。

2）厚苔：不能透过舌苔见到舌质的即为厚苔，主病邪入里，病情较重。

3）润苔：苔面润泽，主津液未伤，主水湿内停。

4）燥苔：望之干枯，扪之无津，主燥盛伤津，主阴虚液耗。

5）腻苔：苔厚而颗粒粗大疏松，形如豆腐渣堆积舌面，主湿热，主痰浊，主食积。

6）剥苔：舌苔剥脱，剥处见底，主胃阴枯竭。

（2）苔色

1）白苔：舌苔鲜白，主表证，主寒证，主温疫初起。

2）黄苔：舌苔嫩黄或鲜黄，主热证，主里证。

3）灰苔：舌苔灰青，主里证，主寒证。

4）黑苔：舌苔暗黑，主病情危重。

二、闻诊

闻诊包括听声音和嗅气味 2 个方面。

1. 听声音：肺主金，其音如钟。心主神，言为心声。

（1）语声高亢：主实证。

（2）语声低弱：主气虚。

（3）语声重浊：主外感。

（4）语声嘶哑：外感主金实不鸣，内伤主金破不鸣。

（5）昏睡鼻鼾：主意识水平障碍。

（6）语声呻吟：主痛苦不适。

（7）沉默寡言：主虚，主抑郁。

（8）烦躁多言：主实，主焦虑。

（9）狂言乱语：主意识水平障碍。

（10）自言自语：主意识水平障碍。

（11）谵语郑声：主意识水平障碍。

（12）点头呼吸：主阳气欲脱。

（13）咳嗽：主肺气不宣，主肝气上逆。

（14）哮喘：新病主肺气不宣，久病主肾不纳气。

（15）呕吐：主胃气上逆。

（16）嗳气：主胃气上逆。

（17）呃逆：新病主邪实，久病主正绝。

（18）叹息：主抑郁。

2. 嗅气味

（1）口臭：主口腔疾病，主脾胃湿热。

（2）汗气：主实热，主阴虚，主尿毒。

（3）鼻臭：主鼻渊，主鼻部溃烂。

（4）身臭：主疮疡。

（5）尿臊：主热证。

（6）带秽：主湿热下注。

三、问诊

问诊即通过询问详细了解患者的主诉、现病史、既往史、家族史等。主诉是患者自述自己的症状或体征以及持续时间等。主诉需要精炼准确，不用医学诊断词语，与现病史一致。现病史是记述患者病后的全过程，即发生、发展、演变和诊治经过。既往史是询问患者既往的健康状况和过去曾经患过的疾病等。家族史即某一疾病的患者家族成员发病情况。张景岳《景岳全书·传忠录·十问篇》曰："一问寒热二问汗，三问头身四问便，五问饮食六问胸，七聋八渴俱当辨，九因脉色察阴阳，十从气味章神见，见定虽然事不难，也须明哲毋招怨。"陈修园《医学实在易·问证诗》改为："一问寒热二问汗，三问头身四问便，五问饮食六问胸，七聋八渴俱当辨，九问旧病十问因，再兼服药参机变，妇人尤必问经期，迟速闭崩皆可见，再添片语告儿科，天花麻疹全占验。"卫生部中医司《中医病案书写格式与要求》改编为："问诊首当问一般，一般问清问有关，一问寒热二问汗，三问头身四问便，五问饮食六问胸，七聋八渴俱当辨，九问旧病十问因，再将诊疗经过参，个人家族当问遍，妇女经带病胎产，小儿传染接种史，痧痘惊疳嗜食偏。"

1. 问恶寒、畏寒：恶寒与畏寒都是中国医药学症状名称，是患者的主观感觉。患者自觉怕冷多加衣被或近火取暖仍感寒冷不能缓解的称为恶寒。虽怕冷但加衣被或近火取暖而有所缓解的称为畏寒又称形寒。恶寒多见于外感疾病，中国医药学认为有一分恶寒便有一分表证，故恶寒是临床诊断外感表证的重要症状。畏寒多见于内伤疾病，常伴有四肢不温，是阳气不足的重要症状。畏风是中国医药学症状名称，是患者的主观感觉。恶风指患者遇风觉冷，避风则止。外感内伤俱可见恶风之证。新病畏风主外感，久病畏风主内伤。

2. 问发热、烘热：致热原使体温调定点上移引起调节性体温升高 0.5℃称发热。腋窝体温检测 10 分钟超过 37℃即可诊断为发热。烘热是患者自觉全身或某一局部发热的主观感觉，常伴有出汗或面部潮红，不伴发热。发热见于外感者，表证常伴恶寒，里证但热不寒；湿温午后身热，汗出不解。发热见于内伤者，阴虚常伴骨蒸潮热，阳虚常伴格阳戴阳；气虚发热常伴声低懒言，血虚发热常伴脉大无力。

3. 问有汗、无汗：外感表证出汗常伴发热恶寒。外感表证发热应有汗而无汗属卫气不达，外感里证出汗常伴壮热，外感里证壮热应有汗而无汗属营阴耗伤。内伤营卫不调自汗为卫气不固，内伤营卫不调盗汗为阴虚内热，内伤阴阳离决大汗淋漓为阳气外脱。战汗者，恶寒战栗，表情痛苦，辗转挣扎，继而汗出。阳气来复，战汗病退为佳；战汗热势不退，脉来急疾为正凶。

4. 问有痛、无痛：疼痛是不愉快的感觉和情绪感受，是主观感受症状。急性疼痛短期存在少于 2 个月，慢性疼痛持续 3 个月或以上。疼痛是感觉异常症状，不应痛而痛者痛觉过敏，应痛而不痛者痛觉减退。采用数字评分量表评估疼痛程度，0 分是无痛，1～3 分是轻度疼痛，4～6 分是中度疼痛，7～10 是重度疼痛。中国医药学将疼痛分为：①胀痛，主气机郁滞；②刺痛，主气滞血瘀；③绞痛，主实邪骤聚；④串痛，主郁气走串；⑤掣痛，主经脉阻滞；⑥灼痛，主肝火犯络；⑦冷痛，主寒凝筋脉；⑧裹痛，主湿邪困遏；⑨空痛，主气血不足；⑩隐痛，主诸虚不足。

四、脉诊

中国医药学原有全身切脉法,称三部九候。头部为上,手部为中,足部为下,每部又分天、地、人三候,共九候。上部天候按两额动脉,人候按耳前动脉,地候按两颊动脉。中部天候按手太阴经以候肺,人候按手少阴经以候心,地候按手阳明经以候胸中之气。下部天候按足厥阴经以候肝,人候按足太阴经以候脾胃,地候按足少阴经以候肾。《素问·三部九候论》曰:"人有三部,部有三候,以决死生,以处百病,以调虚实,而除邪疾。"帝曰:"何谓三部?"岐伯曰:"有下部、有中部、有上部,部各有三候。三候者,有天、有地、有人也。必指而导之,乃以为真。上部天,两额之动脉;上部地,两颊之动脉;上部人,耳前之动脉。中部天,手太阴也;中部地,手阳明也;中部人,手少阴也。下部天,足厥阴也;下部地,足少阴也;下部人,足太阴也。故下部之天以候肝,地以候肾,人以候脾胃之气。"帝曰:"中部之候奈何?"岐伯曰:"亦有天,亦有地,亦有人,天以候肺,地以候胸中之气,人以候心。"帝曰:"上部以何候之?"岐伯曰:"亦有天,亦有地,亦有人。天以候头角之气,地以候口齿之气,人以候耳目之气。三部者,各有天,各有地,各有人。三而成天,三而成地,三而成人。三而三之,合则为九,九分为九野,九野为九脏。故神脏五,形脏四,合为九脏。五脏已败,其色必夭,夭必死矣。"帝曰:"以候奈何?"岐伯曰:"必先度其形之肥瘦,以调其气之虚实,实则泻之,虚则补之。必先去其血脉而后调之,无问其病,以平为期。"帝曰:"决死生奈何?"岐伯曰:"形盛脉细,少气不足以息者危。形瘦脉大,胸中多气者死。形气相得者生。参伍不调者病。三部九候皆相失者死。上下左右之脉相应如参舂者病甚,上下左右相失不可数者死。中部之候虽独调,与众脏相失者死。中部之候相减者死,目内陷者死。"帝曰:"何以知病之所在?"岐伯曰:"察九候独小者病,独大者病,独疾者病,独迟者病,独热者病,独寒者病,独陷下者病。以左手足上,上去踝五寸按之,庶右手足当踝而弹之,其应过五寸以上蠕蠕然者不病,其应疾中手浑浑然者病,中手徐徐然者病。其应上不能至五寸,弹之不应者死。是以脱肉身不去者死。中部乍疏乍数者死。其脉代而钩者,病在络脉。九候之相应也,上下若一,不得相失。一候后则病,二候后则病甚,三候后则病危。所谓后者,应不俱也。察其腑脏,以知死生之期,必先知经脉,然后知病脉。真藏脉见者胜死。足太阳气绝者,其足不可屈伸,死必戴眼。"帝曰:"冬阴夏阳奈何?"岐伯曰:"九候之脉皆沉细旋绝者为阴,主冬,故以夜半死。盛躁喘数者为阳,主夏,故以日中死。是故寒热病者以平旦死。热中及热病者以日中死。病风者以日夕死。病水者以夜半死。其脉乍疏乍数,乍迟乍疾者,日乘四季死。形肉已脱,九候虽调犹死。七诊虽见,九候皆从者不死。所言不死者,风气之病,及经月之病,似七诊之病而非也,故言不死。若有七诊之病,其脉候亦败者死矣。必发哕噫。必审问其所始病,与今之所方病,而后各切循其脉,视其经络浮沉,以上下逆从循之。其脉疾者不病,其脉迟者病;脉不往来者死,皮肤着者死。"帝曰:"其可治奈何?"岐伯曰:"经病者治其经,孙络病者治其孙络血。血病身有痛者治其经络。其病者在奇邪,奇邪之脉则缪刺之,留瘦不移节而刺之。上实下虚切而从之,索其结络脉,刺出其血以见通之。瞳子高者太阳不足,戴眼者太阳已绝,此决死生之要,不可不察也。"三部九候临床也很少应用。

《难经·十八难》将寸口桡动脉,脉分为寸部、关部、尺部三部,每部有分轻浮、中按、重按九候,简称三部九候。《难经·十八难》曰:"脉有三部,部有四经,手有太阴、阳明,足有太阳、少阴,为上下部,何谓也?然。手太阴、阳明金也,足少阴、太阳水也,金生水,水流下行而不能上,故在下部也。足厥阴、少阳木也,生手太阳、少阴火,火炎上行而不能下,故为上部。手心主、少阳火,生足太阴、阳明土,土主中宫,故在中部也。此皆五行子母更相生养者也。脉有三部九候,各何主之?然。三部者,寸、关、尺也。九候者,浮、中、沉也。上部法天,主胸上至头之有疾也;中部法人,主鬲以下至脐之有疾也;下部法地,主脐以下至足之有疾也。正对腕后高骨为关部,关之前为寸部,关之后为尺部。右寸候肺,右关候脾,右尺候命门;左寸候心,左关候肝,左尺候肾。"

1. 浮脉
脉象:轻取即得,重按稍减而不空,举之泛泛而有余,如水上漂木。

主病:表证。

脉理:病邪在表,卫气由内而外抵御,脉气鼓动于外,故脉应指而浮有力。

2. 沉脉
脉象:轻取不应,重按乃得,如石沉水底。

主病:里证。

脉理:病邪在里,正气集聚于里相搏,故脉沉。

3. 迟脉
脉象:脉来迟慢,一呼一息脉搏不足四至。

主病:寒证。

脉理:阴寒积冷内凝,血行不畅,阳气鼓脉减弱,故脉迟。

4. 数脉
脉象:一呼一息脉搏五至以上。

主病:热证。

脉理:火热炽盛,气血亢奋,运行加速,故数脉。

5. 虚脉
脉象:三部脉举按空虚无力。

主病:虚证。

脉理:气血阴阳不足。阴血虚不足,脉管不充,故虚;阳气鼓脉衰退,故无力。

6. 实脉
脉象:三部脉举按充盈有力。

主病:实证。

脉理:寒热燥湿有余。寒热燥湿有余,脉管充盈,故实;正气亢奋,邪正相搏,故有力。

7. 细脉
脉象:脉如细线,应指明显。

主病:燥证。

脉理:燥胜则干。津液不足,脉管失润,故脉细。

8. 濡脉
脉象:浮而濡软,如帛在水。

主病:湿证。

脉理:湿性黏滞,浸淫脉道,故脉濡。

9. **滑脉**

脉象:往来流利,如珠走盘,应指圆滑。

主病:①主痰证;②主妊娠。

脉理:水湿凝聚为痰。痰性湿滑,浸淫脉管,故脉滑。妊娠气血旺盛,充盛脉管,故脉亦滑。

10. **涩脉**

脉象:迟细而短,往来艰涩,极不流利,如轻刀刮竹。

主病:主瘀血。

脉理:瘀血阻滞,血行不畅,故脉涩。

11. **弦脉**

脉象:端直以长,如按琴弦。

主病:①主类风;②主动脉硬化。

脉理:风性张弛,应脉为弦。肝主风,故弦脉亦主肝病。《素问·至真要大论》曰:"诸风掉眩皆属于肝,诸暴强直皆属于风。"

12. **结脉**

脉象:脉来缓,时而一止,止无定数。

主病:主心律失常。

脉理:心主血脉功能失常,脉搏动息无律。

13. **代脉**

脉象:脉来时见一止,止有定数,良久方来。

主病:主心律失常。

脉理:心主血脉功能失常,脉搏动息无律。

14. **微脉**

脉象:脉细欲绝,似有若无。

主病:主阴阳欲脱。

脉理:阴阳将脱,脉息将亡,故微细欲绝。

第七节　辨证纲要

辨证是将四诊收集的症状与体征通过中国医药学的分析得出疾病过程中某一阶段的病机概括(理),论治即根据辨证结果确定相应治疗方法(法),在治法的指导下选择相应方剂(方),在组方原则下选药(药)。辨证论治渊源于《伤寒论》观其脉证,知犯何逆,随证治之。

一、八纲辨证

八纲辨证即表、里、寒、热、虚、实、阴、阳八大纲领辨证。

1. **表证**

表证定义:病机与症状或体征在体表者称表证。

临床意义:①病位在表;②有向里发展趋势;③病机在表;④宜用治表方药。

辨证要点：①发热；②恶寒；③头痛；④身痛；⑤鼻塞；⑥皮疹；⑦肤痒；⑧苔薄；⑨脉浮。

2. 里证

里证定义：病机与症状或体征在体内者称里证。

临床意义：①病位在里；②有向表外出趋势；③病灶在里；④宜用治里方药。

辨证要点：①高热；②口渴；③失眠；④烦躁；⑤腹痛；⑥腹泻；⑦便秘；⑧苔厚；⑨脉沉。

表和里是说明病变部位的内外和病情的轻重。病在表者轻,在里者重。表证可以转化为里证,里证也可转化为表证。表证和里证同时出现称表里同病。

3. 寒证

寒证定义：证候性质属寒者称寒证。表寒证是表证与寒证两个证候因素复合而成,详见本章第二节《肺寒表证》。此处所述为里寒证。

临床意义：①病性属寒；②阴盛；③可能损伤阳气；④首选祛寒方药。

辨证要点：①畏寒；②喜温；③面暗；④口不渴；⑤口淡；⑥腹痛；⑦腹泻；⑧尿清；⑨舌质淡；⑩舌苔白；⑪脉迟。

临床决策：辛温祛寒。

治疗推荐：理中汤。

常用药物：党参,干姜,白术,甘草,肉桂,吴茱萸,蜀椒。

4. 热证

热证定义：证候性质属热者称热证。表热证是表证与热证两个证候因素复合而成,详见本章第二节《肺热表证》。此处所述为里热证。

临床意义：①病性属热；②阳盛；③可能损伤阴津；④首选清热方药。

辨证要点：①恶热；②喜冷；③面赤；④口渴；⑤口苦；⑥出血；⑦昏迷；⑧尿黄；⑨苔黄；⑩舌质红；⑪脉数。

临床决策：苦寒清热。

治疗推荐：凉膈散。

常用药物：黄芩,黄连,栀子,大黄,连翘,知母,薄荷,竹叶,甘草。

5. 虚证

虚证定义：阴阳气血不足证候称虚证。

临床意义：①精气夺则虚；②抗病能力不足；③邪气容易留着；④首选补虚方药。

辨证要点：气虚：①疲劳；②气短；③声低；④懒言；⑤苔白；⑥脉虚。

血虚：①头晕；②面色无华；③心悸；④视物模糊；⑤乏力；⑥舌淡；⑦脉虚。

阳虚：①恶寒；②四肢不温；③自汗；④舌淡；⑤苔白；⑥脉虚。

阴虚：①潮热；②颧红；③五心烦热；④盗汗；⑤消瘦；⑥苔少；⑦舌红；⑧脉虚。

临床决策：补虚扶正。

治疗推荐：气虚四君子汤；血虚四物汤；阴虚大补阴丸；阳虚正阳汤。

常用药物：人参,黄芪,阿胶,当归,龟板,熟地,附子,鹿茸。

6. 实证

实证定义：邪气滞留证候称实证。

临床意义：①邪气盛则实；②抗病能力旺盛；③正气容易损伤；④首选泻实祛邪方药。

辨证要点：①壮热；②体实；③癥瘕；④积聚；⑤便结；⑥腹水；⑦鼓胀；⑧苔厚；⑨脉实。

临床决策：泻实祛邪。

治疗推荐：阴实三物备急丸；阳实大陷胸汤。

常用药物：巴豆，大黄，干姜，水蛭，虻虫，桃仁。

7. 阴证

阴证定义：八纲辨证中阴性证候称阴证。

临床意义：①证候属阴；②静止性；③抑制性；④阴寒性；⑤首选抑阴或扶阳方药。

辨证要点：①里证；②寒证；③虚证。

8. 阳证

阳证定义：八纲辨证中阳性证候称阳证。

临床意义：①证候属阳；②活动性；③亢奋性；④阳热性；⑤首选制阳或滋阴方药。

辨证要点：①表证；②热证；③实证。

二、脏腑辨证

（一）心脏辨证

1. 心气虚证

证候定义：符合心气虚证辨证标准的证候称心气虚证。

临床意义：①心主血脉功能减退；②心藏神功能减退。

辨证要点：①心悸；②气短；③乏力；④失眠；⑤舌淡；⑥苔白；⑦脉虚；⑧脉结代。

常见疾病：①心律失常；②轻度慢性心功能不全；③睡眠障碍；④焦虑障碍。

临床决策：补益心气。

治疗推荐：归脾汤。

常用药物：人参，黄芪，白术，大枣，炙甘草等。

2. 心阳虚证

证候定义：符合心阳虚证辨证标准的证候称心阳虚证。

临床意义：①心主血脉功能减退；②心藏神功能减退；③心阳式微不能行水；④清阳不能上升。

辨证要点：①心气虚证症状；②畏寒；③四肢不温；④胸闷；⑤水肿；⑥自汗；⑦舌淡；⑧舌嫩；⑨脉虚；⑩脉结代；⑪血压下降。

常见疾病：①休克；②重度慢性心功能不全；③心律失常。

临床决策：温补心阳。

治疗推荐：保元汤。

常用药物：附子，人参，桂枝，干姜等。

3. 心血虚证

证候定义：符合心血虚证辨证标准的证候称心血虚证。

临床意义：①心主血脉功能减退；②心藏神功能减退；③血虚不能上荣。

辨证要点:①心悸;②失眠;③健忘;④头晕;⑤面色无华;⑥舌淡;⑦苔白;⑧脉虚。

常见疾病:①心律失常;②睡眠障碍;③贫血;④慢性脑供血不足。

临床决策:补益心血。

治疗推荐:圣愈汤。

常用药物:当归,熟地,白芍,川芎,党参,黄芪,龙眼肉等。

4. 心阴虚证

证候定义:符合心阴虚证辨证标准的证候称心阴虚证。

临床意义:①心藏神功能减退;②阴虚不能制阳;③自主神经功能紊乱。

辨证要点:①心血虚证症状;②烦躁;②潮热;③颧红;④咽燥;⑤口干;⑥盗汗;⑦舌红;⑧苔少;⑨脉细数。

常见疾病:①睡眠障碍;②自主神经功能紊乱;③焦虑障碍。

临床决策:滋养心阴。

治疗推荐:天王补心丹。

常用药物:玄参,丹参,沙参,五味,麦冬,天冬,柏子仁,酸枣仁,生地等。

5. 心瘀血证

证候定义:符合心瘀血证辨证标准的证候称心瘀血证。

临床意义:①心主血脉功能异常;②瘀血阻络而心痛;③血不畅行而水停。

辨证要点:①心悸;②胸闷;③心痛;④舌紫;⑤脉涩;⑥脉结代。

常见疾病:①冠心病;②心绞痛;③心律失常。

临床决策:活血化瘀。

治疗推荐:血府逐瘀汤。

常用药物:桃仁,红花,当归,生地,牛膝,川芎,桔梗,赤芍,枳壳,甘草,柴胡,丹参等。

6. 神明迷乱证

证候定义:符合神明迷乱证辨证标准的证候称神明迷乱证。

临床意义:①心主神明功能紊乱;②意识水平障碍;③意识内容障碍;④以火热扰乱神明多见。

辨证要点:①昏迷;②谵语;③高热;④面赤;⑤便结;⑥舌红;⑦苔黄;⑧脉数。

常见疾病:中枢神经感染性疾病。

临床决策:清心开窍。

治疗推荐:安宫牛黄丸;至宝丹;紫雪丹。

常用药物:牛黄,雄黄,麝香,安息香,冰片,犀角,羚角,珍珠,玳瑁,琥珀,龙脑,菖蒲,郁金,黄连,黄芩,栀子,金箔,银箔,石膏,寒水石,磁石,滑石,木香,沉香,元参,升麻,丁香,朴硝,硝石。

7. 痰迷心窍证

证候定义:符合痰迷心窍证辨证标准的证候称痰迷心窍证。

临床意义:①心藏神功能紊乱;②情感认知水平障碍;③无形之痰为患。

辨证要点:①胡言乱语;②精神抑郁;③表情淡漠;④举止失常;⑤自言自语;⑥记忆减退;⑦面色晦滞;⑧苔腻;⑨脉滑。

常见疾病:①精神分裂症;②伴有精神症状的抑郁障碍;③认知障碍。

临床决策:化痰开窍。

治疗推荐:礞石滚痰丸。

常用药物:礞石,沉香,黄连,黄芩,大黄,胆星,半夏,竹茹,竹沥,菖蒲,郁金等。

(二)肺脏辨证

1. 肺气虚证

证候定义:符合肺气虚证辨证标准的证候称肺气虚证。

临床意义:①肺主呼吸功能减退;②肺不布津,痰储气道;③肺主治肺功能减退。

辨证要点:①气短;②体倦;③懒言;④乏力;⑤咳嗽;⑥气喘;⑦痰清;⑧面白;⑨舌淡;⑩苔白;⑪脉虚。

常见疾病:①慢性阻塞性肺疾病;②肺源性心脏病。

临床决策:补益肺气。

治疗推荐:补肺汤;金水六君煎。

常用药物:人参,黄芪,熟地,当归,茯苓,半夏,陈皮,五味子,紫菀,桑白皮等。

2. 肺阴虚证

证候定义:符合肺阴虚证辨证标准的证候称肺阴虚证。

临床意义:①肺主呼吸功能减退;②肺脏阴津不足。

辨证要点:①咳嗽;②黏痰;③咳血;④低热;⑤骨蒸;⑥潮热;⑦颧红;⑧咽干;⑨舌红;⑩苔少;⑪脉细数。

常见疾病:①肺结核;②肺源性心脏病;③肺恶性肿瘤。

临床决策:滋补肺阴。

治疗推荐:百合固金汤;沙参麦冬汤。

常用药物:熟地,生地,当归,白芍,甘草,桔梗,玄参,贝母,麦冬,百合,沙参,玉竹。

3. 肺痰蕴证

证候定义:符合肺痰蕴证辨证标准的证候称肺痰蕴证。

临床意义:①肺主呼吸功能障碍;②肺主布津功能障碍;③脾主运化水湿功能受累。

辨证要点:①咳嗽;②气喘;③痰多;④胸闷;⑤苔腻;⑥脉滑。

常见疾病:①慢性支气管炎;②慢性阻塞性肺气肿;③支气管哮喘。

临床决策:化痰宣肺。

治疗推荐:三子养亲汤;苏子降气汤。

常用药物:白芥子,莱菔子,葶苈子,杏仁,苏子,茯苓,半夏,陈皮,当归、前胡、厚朴、肉桂,甘草。

4. 肺热痰证

证候定义:符合肺热痰证辨证标准的证候称肺热痰证。

临床意义:①肺主呼吸功能障碍;②肺主布津功能障碍;③脾主运化水湿功能受累。

辨证要点:①咳嗽;②气喘;③痰多;④胸闷;⑤苔黄腻;⑥舌红;⑦脉滑数。

常见疾病:①慢性支气管炎;②慢性阻塞性肺气肿;③支气管哮喘。

临床决策:清肺化痰。

治疗推荐:清肺化痰汤。

常用药物：山栀，黄芩，知母，贝母，麦冬，桑皮，桔梗，茯苓，橘皮，瓜蒌，甘草。

5. 肺表寒证

证候定义：符合肺表寒证辨证标准的证候称肺表寒证。

临床意义：①外感寒邪；②表寒证；③肺主呼吸功能受累；④有向里发展趋势；⑤首选辛温散寒方药。

辨证要点：①恶寒；②发热；③头痛；④身痛；⑤无汗；⑥咳嗽；⑦苔白；⑧脉浮紧。

常见疾病：①感冒；②各种传染病初期。

临床决策：辛温解表。

治疗推荐：麻黄汤；荆防败毒散。

常用药物：麻黄，桂枝，杏仁，甘草，荆芥，防风，羌活，独活，桔梗，枳壳。

6. 肺表热证

证候定义：符合肺表热证辨证标准的证候称肺表热证。

临床意义：①外感热邪；②表热证；③肺主呼吸功能受累；④有向里发展趋势；⑤首选辛凉清热方药。

辨证要点：①发热；②恶寒；③头痛；④咽痛；⑤有汗；⑥咳嗽；⑦舌红；⑧脉浮数。

常见疾病：①感冒；②各种传染病初期。

临床决策：辛凉解表。

治疗推荐：桑菊饮；银翘散。

常用药物：桑叶，菊花，桔梗，连翘，杏仁，甘草，薄荷，芦根，银花，连翘，牛蒡。

7. 肺表寒燥证

证候定义：符合肺表寒燥证辨证标准的证候称肺表寒燥证。

临床意义：①外感寒燥之邪；②表燥证；③肺主呼吸功能受累；④有向里发展趋势；⑤首选辛温润燥方药。

辨证要点：①恶寒；②发热；③咳嗽；④口干；⑤咽干；⑥唇干；⑦痰少；⑧苔糙；⑨脉浮。

常见疾病：①感冒；②各种传染病初期。

临床决策：辛温润燥。

治疗推荐：杏苏散；紫苏散。

常用药物：紫苏，前胡，杏仁，桔梗，枳壳，橘皮，甘草，大枣。

8. 肺表热燥证

证候定义：符合肺表热燥证辨证标准的证候称肺表热燥证。

临床意义：①外感热燥之邪；②表燥证；③肺主呼吸功能受累；④有向里发展趋势；⑤首选辛凉润燥方药。

辨证要点：①发热；②恶寒；③咳嗽；④口干；⑤咽干；⑥唇干；⑦痰少；⑧舌红；⑨脉浮数。

常见疾病：①感冒；②各种传染病初期。

临床决策：辛凉润燥。

治疗推荐：清燥救肺汤。

常用药物：桑叶，麦冬，杏仁，枇杷叶，沙参，麻仁，阿胶，石膏，甘草。

9. 肺表寒湿证

证候定义:符合肺表寒湿证辨证标准的证候称肺表寒湿证。

临床意义:①外感寒湿之邪;②表湿证;③肺主呼吸功能受累;④有向里发展趋势;⑤首选苦辛温燥湿方药。

辨证要点:①恶寒;②发热;③头重;④身体沉重;⑤骨节酸痛;⑥咳嗽;⑦苔白;⑧脉浮濡。

常见疾病:①感冒;②各种传染病初期。

临床决策:苦温燥湿。

治疗推荐:羌活胜湿汤;九味羌活汤。

常用药物:羌活,独活,藁本,防风,蔓荆子,川芎,防风,细辛,苍术,白芷,甘草。

10. 肺表热湿证

证候定义:符合肺表热湿证辨证标准的证候称肺表热湿证。

临床意义:①外感热湿之邪;②表湿证;③肺主呼吸功能受累;④有向里发展趋势;⑤首选苦辛寒燥湿方药。

辨证要点:①午后发热;②身热不扬;③头重如裹;④汗出不解;⑤身体沉重;⑥咳嗽;⑦苔薄黄;⑧脉濡数。

常见疾病:①感冒;②各种传染病初期。

临床决策:苦温燥湿。

治疗推荐:三仁汤;甘露消毒丹。

常用药物:杏仁,薏苡仁,蔻仁,半夏,通草,滑石,竹叶,厚朴,黄芩,茵陈,菖蒲,贝母,藿香,佩兰,连翘,薄荷,射干。

(三)脾脏辨证

1. 脾气虚证

证候定义:符合脾气虚证辨证标准的证候称脾气虚证。

临床意义:①脾主消化功能减退;②脾主肌肉功能减退;③首选健脾益气方药。

辨证要点:①神疲乏力;②少气懒言,③面色萎黄;④食欲不振;⑤脘腹胀满;⑥大便溏薄;⑦消瘦;⑧舌淡红;⑨苔薄白;⑩脉虚细。

常见疾病:①慢性胃炎;②消化性溃疡;③晚期肿瘤;④重症肌无力。

临床决策:健脾益气。

治疗推荐:参苓白术散;香砂六君丸。

常用药物:人参,黄芪,白术,茯苓,山药,扁豆,甘草,莲子,砂仁,薏苡仁,木香。

2. 脾阳虚证

证候定义:符合脾阳虚证辨证标准的证候称脾阳虚证。

临床意义:①脾主消化功能减退;②脾主肌肉功能减退;③首选健脾温阳方药。

辨证要点:①有脾气虚证症状或体征;②畏寒;③四肢不温;④腹痛;⑤腹水;⑥舌淡;⑦苔白;⑧脉迟。

常见疾病:①慢性胃炎;②消化性溃疡;③晚期肿瘤;④肝硬化腹水。

临床决策:温补脾阳。

治疗推荐:附子理中汤;温脾汤。

常用药物:附子,人参,吴茱萸,干姜,肉桂,白术,茯苓,砂仁,木香,甘草。

3. 脾不统血证

证候定义:符合脾不统血证辨证标准的证候称脾不统血证。

临床意义:①脾主统血功能障碍;②脾主消化功能受累;③首选健脾统血方药。

辨证要点:①有脾气虚证症状或体征;②出血;③月经过多;④崩漏;⑤紫癜;⑥贫血貌;⑦舌淡;⑧脉虚细。

常见疾病:①上消化道出血;②原发性血小板减少症;③消化道恶性肿瘤。

临床决策:健脾统血。

治疗推荐:黄土汤;温经汤。

常用药物:灶心土,甘草,地黄,白术,附子,阿胶,黄芩,吴茱萸,麦冬,当归,芍药,川芎,人参,桂枝,牡丹皮,生姜,甘草,半夏。

4. 中气下陷证

证候定义:符合中气下陷证辨证标准的证候称中气下陷证。

临床意义:①脾主升清功能障碍;②脾主消化功能受累;③首选升阳益气方药。

辨证要点:①有脾气虚证症状或体征;②发热;③头晕;④胸闷;⑤内脏下垂;⑥久泄。

常见疾病:①慢性疲劳综合征;②不明原因发热;③恶性肿瘤。

临床决策:升阳举陷。

治疗推荐:补中益气汤;升阳举陷汤。

常用药物:黄芪,党参,升麻,柴胡,葛根,防风,羌活,白术,当归,川芎,甘草,大枣。

5. 寒湿困脾证

证候定义:符合寒湿困脾证辨证标准的证候称寒湿困脾证。

临床意义:①寒湿积盛;②脾主运化功能障碍;③首选苦温燥湿方药。

辨证要点:①脘腹痞闷;②食欲不振;③便溏;④恶心欲吐;⑤口淡不渴;⑥头身困重;⑦面色晦黄;⑧阴疸;⑨小便短少;⑩舌淡胖;⑪苔白腻;⑫脉濡缓。

临床决策:苦温燥湿。

常见疾病:①病毒性肝炎;②慢性胃炎。

治疗推荐:胃苓汤。

常用药物:苍术,陈皮,厚朴,甘草,泽泻,猪苓,赤苓,白术,桂枝,豆蔻,木香。

6. 湿热蕴脾证

证候定义:符合湿热蕴脾辨证标准的证候称湿热蕴脾证。

临床意义:①湿热蕴结;②脾主运化功能障碍;③首选苦寒燥湿方药。

辨证要点:①脘腹痞闷;②食欲不振;③便溏;④恶心欲吐;⑤腹痛;⑥头身困重;⑦阳疸;⑧小便短赤;⑨舌红;⑩苔黄腻;⑪脉濡数。

常见疾病:①病毒性肝炎;②胰腺恶性肿瘤;③原发性肝癌。

临床决策:苦寒燥湿。

治疗推荐:茵陈蒿汤;黄连解毒汤。

常用药物:茵陈,栀子,大黄,黄连,黄芩,厚朴,苍术,泽泻,垂盆草,金钱草,六月雪。

（四）肝脏辨证

1. 肝气郁结证

证候定义：符合肝气郁结辨证标准的证候称肝气郁结证。

临床意义：①肝主疏泄功能障碍；②肝主谋虑功能障碍；③肝主藏血功能障碍；④首选疏肝解郁方药。

辨证要点：①情绪低落；②胸胁满闷；③咽喉如梗；④食欲不振；⑤乳房胀痛；⑥月经不调；⑦焦虑烦躁；⑧苔白；⑨舌红；⑩脉弦。

常见疾病：①抑郁障碍；②月经不调；③非酒精性脂肪肝。

临床决策：疏肝理气。

治疗推荐：柴胡疏肝饮；逍遥散。

常用药物：柴胡，青皮，香附，川芎，郁金，白芍，枳壳，当归，川楝子，茯苓，白术，薄荷。

2. 肝火热证

证候定义：符合肝火热证辨证标准的证候称肝火热证。

临床意义：①肝主疏泄功能障碍；②肝主谋虑功能障碍；③肝主藏血功能障碍；④火热伤阴可能；⑤肝阳上亢可能；⑥首选清肝泻火方药。

辨证要点：①头晕；②头痛；③躁怒；④失眠；⑤焦虑烦躁；⑥尿黄；⑦便秘；⑧出血；⑨舌红；⑩苔黄；⑪脉弦数。

常见疾病：①抑郁障碍；②焦虑障碍；③月经不调；④高血压病。

临床决策：清肝泻火。

治疗推荐：龙胆泻肝汤；泻青丸。

常用药物：龙胆，柴胡，青皮，栀子，黄芩，生地，车前草，丹皮，白芍，泽泻，当归。

3. 肝风内动证

证候定义：符合肝风内动辨证标准的证候称肝风内动证。

临床意义：①肝主筋功能障碍；②卒中可能；③首选镇肝熄风方药。

辨证要点：①头晕；②躁怒；③失眠；④震颤；⑤肌张力增高；⑥运动障碍；⑦舌红；⑧脉弦。

常见疾病：①高血压病；②睡眠障碍；③帕金森病。

临床决策：镇肝熄风。

治疗推荐：镇肝熄风汤；天麻钩藤饮。

常用药物：龙骨，牡蛎，龟板，石决明，牛膝，珍珠母，白芍，玄参，天冬，天麻，钩藤，羚角。

4. 肝阴虚证

证候定义：符合肝阴虚证辨证标准的证候称肝阴虚证。

临床意义：①肝主疏泄功能障碍；②肝阴耗损；③首选镇肝熄风方药。

辨证要点：①胁肋隐痛；②潮热；③失眠；④烦躁；⑤疲劳；⑥抑郁；⑦舌红；⑧苔少；⑨脉弦细。

常见疾病：①原发性肝癌；②肝硬化；③帕金森病；④抑郁障碍。

临床决策：滋补肝阴。

治疗推荐：一贯煎；滋水清肝饮。

常用药物:地黄,沙参,枸杞,麦冬,当归,天冬,丹皮,栀子,酸枣仁,白芍,川楝子,柴胡,茯苓,泽泻,山茱萸,山药。

(五)肾脏辨证

1. 肾阳虚证

证候定义:符合肾阳虚证辨证标准的证候称肾阳虚证。

临床意义:①肾主藏精功能减退;②肾主命门功能减退;③首选温补肾阳方药。

辨证要点:①畏寒;②四肢不温;③头晕;④耳鸣;⑤腰酸;⑥性欲减退;⑦不孕;⑧舌淡;⑨脉沉虚。

常见疾病:①肾上腺皮质功能减退;②慢性肾炎;③甲状腺功能减退症;④黄体功能减退。

临床决策:温补肾阳。

治疗推荐:右归饮;鹿茸丸(《袖珍方》卷二引《淡寮方》)。

常用药物:鹿茸,熟地,附子,肉桂,淫羊藿,菟丝子,杜仲,肉苁蓉,沉香,当归,茴香,破故纸,山药,山茱萸,枸杞,杜仲。

2. 肾阴虚证

证候定义:符合肾阴虚证辨证标准的证候称肾阴虚证。

临床意义:①肾主藏精功能减退;②肾作强功能障碍;③首选滋补肾阴方药。

辨证要点:①头晕;②潮热;③耳鸣;④腰酸;⑤不孕不育;⑥口干;⑦舌红;⑧苔少;⑨脉沉虚。

常见疾病:①肾上腺皮质功能亢进;②糖尿病;③高血压病;④甲状腺功能亢进症;⑤帕金森病。

临床决策:滋补肾阴。

治疗推荐:左归饮;六味地黄丸。

常用药物:熟地,山药,枸杞,萸肉,牛膝,菟丝子,鹿胶,龟胶。

3. 肾气不固证

证候定义:符合肾气不固证辨证标准的证候称肾气不固证。

临床意义:①肾主水功能减退;②肾主固摄功能减退;③与泌尿外科疾病相关;④首选补肾固摄方药。

辨证要点:①小便频数;②余沥不尽;③遗尿;④小便失禁;⑤滑精;⑥白带清稀;⑦舌淡;⑧苔白;⑨脉沉虚。

常见疾病:①前列腺肥大;②前列腺肿瘤;③糖尿病;④盆腔炎;⑤膀胱炎。

临床决策:补肾固摄。

治疗推荐:①金匮肾气丸;②缩泉丸;③金锁固精丸。

常用药物:附子,肉桂,熟地,山药,萸肉,仙茅,淫羊藿,金樱子,芡实,诃子。

4. 肾虚水泛证

证候定义:符合肾虚水泛辨证标准的证候称肾虚水泛证。

临床意义:①肾主水功能减退;②肾阳不足;③与肾脏内科疾病相关;④首选补肾利水方药。

辨证要点:①水肿;②腹胀;③尿少;④畏寒;⑤四肢不温;⑥面色黧黑;⑦舌质淡;

⑧舌形胖嫩；⑨舌苔厚白；⑩脉沉细。

　　常见疾病：①慢性肾炎；②慢性肾功能不全；③肾病综合征。

　　临床决策：补肾利水。

　　治疗推荐：真武汤；消水圣愈汤；大黄附子汤。

　　常用药物：附子，桂枝，大黄，细辛，干姜，椒目，人参。

5. 肾不纳气证

　　证候定义：符合肾不纳气证辨证标准的证候称肾不纳气证。

　　临床意义：①肾主纳气功能减退；②肾阳不足；③与呼吸内科疾病相关；④首选补肾纳气方药。

　　辨证要点：①哮喘；②咳嗽；③胸闷；④短气；⑤畏寒；⑥四肢不温；⑦面色紫暗；⑧舌质淡；⑨舌苔白；⑩脉沉细。

　　常见疾病：①慢性支气管；②支气管哮喘；③慢性心功能不全。

　　临床决策：补肾纳气。

　　治疗推荐：参蛤散；黑锡丹。

　　常用药物：人参，蛤蚧，沉香，附子，熟地，当归。

（六）胃腑辨证

1. 胃阴虚证

　　证候定义：符合胃阴虚证辨证标准的证候称胃阴虚证。

　　辨证要点：①胃脘隐痛；②饥不欲食；③消瘦；④口干；⑤便结；⑥舌红；⑦苔剥；⑧脉沉细。

　　临床意义：①胃主受纳腐熟功能减退；②胃阴不足；③消化系统疾病相关；④外感热病恢复期。

　　常见疾病：①慢性胃炎；②胃恶性肿瘤；③各种传染病恢复期；④各种晚期恶性肿瘤。

　　临床决策：滋补胃阴。

　　治疗推荐：益胃汤。

　　常用药物：沙参，麦冬，冰糖，生地，玉竹，石斛，知母，元参，冬虫夏草，扁豆，薏苡仁。

2. 胃火热证

　　证候定义：符合胃火热证辨证标准的证候称胃火热证。

　　辨证要点：①胃脘灼痛；②渴喜冷饮；③消谷善饥；④牙龈肿痛；⑤口腔溃疡；⑥牙龈出血；⑦口苦；⑧口臭；⑨便秘；⑩舌红；⑪苔黄；⑫脉数。

　　临床意义：①胃主受纳腐熟功能亢进；②与消化系统疾病相关；③与口腔疾病相关。

　　常见疾病：①慢性胃炎；②胃恶性肿瘤；③口腔黏膜病；④牙周炎。

　　临床决策：清胃泻火。

　　治疗推荐：《症因脉治》清胃汤；《小儿药证直诀》泻黄散；《脾胃论》清胃散。

　　常用药物：升麻，黄连，生地，山栀，葛根，石膏，当归，丹皮，藿香，防风，甘草。

（七）胆腑辨证

1. 胆汁蕴结证

　　证候定义：符合胆汁蕴结证辨证标准的证候称胆汁蕴结证。

辨证要点：①腹胀；②腹痛；③口苦；④恶心；⑤呕吐；⑥舌红；⑦苔黄；⑧脉弦。

临床意义：①胆主储藏胆汁功能障碍；②与消化系统疾病相关。

常见疾病：①急性胆囊炎；②慢性胆囊炎；③胆石症；④急性胆管炎；⑤胆道恶性肿瘤。

临床决策：清热利胆。

治疗推荐：大柴胡汤。

常用药物：柴胡，黄芩，半夏，白芍，枳实，大黄，木香，金钱草，虎杖，乌梅，内金。

2. 胆气郁结证

证候定义：符合胆气郁结证辨证标准的证候称胆气郁结证。

辨证要点：①头晕；②目眩；③口苦；④恶心；⑤呕吐；⑥虚烦；⑦不寐；⑧易惊；⑨善恐；⑩胸闷；⑪舌红；⑫苔黄；⑬脉弦。

临床意义：①胆主中正之官功能障碍；②与精神疾病相关；③与无形之痰为患相关。

常见疾病：①抑郁障碍；②睡眠障碍；③躯体化障碍；④癔症。

临床决策：舒胆理气。

治疗推荐：小柴胡汤；温胆汤。

常用药物：柴胡，黄芩，半夏，党参，茯苓，陈皮，枳实，竹茹，香附，郁金，甘草。

（八）小肠辨证

小肠湿热证

证候定义：符合小肠湿热证辨证标准的证候称小肠湿热证。

辨证要点：①腹痛；②腹泻；③尿短黄；④尿血；⑤便血；⑥大便不畅；⑦发热；⑧舌红；⑨苔黄腻；⑩脉濡数。

临床意义：①小肠分清泌浊功能障碍；②小肠恶性肿瘤；③与泌尿系统疾病相关。

常见疾病：①急性和慢性肠炎；②小肠恶性肿瘤；③肠梗阻；④下消化道出血；⑤尿路感染。

临床决策：清热燥湿。

治疗推荐：黄连解毒汤；白头翁汤。

常用药物：黄连，黄芩，黄柏，栀子，枳实，厚朴，白头翁，白芍，秦皮，苍术，防风，甘草。

（九）大肠辨证

1. 大肠湿热证

证候定义：符合大肠湿热证辨证标准的证候称大肠湿热证。

辨证要点：①腹痛；②腹泻；③肛门灼热；⑤便血；⑥下痢脓血；⑦发热；⑧舌红；⑨苔黄腻；⑩脉濡数。

临床意义：①大肠传导化物功能障碍；②湿热蕴毒。

常见疾病：①急性肠炎；②非特异性溃疡性结肠炎。③大肠恶性肿瘤；④下消化道出血。

临床决策：清热燥湿。

治疗推荐：葛根黄芩黄连汤；木香槟榔丸；枳实导滞丸。

常用药物：黄连，黄芩，黄柏，栀子，大黄，枳实，厚朴，白头翁，白芍，秦皮，苍术，防风，木香，槟榔，青皮，陈皮，香附子，牵牛。

2. 大肠燥热证

证候定义：符合大肠燥热证辨证标准的证候称大肠燥热证。

辨证要点：①便秘；②数日一次；③腹痛；④口干；⑤舌红；⑥苔燥；⑦脉涩。

临床意义：①大肠传导化物功能障碍；②大肠失润。

常见疾病：①习惯性便秘；②大肠恶性肿瘤。

临床决策：润燥通便。

治疗推荐：麻子仁丸；增液汤。

常用药物：火麻仁，苦杏仁，大黄，枳实，厚朴，白芍，元参，麦冬，生地。

（十）膀胱辨证

膀胱湿热证

证候定义：符合膀胱湿热证辨证标准的证候称膀胱湿热证。

辨证要点：①尿频；②尿急；③尿痛；④尿灼热感；⑤尿血；⑥尿浊；⑦尿石；⑧腹胀；⑨发热；⑩腰痛；⑪舌红；⑫苔黄腻；⑬脉濡数。

临床意义：①膀胱气化尿液功能障碍；②湿热下注膀胱。

常见疾病：①急性尿路感染；②膀胱结石；③膀胱肿瘤。

临床决策：清利膀胱。

治疗推荐：八正散。

常用药物：车前子，瞿麦，扁蓄，滑石，栀子，甘草，木通，大黄，金钱草，黄柏。

三、六淫辨证

中国医药学通过临床辨证认识病因，所谓辨证求因。病因由临床症状而定，可见中国医药学所谓病因不是真正意义上的疾病原因。风为百病之长，外感寒热燥湿皆凭风而入机体，风寒在表名表寒，风热在表名表热，风湿在表名表湿，风燥在表名表燥。绝无风寒在里，风热在里，风湿在里，风燥在里之说。寒热燥湿一旦入里，即去风字。因此，外感之风即寒热燥湿在表之意，寒热燥湿在表即外感之风。此时，风即是表，表即是风。

（一）六淫致病特点

风邪致病特点：风邪为百病之长。

寒邪致病特点：①寒为阴邪，易伤阳气。②寒主收引，主凝主痛。

暑邪致病特点：①暑邪为阳，其性炎热。②暑多挟湿，病情交错。

湿邪致病特点：①湿性重浊，下易受邪。②湿性黏滞，病程缠绵。

燥邪致病特点：①燥胜则干，津液受损。②燥易伤肺，累及阴精。

火热致病特点：①火热阳邪，其性炎上。②生风动血，易致肿疡。

（二）寒邪辨证

1. **寒邪在表**：见本章《辨证纲要》第二节《脏腑辨证》的《肺表寒证》。

2. **寒邪在里**：见本章《辨证纲要》第一节《八纲辨证》的《寒证》。

（三）火热辨证

1. **热邪在表**：见本章《辨证纲要》第二节《脏腑辨证》的《肺表热证》。

2. **火热在里**：见本章《辨证纲要》第一节《八纲辨证》的《热证》。

（四）燥邪辨证

1. **寒燥在表**：见本章《辨证纲要》第二节《脏腑辨证》的《肺表寒燥证》。

2. **热燥在表**：见本章《辨证纲要》第二节《脏腑辨证》的《肺表热燥证》。

3. **寒燥在里**

证候定义：符合寒燥在里证辨证标准的证候称寒燥在里证。

辨证要点：①恶寒；②发热；③咳嗽；④口干；⑤咽干；⑥痰少；⑦烦躁失眠；⑧便秘；⑨舌淡苔白；⑩脉涩。

临床意义：①秋季外感；②津液不足；③常挟寒邪。

常见疾病：①秋季传染病；②脏燥；③习惯性便秘。

临床决策：温润凉燥。

治疗推荐：甘麦大枣汤；《太平圣惠方》卷84当归丸。

常用药物：火麻仁，郁李仁，松子仁，当归，白术，川芎。

4. **热燥在里**

证候定义：符合热燥在里证辨证标准的证候称暑邪在里证。

辨证要点：①发热；②恶寒；③咳嗽；④口干；⑤咽干；⑥痰少；⑦烦躁失眠；⑧便秘；⑨舌红苔糙；⑩脉数。

临床意义：①秋季外感；②津液不足；③常挟热邪。

常见疾病：①秋季传染病；②肺结核；③习惯性便秘。

临床决策：凉润热燥。

治疗推荐：养阴清肺汤；《医宗金鉴》琼玉膏。

常用药物：沙参，天冬，麦冬，枇杷叶，百合，玉竹，石斛，玄参，羊乳根，枸骨叶，楮实子。

刘河间认为《内经》病机19条缺少燥淫，因而补充"诸涩沽涸，干劲皴揭，皆属于燥"一条，使《内经》六气病机得为全璧。

（五）湿邪辨证

1. **寒湿在表**：见本章《辨证纲要》第二节《脏腑辨证》的《肺表寒湿证》。

2. **湿热在表**：见本章《辨证纲要》第二节《脏腑辨证》的《肺表湿热证》。

3. **寒湿在里**：见本章《辨证纲要》第二节《脏腑辨证》的《寒湿困脾证》。

4. **湿热在里**：见本章《辨证纲要》第二节《脏腑辨证》的《湿热蕴脾证》。

（六）暑邪辨证

1. **暑邪在表**

证候定义：符合暑邪在表证辨证标准的证候称暑邪在表证。

辨证要点：①暑季发热；②畏寒；③头重；④汗出；⑤疲劳乏力；⑥食欲不振；⑦尿短；⑧舌红；⑨苔薄；⑩脉浮。

临床意义：①暑季外感；②肺主卫表功能障碍；③常挟湿邪。

常见疾病：①暑季感冒；②暑季传染病初起。

临床决策：解表清暑。

治疗推荐：新加香薷饮。

常用药物:香薷,扁豆花,厚朴花,银花,连翘,藿香,佩兰。

2. 暑邪在里

证候定义:符合暑邪在里证辨证标准的证候称暑邪在里证。

辨证要点:①暑季高热;②多汗;③口渴;④烦躁;⑤尿短赤;⑥体倦少气;⑦精神不振;⑧舌红;⑨苔黄;⑩脉数。

临床意义:①暑季外感;②暑热伤阴;③暑热耗气。

常见疾病:①暑温;②乙型脑炎。

临床决策:清暑益气。

治疗推荐:王孟英清暑益气汤。

常用药物:西洋参,石斛,麦冬,黄连,竹叶,荷梗,石膏,知母,甘草,粳米,西瓜翠衣。

四、六经辨证

六经辨证是张仲景创建的中国医药学外感热病辨证方法。张仲景《伤寒论》将外感传染疾病发生、发展过程的各种证候,归纳为太阳、阳明、少阳、太阴、厥阴、少阴6大类型,史称六经辨证。

(一)太阳病辨证

1. 太阳中风证

证候定义:符合太阳中风证辨证标准的证候称太阳中风证。

辨证要点:①头痛;②发热;③恶风;④汗出;⑤脉浮缓。

临床意义:①外感热病初起;②营卫不和。

临床决策:调和营卫。

治疗推荐:桂枝汤。

常用药物:桂枝,白芍,生姜,甘草,大枣。

2. 太阳伤寒证

证候定义:符合太阳伤寒证辨证标准的证候称太阳伤寒证。

辨证要点:①发热;②恶寒;③无汗;④头痛;⑤身痛;⑥骨节疼痛;⑦脉浮紧。

临床意义:①外感热病初起;②寒遏太阳卫表。

临床决策:散寒解表。

治疗推荐:麻黄汤。

常用药物:麻黄,桂枝,杏仁,甘草。

(二)少阳病辨证

1. 少阳中风证

证候定义:符合少阳中风证辨证标准的证候称少阳中风证。

辨证要点:①发热;②往来寒热;③口苦;④咽干;⑤目眩;⑥目赤;⑦两耳无所闻;⑧胸中满而烦;⑨胁下硬满;⑩干呕;⑪不能食。

临床意义:①外感热病少阳阶段;②风遏少阳机枢。

临床决策:和解少阳。

治疗推荐:小柴胡汤。

常用药物:柴胡,黄芩,半夏,人参,生姜,甘草,大枣。

2. 少阳伤寒证

证候定义:符合少阳伤寒证辨证标准的证候称少阳伤寒证。

辨证要点:①发热;②往来寒热;③口苦;④咽干;⑤目眩;⑥头痛;⑦胁下硬满;⑧干呕;⑨不能食;⑩脉细弦。

临床意义:①外感热病少阳阶段;②寒遏少阳机枢。

临床决策:和解少阳。

治疗推荐:小柴胡汤。

常用药物:柴胡,黄芩,半夏,人参,生姜,甘草,大枣。

(三)阳明病辨证

1. 阳明经证

证候定义:符合阳明经证辨证标准的证候称阳明经证。

辨证要点:①壮热;②不恶寒;③反恶热;④口渴引饮;⑤汗出;⑥心烦;⑦小便短赤;⑧苔黄燥;⑨脉洪大;⑩胃家实。

临床意义:①外感热病邪实正盛阳明阶段;②寒邪化热入于阳明;③邪正决战时刻。

临床决策:清热护胃。

治疗推荐:白虎汤。

常用药物:石膏,知母,粳米,甘草。

2. 阳明腑证

证候定义:符合阳明腑证辨证标准的证候称阳明腑证。

辨证要点:①壮热;②日晡潮热;③大便燥结;④腹满疼痛;⑤神昏;⑥谵语;⑦烦躁;⑧苔黄燥;⑨脉沉实;⑩胃家实。

临床意义:①外感热病邪实正盛阳明阶段;②热结阳明;③邪正决战时刻;④意识障碍。

临床决策:泻热通腑。

治疗推荐:大承气汤。

常用药物:大黄,芒硝,枳实,厚朴。

(四)太阴病辨证

1. 太阴腹满证

证候定义:符合太阴腹满证辨证标准的证候称太阴腹满证。

辨证要点:①腹满;②腹痛;③腹泻;④呕吐;⑤食不下;⑥舌淡;⑦苔白;⑧脉沉迟。

临床意义:①外感热病由实转虚;②外感热病由热转寒;③太阴脾胃运化功能受累;④邪留正衰。

临床决策:温脾散寒。

治疗推荐:理中汤。

常用药物:人参,干姜,白术,甘草。

2. 太阴黄疸证

证候定义:符合太阴黄疸证辨证标准的证候称太阴黄疸证。

辨证要点:①黄疸;②小便不利;③手足自温;④腹满;⑤腹痛;⑥腹泻;⑦呕吐;

⑧食不下；⑨舌淡；⑩苔白；⑪脉沉迟。

临床意义：①外感热病由实转虚；②外感热病由热转寒；③太阴脾胃运化功能受累；④邪留正衰；⑤寒湿蕴结发黄。

临床决策：散寒燥湿。

治疗推荐：《医学心悟》茵陈术附汤。

常用药物：茵陈，白术，附子，干姜，甘草，肉桂。

（五）少阴病辨证

1. 少阴阴厥证

证候定义：符合少阴阴厥证辨证标准的证候称少阴阴厥证。

辨证要点：①四肢厥冷；②脉微细；③但欲寐；④下利清谷；⑤腹痛；⑥干呕；⑦舌淡；⑧苔白。

临床意义：①外感热病阴寒入里；②少阴心肾阳受损；③阳虚厥逆。

临床决策：温阳散寒。

治疗推荐：四逆汤。

常用药物：附子，人参，干姜，甘草。

2. 少阴阳厥证

证候定义：符合少阴阳厥证辨证标准的证候称少阴阳厥证。

辨证要点：①四肢厥冷；②脉微细；③嗜睡；④咳嗽；⑤心悸；⑥小便不利；⑧腹痛；⑨腹泻；⑩苔白。

临床意义：①外感热病气郁少阴；②阳气不能通达；③气郁厥逆。

临床决策：理气通脉。

治疗推荐：四逆散。

常用药物：柴胡，白芍，枳实，甘草。

（六）厥阴病辨证

厥热胜复证

证候定义：符合厥热胜复证辨证标准的证候称厥热胜复证。

辨证要点：①反复厥逆；②反复发热；③厥多热少；④厥少热多；⑤腹泻；⑥烦躁。

临床意义：①外感热病邪正交争；②厥阴肝胆枢纽受累；③厥多热少病症；④厥少热多病退。

临床决策：回阳救逆。

治疗推荐：乌梅丸。

常用药物：乌梅，花椒，黄连，细辛，附子，干姜，桂枝，人参，当归。

五、卫气营血辨证

卫气营血辨证是外感温病的辨证方法。卫气营血辨证用卫、气、营、血四大证候认识温病发展过程的由浅入深，由轻而重。叶天士《外感温热篇》曰："辨营卫气血虽与伤寒同，若论治法，则与伤寒大异也。"

（一）温病卫分病辨证

1. 卫分热证

证候定义:符合卫分热证辨证标准的证候称卫分热证。

辨证要点：①发热；②恶寒；③汗出；④咳嗽；⑤咽痛；⑥头痛。

临床意义：①温病初起；②向气分发展；③可以逆传心包；④肺主卫表功能受累。

临床决策:辛凉清热解表,在卫汗之可也。

治疗推荐:桑菊饮;银翘散。

常用药物:桑叶,菊花,薄荷,牛蒡,银花,连翘,桔梗。

2. 卫分燥热证

证候定义:符合卫分热燥证辨证标准的证候称卫分热燥证。

辨证要点：①发热；②恶寒；③汗出；④咳嗽；⑤咽痛；⑥头痛。

临床意义：①温病初起；②向气分发展；③可以逆传心包；④肺主卫表功能受累。

临床决策:辛凉润燥解表,在卫汗之可也。

治疗推荐:桑杏汤;清燥救肺汤。

常用药物:桑叶,杏仁,薄荷,象贝,沙参,梨皮。

3. 卫分湿热证

证候定义:符合卫分温热证辨证标准的证候称卫分温热证。

辨证要点：①发热；②恶寒；③午后身热；④汗出不解；⑤胸闷；⑥头重；⑦身体酸痛；⑧苔薄白腻；⑨脉浮濡。

临床意义：①温病初起；②向气分发展；③可以逆传心包；④肺主卫表功能受累；⑤病程缠绵。

临床决策:苦辛凉佐以淡渗,在卫汗之可也。

治疗推荐:藿朴夏苓汤。

常用药物:藿香,厚朴,半夏,赤苓,杏仁,薏苡仁,蔻仁,猪苓,豆豉,泽泻,通草。

（二）温病气分病辨证

1. 气分热燔证

证候定义:符合气分热燔证辨证标准的证候称气分热燔证。

辨证要点：①高热；②大汗；③大渴；④脉洪大；⑤烦躁；⑥面赤；⑦舌红；⑧苔黄。

临床意义：①温病中期；②向营分发展；③肺胃功能受累。

临床决策:辛寒清气,到气才可清气。

治疗推荐:白虎汤。

常用药物:石膏,知母,粳米,甘草。

2. 气分热结证

证候定义:符合气分热结证辨证标准的证候称气分热结证。

辨证要点：①高热；②便结；③午后潮热；④腹满；⑤腹痛；⑥烦躁；⑦谵语；⑧手足多汗；⑨舌红；⑩苔黄；⑪脉沉数。

临床意义：①温病中期；②向营分发展；③胃腑通降功能受累；④中枢神经受累。

临床决策:苦寒泻腑,到气才可清气。

治疗推荐:大承气汤;增液承气汤。

常用药物:大黄,芒硝,枳实,厚朴,黄连,黄芩。

3. 气分湿热证

证候定义:符合气分湿热证辨证标准的证候称气分湿热证。

辨证要点:①身热不扬;②汗出不解;③身重;④胸闷;⑤腹满;⑥恶心;⑦食欲不振;⑧尿短赤;⑨大便黏滞;⑩舌红;⑪苔黄厚腻;⑫脉濡数。

临床意义:①温病中期;②向营分发展;③肺脾宣发运化功能受累;④湿热胶结。

临床决策:苦辛寒佐以淡渗,到气才可清气。

治疗推荐:甘露消毒丹。

常用药物:豆蔻,藿香,茵陈,滑石,木通,菖蒲,黄芩,连翘,贝母,射干,薄荷。

(三)温病营分病辨证

1. 营分热证

证候定义:符合营分热证辨证标准的证候称营分热证。

辨证要点:①身热夜甚;②昼静夜躁;③神志昏迷;④谵语;⑤烦躁;⑥渴不欲饮;⑦斑疹隐隐;⑧舌红绛。

临床意义:①温病中期;②向血分发展;③中枢神经受累。

临床决策:清营透热,入营犹可透热转气。

治疗推荐:清营汤。

常用药物:犀角,生地,银花,连翘,元参,黄连,竹叶,丹参,麦冬。

2. 热入心包证

证候定义:符合温病热入心包证辨证标准的证候称温病热入心包证。

辨证要点:①神志昏迷;②发热;③谵语;④烦躁;⑤痰壅;⑥舌红绛;⑦脉数。

临床意义:①温病中期;②向血分发展;③中枢神经受累。

临床决策:清心开窍,入营犹可透热转气。

治疗推荐:安宫牛黄丸;至宝丹;紫雪丹。

常用药物:牛黄,雄黄,麝香,安息香,冰片,犀角,羚角,珍珠,玳瑁,琥珀,龙脑,菖蒲,郁金,黄连,黄芩,栀子,金箔,银箔,石膏,寒水石,磁石,滑石,木香,沉香,元参,升麻,丁香,朴硝,硝石。

(四)温病血分病辨证

血分热燔证

证候定义:符合温病血分热燔证辨证标准的证候称温病血分热燔证。

辨证要点:①出血;②发热;③谵语;④烦躁;⑤昏迷;⑥舌红绛;⑦脉数。

临床意义:①温病晚期;②血热妄行;③凝血功能受累。

临床决策:凉血散血,入血直须凉血散血。

治疗推荐:犀角地黄汤。

常用药物:犀角,生地,丹皮,赤芍。

第八节 临床决策

临床决策是治疗疾病的策略决定。不同疾病有不同的临床决策,同一疾病由于病情病势不同亦有不同决策。疾病千变万化临床决策亦随机应变。决策正确,方药才能不误。指导临床决策的核心思想是治病必求于本。岐伯曰:"治之极于一。"帝曰:"何谓一?"岐伯曰:"一者因得之。"《医门法律·申明内经法律》曰:"凡治病者在必求于本。或本于阴,或本于阳。知病之所由生而直取之,乃为善治。若不知根本,则茫如望洋,无可问津矣。"《素问·六元正纪大论》曰:"知其要者,一言而终,不知其要,流散无穷。"

一、辨别证候的临床决策

(一)贼至则祛之——去其所本无着眼于通

寒热燥湿郁气瘀血谓之邪。邪气是否致病,决定于机体阴阳气血是否正常流通。《素问·经脉别论篇》曰:"勇者气行则已,怯者则着而为病。"着,即邪着机体局部,此处阴阳气血不通,故祛邪治法的作用原理是消除局部留邪,恢复病灶阴阳气血流通。

1. **寒者热之**:寒邪引起的病证称寒证。寒证的临床表现已如本书《辨证纲要》所述。寒主收引,其性凝聚。《内经》治疗寒邪决策是:治寒以热,寒者热之。辛温辛热方药可以祛除局部寒邪,恢复机体阴阳气血流通。张仲景《伤寒论》重点论述寒邪为患,麻黄汤、大青龙汤、理中汤、真武汤、附子汤、四逆汤、吴茱萸汤等都是寒者热之的经世名方。朱肱《类证活人书》霹雳散、火焰散、丹砂丸、反阴丹、硫黄丸、附子饮子、白术散、附子散、正阳散、肉桂散、回阳丹、返阴丹、天雄散等方药,是寒者热之的临床决策运用典范。王好古《阴证略例》是中国医药学第一部阴寒证治专著。此书辑集《内经》、张仲景、朱肱、许叔微、韩祗和、张元素等治寒精华,参以己见,有证有方,有论有辨,审证用药,井然不乱,已故名医赵锡武教授甚为推崇。

热之不热,是无火也,益火之源以消阴翳。《素问》所谓热之而寒者取之阳是也。

2. **热者寒之**:热邪引起的病证称热证。热证的临床表现已如本书《辨证纲要》所述。热主弛张,其性炎上。《内经》治疗热邪决策是:治热以寒,热者寒之。辛凉苦寒方药可以清除局部热邪,恢复机体阴阳气血流通。六气各一,惟火有二。《素问》病机19条,火热居其十。火热之为患大矣!刘河间有六气皆可化火的著名论断,防风通圣散、双解散、天水散、凉膈散、犀角汤等都是热者寒之临床决策的临床体现。叶天士《外感温热篇》更是热者寒之临床决策指导下的外感热证论治。

寒之不寒,是无水也,壮水之主以制阳光。《素问》所谓寒之而热者取之阴是也。

3. **湿者燥之**:湿邪引起的病证称湿证。湿证的临床表现已如本书《辨证纲要》所述。湿主重着,其性黏滞。《内经》治疗湿邪决策是:治湿以燥,湿者燥之。湿分寒热:苦辛温佐以淡渗治寒湿,苦辛寒佐以淡渗治湿热。王冰曰:"治湿之病,不下小便,非其法也。罗天益师事东垣而于燥湿独擅焉。"《卫生宝鉴》立言独重脾胃而用药主乎温燥。制对金饮子,以平胃散合五苓散加草豆蔻,合乎苦辛温佐以淡渗的原则;制导滞通经汤、无凝丸等,移步换形,深合经义。石芾南《医原》以阴阳六气为百病提纲而概之以燥湿二气,尝谓:湿属地气,地气氤氲黏腻为浊邪。肺主一身之气化,气为邪阻,不能行水,故湿无由化,浊邪归浊道,故必传胃肠;浊中清者,必传膀胱。法当轻开所阻肺气之湿邪,佐以流利肠胃气机,兼通膀胱气化。

燥之不燥,是无阳也,温脾之阳以运氤氲。燥之而湿者求之脾,以脾主运化水湿也。

4. **燥者润之**:燥邪引起的病证称燥证。燥证的临床表现已如本书《辨证纲要》所述。燥主沽涸,其性干涩。《内经》治疗燥邪决策是:治燥以湿,燥者润之。刘河间认为《内经》病机19条缺少燥淫,因而补充诸涩沽涸,干劲皴揭,皆属于燥一条,使《内经》六气病机得为全璧。燥亦分寒热:辛温甘润寒燥,辛凉甘润热燥。喻嘉言《医门法律》著秋燥鸿论,自制清燥救肺汤,辛甘凉润热燥,诚为燥者润之功臣。吴鞠通《温病条辨》有秋燥胜气论名篇,自制杏苏散,辛温甘润寒燥,堪称燥者润之名家。

燥之不燥,是无津也,滋肺之液以润枯涸。湿之而燥者责之肺,以肺主宣发布津也。

5. **气郁散之**:气机郁结引起的病证称郁证。七情五志贵在舒畅条达。情志因素直解导致气机运行失常,引起郁证。《素问·至真要大论》治疗郁证的决策是:"结者散之。"散,指疏理气机形散郁气。中国医药学根据五脏各自功能特点以及五脏郁证的不同临床表现,在气郁散之临床决策指导下,分别有5种不同治疗措施。肝郁证又称木郁,木郁达之。赵献可《医贯》有郁病论,曰:"予以一方治其木郁,而诸郁皆因而愈。一方者何,逍遥散是也。心郁又称火郁,火郁发之,开发心胸郁气,使心气宣畅,胸阳敷布。"治疗推荐为李东垣升阳散火汤,仲景瓜蒌薤白白酒汤、瓜蒌薤白半夏汤等亦可借用。脾郁又称土郁,土郁夺之,夺胃下之,令无壅碍,张子和木香槟榔丸是土郁夺之的代表方。肺郁又称金郁,金郁泄之,诸气膹郁皆属于肺。易思兰畅卫舒中汤是金郁泄之代表方。王孟英曰:"伸其洽节,俾浊气下趋,即是宣达之机。"易思兰曰:"万病开郁为先而补益后焉。肾郁又称水郁,水郁折之,止逆下气,使结气下降而消散,沈金鳌《杂病源流犀烛》折郁汤是水郁折之治疗推荐。"

气有余便是火,故行气不忘泻火,泻火常佐行气。

6. **血瘀决之**:瘀血引起的病证称瘀血证。血液运行贵在通畅。血液的高凝状态、血液的流速降低以及血管内皮的损害等因素都能导致血液瘀阻脉道。离经之血则导致血液瘀阻脏腑器官或组织。《素问·阴阳应象大论》曰:"血实宜决之。"《说文》:"决,行流也。"《管子·君臣下篇》:"决之则行,塞之则止。"中国医药学的活血化瘀是针对瘀血的临床决策。张仲景用桃核承气汤、抵当汤、抵当丸治蓄血,当归四逆汤治寒凝血瘀之厥逆,鳖甲煎丸治瘀血癥瘕,大黄䗪虫丸治干血五劳,大黄牡丹汤治瘀血肠痈,下瘀血汤治产妇干血著脐下,桂枝茯苓丸治瘀血癥痼,等等。张隐庵曰:"血实者决之使行,行血以驱邪。人皆知百病生于气,而不知血为百病之始也。"王清任《医林改错》对血瘀决之临床决策有独到见解,创制通窍活血汤治头面四肢周身血管瘀血证,血府逐瘀汤治胸中血府瘀血证,膈下逐瘀汤治肚腹瘀血证。少腹逐瘀汤、通经逐瘀汤、会厌逐瘀汤、身痛逐瘀汤等亦制方精巧,移步换形,别出心裁。唐容川指出离经之血瘀阻体内,新血不能安行无恙,终必妄走外溢。凡治血者,必先以去瘀为要。推崇葛可久《十药神书》中的花蕊石散,誉其为化瘀妙药。他对瘀血攻心乘肺,瘀血在上焦、中焦、下焦及在皮凑、肌肉、经络、脏腑等的诊治,作了全面而深入的论述,足资领悟。

血有余便是水,故活血不忘利水,利水常佐以活血。

(二) 子逆则安之——复其所固有立意在平

中国医药学认为气血阴阳是构成人体组织结构及维持人体生命活动的基本物质。《素问·五脏别论》曰:"五脏者,藏精气而不泻也,故满而不能实。"满,指气血阴阳生命物质盈满。生命物质时刻升降出入代谢更新,不断消耗又随时补充,故曰满而不能实。《素问·通评虚实论》中黄帝问曰:"何谓虚实?"岐伯对曰:"邪气盛则实,精气夺则虚。"阴阳气血量的不足即是虚证。阴阳气血不足是否致病,决定于整体阴阳是否平衡。《素问·阴阳应象大论》曰:"阴平阳秘精神乃治。"虚,即机体局部生命物质不足;平,即因虚而阴阳平衡失调。补虚治法的作用原理是补充局部阴阳气血的数量,恢复阴阳平衡。

1. 气虚煦之:气是构成人体组织结构及维持人体生命活动的基本物质之一。气的数量不足引起的病证称气虚证。《难经·二十二难》曰:"气主煦之。"

气虚临床表现:①疲劳;②乏力;③声低;④懒言;⑤面色㿠白;⑥舌淡;⑦苔白;⑧脉细。

气虚临床决策:气虚煦之。

气虚治疗推荐:四君子汤;补中益气汤。

补气常用药物:人参,党参,黄芪,黄精,白术,山药,甘草。

五脏气虚证治见本书第六章。《素问·五脏生成篇》曰:"诸气者,皆属于肺。"《素问·六节藏象论》曰:"肺者,气之本。"肺主一身之气,宗气、卫气皆与肺脏密切相关,故气虚以补益肺气为先务。

2. 血虚濡之:血是构成人体组织结构及维持人体生命活动的基本物质之一。血的数量不足引起的病证称血虚证。《难经·二十二难》曰:"血主濡之。"

血虚临床表现:①心悸;②健忘;③面无血色;④头晕;⑤月经量少;⑥舌淡;⑦苔白;⑧脉细。

血虚临床决策:血虚濡之。

血虚治疗推荐:四物汤;当归补血汤。

补血常用药物:熟地,当归,阿胶,白芍。

五脏血虚证治见本书第六章。《素问·五脏生成》云:"人卧血归于肝,肝受血而能视,足受血而能步,掌受血而能握,指受血而能摄。"王冰曰:"肝藏血,心行之。人动则血运于诸经,人静则血归于肝脏。何也?肝主血海故也。肝主一身之血,故血虚以补肝血为先务。"

3. 阴虚滋之:阴是构成人体组织结构及维持人体生命活动的基本物质之一。阴的数量不足引起的病证称阴虚证。

阴虚临床表现:①低热;②午后潮热;③手足心热;④盗汗;⑤口燥;⑥咽干;⑦烦躁;⑧舌红;⑨少苔;⑩脉细数。

阴虚临床决策:阴虚滋之。

血虚治疗推荐:六味地黄丸;左归丸;大补阴丸。

补血常用药物:生地,枸杞,龟板,鳖甲,萸肉。

五脏阴虚证治见本书第六章。《素问·阴阳应象大论》曰:"精不足者补之以味。"精者阴也,补阴当取味厚的阴药,如地黄、枸杞、天冬、龟板、鳖甲、紫河车、猪脊髓等。临床单纯阴虚证较为少见。阴虚及阳,阴阳互根之理,张景岳制左归丸、左归饮,善补阴者必于阳中求阴。阴虚阳亢,阴阳消长之理,朱丹溪制大补阴丸,王太仆所谓壮水之主以制阳光。朱丹溪据此提出著名的阴常不足阳常有余论,足资启迪。

4. 阳虚温之:阳是构成人体组织结构及维持人体生命活动的基本物质之一。阳的数量不足引起的病证称阳虚证。

阳虚临床表现：①畏寒；②四肢不温；③口淡；④喜热；⑤自汗；⑥小便清长；⑦面色淡白；⑧舌淡胖嫩；⑨苔白滑；⑩脉沉细。

阳虚临床决策：阳虚温之。

阳虚治疗推荐：大补阴丸；右归丸；真武汤。

补阳常用药物：鹿茸，紫河车，冬虫夏草，肉苁蓉，淫羊藿，杜仲，巴戟天，补骨脂，菟丝子。

《素问·阴阳应象大论》曰："形不足者温之以气。"形者阳也，补阳当取气温的阳药，如鹿茸，紫河车，肉苁蓉，淫羊藿，杜仲，巴戟天，补骨脂，菟丝子等。临床单纯阳虚证较为少见。阳虚及阴，阴阳互根之理，张景岳制右归丸、右归饮，善补阳者必于阴中求阳。张景岳曰据此提出著名的阳非有余阴常不足论，曰天之大宝只此一丸红日，人之大宝只此一息真阳。阳虚阴盛，阴阳消长之理，张仲景有真武汤，王太仆所谓益火之源以消阴翳。

二、审察病情的临床决策

喻嘉言《医门法律》阐明临证观察病情的重要性："凡治病不问病人所便，不得其情，草草诊过，用药无据，多所伤残，医之过也。"病情千变万化、复杂错综，务须清思静虑，以求临床决策之是。

（一）标本之辨，缓急其要

《素问·标本病传论》曰："病发而有余，本而标之，先治其本，后治其标；病发而不足，标而本之，先治其标，后治其本。"王冰注："本先病，标后病，必谨察之。"本而标之，谓有先病复有后病，以其有余，故先治其本，后治其标也。标而本之，谓先发轻微缓者，后发重大急者，以其不足，故先治其标，后治其本也。"病"均指标病；"有余""不足"指机体对标病的适应能力。凡机体对标病的适应力较本病强时（病发而有余），当先治本后治标；凡机体对标病的适应力较本病弱时（病发而不足），应先治标后治本。后世医家据此提出的"急则治标，缓则治本"的原则，可谓是经文的最善注脚。

1. 病发而有余，本而标之（缓则治本）：权衡标本之间病情缓急，如果标病缓而不急，当先本后标。理由有2个：一是标病缓，相对说本病急，先主后次，治序井然；二是多数情况下本病往往是标病的因，先因后果，疗效常佳。《素问·标本病传论》举例说："先病而后逆者或先逆而后病者治其本；先寒而后生病者或先病而后生寒者治其本；先病而后泄者或先泄而后生他病者治其本；先中满而后烦心者治其本；先小大不利而后生病者治其本。"《素问·至真要大论》亦曰："从内之外盛于外者，先调其内而后治其外；从外之内而盛于内者，先治其外而后调其内。"前人治验，如许叔微治一人营虚伤寒，发热头痛，脉浮数而无力，尺脉迟而弱者。先用建中加当归、黄芪，翌日脉尚尔。其家人索发汗药，言几不逊，许忍之，只用建中调营治本而已。至五日，尺部方应，遂投麻黄汤治标，二服而愈（《本事方》）。又如喻嘉言治周倍川。周年七十三岁，平素体壮，不觉其老。秋月病痢，久而不愈，至冬月成休息痢。日夜十余行，面目浮肿，肌肤晦黑，脉沉数有力。此阳邪陷入于阴之证也。病从外之里盛于里，以外为本，以里为标，标虽急而对机体生命无危急影响。依经旨先本后标，投活人败毒散，病大减，再与补中益气汤不旬日而愈（《寓意草》）。张景岳《类经》引用了王应震对本条经文的深刻阐说："见痰休治痰，见血休治血，无汗不发汗，有热莫攻热，喘生休耗气，精遗休涩泄，明得个中越，方是医中杰。"

2. **病发而不足，标而本之**（急则治标）：揆度标证与本证之间病情缓急，如果标证急而不缓，应先标后本。理由有 2 个：一是标病急，相对说本病缓，标证由次要地位转为主要地位，即《内经》所谓"标本相移"；二是转为主要地位的标病往往影响本病向好的方面发展，治疗标病，有利于本病好转。《素问·标本病传论》对此也有例示：先病而后生中满者治标，小大不利治其标。张仲景应用标本学说非常娴熟，尝谓："伤寒，医下之，续得下利清谷不止，身疼痛者急当救里；后身疼痛，清便自调者，急当救表。救里宜四逆汤，救表宜桂枝汤。""夫病痼疾，加以卒病，当先治其卒病，后乃治其痼疾也。"这都是对"病发而不足，标而本之"的深切体会。罗谦甫治一七旬老人，老人先病腹痛肠鸣自利，日夜五十余行，继则咽嗌疼痛，耳前后肿赤，舌本强，语言艰难，反侧闷乱，夜不能卧。虽仲景有先里后表之训，然下痢较先砭刺肿上，紫黑血出，并以桔梗、甘草、连翘、牛蒡、黄芩、升麻、防风治标，后以神应丸辛热之剂以散中寒治本，复以异功散收功（《卫生宝鉴》）。此案病症寒热错杂、表里相互影响，罗氏辨证以治标为急，治本为缓，可谓深得标本精义。再加临床常见瘀血引起的大出血，痰浊引起的厥证，热极引起的内风等，当阳气欲脱时，必先以参附辈固脱治标，然后或祛瘀止血，或化痰宣窍，或清热熄风，足见经旨实用价值甚高。

3. **间者并行，甚者独行**："谨察间甚，以意调之，间者并行，甚者独行"。这条经文给我们指明了孰标本同治，孰标本分治。在病变过程中，如果是标本俱急，治标不可以不治本，治本不可以不治标时，必须"并行"。特别在治标有利于本，治本有利于标时，"并行"就显得更为重要。如李东垣以清暑益气汤治暑热兼气虚，清暑与益气并行；朱丹溪以大补阴丸治阴虚兼火旺，滋阴与泻火并行；薛立斋以三生饮加人参治中风脱证，化痰与固脱并行；吴鞠通以增液承气汤治热结津亏，通腑与增液并行。都是"间者并行"的具体体现，值得效法。如果标本之间仅有一方急，那就无须并行，只宜独行，否则主次不突出，影响疗效。所谓并行总比独行稳当，这是错误的。应当独行反以并行，不但不会增强疗效，反会影响疗效。"甚者独行"还意味着用药要"少而精"。柯韵伯对此深有体会，谓："一人而系一世之安危者，必重其权而专任之；一物而系一人之死生者，当大其服而独用之。故先哲予气几息，血将脱之证，独用人参二两，浓煎顿服，能挽回性命于瞬息之间。恐或补住邪气，姑少少试之；或加消耗之味以监制之，其权不重，力不专，人何赖以得生乎？如古方霹雳散（单味附子）、大补丸（单味黄柏），皆用一物之长而取效最捷，于独参汤何疑耶！（《名医方论》）"我们品味斯言而深然之。

（二）逆从之用，真假其要

《素问·至真要大论》云："微者逆之，甚者从之。"极其关键地点明了逆从法则的应用规律。《至真要大论》云："同者逆之，异者从之……气相得者逆之，不相得者从之。"这条经文，可作为微、甚的注脚。气相得，指疾病的本质与现象相一致，即同；不相得，指疾病的本质与现象相反，即异。《类经》说："病有微甚者以证有真假也。"一语切中要害。微者逆之法则告诉我们：当疾病的本质与现象相一致的时候，必须采用违逆病象的方法治疗（治病象就是治本质）。如热邪表现出热象，治以寒凉清热；寒邪表现为寒象，治以温热散寒；湿邪表现为湿象，治以苦温燥湿；津液虚表现为燥象，治以甘凉滋润，等等。这是通常的治疗规律。逆治又称正治，《素问·至真要大论》说："逆者正治"。甚者从之法则告诉我们：当疾病的本质与现象相反的时候，必须采用顺从病象的方法治疗。《素问·至真要大论》举例说明了从治法则的具体运用。

1. **热因热用**:《内经》原文“寒用”当是“热用”之误。前一热字指症状,后一热字指治法。寒邪在病变过程中有时会表现出若干个假热症,如发热、面赤、不恶寒等。《伤寒论》第11条:“病人身大热,反欲得近衣者,热在皮肤,寒在骨髓也。”第317条:“少阴病,下利清谷,里寒外热,脉微欲绝,身反不恶寒,其人面色赤。”对于这种真寒假热证,切不可迷于假象而用寒凉助寒损阳,而应透过现象看本质,遵循“甚者从之”法则,用温热法顺从假象违逆本质而敞其寒。李士材治一人发热,昏乱闷绝,时索冷水,手扬足蹈,脉大无伦,按之如丝。医者十辈至,不曰柴胡、承气,则曰竹叶、石膏。李曰:“阴证似阳也,温剂犹生,凉剂立毙矣。”投附子理中汤,二剂即安(《续名医类案》)。

2. **寒因寒用**:《内经》原文“热用”当是“寒用”之误。前一寒字指症状,后一寒字指治法。热邪在病变过程中有时会表现出若干假寒症,如恶寒、肢冷、面色白等。《伤寒论》第11条:“病人身大寒,反不欲近衣者,寒在皮肤,热在骨髓也。”第350条:“伤寒脉滑而厥者,里有热,白虎汤主之”。对于这种真热假寒证,必须用清法。徐灵胎治洞庭卜夫人恶寒,前医进参附,十年来服附子数十斤而恶寒愈剧。徐曰:“此热邪并于内,当散其热使达于外。用芦根数两、煎清凉疏散之药饮之,三剂而去火,十剂而减衣(《洄溪医案》)。”

3. **塞因塞用**:前一塞字指症状,诸如脘腹胀满,大便不通,小便癃闭,月经不至,无汗等。后一塞字指补益法。张景岳说:“凡有邪、有滞、有胀、有痛为实。”一般来说,塞症是实证的主症,应用泻法。但为什么用补呢?因为这里的塞症是一种假象,是虚损的另一特殊表现。只有在从治法则指导下采用补法才能奏效。孙一奎曾治一位六旬老者,老者为人多怒多欲,胸膈痞胀。时医治以平胃散枳术丸、香砂丸,不效;复以槟榔、莪术、三棱之类日消之,病益甚。孙诊之,脉沉而濡弱,曰:“此气虚中满也,法当温补兼升提,进加减补中益气汤,二十剂而安(《赤水玄珠》)。”所谓“塞因塞用”,不能拘泥字面、狭义地理解为壅塞而用补法,应该从大处、本质着眼,作“实因实用”理解。李士材从本条经文结合实践,得出“至虚有盛候”的体会。我们认为,体虚出现实象是临床常见,但不一定“至虚”才出现“盛候”。

4. **通因通用**:前一通字指症状,如热结旁流、血瘀崩漏、湿热带下、火热遗精等。后一通字指泻实法。通症的原因在于邪气留着不通,故当顺病象逆本质而用祛邪法,俾邪去精气流通而通症得除。张仲景以大小承气汤治“少阴病,自利清水,色纯青,心下必痛,口干燥者”“下利谵语者,有燥屎”等,都属“通因通用”之法。又如张子和治剂仓使事:剂仓使大便少而频,日七、八十次,常于两股间悬半枚瓠芦,如此十余年。张见而笑曰:“君患通病,欲通而不得,何不大下之,此通因通用也。予药大下之,三十余行顿止(《儒门事亲》)。”将“通因通用”作“虚因虚用”解更全面。虽然未必“大实”才能有“羸状”,但实有虚象是客观的,必须重视。

(三)三因之制,症象其要

《素问·气交变大论》曰:“夫道者,上知天文,下知地理,中知人事。”指出治病必须综合考虑天时、地理、人事等因素。

1. **因时制宜**:《素问·五常政大论》指出,治病要必先岁气,无伐天和。如治不本四时,不知日月,就会导致故病未已,新病复起。《内经》因时制宜的内容就是研究气候、证候、治候三者之间的关系。同一疾病在不同的气候季节中可表现为不同的症候(同病异症的原因很多,气候是其中之一)。外感发热性疾病更是如此。例如感冒,于春季多见表热,夏季多见表暑,长夏多见表湿,秋季多见表燥,冬季多见表寒。所以,临床治疗感冒,春季常用辛凉疏散表热,夏季常用辛寒清解表暑,长夏常用辛苦芳香化表湿浊,秋季常用辛甘柔润滋表燥,冬季常用辛温疏散表寒。再如麻疹,发于春季多表现为热症,发于夏季多表现为暑症或湿症,发于秋季多表现为燥症,发于冬季多表现为寒症。叶天士尝谓:"(麻疹)四时各有区别,如春令发疹,从风温,夏季从暑风或从暑湿,秋令从热铄燥气,冬月从风寒或从冬温"。在治疗时,辛凉透疹虽为大法,但须结合时令而有所变化。已故名医蒲辅周对此深有体会。1945 年夏,成都大雨连绵。将近立秋,小儿发热,麻疹皮下隐伏不透,宣透无功。蒲老以为暑季多雨,热从泓化,遵因时制宜之旨,投通阳利湿法,果然湿千热越,疹毒豁然而出,热退神清。诸医从之,皆称疗效满意。足证因时制宜的重要性。

2. **因地制宜**:《素问·异法方宜论》指出:医之治病也,一病而治各不同,皆愈,何也? 岐伯对曰:地气使然也。圣人杂合以治,各得其所宜。故治所以异而病皆愈者,得病之情、知治之大体也。"一病"二字是经文的关键所在。杨上善将"一病"作异病解,王冰、张景岳、张隐庵、姚止庵等均持此说。我们认为,"一病"是指同一种疾病,是前提,同病之所以治法可各不同,是因为"地气使然"。同病发生于异地,可因地气的影响而表现为不同证,故治疗亦因之有别。清代余听鸿之师费兰泉治曹秋霞之母,曹母年过六旬,庚申移居太平洲,发热不休,面红耳赤,医投芩连栀子等不解;再服生地石斛其热更甚。费曰:治病宜察气候土宜。此处四面临江,低洼之乡,掘地不及三尺即有水出,阴雨日久,江雾上腾,症由受湿化热。遂进以茅术二钱、干姜一钱、厚朴一钱、赤苓一两、薏仁一两、黄柏一钱半、猪苓三钱、桂枝一钱、车前二钱、滑石五钱,天明热退身安(《余听鸿医案》)。湿温之病,清热燥湿本属的治,所以不效者,在于医者不明因地制宜。

3. **因人制宜**:《灵枢·通天篇》指出:古之善用针艾者(用药亦然)视人五态而治之。徐灵胎治病很重视因人制宜,于《医学源流论·病同人异论》中说:天下有同此一病,而治此则效,治彼则不效,且不惟不效,而反有大害者,何也? 则以病同而人异也。夫七情六淫之感不殊而受感之人各殊,或气体有强弱,质性有阴阳,生长有南北,性情有刚柔,筋骨有坚脆,肢体有劳逸,年龄有老少,奉养有膏粱黎藿之殊,心境有忧劳和乐之别,更加天时有寒暖之不同,受病有深浅之各异,一概施治,则病证虽中,而于人之气质迥乎相反,则利害亦相反也……故凡治病者皆当如是审察也。这是对《内经》因人制宜的重要补充和发挥。以人的体质言,有强弱、阴阳等不同(体质的强弱不等于病症的虚实。体质弱者同样可得单纯实证,体质强者照样可得单纯虚证。体质的强弱不会因病症的不同而改变)。同一实证,体弱者用药宜少而频,体强者用药宜多而疏。仲景制抵挡丸、汤,前者宜用丸,后者宜用汤。同一虚证,体强者轻补即能奏功,体弱者重补才可获效。同一热证,体质偏寒者清热宜轻用,体质偏热者清热当重投。同一寒证,体质偏热者宜温寒宜轻服,体质偏寒者温寒可重进,等等。仲景治伤寒用汗法时,告诫我们淋家、疮家、衄家、亡血家、汗家等不可发汗。叶天士治湿温用清利法指出,面白湿胜阳微之人,用药十分六七即不可再用;面苍热胜阴微之人,用药须顾其津液。这些都是因人制宜典型例子,值得我们认真学习。

《景岳全书》开卷便谓:万事不能外乎理,而医之于理为尤切,散之则理为万象,会之则理归一心。故医之临证,必期以我之一心,洞病者之本,以我之一对彼之一,即得其真,万疑但释。纵使病情纷繁多端,苟能明此"三要",庶已求得其是。经曰:知其要者,一言而终,不知其要,流散无穷。

三、揆度病势临床决策

疾病是损伤与抗损伤的病理生理过程,任何机体都存在天然的抵抗疾病能力。中国医药学将人体抵抗疾病能力分为抗邪力与护正力,邪盛正衰则病进,正胜邪减则病退。揆度病势临床决策是根据机体抗邪力与护正力的趋势而确定的。人体的生命形式表现为升降出入,疾病的趋势也表现为升降出入。抗邪力趋势向外宜汗散,护正力趋势向里宜收敛,抗邪力趋势聚中宜攻消,护正力趋势向里宜补益,抗邪力趋势向上宜吐越,护正力趋势向下宜肃降,抗邪力趋势向下宜通泻,护正力趋势向上宜升提。

(一)揆度病势出入,决策治疗大法

1. **抗邪力趋势向外宜汗散**:病位在表。邪气由外入里,正气由里向外,临床决策:汗法。邪气留着体表而欲向内发展,机体的抗邪力则应激由内向外抵御,这时,治疗必须用发散法协助抗邪力外达排邪。《内经》对此有较多论述。《素问·热论》指出,邪气未入于藏者可汗而已。《素问·阴阳应象大论》也说:"其在皮者,汗而发之,因其轻而扬之。"《素问·刺热篇》说:"诸当汗者,至其所胜日,汗大出也。"经文揭示,发散法的适应证是邪在肌表,病情轻,病位浅;作用机制是协助抗邪力向外祛邪。张仲景治太阳伤寒,反复教诲无汗用麻黄汤,有汗用桂枝汤,即是运用经义实例。前者抗邪力不碍发泄,邪无以外出,故以麻黄汤因势发散,俾势达邪出,一汗而解;后者抗邪力部分得以发泄,部分未泄,用桂枝伍芍药,一助未泄的抗邪力,一敛已泄的抗邪力,恰如其分地使未尽之邪外散。再如《伤寒论》15条说:"太阳病,下之后,其气上冲者,可与桂枝汤,方用前法;若不上冲者,不得与之。"太阳病抗邪力趋势向外,误下则挫伤抗邪力而使之内陷。若病人抗邪力较强,不因下而势内陷,仍能向上(外)发泄,治当用桂枝汤原法;下后抗邪力趋势内陷,桂枝汤便无能为力。又如21条说:"太阳病下之后,脉促胸满者,桂枝去芍药汤主之。"胸满反映了抗邪力趋势有内陷之象,故去芍药之敛。此类例子,在《伤寒论》中屡见不鲜。陆渊雷先生非常重视抗邪力趋势。其《伤寒论今释·卷一》说:"观察证候可以测知正气抗病趋势,于是选用方药,以利导匡救,而达到治疗目的。"发散法还广泛地被应用于杂病。《素问·汤液醪醴论》治水肿有"开鬼门"的方法。《金匮要略》发挥经义,谓"腰以上肿当发其汗";《素问·五常政大论》谓"汗之则疮已"。后世治疮名方仙方活命饮、阳和汤等均有发散药物。还有2个问题值得指出。一是发散法不一定要通过发汗才能起作用。因为汗出仅是发散法发挥作用的一个常见现象,不是目的。抗邪力外达不一定会汗出,临床常可见到发散后没有汗出但已邪去病愈。另一个是发散法不只限于表证,凡抗邪力有向外趋势者都可配合发散法。叶天士治温病入营谓:"犹可透热转气",盖病邪虽在营然抗病趋势仍有向气、卫,故在清营的基础上配伍透达法,使热邪外出内消。

2. **护正力趋势向里宜收敛**:病位在表。正气由里向外而脱,护正力由外向里而固,临床决策:收法。机体固有的生命物质阴阳气血等向外逸脱,机体的护正力就由外向内固护,治疗上当顺从护正力趋势而用收敛法。《素问·阴阳应象大论》指出:"其剽悍者按而收之。"剽悍,指阴阳气血外脱的病情比较猛急。合参散者收之经义,则知收敛治法于此刻不容缓。参附龙牡汤、景岳六味回阳饮等治亡阳,生脉散等治亡阴,即是散证剽悍而用收之者。《素问·脏气法时论》结合脏腑生理特点作了举例:心苦缓,急食酸以收之;肺欲收,急食酸以收之。心缓是指心神驰逸不守,神浮气散,须护正力敛而固之。沈尧封《女科辑要》谓一妇产后病喜

笑不休,一老妪以乌梅肉二枚煎汤服而愈之。费伯雄制大安汤治惊恐伤神,心神缓散,方以五味、白芍、木瓜、枣仁、龙齿、牡蛎酸收固外,参、苓、地黄、柏子补心之虚。此方堪称酸固敛治心缓的代表方。肺主卫表,肺卫失同,阴津阳气得以外脱,机体的护正力应激而欲向内固敛,即所谓欲收,治当因势收敛,固之使不外散。《局方》牡蛎散、危亦林《世医得效方》之玉屏风散等,即是收敛固卫治肺散的经世名方。固与敛略有区别:固是固守体表,不使阴阳气血外泄;敛是敛束体内,使阴阳气血内居而不外脱。但两者都是协助护正力趋势向内,故均可属收法。

3. **抗邪力趋势聚中宜攻消**:病位在里。邪气蕴遏,抗邪力向里,临床决策:消法。《易·泰卦》:"小人道消。"《广雅》:"消,减也。"《说文》:"消,尽也。"张衡《西京赋》:"消,散也。"消法即消散破削体内有形积聚。邪气聚而成形,为癥瘕,为积聚,为血瘀,为痰凝,不一而足。此时人体抗邪力聚集于里,祛之,除之,歼之,灭之,大法消恶务尽。张之和《儒门事亲》曰:"夫病之一物,非人身素有之也。或自外而入,或由内而生,皆邪气也。邪气加诸身,速攻之可也,速去之可也,揽而留之,何也? 虽愚夫愚妇,皆知其不可也。及其闻攻则不悦,闻补则乐之。"今之医者曰:"当先固其元气,元气实,邪自去。世间如此妄人,何其多也! 夫邪之中人,轻则传久而自尽,颇甚则传久而难已,更甚则暴死。若先论固其元气,以补剂补之,真气未胜,而邪已交驰横骛而不可制矣。惟脉脱、下虚、无邪、无积之人,始可议补;其余有邪积之人而议补者,皆鲧湮洪水之徒也。今予先论攻其邪,邪去而元气自复也。况予所论之法,谙练日久,至精至熟,有得无失,所以敢为来者言也。圆机活法,道尽攻消真谛,醍醐灌顶,顽石点头。"

4. **护正力趋势向里宜补益**:病位在里。正气衰惫,护正力向里,临床决策:补法。补,补充,填补,弥补。《战国策·赵策》:"愿令得补黑衣之数。"《诗·大雅·烝民》:"维仲山甫补之。"诸葛亮《出师表》:"必能裨补阙漏。"《齐民要术·种谷》:"稀豁之处,锄而补之。"《荀子·王制》:"收孤寡,补贫穷。"《庄子·外物》:"静然可以补病。"《老子》:"天之道,损有余而补不足。"补法即补益人体气血阴阳生命物质的不足。五脏羸而不满,精气夺而为虚,为早衰,虚劳,为消瘦,为衰惫,不一而足。此时人体护正力聚集于里,补之,填之,益之,荣之,大法补虚务满。

(二)揣度病势升降,决策治疗大法

1. **抗邪力趋势向上宜越**:病位在上。邪气由上而下,抗邪力由下而上,临床决策:越法。邪气蕴遏上部,抗邪力应激向上抵御欲将其从上排出,治疗应因势越之。《素问·阴阳应象大论》:"其高者因而越之。"高,指病位;越,指治则。病邪在上,抗邪力趋势向上,若治以下夺,则违势而不适宜,内消亦缓慢而费时日,顺势越之是最好的治法。越,包括吐和宣两法。吐法是运用药物或其他方法催发病人呕吐,达到病邪涌出的目的,作用机制是通过呕吐反射,协助抗邪力向上。吐方始于《伤寒论》之瓜蒂散,并有宿食在上脘,当吐之等论。此后,《千金》有烧盐探吐方,《外台》有霹雳散,孙兆有稀涎散,张子和有三圣散,丹溪有通关散,景岳有萝卜子吐法,都是经医案 139 则,用吐法占 30%。吐法传至日本,有奥村南山善用吐法,其徒永富独啸《吐方考》,狄野合州《吐方论》,则是 300 年前的国际经验。宣法能协助抗邪力向上宣提,以排除蕴遏于上焦的邪气,一般用于邪阻肺经证。肺为清虚之脏,功能宣发,邪阻肺经,宣发失司,常见咳嗽、胸闷等。投宣法后能使抗邪力向上排邪,解除邪气之蕴遏,恢复

正常的宣发功能。徐之才"宣可去壅"即此意。麻黄、杏仁、桔梗、豆豉、栀子、菖蒲等都有宣提作用。张仲景重用桔梗开提排脓治肺痈,叶天士治咳嗽微辛以宣通,都是其高者因而越之的具体运用。

2. 护正力趋势向下宜降:病位在上。正气由下而上忤逆,护正力由上而下,临床决策:降法。阴阳气血向上浮逆,机体的护正力向下固摄时,治疗则宜因势降摄。《素问·气交变大论》说:"高者抑之"。高,指阴阳气血向上部浮越;抑,指顺护正力向下摄守。抑有两层含义:一指由上向下抑制,不使上出,如潜镇法是;一指由上向下摄纳,不使上行,如纳气法是。临床应用如紫菀、款冬、百部、白前、旋覆等降肺气;沉香、五味、蛤蚧等纳肾气;乌梅、诃子、银杏、罂粟壳等敛肺气;龙骨、牡蛎、磁石、琥珀、朱砂、生铁落等镇心神;珍珠母、代赭石、石决明、玳瑁等潜肝阳;丁香、柿蒂、竹茹等降胃气,都是常用的镇降药。前人经验,《内经》治神浮癫狂用生铁落;徐之才谓"重能镇怯",程钟龄发挥经义而制生铁落饮;喻嘉言治阳气上越善用介类潜阳,尝谓"畜鱼千头者,必置介类于池中,不则其鱼乘雷雨而冉冉腾散……故治真阳之飞腾屑越,不以龟鳖之类引之下伏,不能也"。张锡纯在喻氏启发下,制镇肝熄风汤等,确有妙义。其他如张仲景用麦门冬汤降肺胃逆气,缪仲淳治吐血谓"宜降气",王节斋治火浮于肺之咳嗽,谓"宜加五味子、五倍子、诃子敛而降之"。这些都是因护正势向下而采用的降法,可师可法。

3. 抗邪力趋势向下宜泻:病位在下。邪气蕴遏,抗邪力向下,临床决策:下法。当邪气阻滞机体的中、下部,抗邪力应激向下时,治疗应宜因势攻下。《素问·阴阳应象大论》指出:"中满者,泻之于内;其下者,引而竭之。"《素问·至真要大论》说:"暴者夺之、下之。"中、下指病位,满、暴指病证,泻、竭、夺、下指治法。邪气蕴结中、下部,抗邪力向下抵御,欲将其从下部二阴排出,故下法应包括通大便、利小便二法。但是,是否一定要邪在中、下部才可用下法呢?许多病证虽邪在上部,但它不利于或不可能从上部排出,而机体的抗邪力向下趋行,治疗仍可用下法。《内经》治外感热病指出:"其满是因势攻下的典型治例,实践证明有很高的疗效。"又如用五苓散治邪入太阳之腑的蓄水证,既下太阳水道之邪,又利潴留不行之水,更是"引而竭之"的常法。即使是水饮停滞上部的结胸、悬饮等证,但因抗邪力向下,故仲景亦用十枣汤、大陷胸汤峻下祛邪。刘河间的凉膈散、桂苓甘露饮等移步换形,亦各有深意。张子和生平善用下法,尝谓"热客下焦,在下之病,可泄而出之",并以大量治验印证了经义。吴又可在前人启发下,认识到温疫之邪最宜从肠道排出,他遵循经旨,大胆攻下,为温疫治疗作出极大贡献。

4. 护正力趋势向上宜升:病位在下,正气下滑,护正力由下而上,临床决策:升法。在气血阴阳向下泄脱、护正力趋势向上时,治疗应当因势升举。《素问·气交变大论》说下者举之。《素问·至真要大论》说上之。下,指阴阳气血向下泄脱的病症;举、上,指升提治法。升举的含义有2个:一指中流砥柱,从中立极;不使下出,如固涩法。一指由下向上提举,不使下陷,且使已陷者重新上行。两者的总旨都是协助护正力向上固护,故均属升法范畴。历代医家升法运用最有心得者首推李东垣。《脾胃论·天地阴阳生杀之理在升降浮沉之间论》指出脾胃之气或下泄而久不能升,是有秋冬而无春夏,乃生长之机陷于殒杀之气,而百病皆起。常用升、柴、羌、防、葛根等遂其升提之性。他创造了许多著名的升举阳气方剂,如补中益气汤、升阳散火汤等。李氏补中益气法的成就,很大程度上得力于《内经》下者举之之论。近代张锡纯对升法亦深造有得。张氏认为胸中大气能撑持全身,为诸气之纲领,包举肺外,司呼吸之枢机,若大气下陷,则诸病丛生。他学步东垣,制升陷汤(黄芪、升麻、柴胡、桔梗、知母)治疗大气下陷引起的气短不足以息,或努力呼吸有似乎喘,或气息将停,或寒热往来、咽干作渴、满闷怔忡、神昏健忘等,均收到满意疗效。另外,如肾气不固的尿频失禁、遗精,肠虚不约的腹泻、久痢以及冲任不约的带下等,也都宜因护正势而用固涩法。大小便等虽属糟粕,但二便过多则水谷精微、津液气血随之下漏,当同涩之。仲景以桃花汤治下痢,黄土汤治便血,诃黎勒散治气痢;寇宗奭《本草衍义》以桑螵蛸散、陈自明《妇人良方》以缩尿丸治尿频失禁等,都是因护正力趋势向上而治的常法。

第九节 经络循行

经络是经和络的总称。经络是人体经络系统的组成、循行分布、生理功能、病理变化,以及与脏腑、气血等相互关系的中国医药学理论,是中国医药学重要组成部分。经,又称经脉,有路径之意。经脉贯通上下,沟通内外,是经络系统中纵行的主干。故曰:"经者,径也。"经脉大多循行于人体的深部,且有一定的循行部位。络,又称络脉,有网络之意。络脉是经脉别出的分支,较经脉细小。故曰:"支而横出者为络。"络脉纵横交错,网络全身,无处不至。经络相贯,遍布全身,形成一个纵横交错的联络网,通过有规律的循行和复杂的联络交会,组成了经络系统,把人体五脏六腑、肢体官窍及皮肉筋骨等组织紧密地联结成统一的有机整体,从而保证了人体生命活动的正常进行。所以,经络是运行气血,联络脏腑肢节,沟通内外上下,调节人体功能的一种特殊的通路系统。

一、十二经脉

1. **肺手太阴之脉**:起于中焦,下络大肠,还循胃口,上膈属肺。从肺系,横出腋下,下循臑内,行少阴、心主之前,下肘中,循臂内上骨下廉,入寸口,上鱼,循鱼际,出大指之端。其支者:从腕后,直出次指内廉,出其端。是动则病,肺胀满,膨胀而喘咳,缺盆中痛,甚则交两手而瞀,此为臂厥。是主肺所生病者,咳上气,喘渴,烦心,胸满,臑臂内前廉痛厥,掌中热。气盛有余,则肩背痛,风寒汗出中风,小便数而欠;气虚则肩背痛、寒,少气不足以息,溺色变。为此诸病,盛则泻之,虚则补之,热则疾之,寒则留之,陷下则灸之,不盛不虚,以经取之。盛者,寸口大三倍于人迎;虚者,则寸口反小于人迎也。

2. **大肠手阳明之脉**:起于大指次指之端,循指上廉,出合谷两骨之间,上入两筋之中,循臂上廉,入肘外廉,上臑外前廉,上肩,出髃骨之前廉,上出于柱骨之会上,下入缺盆,络肺,下膈,属大肠。其支者,从缺盆上颈,贯颊,入下齿中;还出挟口,交人中,左之右,右之左,上挟鼻孔。是动则病,齿痛,颈肿。是主津液所生病者,目黄,口干,鼻衄,喉痹,肩前臑痛,大指次指痛不用,气有余则当脉所过者热肿;虚则寒栗不复。为此诸病,盛则泻之,虚则补之,热则疾之,寒则留之,陷下则灸之,不盛不虚,以经取之。盛者,人迎大三倍于寸口;虚者,人迎反小于寸口也。

3. **胃足阳明之脉**:起于鼻,交頞中,旁纳太阳之脉,下循鼻外,入上齿中,还出夹口环唇,下交承浆,却循颐后下廉,出大迎,循颊车,上耳前,过客主人,循发际,至额颅。其支者,从大迎前,下人迎,循喉咙,入缺盆,下膈,属胃,络脾。其直者,从缺盆下乳内廉,下夹脐,入气街中。其支者,起于胃口,下循腹里,下至气街中而合,以下髀关,抵伏兔,下膝膑中,下循胫外廉,下足跗,入中指内间。其支者,下膝三寸而别,下入中趾外间。其支者,别跗上,入大趾间,出其端。是动则病洒洒振寒,善呻数欠颜黑,病至则恶人与火,闻木声则惕然而惊,心欲动,独闭户塞牖而处。甚则欲上高而歌,弃衣而走,贲响腹胀,是为骭厥。是主血所生病者:狂疟温淫,汗出,鼽衄,口喝,唇疹,颈肿,喉痹,大腹水肿,膝膑肿痛,循膺、乳、气街、股、伏兔、骭外廉、足跗上皆痛,中趾不用。气盛则身以前皆热,其有余于胃,则消谷善饥,溺色黄;气不足则身以前皆寒栗,胃中寒则胀满。为此诸病,盛则泻之,虚则补之,热则疾之,寒则留之,陷下则灸之,不盛不虚,以经取之。盛者,人迎大三倍于寸口;虚者,人迎反小于寸口也。

4. **脾足太阴之脉**:起于大趾之端,循趾内侧白肉际,过核骨后,上内踝前廉,上端内,循胫骨后,交出厥阴之前,上膝股内前廉,入腹,属脾,络胃,上膈,夹咽,连舌本,散舌下。其支者,复从胃,别上膈、注心中。是动则病:舌本强,食则呕,胃脘痛,腹胀,善噫,得后与气,则快然如衰,身体皆重。是主脾所生病者:舌本痛,体不能动摇,食不下,烦心,心下急痛,溏、瘕、泄、水闭,黄疸,不能卧,强立,股膝内肿厥,足大趾不用。为此诸病,盛则泻之,虚则补之,热则疾之,寒则留之,陷下则灸之,不盛不虚,以经取之。盛者,寸口大三倍于人迎;虚者,寸口反小于人迎。

5. **心手少阴之脉**:起于心中,出属心系,下膈,络小肠。其支者,从心系,上夹咽,系目系;其直者,复从心系,却上肺,下出腋下,下循臑内后廉,行太阴、心主之后,下肘内,循臂内后廉,抵掌后锐骨之端,入掌内后廉,循小指之内,出其端。是动则病嗌干,心痛,渴而欲饮,是为臂厥。是主心所生病者:目黄,胁痛,臑臂内后廉痛厥,掌中热痛。为此诸病,盛则泻之,虚则补之,热则疾之,寒则留之,陷下则灸之,不盛不虚,以经取之。盛者,寸口大再倍于人迎;虚者,寸口反小于人迎也。

6. **小肠手太阳之脉**:起于小指之端,循手外侧上腕,出踝中,直上循臂骨下廉,出肘内侧两骨之间,上循臑外后廉,出肩解,绕肩胛,交肩上,入缺盆,络心,循咽下膈,抵胃,属小肠。其支者,从缺盆循颈,上颊,至目锐眦,却入耳中。其支者,别颊上䪼,抵鼻,至目内眦,斜络于颧。是动则病:嗌痛,颔肿,不可以顾,肩似拔,臑似折。是主液所生病者:耳聋、目黄、颊肿,颈、颔、肩、臑、肘、臂外后廉痛。为此诸病,盛则泻之,虚则补之,热则疾之,寒则留之,陷下则灸之,不盛不虚,以经取之。盛者,人迎大再倍于寸口,虚者,人迎反小于寸口也。

7. **膀胱足太阳之脉**:起于目内眦,上额,交巅;其支者,从巅至耳上角。其直者,从巅入络脑,还出别下项,循肩髆内,夹脊抵腰中,入循膂,络肾,属膀胱。其支者,从腰中,下夹脊,贯臀,入腘中。其支者,从髆内左右别下贯胛,夹脊内,过髀枢,循髀外后廉,下合腘中;以下贯腨内,出外踝之后,循京骨至小趾外侧。是动则病:冲头痛,目似脱,项如拔,脊痛,腰似折,髀不可以曲,腘如结,踹(腨)如裂,是为踝厥。是主筋所生病者:痔、疟、狂、癫疾、头囟项痛,目黄、泪出,鼽衄,项、背、腰、尻、腘踹(腨)、脚皆痛,小趾不用。为此诸病,盛则泻之,虚则补之,热则疾之,寒则留之,陷下则灸之,不盛不虚,以经取之。盛者,人迎大再倍于寸口;虚者,人迎反小于寸口也。

8. **肾足少阴之脉**:起于小趾之下,邪走足心,出于然谷之下,循内踝之后,别入跟中,以上踹内,出腘内廉,上股内后廉,贯脊属肾,络膀胱。其直者,从肾上贯肝、膈,入肺中,循喉咙,夹舌本。其支者,从肺出,络心,注胸中。是动则病:饥不欲食,面如漆柴,咳唾则有血,喝喝而喘,坐而欲起,目(肮肮)如无所见;心如悬若饥状。气不足则善恐,心惕惕如人将捕之,是为骨厥。是主肾所生病者，口热，舌干，咽肿，上气，嗌干及痛，烦心，心痛，黄疸，肠澼，脊股内后廉痛，痿厥，嗜卧，足下热而痛。为此诸病，盛则泻之，虚则补之，热则疾之，寒则留之，陷下则灸之，不盛不虚，以经取之。灸则强食生肉，缓带披发，大杖重履而步。盛者，寸口大再倍于人迎；虚者，寸口反小于人迎也。

9. **心主手厥阴心包络之脉**：起于胸中，出属心包络，下膈，历络三焦。其支者，循胸出胁，下腋三寸，上抵腋下，循臑内，行太阴、少阴之间，入肘中，下臂，行两筋之间，入掌中，循中指，出其端。其支者，别掌中，循小指次指出其端。是动则病：手心热，臂肘挛急，腋肿，甚则胸胁支满，心中憺憺大动，面赤，目黄，喜笑不休。是主脉所生病者，烦心，心痛，掌中热。为此诸病，盛则泻之，虚则补之，热则疾之，寒则留之，陷下则灸之，不盛不虚，以经取之。盛者，寸口大一倍于人迎；虚者，寸口反小于人迎也。

10. **三焦手少阳之脉**：起于小指次指之端，上出两指之间，循手表腕，出臂外两骨之间，上贯肘，循臑外上肩，而交出足少阳之后，入缺盆，布膻中，散落心包，下膈，循属三焦。其支者，从膻中，上出缺盆，上项，系耳后，直上出耳上角，以屈下颊至䪼。其支者：从耳后入耳中，出走耳前，过客主人，前交颊，至目锐眦。是动则病：耳聋浑浑焞焞，嗌肿，喉痹。是主气所生病者：汗出，目锐眦痛，颊痛，耳后、肩、臑、肘、臂外皆痛，小指次指不用。为此诸病，盛则泻之，虚则补之，热则疾之，寒则留之，陷下则灸之，不盛不虚，以经取之。盛者，人迎大一倍于寸口；虚者，人迎反小于寸口也。

11. **胆足少阳之脉**：起于目锐眦，上抵头角，下耳后，循颈，行手少阳之前，至肩上，却交出手少阳之后，入缺盆。其支者，从耳后入耳中，出走耳前，至目锐眦后。其支者，别锐眦，下大迎，合于手少阳，抵于䪼，下加颊车，下颈，合缺盆，以下胸中，贯膈，络肝，属胆，循胁里，出气街，绕毛际，横入髀厌中。其直者，从缺盆下腋，循胸，过季胁，下合髀厌中。以下循髀阳，出膝外廉，下外辅骨之前，直下抵绝骨之端，下出外踝之前，循足跗上，入小趾次趾之间。其支者，别跗上，入大指之间，循大指歧骨内，出其端，还贯爪甲，出三毛。是动则病：口苦，善太息，心胁痛，不能转侧，甚则面微有尘，体无膏泽，足外反热，是为阳厥。是主骨所生病者：头痛，颔痛，目锐眦痛，缺盆中肿痛，腋下肿，马刀侠瘿，汗出振寒，疟，胸、胁、肋、髀、膝外至胫、绝骨、外踝前及诸节皆痛，小趾次趾不用。为此诸病，盛则泻之，虚则补之，热则疾之，寒则留之，陷下则灸之，不盛不虚，以经取之。盛者，人迎大一倍于寸口；虚者，人迎反小于寸口也。

12. **肝足厥阴之脉**：起于大趾丛毛之际，上循足跗上廉，去内踝一寸，上踝八寸，交出太阴之后，上腘内廉，循股阴，入毛中，环阴器，抵小腹，挟胃，属肝，络胆，上贯膈，布胁肋，循喉咙之后，上入颃颡，连目系，上出额，与督脉会于巅。其支者，从目系下颊里，环唇内。其支者，复从肝别贯膈，上注肺。是动则病：腰痛不可以俯仰，丈夫㿉疝，妇人少腹肿，甚则嗌干，面尘脱色。是主肝所生病者：胸满，呕逆，飧泄，狐疝，遗溺，闭癃。为此诸病，盛则泻之，虚则补之，热则疾之，寒则留之，陷下则灸之，不盛不虚，以经取之。盛者，寸口大一倍于人迎；虚者，寸口反小于人迎也。

二、十二别经

经脉十二者，伏行分肉之间，深而不见；其常见者，足太阴过于外踝之上，无所隐故也。诸脉之浮而常见者，皆络脉也。六经络，手阳明少阳之大络，起于五指间，上合肘中。饮酒者，卫气先行皮肤，先充络脉，络脉先盛。故卫气已平，营气乃满，而经脉大盛。脉之卒然动者,皆邪气居之,留于本末,不动则热,不坚则陷且空,不与众同,是以知其何脉之动也。

1. **手太阴之别,名曰列缺**:起于腕上分间,并太阴之经,直入掌中,散入于鱼际。其病实则手锐掌热;虚则欠咳,小便遗数。取之去腕寸半。别走阳明也。

2. **手少阴之别,名曰通里**:去腕一寸半,别而上行,循经入于心中,系舌本,属目系。其实则支膈,虚则不能言。取之掌后一寸,别走太阳也。

3. **手心主之别,名曰内关**:去腕二寸,出于两筋之间,循经以上,系于心包络。心系实则心痛,虚则为头强。取之两筋间也。

4. **手太阳之别,名曰支正**:上腕五寸,内注少阴;其别者,上走肘,络肩髃。实则节弛肘废;虚则生疣,小者如指痂疥。取之所别也。

5. **手阳明之别,名曰偏历**:去腕三寸,别入太阴;其别者,上循臂,乘肩髃,上曲颊下颌骨角伤齿;其别者,入耳,合于宗脉。实则龋聋;虚则齿寒痹隔。取之所别也。

6. **手少阳之别,名曰外关**:去腕二寸,外绕臂,注胸中,合心主。病实则肘挛,虚则不收。取之所别也。

7. **足太阳之别,名曰飞扬**:去踝七寸,别走少阴。实则鼽窒,头背痛;虚则鼽衄。取之所别也。

8. **足少阳之别,名曰光明**:去踝五寸,别走厥阴,下络足跗。实则厥,虚则痿躄,坐不能起。取之所别也。

9. **足阳明之别,名曰丰隆**:去踝八寸。别走太阴;其别者,循胫骨外廉,上络头项,合诸经之气,下络喉嗌。其病气逆则喉痹瘁瘖。实则狂癫,虚则足不收,胫枯。取之所别也。

10. **足太阴之别,名曰公孙**:去本节之后一寸,别走阳明;其别者,入络肠胃,厥气上逆则霍乱,实则肠中切痛;虚则鼓胀。取之所别也。

11. **足少阴之别,名曰大钟**:当踝后绕跟,别走太阳;其别者,并经上走于心包下,外贯腰脊。其病气逆则烦闷,实则闭癃,虚则腰痛。取之所别者也。

12. **足厥阴之别,名曰蠡沟**:去内踝五寸,别走少阳;其别者,经胫上睾,结于茎。其病气逆则睾肿卒疝。实则挺长,虚则暴痒。取之所别也。

13. **任脉之别,名曰尾翳**:下鸠尾,散于腹。实则腹皮痛,虚则痒搔。取之所别也。

14. **督脉之别,名曰长强**:挟膂上项,散头上,下当肩胛左右,别走太阳,入贯膂。实则脊强,虚则头重高摇之,挟脊之有过者。取之所别也。

15. **脾之大络,名曰大包**:出渊腋下三寸,布胸胁。实则身尽痛,虚则百节尽皆纵。此脉若罗络之血者,皆取之脾之大络脉也。

凡此十五络者,实则必见,虚则必下。视之不见,求之上下。人经不同,络脉亦所别也。

1. **十二经别**:十二经别是十二经脉别出的正经,它们分别起于四肢,循行于体内,联系脏腑,上出颈项浅部。阳经的经别从本经别出而循行体内,上达头面后,仍回到本经;阴经的经别从本经别出而循行体内,上达头面后,与相为表里的阳经相合。为此,十二经别不仅可以加强十二经脉中相为表里的两经之间的联系,而且因其联系了某些正经未循行到的器官与形体部位,从而补充了正经之不足。

2. **十二经筋**:十二经筋是十二经脉之气“结、聚、散、络”于筋肉、关节的体系,是十二经脉的附属部分,是十二经脉循行部位上分布于筋肉系统的总称,它有联缀百骸,维络周身,主司关节运动的作用。

3. **十二皮部**：十二皮部是十二经脉在体表一定部位上的反应区。全身的皮肤是十二经脉的功能活动反映于体表的部位，所以把全身皮肤分为十二个部分，分属于十二经，称十二皮部。

络脉有别络、孙络、浮络之分。

1. **十五别络**：别络有本经别走邻经之意，共有十五支，包括十二经脉在四肢各分出的络，躯干部的任脉络、督脉络及脾之大络。十五别络的功能是加强表里阴阳两经的联系与调节作用。

2. **孙络**：孙络是络脉中最细小的分支。

3. **浮络**：浮络是浮行于浅表部位而常浮现的络脉。

三、奇经八脉

（一）奇经八脉的概念和生理特点

奇经八脉是指十二经脉之外的八条经脉，包括任脉、督脉、冲脉、带脉、阴跷脉、阳跷脉、阴维脉、阳维脉。奇者，异也。因其异于十二正经，故称"奇经"。它们既不直属脏腑，又无表里配合。其生理功能，主要是对十二经脉的气血运行起着溢蓄、调节作用。奇经八脉的生理特点有3个：①奇经八脉与脏腑无直接络属关系。②奇经八脉之间无表里配合关系。③奇经八脉的分布不像十二经脉分布遍及全身，人体的上肢无奇经八脉的分布。其走向也与十二经脉不同，除带脉外，余者皆由下而上地循行。

（二）奇经八脉共同生理功能

1. **进一步加强十二经脉之间的联系**：如督脉能总督一身之阳经；任脉联系总任一身之阴经；带脉约束纵行诸脉。二跷脉主宰一身左右的阴阳；二维脉维络一身表里的阴阳。即奇经八脉进一步加强了机体各部分的联系。

2. **调节十二经脉的气血**：十二经脉气有余时，则蓄藏于奇经八脉；十二经脉气血不足时，则由奇经"溢出"及时给予补充。

3. **奇经八脉与肝、肾等脏及女子胞、脑、髓等奇恒之腑**：关系十分密切，相互之间在生理、病理上均有一定的联系。

（蔡定芳　傅晓东　陈　瑜）

中国医药学方药医学

中国医药学方药医学是研究中国药物医学与中国方剂医学的学科。《神农本草经》是中国医药学第一部药物医学专著,以药物性味主治为纲建立中国药物医学体系,故称中国药物医学经典著作。李时珍《本草纲目》等后世众多中国药物医学著作虽然在药物数量上或理论阐述上远远超过《神农本草经》,但是其基本理论体系仍然是性味主治,没有突破《神农本草经》。因此,学习中国药物医学应该从《神农本草经》入门。四气即药物的寒、热、温、凉 4 性。五味即药物的辛、甘、酸、苦、咸 5 种滋味。清代中国药物医学名家邹澍,字润安,1790～1844年江苏武进人,著《本经疏证》26 卷,以仲景医理疏证《本经》药物,交互参证,阐释药理,为中国药物医学上乘之作。邹润安释柴胡曰:柴胡非徒畅阳,实能举阴,非徒能畅郁阳以化滞阴,并能俾阳唱阴随,是以心腹肠胃之间,无结不解,无陈不新,譬之春气一转,万化改观,自有不期然而然者矣。夫然,则六气因郁而升降之机阻者,将可并用柴胡以转其枢乎! 夫肝胆阳升阴即随之者,以脾肾之阴原至于肺也。肺为阳中少阴,三阴之气至于阳中之阴自降,阳亦随之降矣。盖下之阴裕,必藉阳之先导,以为上际;上之阳裕,亦必资阴之先导,以为下蟠,故三阴之经脉上行,三阳之经脉下行,固有为之先导者而得通也。其或升降不前,如有窒之者,宜细参其阴阳之虚实以为主治矣。中国方剂医学是以君、臣、佐、使理论研究药物配伍规律的学科。《伤寒杂病论》是中国医药学方书之祖,桂枝汤被誉为天下第一方。《伤寒明理论》是中国医药学第一部研究药物配伍理论的方剂学专著。成无己释桂枝汤曰:"桂味辛热,用以为君,必谓桂犹圭也,宣道诸药,为之先聘,是犹辛甘发散为阳之意。"盖发散风邪必以辛为主,故桂枝所以为君也。芍药味苦酸微寒,甘草味甘平,二物用以为臣佐者,《内经》所谓风淫所胜平以辛,佐以苦,以甘缓之,以酸收之,是以芍药为臣,而甘草为佐也。生姜味辛温,大枣味甘温,二物为使者,《内经》所谓风淫于内,以甘缓之,以辛散之,是以姜枣为使者也。姜枣味辛甘,固能发散,而此又不特专于发散之用,以脾主为胃行其津液,姜枣之用,专行脾之津液,而和荣卫者也。清代医家,汪昂字讱庵,1615～1694 年安徽休宁县城西门人,著《医方集解》3 卷,搜集方剂 800 余首,每方论述适应证、药物组成、方义、服法及加减等。内容丰富,释义精当,流传甚广,是一部非常有影响力的方剂专著。清代医家罗美,字澹生,1662～1722年新安人,著《古今名医方论》4 卷,选辑明清医家方论 130 余首,议理详尽,临床实用。吴谦,字六吉,1689～1748 年安徽歙县人,《医宗金鉴》总修官。《医宗金鉴·删补名医方论》选辑历代医家方论 200 首,理论造诣精深。

本书将中国药物医学与中国方剂医学重新分类:第一节为辨证药物方剂。第二节为辨病药物方剂。寒热燥湿气血阴阳称为药物方剂八纲。第一节辨证药物方剂根据药物方剂八纲分类。寒热分表里:寒有表寒里寒,方药有散表寒与温里寒;热有表热里热,方药有散表热与清里热。第一部分阐述辛温发散表寒方药。第二部分阐述辛热祛散里寒方药。第三部分阐述辛凉发散表热方药。第四部分阐述寒凉清泄里热方药。燥湿分寒热：燥有寒燥热燥，方药有温润寒燥与凉润热燥；湿有寒湿热湿，方药有苦温燥湿与苦寒燥湿。第五部分阐述辛甘温润凉燥方药。第六部分阐述甘凉滋润热燥方药。第七部分阐述苦温散寒燥湿方药。第八部分阐述苦寒清热利湿方药。气血分虚实，气有气虚气实，方药有甘温益气与辛散行气；血有血虚血实，方药有甘温养血与化瘀活血。第九部分阐述甘温补虚益气方药。第十部分阐述辛散行气方药。第十一部分阐述甘温养血方药。第十二部分阐述活血化瘀方药。阴阳分衰盛：阴有阴衰阴盛，方药有壮水滋阴与逐水消阴；阳有阳衰阳盛，方药有益火温阳与泻火制阳。第十三部分阐述壮水滋阴方药。第十四部分阐述逐水抑阴方药。第十五部分阐述益火温阳方药。第十六部分阐述泻火制阳方药。第二节辨病药物方剂也是编者新的发现：病有意识障碍，第一部分阐述醒脑开窍药物方剂；病有失眠，第二部分阐述镇心安神药物方剂；病有咳嗽气喘，第三部分阐述止咳平喘药物方剂；病有风湿痹痛，第四部分阐述除风湿痹药物方剂；病有各种出血，第五部分阐述止血药物方剂；病有风痉，第六部分阐述熄风解痉药物方剂。他如杀虫、消积、等等，限于篇幅，恕不赘述。

第一节 ▷ 辨证方药医学 >>>

一、辛温发散表寒方药

　　辛温发散表寒方药治疗表寒证。表寒证辨证要点：①恶寒；②发热；③头痛；④身痛；⑤无汗；⑥咳嗽；⑦苔白；⑧脉浮紧。多见于现代医学感冒或各种传染病初期。治疗表寒的临床决策是辛温发散表寒。辛温发散表寒常用药物有麻黄、桂枝、细辛、生姜、荆芥、防风、羌活、独活；同类辛温发散表寒药物还有紫苏、香薷、白芷、藁本、葱白、辛夷、芫荽等。辛温发散表寒常用方剂有麻黄汤、桂枝汤、大青龙汤、九味羌活汤、活人败毒散、香薷散。同类辛温发散表寒方剂还有华盖散、大羌活汤、香苏散、香苏葱豉汤、射干麻黄汤、止嗽散、金沸草散、正柴胡饮等。

（一）辛温发散表寒药物

麻黄《神农本草经》
药性：温；药味：辛；用量：6～10 g。

主治

1. 外感表寒：《伤寒论》麻黄汤用麻黄辛温发散治疗外感表寒证。

2. 肺寒哮喘：《伤寒论》小青龙汤用麻黄辛温宣肺平喘治疗肺寒哮喘。

3. 肺壅水肿：《时方妙用》消水圣愈汤用麻黄利水消肿治疗肺壅水肿。

【名著阐述】

　　《神农本草经》：主中风、伤寒头痛，温疟。发表出汗，去邪热气，止咳逆上气，除寒热，破癥坚积聚。

《本经疏证》:麻黄之实,中黑外赤,其茎宛似脉络、骨节,中央赤外黄白。实者先天,茎者后天,先天者物之性,其义为由肾及心;后天者,物之用,其义为由心及脾肺。由肾及心,所谓肾主五液,入心为汗也;由心及脾肺,所以分布心阳,外至骨节肌肉皮毛,使其间留滞无不倾囊出也,故栽此物之地,冬不积雪,为其能伸阳气于至阴中,不为盛寒所凝耳。夫与天之寒,声相应,气相求者,于地为水,于人身为精血津液,故天寒则地中之水皆凝而为冰而不流,人身亦然。精被寒凝,则阳气沸腾,鼓荡于外,为伤寒、温疟,邪热在表而无汗;津液被寒,则其质凝聚为水,而其中之气奔迸上迫,为咳逆上气;血被寒,则脉络不通为癥坚积聚。麻黄气味轻清,能彻上彻下,彻内彻外,故在里则使精血津液流通,在表则使骨节肌肉毛窍不闭,在上则咳逆头痛皆除,在下则癥坚积聚悉破也。麻黄非特治表也,凡里病可使从表分消者皆用之,如小续命汤、葛根汤之治风,麻黄附子细辛汤、麻黄附子甘草汤之治寒,麻黄加术汤、麻黄杏仁薏苡甘草汤之治湿,麻黄连翘赤小豆汤、麻黄醇酒汤之治黄,桂枝麻黄各半汤、桂枝二麻黄一汤、桂枝二越婢一汤、牡蛎汤之治寒热,则犹有表证,有表证者用麻黄,《本经》所谓发汗,去邪热,除寒热也。若乌头汤之治风,射干麻黄汤、厚朴麻黄汤之治咳,甘草麻黄汤、文蛤汤之治水,则无表证矣,无表证而用麻黄,则《本经》所谓止咳逆上气,破癥坚积聚者。然所谓从表分消者谓何?曰咳而上气,喉中水鸡声;曰咳而脉浮。是病聚于肺,肺者皮毛之合,从皮毛而泄之,所以分消肺病也。

桂枝《名医别录》
药性：温；**药味**：辛；**用量**：6～10 g。

主 治

1. 外感表寒:《伤寒论》桂枝汤用桂枝辛温发散治疗外感表寒证。
2. 肢冷疼痛:《伤寒论》当归四逆汤用桂枝温阳通经治疗四肢厥冷疼痛证。

【名著阐述】

《神农本草经》:味辛温。主上气咳逆结气,喉痹吐吸,利关节,补中益气。久服通神,轻身不老。

《本经疏证》:凡药须究其体用,桂枝能利关节,温经通脉,此其体也。《素问·阴阳应象大论》曰:"味厚则泄,气厚则发热,辛以散结,甘可补虚。故能调和腠理,下气散逆,止痛除烦,此其用也。盖其用之道有六:曰和营,曰通阳,曰利水,曰下气,曰行瘀,曰补中。其功之最大,施之最广,无如桂枝汤,则和营其首功也。"

细辛《神农本草经》
药性：温；**药味**：辛；**用量**：3～6 g。

主 治

1. 外感表寒:《金匮要略》麻黄附子细辛汤用细辛辛温发散治疗少阴表寒证。
2. 咳嗽喘息:《伤寒论》常以细辛配干姜、五味子治疗咳嗽喘息。

【名著阐述】

《神农本草经》:"主咳逆,头痛脑动,百节拘挛,风湿痹痛,死肌。明目,利九窍。"

《本经疏证》:"细辛,凡风气寒气依于精血津液便溺涕唾,以为患者并能曳而出之,使相离而不相附,则精血津液便溺涕唾各复其常,风气寒气自无所容。如《本经》所载主治咳逆者,风寒依于胸中之饮;头痛脑动者,风寒依于脑中之髓;百节拘挛者,风寒依于骨节屈伸泄泽之液;风湿痹痛死肌者,风寒依于肌肉中之津。推而广之,随地皆有津液,有津液处风寒皆能依附焉。故在胸为痰为滞结,在喉为痹,在乳为结,在心为癫,在小肠为水,在气分为汗不出,在血分为血不行。此《别录》之与《本经》一贯不异者也。辛则横走,温则发散,故主咳逆,头痛脑动,百节拘挛,风湿痹痛,死肌。盖痹及死肌,皆是感地之湿气,或兼风寒所成,风能除湿,温能散寒,辛能开窍,故疗如上诸风寒湿疾也。"

生姜《名医别录》
药性:温;**药味**:辛;**用量**:6~10 g。

主治

1. 外感表寒:《普济本事方》橘姜饮用生姜辛温发散治疗外感表寒证。
2. 胃寒呕逆:《金匮要略》小半夏汤用生姜温胃止呕治疗胃寒呕逆。

【名著阐述】

《名医别录》:主伤寒头痛鼻塞,咳逆上气。

《本经逢源》:生姜辛温而散,肺脾药也。散风寒,止呕吐,化痰涎,消胀满,治伤寒头痛,鼻塞咳逆,上气呕吐等病。辛以散之,即《本经》去臭气,通神明,不使邪秽之气伤犯正气也。同大枣行脾之津液,而和营卫。凡药中用之,使津液不致沸腾,不独专于发散也。煨熟则降而不升,止腹痛泄利,扶脾气,散郁结,故逍遥散用之。同蜂蜜熬熟,治风热咳逆痰结,取蜜之润,以和辛散之性也。生姜捣汁则大走经络,与竹沥则去热痰,同半夏则治寒痰。凡中风中暑及犯山岚雾露毒恶卒病,姜汁和童便灌之立解。姜能开痰下气,童便降火也。甄权云:"捣汁和蜜食,治中热呕逆,不能下食,取姜以治呕,蜜以和胃也。"姜为呕家圣药,盖辛以散之。呕乃气逆不散,以其能行阳散气也。干生姜温中主嗽,治胀满霍乱呕吐不止,腹痛者宜之。较生姜稍守,较干姜稍缓,为屑和酒服治偏风头痛。姜皮辛凉,能消四肢浮肿,腹胀痞满,五皮散用之。古云:"秋不食姜,令人泻气,而新姜尤当忌之。"目疾、痔疮勿食。患痈疽人食之则生恶肉。妊妇嗜食,令子余指。

荆芥《神农本草经》
药性:微温;**药味**:辛;**用量**:6~10 g。

主治

1. 外感表寒:《摄生众妙方》荆防败毒散以荆芥为君辛温发散治疗外感表寒证。
2. 麻疹不透:《痘疹仁端录》宣毒发表汤用荆芥宣毒透疹治疗麻疹不透。

【名著阐述】

《神农本草经》:"主寒热,鼠瘘,瘰疬生创,破结聚气,下瘀血,除湿痹。"

《本经逢源》:"荆芥穗入手太阴、足厥阴气分,其功长于祛经络中之风热。观《本经》所主,皆是搜经中风热痰血之病。又能清头目,去瘀血,破结气,消疮毒。故风病、血病、疮病、产后为要药。治风兼治血者,以其入风木之脏,即是藏血之地,故并主之。华元化治产后中风、口噤发痉,及血晕不醒,荆芥末三钱,豆淋酒调服神效。产后血晕,热童便调服。而表虚自汗、阴虚面赤者禁用。今人但遇风证,概用荆芥,此流气散之相沿耳。"

《本草经疏》:"假苏,入血分之风药也,故能发汗;其主寒热者,寒热必由邪盛而作,散邪解肌出汗,则寒热自愈。鼠瘘由热结于足少阳、阳明二经火热郁结而成,瘰疬为病亦属二经故也。生疮者,血热有湿也,凉血燥湿,疮自脱矣。破结聚气者,辛温解散之力也。下瘀血入血分,辛以散之,温以行之之功用也。痹者,风寒湿三邪之所致也,祛风燥湿散寒,则湿痹除矣。荆芥,风药之辛温者也,主升主散,不能降亦不能收。"

防风《神农本草经》
药性:温;药味:辛;用量:6～10 g。

主治

1. 外感表寒:《症因脉治》防风汤用防风辛温发散治疗外感表寒证。
2. 风疹瘙痒:《外科正宗》消风散用防风辛温疏表治疗风疹或湿疹瘙痒。
3. 风寒湿痹:《宣明论方》防风汤用防风活络宣痹治疗风寒湿痹。

【名著阐述】

《神农本草经》:主大风头眩痛,恶风,风邪,目盲无所见,风行周身,骨节疼痹,烦满。

《本草经疏》:防风治风通用,升发而能散,故主大风头眩痛,恶风风邪,周身骨节疼痹,胁痛、胁风头面去来,四肢挛急,下乳,金疮因伤于风内痉。其云主目无所见者,因中风邪,故不见也。烦满者,因风邪客于胸中,故烦满也。风、寒、湿三者合而成痹,祛风燥湿,故主痹也。发散之药,焉可久服,其曰轻身,亦湿去耳。《别录》云,叉头者令人发狂,叉尾者发痼疾,子似胡荽而大,调食用之香而疗风更优也。

羌活《神农本草经》
药性:温;药味:辛;用量:6～10 g。

主治

1. 外感表寒:《此事难知》九味羌活汤用羌活辛温发散治疗外感表寒证。
2. 风寒湿痹:《医学心悟》蠲痹汤用羌活辛温胜湿止痛治疗风寒湿痹。

【名著阐述】

《神农本草经》:主风寒所击,金疮止痛,奔豚,痫痉,女子疝瘕。久服,轻身耐老。一名羌活,一名羌青,一名护羌使者。

《本草正义》:羌、独二活,古皆不分,《本经》且谓独活一名羌活,所以《本经》《别录》,只有独活而无羌活。李氏《纲目》尚沿其旧。然二者形色既异,气味亦有浓淡之殊,虽皆以气胜,以疏导血气为用。通利机关,宣行脉络,其功若一。而羌活之气尤胜,则能直上顶巅,横行支臂,以尽其搜风通痹之职,而独活止能通行胸腹腰膝耳。颐之师门,恒以羌活专主上部之风寒湿邪,显与独活之专主身半以下者截然分用,其功尤捷,而外疡之一切风湿寒邪,着于肌肉筋骨者亦分别身半以上,身半以下,而以羌、独各为主治。若在腰脊背膂之部,或肢节牵挛,手足上下交痛,则竟合而用之,宣通络脉,更能神应,固不仅内科着痹,应手辄效,而外科之风寒湿邪,亦莫不投剂立验。

> **独活《神农本草经》**
> 药性:温;药味:辛;用量:6~10 g。
>
> **主治**
> 1. 外感表寒:《医心方》独活汤用独活辛温发散治疗产后外感表寒身体疼痛。
> 2. 风寒湿痹:《备急千金要方》独活寄生汤用独活辛温胜湿止痛治疗风寒湿痹。

【名著阐述】

《神农本草经》:主风寒所击,金疮止痛,奔豚,痫痉,女子疝瘕。

《本草经疏》:独活,其主风寒所击金疮止痛者,金疮为风寒之所袭击,则血气壅而不行,故其痛愈甚,独活之苦甘辛温,能辟风寒,邪散则肌表安和,气血流通,故其痛自止也。奔豚者,肾之积,肾经为风寒乘虚客之,则成奔豚,此药本入足少阴,故治奔豚。痫与痉皆风邪之所成也,风去则痫痉自愈矣。女子疝瘕者,寒湿乘虚中肾家所致也,苦能燥湿,温能辟寒,辛能发散,寒湿去而肾脏安,故主女子疝瘕,及疗诸贼风、百节痛风无久新也。

(二)辛温发散表寒方剂

> **麻黄汤《伤寒论》**
>
> **组 成** 麻黄、桂枝、杏仁、甘草。
>
> **功 用** 散寒平喘。
>
> **主 治** 外感表寒证。
>
> **辨证要点** ①恶寒;②发热;③头痛;④身痛;⑤无汗;⑥咳喘;⑦舌苔薄白;⑧脉浮紧。

【名著阐述】

《伤寒论》:太阳病,头痛发热,身疼腰痛,骨节疼痛,恶风,无汗而喘者,麻黄汤主之。太阳病,脉浮紧,无汗,发热,身疼痛,八九日不解,表证仍在,此当发其汗。麻黄汤主之。

《删补名医方论》:凡风寒在表,脉浮紧数无汗者,皆表实也,宜麻黄汤主之。名曰麻黄汤者,君以麻黄也。麻黄性温,味辛而苦,其用在迅升;桂枝性温,味辛而甘,其能在固表。证属有余,故主以麻黄必胜之算也。监以桂枝制节之妙也。杏仁之苦温佐麻黄逐邪而降逆;甘草之甘平,佐桂枝和内而拒外。饮入于胃,行气于元府,输精于皮毛,斯毛脉合精,溱溱汗出,在表之邪必尽去而不留,痛止喘平,寒热顿解。不须啜粥而藉汗于谷也。其不用姜、枣者,以生姜之性横散于肌,碍麻黄之迅升,大枣之性泥滞于膈,碍杏仁之速降,此欲急于直达,稍缓则不迅,横散则不升矣。然则为纯阳之剂,过于发散,如单刀直入之将,用之若当,一战成功,不当则不戢而召祸。故可一而不可再,如汗后不解,盒饭以桂枝代之。此方为仲景开表逐邪发汗第一峻药也。庸工不知其制在温覆取汗,若不温覆取汗,则不峻也。世谓麻黄专能发表,不治他病。不知此汤合桂枝汤,名麻桂各半汤,用以和太阳留连未尽之寒热。去杏仁加石膏合桂枝汤,名桂枝二越婢一汤,用以解太阳热多寒少之寒热。若阳盛于内而无汗者,又有麻黄杏仁甘草石膏汤,以散太阴肺之邪。若阴盛于内而无汗者,又有麻黄附子细辛甘草汤,以温散少阴肾家之寒。《金匮要略》以此方去桂枝,《千金方》以此方桂枝易桂,皆名还魂汤,用以治邪在太阴,卒中暴厥,口噤气绝,下咽奏效,而皆不温覆取汗。是知麻黄汤之峻与不峻,而温覆与不温覆。此仲景用方之心法,岂常人所能得而窥耶!

桂枝汤《伤寒论》

组 成 桂枝、芍药、甘草、生姜、大枣。

功 用 调和营卫。

主 治 外感表寒证。

辨证要点 ①恶风;②发热;③头痛;④汗出;⑤鼻鸣;⑥干呕;⑦舌苔薄白;⑧脉浮缓。

【名著阐述】

《伤寒论》:太阳中风,阳浮而阴弱。阳浮者,热自发;阴弱者,汗自出。啬啬恶寒,淅淅恶风,翕翕发热,鼻鸣干呕者,桂枝汤主之。太阳病,头痛发热,汗出恶风者,桂枝汤主之。

《删补名医方论》:凡风寒在表,脉浮弱自汗出者,皆属表虚,宜桂枝汤主之。名曰桂枝汤者,君以桂枝也。桂枝辛温,辛能散邪,温从阳而扶卫。芍药酸寒,酸能敛汗,寒走阴而益营。桂枝君芍药,是于发散中寓敛汗之意;芍药臣桂枝,是于固表中有微汗之道焉。生姜之辛,佐桂枝以解肌表;大枣之甘,佐芍药以和营里。甘草甘平,有安内攘外之能,用以调和中气,即以调和表里,且以调和诸药矣。以桂、芍之相须,姜、枣之相得,借甘草之调和阳表阴里,气卫血营,并行而不悖,是刚柔相济以为和也,而精义在服后须臾啜热稀粥以助药力,盖谷气内充,不但易为酿汗,更使已人之邪不能少留,将来之邪不得复入也。又妙在温服令一时许,微似有汗,是授人以微汗之法。不可令如水流漓,病必不除,禁人以不可过汗之意也。此方为仲景群方之冠,乃解肌、发汗、调和营卫之第一方也。凡中风、伤寒、脉浮弱汗自出而表不解者,皆得而主之。其他但见一、二证即是,不必悉具。故麻、葛、青龙发汗诸剂,咸用之也。若汗不出麻黄证也,脉浮紧者麻黄脉也,固不可与桂枝汤,然初起无汗,当用麻黄发汗,如汗解后复烦,脉浮数者,与下后脉仍浮、气上冲者,及下后下利止而身痛不休者,皆用此以解外。何也?盖此时表虽不解,腠理已疏,邪不在皮毛而在肌肉,且经汗下,津液已伤,故脉证虽同麻黄,而主治当属桂枝矣。粗工妄谓桂枝汤专治中风,不治伤寒,使人疑而不用;又谓专发肌表不治他病。不知此汤倍芍药、生姜加人参,名桂枝新加汤,用以治营表虚寒,肢体疼痛;倍芍药加饴糖,名小建中汤,用以治里虚心悸,腹中急痛;再加黄芪,名黄芪建中汤,用以治虚损虚热,自汗盗汗。因知仲景之方,可通治百病也。

大青龙汤《伤寒论》

组 成 麻黄、桂枝、甘草、杏仁、生姜、大枣、石膏。

功 用 发汗散寒。

主 治 ①表寒高热;②溢饮。

辨 证 要 点 ①高热;②烦躁;③恶寒;④无汗;⑤身痛;⑥喘咳;⑦面部水肿;⑧脉浮紧。

【名著阐述】

《伤寒论》:太阳中风脉浮紧,发热感寒身疼痛,不汗出,而烦躁者,大青龙汤主之。若脉浮微弱,汗出恶风者,不可服之,服之则厥逆,筋惕肉润,以为逆也。脉浮缓,身不痛,但重,乍有轻时,无少阴证者,大青龙汤主之。

《删补名医方论》:何以知风寒两伤、营卫同病?以伤寒之脉而见中风之证,中风之脉而见伤寒之证也。名大青龙汤者,取龙兴云雨之义也。治风不外乎桂枝,治寒不外乎麻黄,合桂枝麻黄二汤以成剂,故为兼风寒中伤者主之也。二证俱无汗,故减芍药、不欲其收也。二证俱烦躁,故加石膏以解其热也。设无烦躁,则又当从事于麻黄桂枝各半汤也。仲景于表剂中加大寒辛甘之品,则知麻黄证之发热,热全在表;大青龙证之烦躁,兼肌里矣。初病太阳即用石膏者,以其辛能解肌热,寒能清胃火,甘能生津液,是预保阳存津液之先着也。粗工疑而畏之,当用不用,必致热结阳明,斑黄狂冒,纷然变出矣。观此则可知石膏乃中风伤寒之要药,得麻、桂而有青龙之名,得知草而有白虎之号也。服后取微汗,汗出多者,温粉扑之。一服得汗,停其后服,盖戒人即当汗之证,亦不可过汗也。所以仲景桂枝汤中不用麻黄者,是欲其不大发汗也;麻黄汤中用桂枝者,恐其过汗无制也。若不慎守其法,汗多亡阳,变生诸逆,表遂空虚而不任风,阴盛格阳而更烦躁不得眠也。

九味羌活汤《此事难知》

组 成 羌活、防风、苍术、细辛、川芎、白芷、生地、黄芩、甘草。

功 用 发散表寒。

主 治 ①外感表寒证;②外感表湿证。

辨 证 要 点 ①发热;②恶寒;③无汗;④头痛;⑤体痛;⑥脉浮;⑦苔白或苔黄。

【名著阐述】

《此事难知》:解利伤寒。主外感风寒湿邪,恶寒发热,无汗头痛。肢体骨节酸痛,口中苦而微渴,苔薄白,脉象浮或浮紧者;春可治温,夏可治热,秋可治湿,四时时疫,脉浮紧,发热恶寒,头痛,骨节烦疼之表证;水病,腰以上肿者;痘出不快。

《医方考》:触冒四时不正之气,而成时气病,憎寒壮热,头疼身痛,口渴,人人相似者,此方主方。羌、防、苍、细、芎、芷皆辛物也,分经而治:邪在太阳者,治以羌活;邪在阳明者,治以白芷；邪在少阳者,治以黄芩;邪在太阴者,治以苍术;邪在少阴者,治以细辛;邪在厥阴者,治以川芎;而防风者,又诸药之卒徒也。用生地所以去血中之热,而甘草者,又所以和诸药而除气中之热也。

活人败毒散《小儿药证直诀》

组 成 羌活、独活、前胡、柴胡、枳壳、桔梗、人参、茯苓、川芎、甘草。

功 用 辛温散寒。

主 治 伤寒温疫表寒证。

辨 证 要 点 ①四时外感初起;②发热;③恶寒;④头痛;⑤头重;⑥身痛;⑦项强;⑧拘蜷。

【名著阐述】

《删补名医方论》:"东南地土卑湿,凡患感冒,辄以伤寒二字混称。不知伤者正气伤于中,寒者寒气客于外,未有外感而内不伤者也。仲景医门之圣,立法高出千古,其言冬时严寒,万类深藏,君子固密,不伤于寒。触冒之者,乃名伤寒,以失于固密而然。可见人之伤寒,悉由元气不固,肤腠之不密也。昔人常言伤寒为汗病,则汗法其首重矣。然汗之发也,其出自阳,其源自阴,故阳气虚,则营卫不和而汗不能作;阴气弱,则津液枯涸而汗不能滋。但攻其外,罔顾其内可乎? 表汗无如败毒散、羌活汤。其药如二活、二胡、芎、苍、辛、芷群队辛温,非不发散,若无人参、生地之大力者居乎其中,则形气素虚者,必至亡阳;血虚挟热者,必至亡阴,而成痼疾矣。是败毒散之人参,与冲和汤之生地,人谓其补益之法,我知其托里之法。盖补中兼发,邪气不致于流连;发中带补,真元不致于耗散,施之于东南地卑气暖之乡,最为相宜,此古人制方之义。然形气俱实,或内热炽盛,则更当以河间法为是也。非其时而有其气,惟气血两虚之人受之。寒客营而风客卫,不可用峻剂,故稍从其轻者,此羌活汤、败毒散所由立也。(羌活)九味汤主寒邪伤营,故于发表中加芎、地,引而入血,即借以调荣。用葱姜为引,使通体汗出,庶三阳血分之邪,直达而无所滞矣。败毒散主风邪伤卫,故于发表中加参、苓、枳、桔,引而达卫,固托以宣通。用生姜为使,使留连肺部,则上焦气分之邪不能干矣。是方亦可用黄芩者,以诸药气味辛温,恐其僭亢,一以润之,一以清之也。"

(蔡定芳)

二、辛热祛散里寒方药

辛热祛散里寒方药治疗里寒证。内伤里寒证辨证要点:①畏寒;②喜温;③口淡不渴;④腹痛;⑤腹泻;⑥尿清;⑦舌质淡;⑧舌苔白;⑨脉迟。多见于现代医学慢性胃炎或消化性溃疡等。治疗内伤里寒的临床决策是辛热温里。辛热祛散里寒常用药物有附子、肉桂、干姜、吴茱萸;同类辛热祛散里寒药物还有乌头、草乌、高良姜、红豆蔻、蜀椒、椒目、荜茇、荜澄茄等。辛热祛散里寒常用方剂有理中汤、小建中汤、大建中汤、吴茱萸汤。同类辛热祛散里寒方剂还有附子理中汤、桂枝人参汤、黄芪建中汤、当归建中汤等。

（一）辛热祛散里寒药物

附子《神农本草经》

药性：大热；**药味**：辛；**用量**：6～10 g。

主 治

1. 厥逆亡阳：《伤寒论》四逆汤用附子回阳救逆治疗厥逆亡阳。
2. 阳气虚弱：《景岳全书》右归丸用附子辛甘温阳治疗阳气虚弱或命门火衰。
3. 风寒湿痹：《伤寒论》甘草附子汤用附子温经散寒治疗风寒湿痹。

【名著阐述】

《神农本草经》：主风寒咳逆邪气，温中，金疮，破癥坚积聚，血瘕，寒湿，拘挛膝痛，不能行步。

《本草经疏》：附子，味辛气温，火性迅发，无所不到，故为回阳救逆第一品药。《本经》云，风寒咳逆邪气，是寒邪之逆于上焦也。寒湿踒躄，拘挛膝痛，不能行步，是寒邪着于下焦筋骨也。癥坚积聚血瘕，是寒气凝结，血滞于中也。考《大观本草》，咳逆邪气句下有温中金疮四字，以中寒得暖而温，血肉得暖而合也。大意上而心肺，下而肝肾，中而脾胃，以及血肉筋骨营卫，因寒湿而病者，无有不宜。即阳气不足，寒自内生，大汗、大泻、大喘，中风卒倒等症，亦必仗此大气大力之品，方可挽回，此《本经》言外意也。误药大汗不止为亡阳，仲景用四逆汤、真武汤等法以迎之。吐利厥冷为亡阳，仲景用通脉四逆汤、姜附汤以救之。且太阳之标阳，外呈而发热，附子能使之交于少阴而热已；少阴之神机病，附子能使自下而上而脉生，周行通达而厥愈。合苦甘之芍、草而补虚，合苦淡之苓、芍而温固。仲景用附子之温有二法：杂于苓、芍、甘草中，杂于地黄、泽泻中，如冬日可爱，补虚法也；佐以姜、桂之热，佐以麻、辛之雄，如夏日可畏，救阳法也。用附子之辛，亦有三法：桂枝附子汤、桂枝附子去桂加白术汤、甘草附子汤，辛燥以祛除风湿也；附子汤、芍药甘草附子汤，辛润以温补水脏也；若白通汤、通脉四逆汤加人尿猪胆汁，则取西方秋收之气，保复元阳则有大封大固之妙矣。

肉桂《神农本草经》

药性：大热；**药味**：辛；**用量**：6～12 g。

主 治

1. 阳痿或宫冷：《金匮要略》肾气丸用肉桂补火助阳治疗肾阳不足阳痿或宫冷。
2. 腹痛：《和剂局方》大已寒丸用肉桂辛热散寒止痛治疗脘腹冷痛。
3. 痛经、闭经：《医林改错》少腹逐瘀汤用肉桂温经通脉治疗冲任虚寒闭经痛经。

【名著阐述】

《神农本草经》：主上气咳逆，结气喉痹吐吸，利关节，补中益气。

《本草经疏》：桂枝、桂心、肉桂，夫五味辛甘发散为阳，四气热亦阳；味纯阳，故能散风寒;自内充外,故能实表;辛以散之,热以行之,甘以和之,故能入血行血,润肾燥。其主利肝肺气、头痛、出汗、止烦、止唾、咳嗽、鼻衄、理疏不足、表虚自汗、风痹骨节挛痛者,桂枝之所治也。以其病皆得之表虚不任风寒,寒邪客之所致,故悉中之,以其能实表祛邪也。其主心腹寒热冷疾、霍乱转筋、腰痛、堕胎、温中、坚筋骨、通血脉、宣导百药无所畏、又补下焦不足、治沉寒痼冷、渗泄、止渴、止荣卫中风寒、秋冬下部腹痛因于寒、补命门、益火消阴者,肉桂之所治也。气薄轻扬,上浮达表,故桂枝治邪客表分之为病。味厚甘辛大热,而下行走里,故肉桂、桂心治命门真火不足,阳虚寒动于中,及一切里虚阴寒,寒邪客里之为病。盖以肉桂、桂心甘辛而大热,所以益阳;甘入血分,辛能横走,热则通行,合斯三者,故善行血。

吴茱萸《神农本草经》
药性:热;药味:辛;用量:3~6 g。

主治

1. 寒凝诸痛:《伤寒论》吴茱萸汤用吴茱萸散寒止痛治疗厥阴头疼。
2. 胃寒呕吐:《圣济总录》吴茱萸汤用吴茱萸降逆止呕治疗霍乱腹痛呕吐。
3. 寒湿泄泻:《校注妇人良方》四神丸用吴茱萸助阳止泻治疗五更泄泻。

【名著阐述】

《神农本草经》:主温中下气,止痛,咳逆寒热,除湿血痹,逐风邪,开腠理。

《本草纲目》:茱萸,辛热能散能温,苦热能燥能坚,故所治之证,皆取其散寒温中,燥湿解郁之功而已。咽喉口舌生疮者,以茱萸末醋调,贴两足心,移夜便愈。其性虽热,而能引热下行,盖亦从治之义,而谓茱萸之性上行不下行者,似不然也。有人治小儿痘疮口噤者,啮茱萸一二粒抹之即开,亦取其辛散耳。

干姜《神农本草经》
药性:热;药味:辛;用量:3~10 g。

主治

1. 中寒腹痛:《伤寒论》理中丸用干姜温中散寒治疗脘腹冷痛。
2. 胃寒呕吐:《和剂局方》二姜丸以干姜温中散寒止呕治疗胃寒呕吐。
3. 亡阳厥逆:《伤寒论》四逆汤用干姜回阳通脉治疗亡阳厥逆。
4. 寒饮喘咳:《伤寒论》小青龙汤用干姜温肺化饮治疗寒饮喘咳。

【名著阐述】

《神农本草经》:主胸满咳逆上气,温中,止血,出汗,逐风湿痹,肠澼下痢。生者尤良。

《本草经疏》:炮姜,辛可散邪理结,温可除寒通气,故主胸满咳逆上气,温中出汗,逐风湿痹,下痢因于寒冷,止腹痛。其言止血者,盖血虚则发热,热则血妄行,干姜炒黑,能引诸补血药入阴分,血得补则阴生而热退,血不妄行矣。治肠澼,亦其义也。

（二）辛热祛散里寒方剂

理中汤《伤寒论》

组 成 人参、干姜、白术、炙甘草。

功 用 辛热祛寒。

主 治 脾胃虚寒证。

辨 证 要 点

1. 脾胃虚寒证：①脘腹绵绵作痛，喜温喜按；②呕吐；③脘痞；④食少；⑤便溏；⑥畏寒肢冷；⑦口不渴；⑧舌淡苔白润；⑨脉沉细或沉迟无力。

2. 阳虚失血证：①便血、吐血、衄血或崩漏等；②血色暗淡，质清稀。

【名著阐述】

《伤寒论》：霍乱，头痛发热，身疼痛，热多欲饮水者，五苓散主之；寒多不用水者，理中丸主之。大病瘥后，喜唾，久不了了，胸上有寒，当以丸药温之，宜理中丸。

《成方便读》：此脾阳虚而寒邪伤内也。夫脾阳不足，则失其健运之常，因之寒凝湿聚。然必其为太阴寒湿，方可用此方法，否则自利呕痛等症，亦有火邪为患者。故医者当望闻问切四者合参，庶无差之毫厘，谬以千里之失。若表里寒热虚实既分，又当明其病之标本。如以上诸病，虽系寒凝湿聚，皆因脾阳不足而来，则阳衰为本，寒湿为标。是以方中但用参、术、甘草，大补脾元，加炮姜之温中守而不走者，以复其阳和，自然阳长阴消，正旺邪除耳。

小建中汤《伤寒论》

组 成 桂枝、甘草、大枣、芍药、生姜、胶饴。

功 用 温中补虚。

主 治 中焦虚寒证。

辨 证 要 点 ①腹痛；②喜温喜按；③神疲；④少气；⑤面色无华；⑥舌淡苔白；⑦脉细弦。

【名著阐述】

《金匮要略》：虚劳里急，悸，衄，腹中痛，梦失精，四肢酸疼，手足烦热，咽干口燥，小建中汤主之。

《伤寒明理论》：脾者，土也，处四脏之中，为中州，治中焦，生育荣卫，通行津液。一有不调，则荣卫失所育，津液失所行，必以此汤温建中脏，是以建中名之焉；胶饴味甘温，甘草味甘平，脾欲缓，急食甘以缓之，健脾者，必以甘为主，故以胶饴为君，甘草为臣；桂辛热，辛，散也，润也，荣卫不足，润而散之；芍药味酸微寒，酸，收也，泄也，津液不逮，收而行之，是以桂、芍药为佐；生姜味辛温，大枣味甘温，胃者卫之源，脾者荣之本，甘辛相合，脾胃健而荣卫通，是以姜、枣为使。

《伤寒溯源集》:建中者,建立中焦之脾土也。盖土为五行之主,脾为四脏之本,即洪范建中立极之义也。中气虚馁,脾弱不运,胃气不行,致心中悸动,故以建立中气为急。谓之小建中者,以风邪未解,未可以参、术补中,只加胶饴,倍芍药于桂枝全汤,和卫解郁之中以稍裨中土,故谓之小建中汤。芍药性虽酸收,既无寒邪,在所不计,李时珍谓其益脾,能于土中泻木,故倍用之。饴糖为米蘖之上品,能和润中州,中气既和,阳邪得解,则心中之悸烦自止矣。

大建中汤《金匮要略》

组成　蜀椒、干姜、人参。

功用　温中止痛。

主治　脘腹剧痛。

辨证要点　①腹痛连及胸脘;②腹部块状物上下攻撑作痛;③手足厥冷;④舌质淡苔白;⑤脉沉迟。

【名著阐述】

《医方集解》:此足太阴阳明药也,蜀椒辛热,入肺散寒,入脾暖胃,入肾命补火;干姜辛热通心,助阳逐冷散逆;人参甘温,大补脾肺之气;饴糖甘能补土,缓可和中。盖人之一身,以中气为主,用辛辣甘热之药,温健其中脏,以大祛下焦之阴,而复其上焦之阳也。

《金匮要略释义》:《本草经》谓蜀椒主邪气,温中,逐痹痛,下气。夫大寒乃邪气也。心胸中大寒痛,呕而不能食,法当温中。寒气上冲皮起,出见有头足,又宜下气,故舍蜀椒莫与,从而可知中不受温,痛痹之不必下气者,则非蜀椒所宜矣。干姜亦温中之品,此证沉寒痼冷之在中者,性动而猋,其势向上,因用蜀椒复佐以干姜,镇以静而抑之使平。有谓附子驱寒止痛,何以舍而不用? 曰:夫向上者,阴中有阳,实中有虚,何则? 呕为实而有火之证,呕而不能饮食,中气大伤,自不得以附子攻也。

吴茱萸汤《伤寒论》

组成　吴茱萸、人参、生姜、大枣。

功用　温中降逆。

主治　肝胃虚寒之呕吐泄泻。

辨证要点　①食后泛泛欲呕;②呕吐酸水;③干呕;④吐清涎冷沫;⑤胸满脘痛;⑥巅顶头痛;⑦畏寒肢冷;⑧大便泄泻;⑨烦躁不宁;⑩舌淡苔白滑;⑪脉沉弦或迟。

【名著阐述】

《伤寒论》:食谷欲呕属阳明也,吴茱萸汤主之。干呕吐涎沫,头痛者,吴茱萸汤主之。

《金镜内台方议》:干呕,吐涎沫,头痛,厥阴之寒气上攻也。吐利,手足逆冷者,寒气内甚也;烦躁欲死者,阳气内争也;食谷欲呕者,胃寒不受食也;以此三者之证,共用此方者,以吴茱萸能下三阴之逆气为君,生姜能散气为臣,人参、大枣之甘缓,能和调诸气者也,故用之为佐使以安其中也。

《医方集解》:此足厥阴少阴阳明药也。治阳明食谷欲呕者,吴茱萸、生姜之辛以温胃散寒下气;人参、大枣之甘以缓脾益气和中;若少阴证吐利厥逆,甚至于烦躁欲死、胃中阴气上逆,将成危候,故用吴茱萸散寒下逆,人参、姜、枣助阳补土,使阴寒不得上干,温经而兼温中也,吴茱萸为厥阴本药,故又治肝气上逆,呕涎头痛。

(蔡定芳)

三、辛凉发散表热方药

辛凉发散表热方药治疗表热证。外感表热证辨证要点:①发热;②恶寒;③头痛;④咽痛;⑤有汗;⑥咳嗽;⑦舌红;⑧脉浮数。多见于现代医学感冒或各种传染病初期。治疗外感表热的临床决策是辛凉清热。辛凉清表常用药物有桑叶、菊花、薄荷、牛蒡子、柴胡、升麻。同类辛凉清表药物有葛根、豆豉、豆卷、蝉蜕、浮萍、西河柳、天胡荽、蔓荆子、木贼草等。辛凉清表常用方剂有桑菊饮、银翘散、麻黄杏仁甘草石膏汤。同类辛凉清表方剂有越婢汤、柴葛解肌汤、升麻葛根汤、竹叶柳蒡汤。

(一)辛凉发散表热药物

桑叶《神农本草经》

药性:凉;药味:甘辛;用量:6~10 g。

主治

1. 外感表热:《温病条辨》桑菊饮用桑叶辛凉解表治疗外感表热。
2. 眼目昏花:《医级》桑麻丸用桑叶清肝明目治疗肝肾不足视物昏花。

【名著阐述】

《神农本草经》:除寒热,出汗。

《本草经疏》:桑叶,甘所以益血,寒所以凉血,甘寒相会,故下气而益阴,是以能主阴虚寒热及因内热出汗。其性兼燥,故又能除脚气水肿,利大小肠,除风。经霜则兼渭肃,故又能明目而止渴。发者血之余也,益血故又能长发,凉血故又止吐血。台痛口,留穿掌,疗汤火,皆清凉补血之功也。

《重庆堂随笔》:桑叶,虽治盗汗,厢风温暑热服之,肺气渭肃,即能汗解。熄内风而除头痛,止风行肠胃之泄泻,已肝热妄行之崩漏,胎前诸病,由于肝热看尤为要药。

菊花《神农本草经》

药性:凉;药味:甘、苦;用量:6~10 g。

主治

1. 外感表热:《温病条辨》桑菊饮用菊花疏散风热治疗外感表热。
2. 肝阳上亢:《通俗伤寒论》羚角钩藤汤用菊花平肝潜阳治疗肝阳上亢。
3. 疮痈肿毒:《揣摩有得集》甘菊汤用菊花清热解毒治疗疮痈肿毒。

【名著阐述】

《神农本草经》:主诸风头眩、肿痛,目欲脱,泪出,皮肤死肌,恶风湿痹,利血气。

《本草经疏》:菊花专制风木,故为去风之要药。苦可泄热,甘能益血,甘可解毒,平则兼辛,故亦散结,苦入心、小肠,甘入脾、胃,平辛走肝、胆,兼入肺与大肠。其主风头眩、肿痛、目欲脱、泪出、皮肤死肌、恶风、湿痹者,诸风掉眩,皆属肝木,风药先入肝,肝开窍于目,风为阳邪,势必走上,血虚则热,热则生风,风火相搏故也。腰痛去来陶陶者,乃血虚气滞之候,苦以泄滞结,甘以益血脉,辛平以散虚热也。其除胸中烦热者,心主血,虚则病烦,阴虚则热收于内,故热在胸中,血益则阴生,阴生则烦止,苦辛能泄热,故烦热并解。安肠胃,利五脉,调四肢,利血气者,即除热,祛风,益血,入心,入脾,入肝之验也。生捣最治疔疮,血线疔尤为要药,疔者风火之毒也。

薄荷《新修本草》

药性:凉;**药味**:辛;**用量**:3~9 g。

主治

1. 表热感冒:《温病条辨》银翘散用薄荷辛凉解表治疗表热感冒或温病初起。
2. 表热咽痛:《喉科秘旨》六味汤用薄荷疏散表热治疗咽喉肿痛。
3. 麻疹不透:《先醒斋医学广笔记》竹叶柳蒡汤用薄荷宣毒透疹治疗麻疹不透。
4. 肝郁气滞:《和剂局方》逍遥散用薄荷疏肝理气治疗肝郁气滞胸闷胁痛。

【名著阐述】

《本草经疏》:薄荷,辛多于苦而无毒。辛合肺,肺合皮毛,苦合心而从火化,主血脉,主热,皆阳脏也。贼风伤寒,其邪在表,故发汗则解。风药性升,又兼辛温,故能散邪辟恶。辛香通窍,故治腹胀满、霍乱。《食疗》引为能去心家热,故为小儿惊风、风热家引经要药。辛香走散,以通关节,故逐贼风、发汗者,风从汗解也。本非脾胃家药,安能主宿食不消?上升之性,亦难主下气;劳乏属虚,非散可解,三疗俱非,明者当子别之。又:病人新瘥勿服,以其发汗虚表气也。咳嗽若因肺虚寒客之而无热症者勿服,以其当补而愈。阴虚人发热勿服,以出汗则愈竭其津液也。脚气类伤寒勿服,以其病主下而属脾故也。血虚头痛,非同诸补血药不可用。小儿身热由于伤食者不可用,小儿身热因于疳积者不可用。小儿痘疮诊得气虚者,虽身热初起,亦不可用。

牛蒡子《名医别录》

药性:寒;**药味**:辛、苦;**用量**:6~10 g。

主治

1. 风热感冒:《温病条辨》银翘散用牛蒡子疏散风热治疗表热感冒。
2. 痈肿疮毒:《外科正宗》牛蒡子汤用牛蒡子清热解毒治疗痈肿疮毒。
3. 温毒喉痹:《东垣试效方》普济消毒饮用牛蒡子清热泻火解毒治疗温毒喉痹。

【名著阐述】

《名医别录》:明目补中,除风伤。

《本草正义》：牛蒡之用，能疏散风热，起发痘疹，而善通大便，苟非热盛，或脾气不坚实者，投之辄有泄泻，则辛泄苦降，下行之力为多。洁古作温，景岳又谓其降中有升，皆非真谛。《别录》称其明目，则风热泄而目自明。补中者，亦邪热去而正自安。除风伤者，以风热言之也。其根茎，则濒湖《纲目》谓之苦寒，《别录》主治，皆除热通利之意。盖其功力，本与子相近，而寒凉疏泄之性过之，皆以清热泄导为治，凡非实火，未可妄投。凡肺邪之宜于透达，而不宜于抑降者，如麻疹初起，犹未发泄，早投清降，则恒有遏抑气机，反致内陷之虞。惟牛蒡则清泄之中，自能透发，且温热之病，大便自通，亦可少杀其势，故牛蒡最为麻疹之专药。

柴胡《神农本草经》

药性：平；药味：苦；用量：3～9 g。

主治

1. 少阳伤寒：《伤寒论》小柴胡汤用柴胡和解少阳治疗伤寒少阳证。
2. 肝郁气滞：《景岳全书》柴胡疏肝散用柴胡疏肝解郁治疗肝郁气滞。
3. 气虚下陷：《脾胃论》补中益气汤用柴胡升举清阳治疗气虚下陷。

【名著阐述】

《神农本草经》：主心腹，去肠胃中结气，饮食积聚，寒热邪气，推陈致新。久服，轻身明目益精。一名地熏。

《本经疏证》：胆虽为腑，实不与胃、大小肠、三焦、膀胱同为天气之所生，传化物而不藏矣。居阳之位，禀阴之体，是以为阳之少，倡率五腑，根阴达阳。然五腑达阳，其用在泻；胆达阳，其用在不泻。恰像春生之气，首畅万化，奋决而出，出乎阳，未离乎阴，是以为半表半里也。柴胡于仲冬根生白蒻，于仲春生苗，于仲夏极茂，于仲秋成实，随阳气始生而萌，至阴气既平而萎，其香彻霄，其质柔，全有合乎少阳之义，此所以为半表半里和解之剂，能助胆行上升生发之气，为十一脏所取决矣。然则柴胡既以升阳为用，将无与于比阴之病欤？曰阴阳分于动静，静中有动，动中有静。柴胡于仲冬根生白蒻，是静中有动也，识此义，则所云能达阴中之阳者，何止举阳之透阴而出哉！即举阴之包阳而藏者，悉皆托出矣。必阳上彻而阴未能须臾与离，用此升举乃为无弊。盖柴胡非徒畅阳，实能举阴，非徒能畅郁阳以化滞阴，并能俾阳唱阴随，是以心腹肠胃之间，无结不解，无陈不新，譬之春气一转，万化改观，自有不期然而然者矣。夫然，则六气因郁而升降之机阻者，将可并用柴胡以转其枢乎！夫肝胆阳升阴即随之者，以脾肾之阴原至于肺也。肺为阳中少阴，三阴之气至于阳中之阴自降，阳亦随之降矣。盖下之阴裕，必藉阳之先导，以为上际；上之阳裕，亦必资阴之先导，以为下蟠，故三阴之经脉上行，三阳之经脉下行，固有为之先导者而得通也。其或升降不前，如有窒之者，宜细参其阴阳之虚实以为主治矣。当导阳而下者，必阳实阴虚者也；当导阴而上者，必阴实阳虚者也。如下之阴不足以纳阳，上之阳不足以化阴，则升降之原已戾，可期其升降相因推移气化乎！即是思之，则柴胡为用必阴气不纾，致阳气不达者乃为恰对，若阴气已虚者阳方无依而欲越，更用升阳，是速其毙耳可乎！

升麻《神农本草经》

药性：微寒；药味：辛；用量：3～10 g。

主治

1. 麻疹不透：《痘疹仁端录》宣毒发表汤用升麻辛散发表治疗麻疹不透。
2. 外感表证：《和剂局方》十神汤用升麻发表退热治疗表热感冒或温病初起。
3. 气虚下陷：《脾胃论》补中益气汤用升麻升举阳气治疗气虚下陷。

【名著阐述】

《神农本草经》：主解百毒，辟温疾、障邪。

《本经逢原》：升麻、葛根能发痘，惟初发热时可用。见点后忌服，为其气升，发动热毒于上，为害莫测，而麻疹尤为切禁，误投喘满立至。按升麻属阳性升，力能扶助阳气扞御阴邪，故于淋带、泻痢、脱肛方用之，取其升举清阳于上也。古方治噤口痢用醋炒升麻，引人参、莲肉扶胃进食大有神效。

《本经疏证》：中恶、腹痛，毒之在下者也。时气、毒疠、头痛、寒热、风肿、诸毒，毒之在中者也。喉痛、口疮，毒之在上者也。升麻所以能解如许多毒者，盖以其根内白外黑，茎叶皆青，复花白实黑，是为金贯水中，水从木升，仍发越金气以归功于畅水也。水者何？严厉之寒气也。金者何？收肃之热气也。以严厉之寒包收肃之热，阳欲达而被阴束，是所以为毒也，使随木升而畅发焉，即所谓解毒矣。观所胪诸证，虽得之不同其源，为病不一其状，归结其旨，均热收于中，寒束于外。在外者固是病，在内者亦未始非病，譬如伤寒、中风，虽亦系外寒内热，然惟外寒是病，内热乃身中阳气，故时气及头痛、寒热，皆与伤寒、中风相近，而治此不治彼，则可以知之矣。

（二）辛凉发散表热方剂

桑菊饮《温病条辨》

组成　桑叶、菊花、桔梗、连翘、杏仁、甘草、薄荷、芦根。

功用　辛凉解表。

主治　外感风热表证。

辨证要点　①咳嗽；②发热；③口微渴；④舌苔薄白；⑤脉浮数。

【名著阐述】

《温病条辨》：此辛甘化风、辛凉微苦之方也。盖肺为清虚之脏，微苦则降，辛凉则平，立此方所以避辛温也。今世金用杏苏散通治四时咳嗽，不知杏苏散辛温，只宜风寒，不宜风温，且有不分表里之弊。此方独取桑叶、菊花者，桑得箕星之精，箕好风，风气通于肝，故桑叶善平肝风；春乃肝令而主风，木旺金衰之候，故抑其有余，桑叶芳香有细毛，横纹最多，故亦走肺络而宣肺气。菊花晚成，芳香味甘，能补金水二脏，故用之以补其不足。风温咳嗽，虽系小病，常见误用辛温重剂销铄肺液，致久嗽成劳者不一而足。圣人不忽于细，必谨于微，医者于此等处，尤当加意也。

银翘散《温病条辨》

组 成 银花、连翘、桔梗、薄荷、竹叶、甘草、荆芥、牛蒡子、豆豉、芦根。

功 用 辛凉透表。

主 治 温病风热表证。

辨 证 要 点 ①发热；②恶寒；③头痛；④口渴；⑤咳嗽；⑥咽痛；⑦无汗或微汗；⑧舌苔薄黄；⑨舌质红赤；⑩脉浮数。

【名著阐述】

《温病条辨》：温病忌汗，汗之不惟不解，反生他患。盖病在手经，徒伤足太阳无益；病自口鼻吸受而生，徒发其表亦无益也。且汗为心液，心阳受伤，必有神明内乱、谵语癫狂、内闭外脱之变。再，误汗虽曰伤阳，汗乃五液之一，未始不伤阴也。《伤寒论》曰："尺脉微者为里虚，禁汗，其义可见。其曰伤阳者，特举其伤之重者而言之耳。温病最善伤阴，用药又复伤阴，岂非为贼立帜乎？此古来用伤寒法治温病之大错也。至若吴又可开首立一达原饮，其意以为直透膜原，使邪速溃，其方施于藜藿壮实人之温疫病，容有愈者，芳香辟秽之功也；若施于膏粱纨绔，及不甚壮实人，未有不败者。盖其方中首用槟榔、草果、厚朴为君。夫槟榔，子之坚者也，诸子皆降，槟榔苦辛而温，体重而坚，由中走下，直达肛门，中下焦药也；草果亦子也，其气臭烈大热，其味苦，太阴脾经之劫药也；厚朴苦温，亦中焦药也。岂有上焦温病，首用中下焦苦温雄烈劫夺之品，先劫少阴津液之理！知母、黄芩，亦皆中焦苦燥里药，岂可用乎？况又有温邪游溢三阳之说，而有三阳经之羌活、葛根、柴胡加法，是仍以伤寒之法杂之，全不知温病治法，后人止谓其不分三焦，犹浅说也。其三消饮加入大黄、芒硝，惟邪入阳明，气体稍壮者，幸得以下而解，或战汗而解，然往往成弱证，虚甚者则死矣。况邪有在卫者、在胸中者、在营者、入血者，妄用下法，其害可胜言耶？岂视人与铁石一般，并非气血生成者哉？究其始意，原以矫世医以伤寒法治病温之弊，颇能正陶氏之失，奈学未精纯，未足为法。至喻氏、张氏多以伤寒三阴经法治温病，其说亦非，以世医从之者少，而宗又可者多，故不深辨耳。本方谨遵《内经》风淫于内，治以辛凉，佐以苦甘；热淫于内，治以咸寒，佐以甘苦之训。王安道《溯洄集》，亦有温暑当用辛凉不当用辛温之论，谓仲景之书，为即病之伤寒而设，并未尝为不即病之温暑而设。张凤逵集治暑方，亦有暑病首用辛凉，继用甘寒，再用酸泄酸敛，不必用下之论。皆先得我心者。又宗喻嘉言芳香逐秽之说，用东垣清心凉膈散，辛凉苦甘。病初起，且去入里之黄芩，勿犯中焦；加银花辛凉，芥穗芳香，散热解毒；牛蒡子辛平润肺，解热散结，除风利咽；皆手太阴药也。合而论之，《经》谓冬不藏精春必温病，又谓藏于精者春不病温，又谓病温虚甚死，可见病温者精气先虚。此方之妙，预护其虚，纯然清肃上焦，不犯中下，无开门揖盗之弊，有轻以去实之能，用之得法，自然奏效，此叶氏立法，所以迥出诸家也。"

（项忆瑾　蔡定芳）

四、寒凉清泄里热方药

寒凉清泄里热方药治疗里热证。内伤里热证辨证要点：①恶热；②喜冷；③面赤；④口渴；⑤口苦；⑥出血；⑦昏迷；⑧尿黄；⑨苔黄；⑩舌质红；⑪脉数。多见于现代医学各种感染性疾病或各种传染病极期。治疗里热证临床决策是苦寒清里。苦寒清里常用药物有金银花、连翘、石膏、知母、黄连、黄芩、黄柏、栀子、龙胆草、白薇、青蒿、蒲公英、紫花地丁、大青叶、板蓝根、败酱草、鱼腥草、白花蛇舌草、丹皮、玄参。类苦寒清里药物还有山慈姑、秦皮、青黛、寒水石、芦根天、花粉、鲜竹叶、淡竹叶、夏枯草、鸭跖草、西瓜皮、荷叶、莲子心、漏芦、四季青、乌蔹莓、芙蓉花、白蔹、鱼腥草、野荞麦根、虎耳草、红藤、败酱草、鬼针草、地耳草、垂盆草、土茯苓、马兰根、射干、山豆根、马勃、橄榄、白毛夏枯草、点地、一枝黄花、爵床、人中黄、人中白、白头翁、马齿苋、鸭胆子、橄核莲、小飞蓬、鸡眼草、叶下珠、绿豆、七叶一枝花、半枝莲、白英、龙葵、蛇莓、凤尾草、猪殃殃、天葵子、藤梨根、猪胆汁、苦参、白藓皮、胡黄连等。苦寒清里常用方剂有黄连解毒汤、清暑益气汤、白虎汤、凉膈散、清营汤、普济消毒饮、清瘟败毒饮、升降散。同类苦寒清里方剂还有仙方活命饮、五味消毒饮、泻心汤、栀子金花汤、四妙勇安汤等。

（一）寒凉清泄里热药物

金银花《新修本草》
药性：寒；药味：甘；用量：6～15 g。

主治

1. 痈肿疔疮：《妇人大全良方》仙方活命饮用金银花清热解毒治疗痈肿疔疮。
2. 热毒血痢：《本经逢原》单用金银花浓煎清热解毒治疗热毒痢疾下利脓血。

【名著阐述】

《重庆堂随笔》：清络中风火湿热，解温疫秽恶浊邪，熄肝胆浮越风阳，治痉厥癫痫诸症。

《本草通玄》：金银花，主胀满下痢，消痈散毒，补虚疗风，世人但知其消毒之功，昧其胀利风虚之用，余于诸症中用之，屡屡见效。

《本草正》：金银花，善于化毒，故治痈疽、肿毒、疮癣、杨梅、风湿诸毒，诚为要药。毒未成者能散，毒已成者能溃，但其性缓，用须倍加，或用酒煮服，或捣汁掺酒顿饮，或研烂拌酒厚敷。若治瘰疬上部气分诸毒，用一两许时常煎服极效。

《本经逢原》：金银花，解毒去脓，泻中有补，痈疽溃后之圣药。但气虚脓清，食少便泻者勿用。痘疮倒陷不起，用此根长流水煎浴，以痘光壮为效，此即水杨汤变法。

连翘《神农本草经》
药性：寒；药味：苦；用量：6～10 g。

主治

1. 外感表热：《温病条辨》银翘散用连翘清散表热治疗外感表热或温病初起。
2. 痈肿疮毒：《外科真铨》加减消毒饮用连翘消散痈肿结聚治疗痈肿疮毒。
3. 热淋涩痛：《杂病源流犀烛》如圣散用连翘清心利尿治疗淋滴涩痛。

【名著阐述】

《神农本草经》：主寒热，鼠瘘，瘰疬，痈肿恶疮，瘿瘤，结热。

《本经疏证》:《伤寒论》伤寒瘀热在里,身必发黄,麻黄连翘赤小豆汤主之。因"瘀热在里"句,适与连翘功用不异。郭景纯《尔雅注》:"一名连苕,苕轺声同字异耳。"而今本《伤寒论》注曰:"连轺即连翘根。"遂以《本经》有名未用翘根当之。陶隐居云:"方药不用,人无识者。"故《唐本草》去之,岂仲景书有此,六朝人皆不及见,至王好古忽见之耶! 噫亦必无之事矣。

石膏《神农本草经》

药性:大寒;药味:辛;用量:15～60 g。

主治

1. 气分实热:《伤寒论》白虎汤用石膏清热泻火治疗温热病气分实热。
2. 肺热喘咳:《伤寒论》麻杏石甘汤用石膏清肺泄热治疗肺热喘咳。
3. 胃火牙痛:《外科正宗》清胃散用石膏清胃泻火治疗胃火牙龈肿痛。

【名著阐述】

《神农本草经》:主中风寒热,心下逆气,惊喘,口干舌焦,不能息,腹中坚痛,产乳,金疮。

《医学衷中参西录》:石膏,凉而能散,有透表解肌之力。外感有实热者,放胆用之,直胜金丹。《神农本经》谓其微寒,则性非大寒可知。且谓其宜于产乳,其性尤纯良可知。医者多误认为大寒而煅用之,则宣散之性变为收敛(点豆腐者必煅用,取其能收敛也),以治外感有实热者,竟将其痰火敛住,凝结不散,用至一两即足伤人,是变金丹为鸩毒也。迨至误用煅石膏偾事,流俗之见,不知其咎在煅不在石膏,转谓石膏煅用之其猛烈犹足伤人,而不煅者更可知矣。于是一倡百和,遂视用石膏为畏途,即有放胆用者,亦不过七八钱而止。夫石膏之质最重,七八钱不过一大撮耳。以微寒之药,欲用一大撮扑灭寒温燎原之热,又何能有大效。是以愚用生石膏以治外感实热,轻症亦必至两许;若实热炽盛,又恒重用至四五两或七八两,或单用或与他药同用,必煎汤三四茶杯,分四五次徐徐温饮下,热退不必尽剂。如此多煎徐服者,欲以免病家之疑惧,且欲其药力常在上焦中焦,而寒凉不至下侵致滑泻也。《本经》谓石膏治金疮,是外用以止其血也。愚尝用煅石膏细末,敷金疮出血者甚效。盖多年壁上石灰善止金疮出血,石膏经煅与石灰相近,益见煅石膏之不可内服也。

知母《神农本草经》

药性:寒;药味:苦;用量:3～15 g。

主治

1. 热病烦渴:《伤寒论》白虎汤用知母清热除烦治疗外感高热烦渴。
2. 骨蒸潮热:《医宗金鉴》知柏地黄丸用知母滋阴泻火治疗骨蒸潮热。
3. 内热消渴:《医学衷中参西录》玉液汤用知母滋阴泻火治疗内热消渴。

【名著阐述】

《神农本草经》:主消渴热中,除邪气肢体浮肿,下水,补不足,益气。

《本经疏证》:"知母能益阴清热止渴,人所共知,其能下水,则以古人用者甚罕,后学多不明其故。"《千金》《外台》两书用知母治水气各一方。《千金》曰:"有人患水肿腹大,其坚如石,四肢细,少劳苦足胫即肿,少饮食便气急,此终身之疾,服利下药不瘥者,宜服此药,微除风湿,利小便,消水谷,岁久服之,乃可得力,瘥后可常服。其所用药,则加知母于五苓散中,更增鬼箭羽、丹参、独活、秦艽、海藻也。"《外台》曰:"《古今录验》泽漆汤,疗寒热当风,饮多暴肿,身如吹,脉浮数者。其所用药,则泽泻、知母、海藻、茯苓、丹参、秦艽、防己、猪苓、大黄、通草、木香也。其曰,'除风湿,利小便,曰疗寒热当风,饮多暴肿。'"可见《本经》所著下水之效,见于除肢体浮肿,而知母所治之肢体浮肿,乃邪气肢体浮肿,非泛常肢体浮肿比矣。正以寒热外盛,邪火内著,渴而引饮,火气不能化水,水遂泛滥四射,治以知母,是泄其火,使不作渴引饮,水遂无继,蓄者旋消,由此言之,仍是治渴,非治水也。于此,见凡肿在一处,他处反消瘦者,多是邪气勾留,水火相阻之候,不特《千金方》水肿腹大四肢细,即《金匮要略》中桂枝芍药知母汤,治身体尪羸,脚肿如脱,亦其一也。《金匮方》邪气水火交阻于下,《千金方》邪气水火交阻于中,阻于下者,非发散不为功,阻于中者,非渗利何由泄,此《千金方》所以用五苓散,《金匮方》所以用麻黄、附子、防风,然其本质均为水火交阻,故共用桂、术、知母则同也,桂、术治水之阻,知母治火之阻,于此遂可见矣。

黄芩《神农本草经》

药性:寒;药味:苦;用量:3～10 g。

主 治

1. 湿温暑湿:《温病条辨》黄芩滑石汤用黄芩清热燥湿治疗湿温或暑湿。
2. 肺热咳嗽:《丹溪心法》清金丸用黄芩清泻肺火治疗肺热咳嗽。
3. 胎动不安:《景岳全书》保阴煎用黄芩清热安胎治疗血热胎动不安。
4. 血热吐衄:《圣济总录》大黄汤用黄芩清热泻火治疗火热迫血吐血衄血。

【名著阐述】

《神农本经》:主诸热黄疸,肠澼,泄利,逐水,下血闭,(治)恶疮,疽蚀,火疡。

《本经疏证》:仲景用黄芩有三耦焉,气分热结者,与柴胡为耦(小柴胡汤、大柴胡汤、柴胡桂枝干姜汤、柴胡桂枝汤);血分热结者,与芍药为耦(桂枝柴胡汤、黄芩汤、大柴胡汤、黄连阿胶汤、鳖甲煎丸、大黄䗪虫丸、奔豚汤、王不留行散、当归散);湿热阻中者,与黄连为耦(半夏泻心汤、甘草泻心汤、生姜泻心汤、葛根黄芩黄连汤、干姜黄芩黄连人参汤)。以柴胡能开气分之结,不能泄气分之热,芍药能开血分之结,不能清迫血之热,黄连能治湿生之热,不能治热生之湿。譬之解斗,但去其斗者,未平其致斗之怒,斗终未已也。故黄芩协柴胡,能清气分之热,协芍药,能泄迫血之热,协黄连,能解热生之湿也。

黄连《神农本草经》

药性:寒;药味:苦;用量:3～6 g。

主 治

1. 湿热泻痢:《兵部手集方》香连丸用黄连清热燥湿治疗脾胃大肠湿热泻痢。
2. 高热神昏:《疫疹一得》清瘟败毒饮用黄连泻火解毒治疗高热神昏。
3. 痈肿疔疮:《外台秘要》黄连解毒汤用黄连治疗痈肿疔毒。

【名著阐述】

《神农本草经》:主热气目痛,眦伤,泣出,明目,肠澼,腹痛下痢,妇人阴中肿痛。

《本经疏证》:伤寒胸中有热,胃中有邪气,腹中疼,欲呕吐者,黄连汤主之。少阴病二三日以上,心中烦、不得卧,黄连阿胶汤主之。二方皆以黄连为君,二证皆发于心,可见黄连为泻心火之剂。

《本草思辨录》:黄连之用,见于仲圣方者,黄连阿胶汤,治心也;五泻心汤、黄连汤、干姜黄连黄芩人参汤,治胃也;黄连粉,治脾也;乌梅丸,治肝也;白头翁汤、葛根黄芩黄连汤,治肠也。其制剂之道,或配以大黄、芍药之泄,或配以半夏、栝楼实之宣,或配于干姜、附于之温,或配以阿胶、鸡子黄之濡,或配以人参、甘草之补,因证制宜,所以能收苦燥之益而无苦燥之弊也。

黄柏《神农本草经》
药性:寒;**药味**:苦;**用量**:3～6 g。

主治

1. 带下热淋:《傅青主女科》易黄汤用黄柏清热燥热治疗湿热下注带下热淋。
2. 骨蒸劳热:《医宗金鉴》知柏地黄丸用黄柏泻火退蒸治疗骨蒸劳热。
3. 疮疡肿毒:《外台秘要》黄连解毒汤用黄柏清热燥湿治疗疮疡肿毒。
4. 湿热黄疸:《秋疟指南》栀子黄柏汤用黄柏清热退黄治疗湿热黄疸。

【名著阐述】

《神农本草经》:主五脏肠胃中结热,黄疸,肠痔;止泄痢,女子漏下赤白,阴伤蚀疮。

《本草纲目》:古书言知母佐黄柏滋阴降火,有金水相生之义,黄柏无知母,犹水母之无虾也。盖黄柏能治膀胱命门中之火,知母能清肺金,滋肾水之化源,故洁古、东垣、丹溪皆以为滋阴降火要药,上古所未言也。盖气为阳,血为阴,邪火煎熬,则阴血渐涸,故阴虚火动之病须之,然必少壮气盛能食者,用之相宜,若中气不足,而邪火炽盛者,久服则有寒中之变。近时虚损及纵欲求嗣之人用补阴药,往往以此二味为君,日日服饵,降令太过,脾胃受伤,真阳暗损,精气不暖,致生他病。盖不知此物苦寒而滑渗,且苦味久服,有反从火化之害,故叶氏《医学统旨》有四物加知母、黄柏,久服伤胃,不能生阴之戒。生用则降实火,熟用则不伤胃,酒制则治上,盐制则治下,蜜制则治中。

《本草经疏》:黄柏,主五脏肠胃中结热。盖阴不足,则热始结于肠胃;黄柏虽由湿热,然必发于真阴不足之人;肠澼痔漏,亦皆湿热伤血所致;泄痢者,滞下也,亦湿热干犯肠胃之病;女子漏下赤白,阴伤蚀疮,皆湿热乘阴虚流客下部而成;肤热赤起,目热赤痛口疮,皆阴虚血热所生病也。以至阴之气,补至阴之不足,虚则补之,以类相从,故阴回热解,湿燥而诸证自除矣。乃足少阴肾经之要药,专治阴虚生内热诸证,功烈甚伟,非常药可比也。

栀子《神农本草经》
药性:寒;**药味**:苦;**用量**:3～10 g。

主治

1. 心热烦躁:《伤寒论》栀子豉汤用栀子清心除烦治疗心热烦躁。
2. 湿热黄疸:《伤寒论》茵陈蒿汤用栀子清利湿热治疗湿热黄疸。
3. 热淋尿痛:《和剂局方》八正散用栀子清利湿热治疗热淋尿痛。
4. 目赤肿痛:《圣济总录》栀子汤用栀子清热泻火治疗目赤肿痛。

【名著阐述】

《神农本草经》:主五内邪气,胃中热气,面赤酒疱齄鼻,白癞赤癞疮疡。

《本草经疏》:栀子,清少阴之热,则五内邪气自去,胃中热气亦除。面赤酒疱齄鼻者,肺热之候也,肺主清肃,酒热客之,即见是证,于开窍之所延及于面也,肺得苦寒之气,则酒热自除而面鼻赤色皆退矣。其主赤白癞疮疡者,即诸痛痒疮疡皆属心火之谓。疗目赤热痛,及胸、心、大小肠大热,心中烦闷者,总除心、肺二经之火热也。此药味苦气寒,泻一切有余之火,故能主如上诸证。栀子禀至苦大寒之气,苦寒损胃而伤血,凡脾胃虚弱者忌之,血虚发热者忌之。性能泻有余之火,心肺无邪热者不宜用;小便不通,由于膀胱虚无气以化,而非热结小肠者不宜用;疮疡因气血虚,不能收敛,则为久冷败疮,非温暖补益之剂则不愈,此所谓既溃之后,一毫寒药不可用是也。世人又以治诸血证,不知血得热则行,得寒则凝,瘀血凝结于中,则反致寒热,或发热劳嗽,饮食减少,为难疗之病,凡治吐血法,当以顺气为先,盖血随气而行,气降则火降,火降则血自归经。不求其止而止矣。此治疗之要法,不可违也。

龙胆草《神农本草经》

药性:寒;药味:苦;用量:3～6 g。

主 治

1. 湿热黄疸:《杂病源流犀烛》龙胆苦参丸用龙胆草清热燥湿治疗湿热黄疸。
2. 热淋湿疹:《兰室秘藏》龙胆泻肝汤用龙胆草清热燥湿治疗热淋湿疹或湿热带下。
3. 肝火头痛:《种痘新书》龙胆草散用龙胆草清热平肝治疗肝火头痛。

【名著阐述】

《神农本草经》:主骨间寒热,惊痫邪气,续绝伤,定五脏,杀蛊毒。

《医学衷中参西录》:龙胆草,味苦微酸,为胃家正药。其苦也,能降胃气,坚胃质;其酸也,能补益胃中酸汁,消化饮食。凡胃热气逆,胃汁短少,不能食者,服之可以开胃进食。微酸属木,故又能入肝胆,滋肝血,益胆汁,降肝胆之热使不上炎,举凡目疾、吐血、衄血、二便下血、惊痫、眩晕,因肝胆有热而致病者,皆能愈之。其泻肝胆实热之力,数倍于芍药,而以敛辑肝胆虚热,固不如芍药也。

白薇《神农本草经》

药性:寒;药味:苦;用量:3～10 g。

主 治

1. 血分发热:《医级》白薇汤用白薇清热凉血治疗血分发热。
2. 郁冒血厥:《本事方》白薇汤用白薇清热醒神治疗郁冒血厥忽然如死。
3. 喉癣咳嗽:《辨证录》白薇汤用白薇清热利喉治疗喉癣咳嗽。
4. 不孕不育:《千金翼方》白薇丸用白薇理血调经治疗不孕不育。

【名著阐述】

《神农本草经》:主暴中风,身热肢满,忽忽不知人,狂惑邪气,寒热酸疼,温疟洗洗,发作有时。

《本草经疏》：白薇，《本经》所主诸证，皆由热淫于内之所发。《经》曰："热淫于内，治以咸寒。此药味苦咸而气大寒，宜其悉主也。"《别录》疗伤中淋露者，女子荣气不足则血热，血热则伤中，淋露之候显矣，除热益阴，则血自凉，荣气调和而前证自瘳也。水气亦必因于湿热，能除热则水道通利而下矣。终之以益精者，究其益阴除热功用之全耳。妇人调经种子方中往往用之，不孕缘于血少血热，其源必起于真阴不足，真阴不足则阳胜而内热，内热则荣血日枯，是以不孕也。益阴除热，则血自生旺，故令有孕也。其方以白薇为君，佐以地黄、白芍药、当归、苁蓉、白胶、黄柏、杜仲、山茱萸、天麦门冬、丹参，蜜丸久服，可使易孕。凡温疟、瘅疟久而不解者，必属阴虚，除疟邪药中多加白薇主之，则易瘳。凡治似中风证，除热药中亦宜加而用之良。天行热病得愈，或愈后阴虚内热，及亲热未除者，随证随经应投药中宜加之。

《本事方释义》：白薇气味苦咸微寒，入足阳明，当归气味辛甘微温，入手少阴、足厥阴，人参气味甘温，入足阳明；甘草气味甘平，入足太阳，通行十二经络，以咸苦微寒及辛甘微温之药和其阴阳，以甘温甘平之药扶其正气，则病自然愈也。

青蒿《神农本草经》
药性：寒；**药味**：苦；用量：10～30 g。

主治

1. 疟疾寒热：屠呦呦发现青蒿素是世界唯一有效疟疾治疗药物。
2. 温病伏热：《温病条辨》青蒿鳖甲汤用青蒿清透伏热治疗温病邪伏阴分。
3. 外感暑热：《时病论》清凉涤暑汤用青蒿清暑解热治疗外感暑热。
4. 阴虚发热：《证治准绳》清骨散用青蒿清热凉血治疗阴虚发热。

【名著阐述】

《神农本草经》：主疥瘙痂痒，恶疮，杀虱，留热在骨节间，明目。

《本草纲目》：治疟疾寒热。

《本草新编》：青蒿，专解骨蒸劳热，尤能泄暑热之火，泻火热而不耗气血，用之以佐气血之药，大建奇功，可君可臣，而又可佐可使，无不宜也。但必须多用，因其体既轻，而性兼补阴，少用转不得力。又青蒿之退阴火，退骨中之火也，然不独退骨中之火，即肌肤之火，未尝不共泻之也，故阴虚而又感邪者，最宜用耳。又青蒿最宜沙参、地骨皮共享，则泻阴火更捷，青蒿能引骨中之火，行于肌表，而沙参、地骨皮只能凉骨中之火，而不能外泄也。

大青叶《名医别录》
药性：寒；**药味**：苦；用量：10～30 g。

主治

1. 咽喉肿痛：《圣济总录》大青饮用大青叶清热解毒治疗咽喉肿痛或口舌生疮。
2. 温毒斑疹：《医学心悟》犀角大青汤用大青叶清热化斑治疗温毒斑疹。

【名著阐述】

《名医别录》：味苦，大寒，无毒。主治时气头痛，大热，口疮。

《本草纲目》：大青，能解心胃热毒，不特治伤寒也。朱肱《活人书》治伤寒发赤斑烦痛，有犀角大青汤、大青四物汤,故李象先《指掌赋》云:"阳毒则狂斑烦乱,以大青、升麻,可回困笃。诸蓝形虽不同,而性味不远,故能解毒除热,惟木蓝叶力似少劣,蓝子则专用蓼蓝者也。至于用淀与青布,则是刈蓝浸水,入石灰澄成者,性味不能不少异,不可与蓝汁一概论也。有人病呕吐服玉壶诸丸不效,用蓝汁入口即定,盖亦取其杀虫降火尔。如此之类,不可不知……主热毒痢,黄疸,喉痹,丹毒。蓝叶汁,解斑蝥、芫青、樗鸡、朱砂、砒石毒。"《本草经疏》曰:"甄权云大青味甘,能去大热,治温疫寒热。盖大寒兼苦,其能解散邪热明矣。《经》曰:"大热之气,寒以取之,此之谓也。时行热毒,头痛大热口疮,为胃家实热之证,此药乃对病之良药也。"

板蓝根《新修本草》
药性:寒;药味:苦;用量:10～30 g。

主治

1. 温热喉痹:《方剂学》羌蓝汤用板蓝根清热解毒治疗温热咽喉肿痛证。
2. 病毒感染:《孔伯华医集》板蓝根汤用板蓝根清热解毒治疗腮腺炎等病毒感染性疾病。

【名著阐述】

《神农本草经》:主解诸毒,杀蛊蚊,注鬼,螫毒。久服,头不白,轻身。生平泽。

《本草衍义》:蓝实即大蓝实也。谓之蓼蓝实者,非是。《尔雅》所说是解诸药等毒,不可阙也。实与叶两用。注不解实,只解蓝叶,为未尽。《经》所说尽矣。蓝一本而有数色,刈竹青、绿云、碧青、蓝黄,岂非青出于蓝而青于蓝者也。生叶汁解药毒,此即大叶蓝,又非蓼蓝也。

蒲公英《新修本草》
药性:寒;药味:苦;用量:10～30 g。

主治

1. 脓疮乳痈:《中医皮肤病学简编》蒲公英汤用蒲公英清热解毒治疗脓疱疮或乳腺炎。
2. 目赤肿痛:《医学衷中参西录》蒲公英汤用蒲公英清肝明目治疗目赤肿痛。
3. 乳腺肿瘤:《疡医大全》消乳岩丸用蒲公英解毒消岩治疗乳腺癌。

【名著阐述】

《唐本草》:主妇人乳痈肿。

《本草经疏》:蒲公英味甘平,其性无毒。当是入肝入胃,解热凉血之要药。乳痈属肝经,妇人经行后,肝经主事,故主妇人乳痈肿乳毒,并宜生啖之良。

《本草求真》:蒲公英,能入阳明胃、厥阴肝,凉血解热,故乳痈、乳岩为首重焉。缘乳头属肝,乳房属胃,乳痈、乳岩,多因热盛血滞,用此直入二经,外敷散肿臻效,内消须同夏枯、贝母、连翘、白芷等药同治。

紫花地丁《本草纲目》
药性：寒；药味：苦；用量：10～30 g。

主治

1. 诸疮肿痛：《证治准绳》紫花地丁散用紫花地丁清热解毒治疗诸疮肿痛。
2. 毒蛇咬伤：《医林纂要》降龙汤用紫花地丁治疗蛇毒咬伤。

【名著阐述】

《滇南本草》：紫花地丁，味苦，性寒。破血，解诸疮毒。攻痈疽肿毒。治疥癞癣疮，九种痔疮。消肿。

《本草纲目》：主治一切痈疽发背，疔肿瘰疬，无名肿毒，恶疮。

《本草求原》：凉血，消肿毒。治血热筋痿，敷疮妙。

《岭南采药录》：作泻药及吐药。

丹皮《神农本草经》
药性：寒；药味：苦；用量：6～10 g。

主治

1. 肠痈腹痛：《普济方》牡丹汤用丹皮治疗肠痈腹痛。
2. 血分温病：《寿世保元》解毒化斑汤用牡丹皮凉血化斑治疗温病血分证。
3. 经闭痛经：《圣济总录》牡丹汤用牡丹皮治疗经闭痛经。

【名著阐述】

《神农本草经》：主寒热，中风瘈疭、痉、惊痫邪气，除癥坚瘀血留舍肠胃，安五脏，疗痈疮。

《名医别录》：除时气头痛，客热五劳，劳气头腰痛，风噤，癫疾。

《本经疏证》：牡丹皮入心，通血脉中壅滞与桂枝颇同，特桂枝气温，故所通者血脉中寒滞，牡丹皮气寒，故所通者血脉中热结。

《本草经疏》：牡丹皮，其味苦而微辛，其气寒而无毒，辛以散结聚，苦寒除血热，入血分，凉血热之要药也。寒热者，阴虚血热之候也。中风瘈疭、痉、惊痫，皆阴虚内热，营血不足之故。热去则血凉，凉则新血生、阴气复，阴气复则火不炎而无因热生风之证矣，故悉主之。痈疮者，热壅血瘀而成也。凉血行血，故疗痈疮。辛能散血，苦能泻热，故能除血分邪气，及癥坚瘀血留舍肠胃。脏属阴而藏精，喜清而恶热，热除则五脏自安矣。《别录》并主时气头痛客热，五劳劳气，头腰痛者，泄热凉血之功也。甄权又主经脉不通，血沥腰痛，此皆血因热而枯之候也。血中伏火非此不除，故治骨蒸无汗及小儿天行痘疮血热。东垣谓心虚肠胃积热，心火炽甚，心气不足者，以牡丹皮为君，亦此意也。

《本草汇言》：沈拜可先生曰："按《深师方》用牡丹皮，同当归、熟地则补血；同莪术、桃仁则破血；同生地、芩、连则凉血；同肉桂、炮姜则暖血；同川芎、白芍药则调血；同牛膝、红花则活血；同枸杞、阿胶则生血；同香附、牛膝、归、芎，又能调气而和血。若夫阴中之火，非配知母、白芍药不能去；产后诸疾，非配归、芎、益母不能行。又欲顺气疏肝，和以青皮、柴胡；达痰开郁，和以贝母、半夏。若用于疡科排脓、托毒、凉血之际，必协乳香、没药、白芷、羌活、连翘、金银花辈,乃有济也。牡丹皮,清心,养肾,和肝,利包络,并治四经血分伏火。血中气药也。善治女人经脉不通,及产后恶血不止。又治衄血吐血,崩漏淋血,跌扑瘀血,凡一切血气为病,统能治之。盖其气香,香可以调气而行血;其味苦,苦可以下气而止血;其性凉,凉可以和血而生血;其味又辛,辛可以推陈血,而致新血也。故甄权方治女人血因热而将枯,腰脊疼痛,夜热烦渴,用四物重加牡丹皮最验。又古方用此以治相火攻冲,阴虚发热。又按《本经》主寒热,中风瘼疭、痉、惊痫邪气诸症,总属血分为眚。然寒热,中风,此指伤寒热入血室之中风,非指老人气虚痰厥之中风也。其文先之以寒热二字,继之以瘼疭惊痫可知已,况瘼疭、惊痫,正血得热而变现,寒热又属少阳所主者也。"

《重庆堂随笔》:丹皮虽非热药,而气香味辛,为血中气药,专于行血破瘀,故能堕胎,消癖。所谓能止血者,瘀去则新血自安,非丹皮真能止血也。血虚而感风寒者,可用以发汗,若无瘀而血热妄行,及血虚而无外感者,皆不可用,惟入于养阴剂中,则阴药借以宣行而不滞,并可收其凉血之功,故阴虚热入血分而患赤痢者,最为妙品。然气香而浊,极易作呕,胃弱者服之即吐。诸家《本草》皆未言及,用者审之。

《古今图书集成医部全录精华本》:小腹疼痛,小便不利,脓壅滞也,牡丹皮散主之。若大便或脐间出脓者,不治。经云:肠痈为病,不可惊,惊则肠断而死,故患是者,其坐卧转侧,理宜徐缓,时少饮薄粥,及服八珍汤固其元气,静养调理,庶可保其生。肠痈治法,要略以薏苡仁附子败酱散,千金以牡丹汤,三因以薏苡汤治之,千金又有灸法,曲两肘正肘头锐骨灸百壮,下脓血而安。腹痈腹痛谓疮生于肚腹,或生于皮里膜外,属膏粱厚味七情郁火。若漫肿坚硬,肉色不变,或脉迟紧,未成脓也,四君加芎、归、白芷、枳壳,或托里散。

玄参《神农本草经》

药性:寒;**药味**:咸;**用量**:6～10 g。

主治

1. 骨蒸劳嗽:《慎斋遗书》百合固金汤用玄参清热生津、滋阴润燥治疗肺肾阴虚,骨蒸劳嗽。

2. 温病斑疹:《温病条辨》化斑汤用玄参清热凉血治疗温病斑疹。

3. 瘰疬瘿瘤:《医学心悟》消瘰丸用玄参解毒软坚治疗瘰疬瘿瘤。

【名著阐述】

《神农本草经》:主腹中寒热积聚,女子产乳余疾,补肾气,令人明目。

《本草正义》:玄参,禀至阴之性,专主热病,味苦则泄降下行,故能治脏腑热结等证。味又辛而微咸,故直走血分而通血瘀。亦能外行于经隧,而消散热结之痈肿。寒而不峻,润而不腻,性情与知、柏、生地近似,而较为和缓,流弊差轻。玄参赋禀阴寒,能退邪热,而究非滋益之品。《别录》所称补虚益精等辞,已觉言之过甚,乃《日华》竟称其补劳损,而景岳直谓其甘能滋阴,濒湖且谓与地黄同功,俗医遂用之于阴虚劳怯,则无根之火岂宜迎头直折,速其熄灭?且当时并不显见其害,甚且浮游之火受其遏抑,而咳呛等证,亦或少少见瘥,味者方且归功于滋阴降火,而不知一线生阳,已渐消灭,从此不可救疗矣。此阴柔之害,与肆用知、柏者相等,则滋阴二字误之也。疗胸膈心肺热邪,清膀胱肝肾热结。疗风热之咽痛,泄肝阳之目赤,止自汗盗汗,治吐血衄血。

《医学衷中参西录》:玄参,味甘微苦,性凉多液,原为清补肾经之药。又能入肺以清肺家烁热,解毒消火,最宜于肺病结核,肺热咳嗽。《本经》谓其治产乳余疾,因其性凉而不寒,又善滋阴,且兼有补性,故产后血虚生热及产后寒温诸症,热入阳明者,用之最宜。愚生平治产后外感实热,其重者用白虎加人参汤,以玄参代方中知母,其轻者用拙拟滋阴清胃汤(玄参两半,当归三钱,生杭芍四钱,茅根三钱,甘草钱半)亦可治愈。诚以产后忌用凉药,而既有外感实热,又不得不以凉药清之,惟石膏与玄参,《本经》皆明载治产乳,故敢放胆用之。然石膏又必加人参以铺之,又不敢与知母并用。至滋阴清胃汤中重用玄参,亦必以四物汤中归、芍辅之,此所谓小心放胆并行不悖也。《本经》又谓玄参能明目,诚以肝窍于目,玄参能益水以滋肝木,故能明目。且目之所以能视者,在瞳子中神水充足,神水固肾之精华外现者也,以玄参与柏实、枸杞并用,以治肝肾虚而生热,视物不了了者,恒有捷效也。又外感大热已退,其人真阴亏损,舌干无津,胃液消耗,口苦懒食者,愚恒用玄参两许,加潞党参二三钱,连服数剂自愈。

(二)寒凉清泄里热方剂

龙胆泻肝汤《医方集解》

组 成 龙胆草、黄芩、栀子、泽泻、木通、车前子、当归、柴胡、甘草、生地。

功 用 清热燥湿。

主 治 肝胆实热或肝胆湿热。

辨 证 要 点 ①头痛;②目赤;③胁痛;④口苦;⑤尿黄;⑥白带黄浊;⑦舌红;⑧苔黄;⑨苔腻;⑩脉数。

【名著阐述】

《医方集解》:龙胆泻厥阴之热,柴胡平少阳之热,黄芩、栀子清肺与三焦之热以佐之,泽泻泻肾经之湿,木通、车前泻小肠、膀胱之湿以佐之,然皆苦寒下泻之药,故用归、地以养血而补肝,用甘草以缓中而不伤肠胃,为臣使也。

《医宗金鉴》:胁痛口苦,耳聋耳肿,乃胆经之为病也;筋痿阴湿,热痒阴肿,白浊溲血,乃肝经之为病也。故用龙胆草泻肝胆之火,以柴胡为肝使,以甘草缓肝急,佐以芩、栀、通、泽、车前辈大利前阴,使诸湿热有所从出也。然皆泻肝之品,若使病尽去,恐肝亦伤矣,故又加当归、生地补血以养肝。盖肝为藏血之脏,补血即所以补肝也。而妙在泻肝之剂,反作补肝之药,寓有战胜抚绥之义矣。

五味消毒饮《医宗金鉴》

组 成 金银花、野菊花、蒲公英、紫花地丁、紫背天葵。

功 用 清热解毒。

主 治 各种疔疮痈毒。

辨 证 要 点 ①局部红肿热痛;②疮形如粟;③坚硬根深如钉之状;④舌红;⑤脉数。

【名著阐述】

《医宗金鉴·外科心法要诀》：又有红丝疔，发于手掌及骨节间，初起形似小疮，渐发红丝，上攻手膊，令人寒热往来，甚则恶心呕吐，治迟者，红丝攻心，常能坏人。又有暗疔，未发而腋下先坚肿无头，次肿阴囊睾丸，突兀如筋头，令人寒热拘急，热疼痛。又有内疔，先发寒热腹痛，数日间，忽然肿起一块如积者是也。又有羊毛疔，身发寒热，状类伤寒，但前心、后心有红点，又如疹形，视其斑点，色紫黑者为老，色淡红者为嫩。以上诸证，初起俱宜服蟾酥丸汗之毒势不尽，憎寒壮热仍作者，宜服五味消毒饮汗之。

黄连解毒汤《外台秘要》

组　成　黄连、黄芩、黄柏、栀子。

功　用　泻火解毒。

主　治　三焦火毒热盛证。

辨证要点　①大热烦躁；②口燥咽干；③错语不眠；④吐血衄血；⑤热甚发斑；⑥身热下利；⑦黄疸；⑧痈疡疔毒；⑨小便黄赤；⑩舌红苔黄；⑪脉数有力。

【名著阐述】

《医方集解》：此手足阳明、手少阳药也。三焦积热，邪火妄行，故用黄芩泻肺火于上焦，黄连泻脾火于中焦，黄柏泻肾火于下焦，栀子泻三焦之火从膀胱出。盖阳盛则阴衰，火盛则水衰，故用大苦大寒之药，抑阳而扶阴，泻其亢甚之火，而救其欲绝之水也，然非实热不可轻投。

《删补名医方论》：君以黄连直解心经火毒也，黄芩泻肺经火毒，黄柏泻肾经火毒，栀子通泻下焦火毒，使诸火毒从膀胱出。

清暑益气汤《温热经纬》

组　成　西洋参、石斛、麦冬、黄连、竹叶、荷梗、知母、甘草、粳米、西瓜翠衣。

功　用　清暑益气。

主　治　暑热气津两伤证。

辨证要点　①身热；②多汗；③口渴；④心烦；⑤小便短赤；⑥体倦少气；⑦脉虚数。

【名著阐述】

《温热经纬》：此脉此证，自宜清暑益气汤以为治。但东垣之方，虽有清暑之名，而无清暑之实，观江南仲治孙子华之案、程杏轩治汪木工之案可知。故临证时须斟酌去取也。余每治此等证，辄用西洋参、石斛、麦冬、黄连、竹叶、荷杆、知母、甘草、粳米、西瓜翠衣等，以清暑热而益元气，无不应手取效也。

白虎汤《伤寒论》

组 成 石膏、知母、甘草、粳米。

功 用 清热生津。

主 治 气分热盛。

辨证要点 ①壮热；②头痛；③口干舌燥；④烦渴多饮；⑤面赤恶热；⑥大汗出；⑦脉洪大有力或滑数。

【名著阐述】

《伤寒论》：伤寒，脉浮滑，以表有热，里有寒，白虎汤主之。

《伤寒明理论》：白虎，西方金神也，应秋而归肺；夏热秋凉，暑暍之气，得秋而止。秋之令曰处暑，是汤以白虎名之，谓能止热也。知母味苦寒。《内经》曰："热淫所胜，佐以苦甘"。又曰："热淫于内，以苦发之。"欲彻表寒，必以苦为主，故以知母为君。石膏味甘微寒，热则伤气，寒以胜之，甘以缓之，欲除其热，必以甘寒为助，是以石膏甘寒为臣，甘草味甘平，粳米味甘平，脾欲缓，急食甘以缓之，热气内蕴，消灼津液，则脾气燥，必以甘平之物缓其中，故以甘草、粳米为之使，是太阳中暍，得此汤则顿除之，即热见白虎而尽矣。

《伤寒来苏集》：石膏大寒，寒能胜热，味甘归脾，质刚而主降，备中土生金之体；色白通肺，质重而含脂，具金能生水之用，故以为君，知母气寒主降，苦以泻肺火，辛以润肺燥，内肥白而外皮毛，肺金之象，生水之源也，故以为臣。甘草皮赤中黄，能土中泻火，为中宫舟楫，寒药得之缓其寒，用此为佐，沉降之性，亦得留连于脾胃之间矣。粳米稼穑作甘，气味温和，禀容平之德，为后天养命之资，得此为佐，阴寒之物，则无伤损脾胃之虑也。煮汤入胃，输脾归肺，水精四布，大烦大渴可除矣。

凉膈散《和剂局方》

组 成 大黄、朴硝、甘草、栀子、薄荷、黄芩、连翘。

功 用 清热凉膈。

主 治 上焦火热证。

辨证要点 ①烦躁口渴；②面赤唇焦；③胸膈烦热；④口舌生疮；⑤咽痛吐衄；⑥便秘溲赤；⑦舌红苔黄；⑧脉滑数。

【名著阐述】

《医方集解》：此上中二焦泻火药也。热淫于内，治以咸寒，佐以苦甘，故以连翘、黄芩、竹叶、薄荷升散于上，而以大黄、芒硝之猛利推荡其中，使上升下行，而膈自清矣；用甘草、生蜜者，病在膈，甘以缓之也。

《古方选注》：薄荷、黄芩，从肺散而凉之；甘草从肾清而凉之；连翘、山栀，从心之少阳苦而凉之；山栀、芒硝，从三焦与心包络泻而凉之；甘草、大黄，从脾缓而凉之；薄荷、黄芩，从胆升降而凉之;大黄、芒硝,从胃与大肠下而凉之。上则散之,中则苦之,下则行之,丝丝入扣,周遍诸经,庶几燎原之场,顷刻为清虚之腑。

清营汤《温病条辨》

组　成 犀角、生地、银花、连翘、元参、黄连、竹叶、丹参、麦冬。

功　用 清营透气。

主　治 热入营分证。

辨证要点 ①身热夜甚;②神烦少寐;③谵语;④口渴或不渴;⑤斑疹;⑥脉细数;⑦舌绛。

【名著阐述】

《温病条辨》:脉虚夜寐不安,烦渴舌赤,时有谵语,目常开不闭,或喜闭不开,暑入手厥阴也。手厥阴暑温,清营汤主之。

《成方便读》:方中犀角、黄连,皆人心而清火。犀角有清灵之性,能解夫疫毒;黄连具苦降之质,可燥乎湿邪,二味为治温之正药。热犯心包,营阴受灼,故以生地、玄参滋肾水,麦冬养肺金,而以丹参领之入心,皆得遂其增液救焚之助。连翘、银花、竹叶心三味,皆能内彻于心,外通于表,辛凉清解,自可神安热退,邪自不留耳。

普济消毒饮《东垣试效方》

组　成 黄芩、黄连、陈皮、甘草、玄参、连翘、板蓝根、马勃、牛蒡子、薄荷、僵蚕、升麻、柴胡、桔梗。

功　用 清热解毒。

主　治 大头瘟。

辨证要点 ①恶寒;②壮热;③腮腺肿痛;④咽喉疼痛;⑤舌红;⑥苔黄;⑦脉数。

【名著阐述】

《东垣试效方》:用黄芩、黄连味苦寒,泻心肺间热以为君;橘红苦辛,玄参苦寒,生甘草甘寒,泻火补气以为臣;连翘、黍粘子、薄荷叶苦辛平,板蓝根味苦寒,马勃、白僵蚕味苦平,散肿消毒定喘以为佐;新升麻、柴胡苦平,行少阳、阳明二经不得伸;桔梗辛温为舟楫,不令下行。

《成方便读》:大头瘟,其邪客于上焦。故以酒炒芩、连之苦寒,降其上部之热邪;又恐芩、连性降,病有所遗;再以升、柴举之,不使其速下;僵蚕、马勃解毒而消肿;鼠、元、甘、桔利膈以清咽;板蓝根解疫毒以清热;橘红宣肺滞而行痰;连翘、薄荷皆能轻解上焦,消风散热。合之为方,岂不名称其实哉!

清瘟败毒饮《疫疹一得》

组成 石膏、生地、犀角、黄连、栀子、桔梗、黄芩、知母、赤芍、玄参、连翘、甘草、丹皮、竹叶。

功用 清热凉血解毒。

主治 温疫热毒气血两燔证。

辨证要点 ①大热渴饮;②头痛如劈;③干呕狂躁;④谵语神昏;⑤视物错瞀;⑥发斑疹;⑦吐血衄血;⑧四肢抽搐;⑨舌绛唇焦;⑩脉沉数或浮大而数。

【名著阐述】

《疫疹一得》:此十二经泻火之药也。斑疹虽出于胃,亦诸经之火有以助之。重用石膏直入胃经,使其敷布于十二经,退其淫热;佐以黄连、犀角、黄芩泄心肺火于上焦,丹皮、栀子、赤芍泄肝经之火,连翘、玄参解散浮游之火,生地、知母抑阳扶阴,泄其亢甚之火而救欲绝之水,桔梗、竹叶载药上行,使以甘草和胃也。此皆大寒解毒之剂,故重用石膏,先平甚者,而诸经之火自无不安矣。

升降散《伤寒温疫条辨》

组成 僵蚕、蝉蜕、大黄、姜黄。

功用 清热解毒。

主治 各类温疫。

辨证要点 ①头面肿大;②胸膈满闷;③呕吐腹痛;④发斑出血;⑤丹毒;⑥谵语狂乱,不省人事;⑦腹痛,吐泻不出;⑧大头瘟。

【名著阐述】

《伤寒瘟疫条辨》:是方以僵蚕为君,蝉蜕为臣,姜黄为佐,大黄为使,米酒为引,蜂蜜为导,六法俱备,而方乃成。僵蚕味辛苦气薄,喜燥恶湿,得天地清化之气,轻浮而升阳中之阳,故能胜风除湿,清热解郁,从治膀胱相火,引清气上朝于口,散逆浊结滞之痰也;蝉蜕气寒无毒,味咸且甘,为清虚之品,能祛风而胜湿,涤热而解毒;姜黄气味辛苦,性温,无毒,祛邪伐恶,行气散郁,能入心脾二经,建功辟疫;大黄味苦,大寒无毒,上下通行,亢盛之阳,非此莫抑;米酒性大热,味辛苦而甘,令饮冷酒,欲其行迟,传化以渐,上行头面,下达足膝,外周毛孔,内通脏腑经络,驱逐邪气,无处不到;蜂蜜甘平无毒,其性大凉,主治丹毒斑疹,腹内留热,呕吐便秘,欲其清热润燥,而自散温毒也。盖取僵蚕、蝉蜕,升阳中之清阳;姜黄、大黄,降阴中之浊阴,一升一降,内外通和,而杂气之流毒顿消矣。

《二分晰义》:升降散原名赔赈散,用大黄为君,而以僵蚕、蝉蜕、姜黄佐之。共为末,蜜酒调服,用治三十六般热疫。夫一方而治多病者,唯万应膏为然,除此则广东蜡丸亦有此说。然彼必有一单某症用某引和服,是丸虽一方,而引因病异,则引之所关最大,视无引而一方兼治者不侔矣。且瘟疫更与杂症不同,有表里分传之异,经腑脏胃之殊,老少强弱之分,天人风土之别焉,能以一方而治三十六症乎? 余始得此书,值瘟疫盛行之年,曾修和一料备用。后偶出门,一女孙患瘟疫,家中人因取与服,服之返泄泻昏睡增剧,筠谷兄修合此药云:"乳蛾等疾服之甚效。余细维其故,孙女服之增剧者,以邪尚在表,方内有大黄宜乎不受。"至于云治咽喉或于热毒相宜,岂三十六症中讵无一应者乎? 中又有大小复苏饮子、大小清凉涤疫散、靖疫饮、驱疫饮等方,总以黄连为君,更杂录诸寒苦药以佐之,有至二十味之多者,更断断不敢用也。随霖《羊毛瘟症论》又名温证解毒散。炼蜜为丸,名太极丸。僵蚕、蝉蜕祛风解痉、散风热、宣肺气、宣阳中之清阳;大黄、姜黄荡积行瘀、清邪热、解温毒,降阴中之浊阴;又加黄酒为引,蜂蜜为导。两两相伍,一升一降,可使阳升阴降,内外通和,而温病表里三焦之热全清。杨栗山云名曰升降,亦表里双解之别名也。《寒温条辨》因之命名升降散。

(项忆瑾　蔡定芳)

五、辛甘温润凉燥方药

辛甘温润凉燥方药治疗凉燥证。凉燥证辨证要点:①恶寒;②发热;③咳嗽;④口干;⑤咽干;⑥唇干;⑦痰少;⑧苔糙;⑨脉浮;⑩习惯性便秘。多见于感冒或习惯性便秘。治疗凉燥证临床决策是温润凉燥。温润凉燥常用药物有紫苏、杏仁、火麻仁、郁李仁、松子仁。温润凉燥常用方剂有杏苏散、甘麦大枣汤、麻仁丸、五仁丸、济川煎等。

(一)辛甘温润凉燥药物

紫苏《名医别录》

药性:温;药味:辛;用量:6~10 g。

主治

1. 外感表燥:《温病条辨》杏苏散用紫苏辛温润燥治疗外感表燥证。
2. 子悬腹胀:《济生方》紫苏饮用紫苏降逆安胎治疗妊娠子悬腹胀。
3. 梅核气:《三因极一病证方论》四七汤用紫苏理气行滞治疗梅核气。

【名著阐述】

《名医别录》:主下气,除寒中。

《本经疏证》:卢子繇曰:"详紫苏之色香气味,体性生成,致新推陈之宣剂、轻剂也。故气下者可使之宣发,气上者可使之宣摄。叶则偏于宣散,茎则偏于宣通,子则兼而有之。"

《本草汇言》:紫苏,散寒气,清肺气,宽中气,安胎气,下结气,花痰气,乃治气之神药也。一物有三用焉:如伤风伤寒,头疼骨痛,恶寒发热,肢节不利,或脚气疝气,邪郁在表者,苏叶可以散邪而解表;气郁结而中满痞塞,胸膈不利,或胎气上逼,腹胁胀痛者,苏梗可以顺气而宽中;设或上气喘逆,苏子可以定喘而下气。痰火奔迫,苏子可以降火而清痰,三者所用不同,法当详之。

程门雪《书种室歌诀二种》:子悬一证,胸膈胀满,甚则喘促,由胎元上逼所致。惟其何以上逼,前人多云火气有余,惟山雷独谓是腹内逼窄之故。此说甚佳。观其证多发在孕六七月间,服紫苏饮子汤,效可见矣。

杏仁《神农本草经》
药性：温；药味：苦；用量：3～10 g。

主治

1. 肺燥咳嗽：《温病条辨》杏苏散用杏仁辛温润燥治疗肺燥咳嗽。
2. 咳嗽气喘：《伤寒论》麻杏石膏汤用杏仁宣肺平喘治疗咳嗽气喘。
3. 肠燥便秘：《世医得效方》五仁丸用杏仁辛温润肠治疗肠燥便秘。

【名著阐述】

《神农本草经》：主咳逆上气雷鸣，喉痹，下气，产乳金疮，寒心奔豚。

《长沙药解》：肺主藏气，降于胸膈而行于经络，气逆则胸膈闭阻而生喘咳，藏病而不能降，因以痞塞，经病而不能行，于是肿痛。杏仁疏利开通，破壅降逆，善于开痹而止喘，消肿而润燥，调理气分之郁，无以易此。其诸主治，治咳逆，调失音，止咯血，断血崩，杀虫，除刺，开耳聋，去目翳，平䘌肉，消停食，润大肠，通小便，种种功效，皆其降浊消郁之能事也。

《本经疏证》：麻黄汤、大青龙汤、麻黄杏仁甘草石膏汤、麻黄加术汤、麻黄杏仁薏苡甘草汤、厚朴麻黄汤、文蛤汤，皆麻黄、杏仁并用，盖麻黄主开散，其力悉在毛窍，非借杏仁伸其血络中气，则其行反濡缓而有所伤，则可谓麻黄之于杏仁，犹桂枝之于芍药，水母之于虾矣。

火麻仁《神农本草经》
药性：平；药味：辛；用量：6～10 g。

主治

1. 肠燥便秘：《伤寒论》麻子仁丸用火麻仁辛甘润燥治疗肠燥便秘证。
2. 秋燥咳嗽：《医门法律》清燥救肺汤用火麻仁润肺止咳治疗秋燥咳嗽证。

【名著阐述】

《神农本草经》：补中益气，久服肥健。

《本草思辨录》：仲景麻仁丸证，是脾受胃强之累而约而不舒。于是脾不散精于肺，肺之降令亦失，肺与脾胃俱困而便何能下。麻仁甘平滑利，柔中有刚，能入脾滋其阴津，化其燥气。但脾至于约，其中之坚结可知，麻仁能扩之不能破之，芍药乃脾家破血中之气药，合施之而脾其庶几不约矣乎。夫脾约由于胃强，治脾焉得不兼治胃，胃不独降，有资于肺，肺亦焉得不顾，故又佐以大黄、枳、朴攻胃，杏仁抑肺，病由胃生，而以脾约标名者，以此为太阳阳明非正阳阳明也。兼太阳故小便数，小便数故大便难，治法以起脾阴化燥气为主。燥气除而太阳不治自愈，故麻仁为要药。

郁李仁《神农本草经》
药性：平；药味：辛；用量：6～12 g。

主治

1. 肠燥便秘：《圣济总录》郁李仁饮用郁李仁辛温润燥治疗肠燥便秘。
2. 水肿腹胀：《圣济总录》郁李仁汤用郁李仁利水消肿治疗水肿腹胀。

【名著阐述】

《神农本草经》:主大腹水肿,面目四肢浮肿,利小便水道。

《本草经疏》:郁李仁,主大腹水肿,面目四肢浮肿者,《经》曰:"诸湿肿满,皆属脾土,"又曰,"诸腹胀大,皆属于热。"脾虚而湿热客之,则小肠不利,水气泛溢于面目四肢,辛苦能润热结,降下善导癃闭,小便利则水气悉从之而出矣。郁李仁,性专降下,善导大肠燥结,利周身水气,然而下后多令人津液亏损,燥结愈甚,乃治标救急之药。

松子仁《开宝本草》

药性:温;药味:甘;用量:5~10 g。

主治

1. 肠燥便秘:《世医得效方》五仁丸用松子仁润肠通便治疗肠燥便秘。
2. 肺燥咳嗽:《玄感传尸方》凤髓丹用松子仁润肺止咳治疗肺燥咳嗽。

【名著阐述】

《开宝本草》:主骨节风,头眩,去死肌,润五脏,不饥。

《本草纲目》:润肺,治燥结咳嗽。

《玉楸药解》:松子仁与柏子仁相同,收涩不及而滋润过之,润肺止咳,滑肠通秘,开关逐痹,泽肤荣毛,亦佳善之品。

(二)辛甘温润凉燥方剂

杏苏散《温病条辨》

组成 苏叶、杏仁、半夏、茯苓、橘皮、前胡、桔梗、枳壳、甘草、生姜、大枣。

功用 温润凉燥。

主治 凉燥表证。

辨证要点 ①恶寒;②发热;③无汗;④咳嗽;⑤痰黏;⑥口干;⑦咽燥;⑦苔白;⑧脉涩。

【名著阐述】

《温病条辨》:燥伤本脏,头微痛,恶寒,咳嗽稀痰,鼻塞,嗌塞,脉弦,无汗,杏苏散主之。燥伤皮毛,故头微痛恶寒也,微痛者,不似伤寒之痛甚也。阳明之脉,上行头角,故头亦痛也。咳嗽稀痰者,肺恶寒,古人谓燥为小寒也;肺为燥气所搏,不能通调水道,故寒饮停而咳也。鼻塞者,鼻为肺窍;嗌塞者,嗌为肺系也。脉弦者,寒兼饮也。无汗者,凉搏皮毛也。按杏苏散,减小青龙汤一等。若伤凉燥之咳,治以苦温,佐以甘辛,正为合拍。若受重寒夹饮之咳,则有青龙;若伤春风,与燥已化火无痰之证,则仍从桑菊饮、桑杏汤例。此苦温甘辛法也。外感燥凉,故以苏叶、前胡辛温之轻者达表;无汗脉紧,故加羌活辛温之重者,微发其汗。甘、桔从上开,枳、杏、前、苓从下降,则嗌塞鼻塞宣通而咳可止。橘半茯苓逐饮而补肺胃之阳。以白芷易原方之白术者,白术中焦脾药也,白芷肺胃本经之药也,且能温肌肉而达皮毛。姜枣为调和营卫之用。若表凉退而里邪未除,咳不止者,则去走表之苏叶,加降里之苏梗。泄泻腹满,金气太实之里证也,故去黄芩之苦寒,加术、朴之苦辛温也。

甘麦大枣汤《金匮要略》

组 成 甘草、小麦、大枣。

功 用 温润脏燥。

主 治 脏躁证。

辨证要点 ①精神恍惚;②悲伤欲哭;③心中烦乱;④失眠;⑤呵欠;⑥舌淡苔薄;⑧脉细。

【名著阐述】

《金匮要略论注》:小麦能和肝阴之客热,而养心液,且有消烦利溲止汗之功,故以为君。甘草泻心火而和胃,故以为臣。大枣调胃,而利其上壅之燥,故以为佐。盖病本于血,心为血主,肝之子也,心火泻而土气和,则胃气下达。肺脏润,肝气调,躁止而病自除也。补脾气者,火为土之母,心得所养,则火能生土也。

《金匮要略浅注》:此为妇人脏躁而出其方治也。麦者,肝之谷也,其色赤,得火色而入心;其气寒,秉水气而入肾;其味甘,具土味而归脾胃。

《经方例释》:此为诸清心方之祖,不独脏躁宜之,凡盗汗、自汗皆可用。《素问》曰麦为心谷,《千金》曰麦养心气。

麻仁丸《伤寒论》

组 成 麻仁、芍药、枳实、大黄、厚朴、杏仁。

功 用 润肠通便。

主 治 肠燥证。

辨证要点 ①大便秘结;②小便频数;③苔微黄;④舌红少津。

【名著阐述】

《伤寒明理论》:约者结约之约,又约束之约也。《内经》曰:"饮入于胃,游溢精气,上输于脾,脾气散精,上归于肺,通调水道,下输膀胱,水精四布,五经并行。"是脾主为胃行其津液者也。今胃强脾弱,约束津液,不得四布,但输膀胱,致小便数而大便硬,故曰其脾为约。麻仁味甘平,杏仁味甘温。《内经》曰:"脾欲缓,急食甘以缓之。麻仁、杏仁,润物也。"《本草》曰:润可去枯,脾胃干燥,必以甘润之物为之主,是以麻仁为君,杏仁为臣。枳实味苦寒,厚朴味苦温。润燥者必以甘;甘以润之;破结者必以苦,若以泄之。枳实、厚朴为佐,以散脾之结约。芍药味酸微寒,大黄味苦寒,酸苦涌泄为阴,芍药、大黄为使,以下脾之结燥。肠润结化,津液还人胃中,则大便利,小便少而愈矣。

(厉天瑜 蔡定芳)

六、甘凉滋润热燥方药

甘凉滋润热燥方药治疗热燥证。热燥证辨证要点：①发热；②恶寒；③咳嗽；④口干；⑤咽干；⑥唇干；⑦痰少；⑧舌红；⑨脉浮数。多见于各种传染病初期或肺结核或习惯性便秘等。热燥证临床决策是辛凉润燥。凉润热燥常用药物有沙参、天冬、麦冬、枇杷叶、百合、玉竹、石斛、玄参。同类凉润热燥药物还有羊乳根、枸骨叶、楮实子。凉润热燥常用方剂有清燥救肺汤、沙参麦冬汤、桑杏汤。同类凉润热燥常用方剂还有增液汤、益胃汤、玉液汤、琼玉膏、养阴清肺汤、百合固金汤、补肺阿胶汤。

（一）甘凉滋润热燥药物

沙参　南沙参《神农本草经》；北沙参《本草汇言》
药性：凉；药味：甘；用量：10～15 g。

主治

1. 肺燥津少：《温病条辨》沙参麦冬汤用沙参润肺生津治疗肺燥津少咽干咳嗽。
2. 胃燥液耗：《温病条辨》益胃汤用沙参益胃滋液治疗胃燥液耗食欲不振。

【名著阐述】

《神农本草经》：主血积惊气，除寒热，补中，益肺气。久服利人。

《本草经疏》：脏腑无实热，肺虚寒客之作嗽者，勿服。

《本草从新》：专补肺阴，清肺火，治久咳肺痿。

《本草求真》：沙参有南、北2种，均有清养肺胃之功。北沙参质坚性寒，富有脂液；南沙参空松而肥，气味轻清。体虚力微。一则偏于养胃，一则偏于清肺。对于肺无余热现而发生之咳嗽，由宜北沙参，对于胃虚有余热而发生之咳嗽则宜南沙参。

麦冬《神农本草经》
药性：寒；药味：甘；用量：6～10 g。

主治

1. 肺燥咳嗽：《医门法律》清燥救肺汤用麦冬清燥润肺治疗肺燥咳嗽。
2. 胃燥火逆：《金匮要略》麦门冬汤用麦冬润胃降逆治疗火逆上气咽喉不利。
3. 肺燥消渴：《圣济总录》麦门冬汤用麦冬润燥止渴治疗消渴烦躁引饮。

【名著阐述】

《神农本草经》：主心腹结气，伤中伤饱，胃络脉绝，羸瘦短气。

《本经疏证》：麦门冬，其味甘中带苦，又合从胃至心之妙，是以胃得之而能输精上行，肺得之而能敷布四脏，洒陈五腑，结气自尔消熔，脉络自尔联续，饮食得为肌肤，谷神旺而气随之充也。香岩叶氏曰，知饥不能食，胃阴伤也。太阴湿土，得阳始运，阳明燥土，得阴乃安，所制益胃阴方，遂与仲景甘药调之之义合。《伤寒论》《金匮要略》用麦门冬者五方，惟薯蓣丸药味多，无以见其功外，于炙甘草汤，可以见其阳中阴虚，脉道泣涩；于竹叶石膏汤，可以见其胃火尚盛,谷神未旺;于麦门冬汤,可以见其气因火逆;于温经汤,可以见其因下焦之实,成上焦之虚。虽然,下焦实证,非见手掌烦热,唇口干燥,不可用也;上气因于风,因于痰,不因于火,咽喉利者,不可用也;虚羸气少,不气逆欲吐,反下利者,不可用也;脉非结代,微而欲绝者,不可用也。盖麦门冬之功,在提曳胃家阴精,润泽心肺,以通脉道,以下逆气,以除烦热,若非上焦之证,则与之断不相宜。

天冬《神农本草经》

药性:寒;**药味**:甘;**用量**:6~10 g。

主治

1. 虚劳咳嗽:《儒门事亲》三才丸用天冬润燥滋阴治疗治虚劳咳嗽。
2. 羸瘦骨蒸:《圣济总录》天门冬汤用天冬润肺滋阴治疗肺萎骨蒸。
3. 肺燥咳血:《本事方》天门冬丸用天冬润肺降火治疗肺燥咳血。

【名著阐述】

《神农本草经》:主诸暴风湿偏痹,强骨髓,杀三虫。

《长沙药解》:天冬清金化水,止渴生津,消咽喉肿痛,除咳吐脓血。《伤寒》麻黄升麻汤用之,治厥阴伤寒,大下之后,咽喉不利,吐脓血、泄泻不止者,以其清火逆而利咽喉,疗肺痈而排脓血也。天冬润泽寒凉,清金化水之力,十倍麦冬,土燥水枯者甚为相宜。阳明伤寒之家,燥土贼水,肠胃焦涸;瘟疫斑疹之家,营热内郁,脏腑燔蒸;凡此闭涩不开,必用承气,方其燥结未甚,以之清金泄热,滋水滑肠,本元莫损,胜服大黄。又或疮疡热盛,大便秘塞,重剂酒煎,热饮亦良。其性寒滑湿濡,最败脾胃而泄大肠,阳亏阴旺,土湿便滑者宜切忌之。其有水亏宜饵者亦必制以渗利之味,防其助湿。

石斛《神农本草经》

药性:寒;**药味**:甘;**用量**:6~10 g。

主治

1. 暑热伤气:《温热经纬》清暑益气汤用石斛清热益气治疗暑热伤气。
2. 清肝明目:《中华人民共和国药典》石斛夜光丸用石斛清肝明目治疗内障目暗。

【名著阐述】

《神农本草经》:主伤中,除痹,下气,补五脏虚劳羸瘦,强阴,久服厚肠胃。

《本草思辨录》:石斛,为肾药、为肺药、为肠胃药。《本经》强阴二字,足赅全量。所谓阴者,非寒亦非温,用于温而温者寒,用于寒而寒者温。《别录》逐皮肤邪热痱气,是温者寒也;疗脚膝疼冷痹弱,是寒者温也,要不出《本经》除痹、补虚二端。大凡证之恰合乎斛者,必两收除痹、补虚之益,若专之除痹,专之补虚,则当弃短取长,而制剂之有道可矣。

百合《神农本草经》

药性：寒；药味：甘；用量 6～10 g。

主治

1. 肺痨咳嗽：《慎斋遗书》百合固金汤用百合润燥滋肺治疗肺痨咳嗽骨蒸潮热。
2. 百合病：《金匮要略》百合知母地黄汤清心安神治疗百合病。
3. 胃脘气痛：《时方歌括》百合汤用百合治疗胃脘气痛。

【名著阐述】

《神农本草经》：主邪气腹胀、心痛。利大小便，补中益气。

《本草经疏》：百合，主邪气腹胀。所谓邪气者，即邪热也。邪热在腹故腹胀，清其邪热则胀消矣。解利心家之邪热，则心痛自廖。肾主二便，肾与大肠二经有热邪则不通利，清二经之邪热，则大小便自利。甘能补中，热清则气生，故补中益气。清热利小便，故除浮肿、胪胀。痞满寒热，通身疼痛，乳难，足阳明热也；喉痹者，手少阳三焦、手少阴心家热也；涕、泪，肺肝热也；清阳明三焦心部之热，则上来诸病自除。

《本经逢原》：百合，能补土清金，止嗽，利小便。仲景百合病，兼地黄用之，取其能消瘀血也。《本经》主邪气腹胀心痛，亦是散积蓄之邪。其曰利大小便者，性专降泄耳。其曰补中益气者，邪热去而脾胃安矣。

玉竹《神农本草经》

药性：寒；药味：甘；用量：6～10 g。

主治

1. 肺胃阴虚：《温病条辨》玉竹麦门冬汤用玉竹滋阴润燥治疗温病肺胃阴虚证。
2. 外感阴虚：《千金要方》葳蕤汤用玉竹滋阴解表治疗阴虚外感表证。

【名著阐述】

《神农本草经》：主中风暴热，不能动摇，跌筋结肉，主诸不足。久服，去面暗，好颜色，润泽。

《名医别录》：主心腹结气虚热，湿毒腰痛，茎中寒，及目痛眦烂泪出。

《本草经疏》：葳蕤，详味诸家所主，则知其性本醇良，气味和缓，故可长资其利，用而不穷。正如斯药之能补益五脏，滋养气血，根本既治，余疾自除。夫血为阴而主驻颜，气为阳而主轻身。阴精不足，则发虚热；肾气不固，则见骨痿及腰脚痛；虚而火炎，则头痛不安，目痛眦烂泪出；虚而热壅，则烦闷消渴；上盛下虚，则茎中寒，甚则五劳七伤，精髓日枯，而成虚损之证矣。以一药而所主多途，为效良伙，非由滋益阴精，增长阳气，其能若是乎？迹其所长，殆亦黄精之类欤。其主中风暴热，不能动摇，跌筋结肉湿毒等证，皆是女萎之用，以《本经》二物混同一条故耳。

玄参《神农本草经》

药性：寒；**药味**：咸；**用量**：10～20 g。

主治

1. 营分温病：《温病条辨》清营汤用玄参清热凉血治疗营分温病。
2. 咽喉肿痛：《类证活人书》玄参升麻汤用玄参解毒消肿治疗喉闭肿痛。
3. 瘰疬痈疮：《审视瑶函》玄参饮用玄参解毒散结治疗瘰疬痈疮。

【名著阐述】

《神农本草经》：主腹中寒热积聚，女子产乳余疾，补肾气，令人明目。

《医学衷中参西录》：玄参，味甘微苦，性凉多液，原为清补肾经之药。又能入肺以清肺家烁热，解毒消火，最宜于肺病结核，肺热咳嗽。《本经》谓其治产乳余疾，因其性凉而不寒，又善滋阴，且兼有补性，故产后血虚生热及产后寒温诸症，热入阳明者，用之最宜。愚生平治产后外感实热，其重者用白虎加人参汤，以玄参代方中知母，其轻者用拙拟滋阴清胃汤（玄参两半，当归三钱，生杭芍四钱，茅根三钱，甘草钱半）亦可治愈。诚以产后忌用凉药，而既有外感实热，又不得不以凉药清之，惟石膏与玄参，《本经》皆明载治产乳，故敢放胆用之。然石膏又必加人参以铺之，又不敢与知母并用。至滋阴清胃汤中重用玄参，亦必以四物汤中归、芍辅之，此所谓小心放胆并行不悖也。《本经》又谓玄参能明目，诚以肝窍于目，玄参能益水以滋肝木，故能明目。且目之所以能视者，在瞳子中神水充足，神水固肾之精华外现者也，以玄参与柏实、枸杞并用，以治肝肾虚而生热，视物不了了者，恒有捷效也。又外感大热已退，其人真阴亏损，舌干无津，胃液消耗，口苦懒食者，愚恒用玄参两许，加潞党参二三钱，连服数剂自愈。《本经》：主腹中寒热积聚，女子产乳余疾，补肾气，令人明目。

（二）甘凉滋润热燥方剂

清燥救肺汤《医门法律》

组成 桑叶、石膏、甘草、人参、胡麻仁、阿胶、麦冬、杏仁、枇杷叶。

功用 清燥润肺。

主治 温燥证。

辨证要点 ①身热；②干咳无痰；③气逆而喘；④咽干鼻燥；⑤舌干少苔；⑥脉虚大而数。

【名著阐述】

《医门法律》：治诸气膹郁，诸痿喘呕。

《古今名医方论》：古方用香燥之品以治气郁，不获奏效者，以火就燥也。惟缪仲淳知之，故用甘凉滋润之品，以清金保肺立法。喻氏宗其旨，集诸润剂而制清燥救肺汤，用意深，取药当，无遗蕴矣。石膏、麦冬秉西方之色，多液而甘寒，培肺金主气之源，而气不可郁。土为金母，子病则母虚，用甘草调补中宫生气之源，而金有所持。金燥则水无以食气而相生，母令子虚矣，取阿胶、胡麻黑色通肾者，滋其阴以上通生水之源，而金始不孤。西方虚，则东方实矣，木实金平之,二叶秉东方之色,入通于肝,枇杷叶外应毫毛,固肝家之肺药,而经霜之桑叶,非肺家之肝药乎? 损其肺者,益其气,人参之甘以补气。气有余便是火,故佐杏仁之苦以降气,气降火亦降,而治节有权,气行则不郁,诸痿喘呕自除矣。要知诸气膹郁,则肺气必大虚,若泥于肺热伤肺之说,而不用人参,必郁不开而火愈炽,皮聚毛落,喘而不休,此名之救肺,凉而能补之谓也。若谓实火可泻,而久服芩、连,反从火化,亡可立待耳。愚所以服膺此方而深赞之。

沙参麦冬汤《温病条辨》

组 成　沙参、玉竹、甘草、桑叶、麦冬、扁豆、花粉。

功 用　清养肺胃。

主 治　燥伤肺胃证。

辨证要点　①咽干;②口渴;③干咳;④痰少而黏;⑤发热;⑥舌红少苔;⑦脉细数。

【名著阐述】

《温病条辨》:燥伤肺胃阴分,或热或咳者,沙参麦冬汤主之。

桑杏汤《温病条辨》

组 成　桑枝、杏仁、沙参、象贝、香豉、栀皮、梨皮。

功 用　清燥润肺。

主 治　外感温燥证。

辨证要点　①身热不甚;②干咳;③无痰;④舌红苔薄白而燥;⑤右脉数大。

【名著阐述】

《温病条辨》:秋感燥气,右脉数大,伤手太阴气分者,桑杏汤主之。

《成方便读》:此因燥邪伤上,肺之津液素亏,故见右脉数大之象,而辛苦温散之法,似又不可用矣。止宜轻扬解外,凉润清金耳。桑乃箕星之精,箕好风,故善搜风,其叶轻扬,其纹象络,其味辛苦而平,故能轻解上焦脉络之邪。杏仁苦辛温润,外解风寒,内降肺气。但微寒骤束,胸中必为不舒,或痰或滞,壅于上焦,久而化热,故以香豉散肌表之客邪,宣胸中之陈腐。象贝化痰;栀皮清热。沙参、梨皮养阴降火,两者兼之,使邪去而津液不伤,乃为合法耳。

(厉天瑜　蔡定芳)

七、苦温散寒燥湿方药

苦温燥湿方药治疗寒湿证。寒湿证辨证要点:①脘腹痞闷;②食欲不振;③便溏;④恶心欲吐;⑤口淡不渴;⑥头身困重;⑦面色晦黄;⑧阴疸;⑨小便短少;⑩舌淡胖;⑪苔白腻;⑫脉濡缓。多见于现代医学消化系统疾病。寒湿证临床决策是苦温燥湿。苦温燥湿常用药物有藿香、佩兰、豆蔻、苍术、半夏、茯苓、厚朴、砂仁。同类苦温燥湿药物还有草豆蔻、草果等。苦温燥湿常用方剂有藿香正气散、平胃散、二陈汤、五苓散。同类苦温燥湿方剂还有不换金正气散、柴平汤、六和汤、胃苓汤等。

（一）苦温散寒燥湿药物

藿香《名医别录》

药性：温；**药味**：辛；剂量：6～10 g。

主治

1. 时病寒热：《和剂局方》藿香正气散用藿香芳香辟秽治疗时病寒热。
2. 湿浊呕恶：《医统》不换金正气散用藿香和胃化湿治疗腹痛吐泻。
3. 水土不服：《奇方类编》金不换正气丸用藿香治疗水土不服。

【名著阐述】

《名医别录》：疗风水毒肿，去恶气，疗霍乱、心痛。

《药品化义》：藿香，其气芳香，善行胃气，以此调中，治呕吐霍乱，以此快气，除秽恶痞闷。且香能和合五脏，若脾胃不和，用之助胃而进饮食，有醒脾开胃之功。辛能通利九窍，若岚瘴时疫用之，不使外邪内侵，有主持正气之力。凡诸气药，独此体轻性温，大能卫气，专养肺胃。但叶属阳，为发生之物，其性锐而香散，不宜多服。

《本草经解》：气微温，味辛甘，无毒。主风水毒肿，去恶气，止霍乱，心腹痛。藿香气微温，禀天初春之木气，入足少阳胆经、足厥阴肝经。味辛甘无毒，得地金土之二味，入手太阴肺经、足太阴脾经。气味俱升，阳也。风水毒肿者，感风邪湿毒而肿也，其主之者。风气通肝，温可散风，湿毒归脾，甘可解毒也。恶气，邪恶之气也，肺主气，辛可散邪，所以主之。霍乱，脾气不治挥霍扰乱也，芳香而甘，能理脾气，故主之也。心腹亦脾肺之分，气乱于中则痛，辛甘而温，则通调脾肺，所以主之也。

佩兰《神农本草经》

药性：温；**药味**：辛；用量：6～10 g。

主治

1. 脾瘅口甘：《黄帝内经素问》兰草汤用佩兰化湿醒脾治疗脾瘅口甘。
2. 暑湿表证：《湿热病篇》五叶芦根汤用佩兰化湿解暑治疗外感暑湿。

【名著阐述】

《神农本草经》：主利水道，杀蛊毒，辟不洋。久服益气，轻身不老，通神明。

《本草纲目》：消痈肿，调月经。按《素问》曰，"五味入口，藏于脾胃，以行其精气，津液在脾，令人口甘，此肥美所发也，其气上溢，转为消渴，治之以兰，除陈气也。王冰注云，辛能发散故也。"李东垣治消渴生津饮用兰叶，盖本于此。兰草，泽兰，气香而温，味辛而散，阴中之阳，足太阴、厥阴经药也。脾喜芳香，肝宜辛散，脾气舒，则三焦通利而正气和；肝郁散，则营卫流行而病邪解。兰草走气道，故能利水道，除痰癖，杀蛊辟恶，而为消渴良药；泽兰走血分……虽是一类,而功用稍殊,正如赤白茯苓、芍药,补泻皆不同也。雷敩言雌者调气生血,雄者破血通积,正合二兰主治。大泽兰之为兰草,尤可凭据。血生于气,故曰调气生血也。

《本草经疏》:肺主气,肺气郁结,则上窍闭而下窍不通,胃主纳水谷,胃气郁滞,则水谷不以时化而为痰癖,兰草辛平能散结滞,芬芳能除秽恶,则上来诸证自瘳,大都开胃除恶,清肺消痰,散郁结之圣药也。

豆蔻《名医别录》
药性:温;药味:辛;用量:3~6 g。

主治

1. 湿温初起:《温病条辨》三仁汤用豆蔻化湿行气治疗湿温初起午后发热。
2. 气滞腹痛:《太平圣惠方》白豆蔻丸用豆蔻行气宽中治疗气滞腹痛。
3. 湿浊呕吐:《杂病源流犀烛》白豆蔻汤用豆蔻燥湿和胃治疗恶心呕吐。

【名著阐述】

《名医别录》:主温中,心腹痛,呕吐,去口臭气。

《玉楸药解》:白豆蔻,清降肺胃,最驱膈上郁浊,极疗恶心呕哕。嚼之辛凉,清肃肺腑,郁烦应时开爽。古方谓其大热,甚不然也。

《本草求真》:白豆蔻,本与缩砂密一类,气味既同,功亦莫别,然此另有一种清爽妙气,上入肺经气分,而为肺家散气要药;其辛温香窜,流行三焦,温暖脾胃,而使寒湿膨胀、虚疟、吐逆、反胃、腹痛、并翳膜、目眦红筋等症悉除,不似缩砂密辛温香窜兼苦,功专和胃、醒脾、调中,而于肺、肾他部则止兼而及之也。

苍术《神农本草经》
药性:温;药味:苦;用量:6~10 g。

主治

1. 脘腹胀满:《太平惠民和剂局方》平胃散治疗湿阻中焦脘腹胀满。
2. 风湿痹证:《类证制裁》薏苡仁汤用苍术辛温燥湿治疗风湿关节疼痛。
3. 外感表湿:《太平惠民和剂局方》神术散用苍术治外感表湿。
4. 雷头风:《卫生宝鉴》清震汤用苍术燥湿清窍治疗雷头风。

【名著阐述】

《神农本草经》:主治风寒湿痹,死肌,痉,疸,止汗,除热,消食。

《药品化义》:苍术,味辛主散,性温而燥,燥可去湿,专入脾胃,主治风寒湿痹,山岚瘴气,皮肤水肿,皆辛烈逐邪之功也。统治三部之湿,若湿在上焦,易生湿痰,以此燥湿行痰;湿在中焦,滞气作泻,以此宽中健脾;湿在下部,足膝痿软,以此同黄柏治痿,能令足膝有力;取其辛散气雄,用之散邪发汗,极其畅快。合六神散,通解春夏湿热病;佐柴葛解肌汤,表散疟疾初起;若热病汗下后,虚热不解,以此加入白虎汤,再解之,汗止身凉。缪仲淳用此一味为末、治脾虚蛊胀。

《本草正义》:苍术,气味雄厚,较白术愈猛,能彻上彻下,燥湿而宣化痰饮,芳香辟秽,胜四时不正之气;故时疫之病多用之。最能驱除秽浊恶气,阴霾之域,久旷之屋,宜焚此物而后居人,亦此意也。凡湿困脾阳,倦怠嗜卧,肢体酸软,胸膈满闷,甚至膜胀而舌浊厚腻者,非茅术芳香猛烈,不能开泄,而痰饮弥漫,亦非此不化。夏秋之交,暑湿交蒸,湿温病寒热头胀如裹,或胸痞呕恶,皆须茅术、藿香、佩兰叶等香燥醒脾,其应如响。而脾家郁湿,或为膜胀,或为肿满,或为泻泄疟痢,或下流而足重跗肿,或积滞而二便不利,及湿热郁蒸,发为疮疡流注,或寒湿互结,发为阴疽酸痛,但有舌浊不渴见证,茅术一味,最为必需之品。是合内外各病,皆有大用者。

半夏《神农本草经》

药性:温;药味:辛;用量:6～10 g。

主治

1. 恶心呕吐:《金匮要略》小半夏汤用半夏和胃降逆治疗痰饮呕吐。
2. 心下痞满:《伤寒论》半夏泻心汤用半夏辛开消痞治疗心下痞满。
3. 痰饮眩晕:《古今医鉴》半夏白术天麻汤用半夏化痰歇饮治疗痰饮眩晕。
4. 咳痰气喘:《太平惠民和剂局方》二陈汤用半夏止咳化痰治疗咳痰气喘。

【名著阐述】

《神农本草经》:主伤寒寒热,心下坚,下气,喉咽肿痛,头眩胸胀,咳逆,肠鸣,止汗。

《本经疏证》:半夏之用,惟心下满及呕吐为最多,然心下满而烦者不用,呕吐而渴者不用,前既言之详矣。其治咽喉,犹有在少阴喉痛外者乎!其亦有宜用不宜用者乎!夫咽中伤,生疮,不能语言,声不出者,苦酒汤。但咽中痛者,半夏散及汤。此少阴证也。咳而上气,喉中水鸡声,射干麻黄汤。火逆上气,咽喉不利,止逆下气者,麦门冬汤。妇人咽中如有炙脔者,半夏厚朴汤。此则非少阴证也。炙脔言其形,水鸡言其声,生疮不能语言,声不出,言其痛楚之状,不利言其有所阻碍,于此可见半夏所治之喉痛,必有痰有气阻于其间,呼吸食饮有所格阂,非如甘草汤、桔梗汤、猪肤汤徒治喉痛者可比矣。非特其治咽喉有宜忌也,即其治眩治肠鸣,亦莫不各有宜忌,如曰:卒呕吐,心下痞,膈间有水气,眩悸者,小半夏加茯苓汤。曰:"假令瘦人脐下有悸,吐涎沫,癫眩者,五苓散。于此即可见眩因于水,乃为半夏所宜,然水在膈间则用,水在脐下则不用,此眩之宜忌矣。半夏泻心汤、生姜泻心汤、甘草泻心汤,皆有肠鸣,皆兼下利,则知肠鸣而不下利者,非半夏所宜矣。"

茯苓《神农本草经》

药性:平;药味:甘;用量:6～10 g。

主治

1. 水肿尿少:《伤寒论》五苓散用茯苓淡渗利湿治疗水肿尿少。
2. 痰饮头晕:《金匮要略》苓桂术甘汤用茯苓燥湿化饮治疗痰饮头晕。
3. 胃脘痞满:《外台秘要》茯苓饮用茯苓健脾消痞治疗胃脘痞满。
4. 脾虚不运:《太平惠民和剂局方》参苓白术散用茯苓健脾益气治疗脾虚不运。

【名著阐述】

《神农本草经》：主胸胁逆气，忧恚惊邪恐悸，心下结痛，寒热烦满，咳逆，口焦舌干，利小便。

《本经疏证》：夫气以润而行，水以气而运，水停即气阻，气阻则水瘀。茯苓者，纯以气为用，故其治咸以水为事，观于仲景书，其显然可识者，如随气之阻而宣水（茯苓甘草汤）；随水之瘀而化气（五苓散）；气以水而逆，则冠以导水而下气随之（茯苓桂枝甘草大枣汤、茯苓桂枝白术甘草汤）；水以气而涌，则首以下气而导水为佐（桂枝五味甘草及诸加减汤）；水与气并壅于上，则从旁泄而虑伤无过（茯苓杏仁甘草汤、茯苓戎盐汤、茯苓泽泻汤）；气与水偕溢于外，则从内挽而防脱其阳（防己茯苓汤）；气外耗则水内迫，故为君于启阳之剂（茯苓四逆汤）；气下阻则水中停，故见功于妊娠之病（桂枝茯苓丸、葵子茯苓散）。凡此皆起阴以从阳，布阳以化阴，使请者条鬯，浊者自然退听，或从下行，或从外达，是用茯苓之旨，在补不在泄，茯苓之用，在泄不在补矣。

砂仁《药性论》
药性：温；**药味**：辛；**用量**：3～6 g。

主治

1. 胃脘胀满：《和剂局方》香砂六君子汤用砂仁化湿醒脾治疗胃脘胀满。
2. 腹痛泄泻：单用研末吞服或与干姜、附子等药同用温脾止痛治疗腹痛泄泻。
3. 妊娠恶阻：《古今医统》泰山磐石散用砂仁理气安胎治疗妊娠恶阻。

【名著阐述】

《药性论》：主冷气腹痛，止休息气痢，劳损，消化水谷，温暖脾胃。

《本草经疏》：缩砂蜜，辛能散，又能润；温能和畅通达。虚劳冷泻，脾肾不足也，宿食不消，脾胃俱虚也，赤白滞下，胃与大肠因虚而湿热与积滞客之所成也。辛以润肾，故使气下行，兼温则脾胃之气皆和，和则冷泻自止，宿食自消，赤白滞下自愈，气下则气得归元，故腹中虚痛自已也。缩砂蜜，气味辛温而芬芳，香气入脾，辛能润肾，故为开脾胃之要药，和中气之正品，若兼肾虚，气不归元，非此为向导不济。本非肺经药，今亦有用之于咳逆者，通指寒邪郁肺，气不得舒，以致咳逆之证，若咳嗽多缘肺热，此药即不应用矣。

厚朴《神农本草经》
药性：温；**药味**：辛；**用量**：6～10 g。

主治

1. 脘闷腹胀：《和剂局方》平胃散用厚朴燥湿除满治疗脘闷腹胀。
2. 痰湿喘嗽：《金匮要略》厚朴麻黄汤用厚朴降逆平喘治疗痰湿喘嗽。

【名著阐述】

《神农本草经》：主中风伤寒，头痛，寒热惊悸，气血痹，死肌，去三虫。

《本草汇言》：厚朴，宽中化滞，平胃气之药也，凡气滞于中，郁而不散，食积于胃，羁而不行，或湿郁积而不去，湿痰聚而不清，用厚朴之温可以燥湿，辛可以清痰，苦可以下气也。故前古主中风、伤寒头痛寒热,呕逆泻利,虫积痞积,或肺气胀满,痰涎喘嗽,或胃气壅滞,水谷不行,用此消食化痰,去湿散胀,平土、金二脏,以至于中和也。沈孔庭云:"厚朴辛苦温燥,入脾胃二经,散滞调中,推为首剂。然配他药,无往不可,与枳实、大黄同用,则泄实满,故大柴胡汤用之;与陈皮、苍术同用,则除湿满,故平胃散用之;与人参、白术、麦蘖同用,则治虚满,故调中汤用之;又同半夏、胆星,能燥湿清痰;同甘草、白术,能和中健胃;同枳壳、莱菔子能下气宽肠;同紫苏、前胡能发散风寒;同山楂、枳实能疏气消食;同吴茱萸、肉桂能行湿燥阴,实有理气行气之功。但气之盛者,用无不验,气之弱者,宜少用之。"

(二) 苦温散寒燥湿方剂

藿香正气散《太平惠民和剂局方》

组 成 藿香、紫苏、白术、白芷、茯苓、大腹皮、厚朴、半夏、陈皮、桔梗、甘草。

功 用 化湿解表。

主 治 外感风寒湿证。

辨证要点 ①恶寒;②发热;③头痛;④胸闷;⑤腹痛;⑥恶心;⑦腹泻;⑧苔腻;⑨脉濡。

【名著阐述】

《太平惠民和剂局方》:治伤寒头疼,憎寒壮热,上喘咳嗽,五劳七伤,八般风痰,五般膈气,心腹冷痛,反胃呕恶,气泄霍乱,脏腑虚鸣,山岚瘴疟,遍身虚肿,妇人产前、产后,血气刺痛;小儿疳伤,并宜治之。

《成方便读》:夫四时不正之气,与岚瘴疟疾等证,无不皆有中气不足者,方能受之,而中虚之人,每多痰滞,然后无形之气,挟有形之痰,互结为患。故此方以白术、甘草补土建中者,即以半夏、陈皮、茯苓化痰除湿继之。但不正之气,从口鼻而入者居多,故复以桔梗之宣肺,厚朴之平胃,以鼻通于肺,而口达乎胃也。藿香、紫苏、白芷,皆为芳香辛散之品,俱能发表宣里,辟恶祛邪;大腹皮独入脾胃,行水散满,破气宽中;加姜、枣以和营卫致津液,和中达表,如是则邪有不退气有不正者。

平胃散《太平惠民和剂局方》

组 成 苍术、厚朴、陈皮、甘草。

功 用 燥湿和胃。

主 治 湿滞脾胃证。

辨证要点 ①脘腹胀满;②不思饮食;③口淡无味;④恶心呕吐;⑤嗳气吞酸;⑥泄泻;⑦肢体沉重;⑧怠惰嗜卧;⑨舌苔白腻;⑩脉缓。

【名著阐述】

《太平惠民和剂局方》:治脾胃不和,不思饮食,心腹胁肋胀满刺痛,口苦无味,胸满短气,呕哕恶心,噫气吞酸,面色萎黄,肌体瘦弱,怠惰嗜卧,体重节痛,常多自利,或发霍乱,及五噎八痞,膈气反胃,并宜服。常服调气暖胃,化宿食,消痰饮,辟风、寒、冷、湿四时非节之气。

《成方便读》:用苍术辛温燥湿,辟恶强脾,可散可宣者,为化湿之正药。厚朴苦温,除湿而散满;陈皮辛温,理气而化痰,以佐苍术之不及。但物不可太过,过刚则折,当如有制之师,能戡祸乱而致太平,故以甘草中州之药,能补能和者赞辅之,使湿去而土不伤,致于和平也。

二陈汤《太平惠民和剂局方》

组　成　半夏、陈皮、茯苓、甘草。

功　用　燥湿化痰。

主　治　湿痰证。

辨证要点　①咳嗽痰多;②色白易咯;③恶心呕吐;④胸膈痞闷;⑤肢体困重;⑥头眩心悸;⑦舌苔白滑或腻;⑧脉滑。

【名著阐述】

《太平惠民和剂局方》:治痰饮为患,或呕吐恶心,或头眩心悸,或中脘不快,或发为寒热。或因食生冷,脾胃不和。

《丹溪心法附余》:此方半夏豁痰燥湿,橘红消痰利气,茯苓降气渗湿,甘草补脾和中。盖补脾则不生湿,燥湿渗湿则不生痰,利气降气则痰消解,可谓体用兼赅,标本两尽之药也。今人但见半夏性燥,便以他药代之,殊失立方之旨。若果血虚燥症用姜汁制用何妨。抑尝论之,二陈汤治痰之主药也。

《医林纂要》:痰者,水湿之滞而不行也,半夏之辛,本润肾补肝,开胃泻肺,去湿行水之药,而滑能通利关节,出阴入阳,是能治水滞下行,故主为治痰君药;水随气运,水湿之滞而成痰,以气不行故也,橘皮之甘苦辛温,主于行气,润命门,舒肝木,和中气,燥脾湿,泻肺邪,降逆气,故每合半夏为治痰之佐;痰本水也,水渍土中则为湿,湿积不化则为痰,茯苓生土中而味淡,专主渗土中之湿;脾不厚不能胜湿,故甘草以厚脾,然不多用者,以甘主缓,过缓则恐生湿也;生姜之辛,亦以行湿祛痰,非徒以制半夏毒也。

五苓散《伤寒论》

组　成　猪苓、茯苓、白术、泽泻、桂枝。

功　用　利水渗湿。

主　治　膀胱气化不利之蓄水证。

辨证要点　①小便不利;②微热;③烦渴欲饮;④脐下动悸;⑤吐涎沫;⑥头痛;⑦眩晕;⑧气短;⑨水肿;⑩泄泻;⑪舌苔白;⑫脉浮或浮数。

【名著阐述】

《伤寒论·辨太阳病脉证并治》:太阳病,发汗后,大汗出,胃中干,烦躁不得眠,欲得饮水者,少少与饮之,令胃气和则愈。若脉浮,小便不利,微热消渴者,五苓散主之。中风发热,六七日不解而烦,有表里证,渴欲饮水,水入则吐者,名曰水逆,五苓散主之。

《伤寒来苏集·伤寒附翼》：凡中风、伤寒，结热在里，热伤气分，必烦渴饮水，治之有二法：表证已罢，而脉洪大，是热邪在阳明之半表里，用白虎加人参清火以益气；表证未罢，而脉仍浮数，是寒邪在太阳之半表里，用五苓散，饮暖水，利水而发汗。此因表邪不解，心下之水气亦不散，既不能为溺，更不能生津，故渴；及与之水，非上焦不受，即下焦不通，所以名为水逆。水者肾所司也，泽泻味咸入肾，而培水之本；猪苓黑色入肾，以利水之用；白术味甘归脾，制水之逆流；茯苓色白入肺，清水之源委，而水气顺矣。然表里之邪，谅不因水利而顿解，故必少加桂枝，多服暖水，使水津四布，上滋心肺，外达皮毛，溱溱汗出，表里之寒热两除也。白饮和服，亦啜稀粥之微义，又复方之轻剂矣。

《古今名医方论》：五苓散一方，为行膀胱之水而设，亦为逐内外水饮之首剂也。方用白术以培土，土旺而阴水有制也；茯苓以益金，金清而通调水道也；桂味辛热，且达下焦，味辛则能化气，性热专主流通，州都温暖，寒水自行；再以泽泻、猪苓之淡渗者佐之，禹功可奏矣。

（张静思　蔡定芳）

八、苦寒清热利湿方药

苦寒利湿方药治疗湿热证。湿热证辨证要点：①脘腹痞闷；②食欲不振；③便溏；④恶心欲吐；⑤腹痛；⑥头身困重；⑦黄疸；⑧小便短赤；⑨舌红；⑩苔黄腻；⑪脉濡数。多见于病毒性肝炎或消化系统恶性肿瘤或泌尿系统感染。湿热证临床决策是苦寒燥湿。苦寒利湿常用药物有茵陈、车前子、金钱草、苦参、白头翁、泽泻、薏苡仁。同类苦寒利湿药物还有猪苓、灯芯草、通草、冬葵子、木通、滑石、海金沙、石韦、萹蓄、瞿麦、草薢、赤小豆、玉米须、葫芦壳、冬瓜皮、泽漆、蝼蛄、地耳草、垂盆草。苦寒利湿常用方剂有三仁汤、茵陈蒿汤、八正散、白头翁汤。同类苦寒利湿方剂还有栀子柏皮汤、五淋散、黄芩滑石汤、甘露消毒丹、连朴饮、二妙散、四妙丸、猪苓汤。

（一）苦寒清热利湿药物

茵陈《神农本草经》
药性：寒；**药味**：苦；用量：10～15 g。

主治

1. 湿热黄疸：《伤寒论》茵陈蒿汤用茵陈清热燥湿治疗湿热黄疸。
2. 湿温发热：《医效秘传》甘露消毒丹用茵陈清热燥湿治疗湿温发热。
3. 湿疮瘙痒：《圣济总录》茵陈蒿散用茵陈清热燥湿治疗疥疮湿疹。

【名著阐述】

《神农本草经》：主风湿寒热邪气，热结黄疸。

《本草述钩元》：茵陈，发陈致新，与他味之逐湿热者殊，而渗利为功者，尤难相匹。黄证湿气胜，则如熏黄而晦，热气胜，则如橘黄而明。湿固蒸热，热亦聚湿，皆从中土之湿毒以为本，所以茵陈皆宜。海藏谓随阳黄阴黄皆用之。又云内伤变黄，只用理中、建中，茵陈不必用。试思人身湿热之病居多,如七情、房劳、酒食违宜,劳役过度,伤其中气,以累元气,致脾阴大损,不能为胃行其津液者,何可胜数。第有因如是之损伤以病黄疸者,亦有损伤而不能调养以成虚劳者,虚劳虽亦有发黄,实则区以别矣。海藏所云不必用,当是此类。至于黄证,小便赤涩为湿热盛,惟小便清白定属虚,投以茵陈,反为虚虚。然则小便不利及赤涩者,乃湿兼热甚,大多始于胃,次及脾,更次及肾,自微而甚,皆茵陈之对治。至于内伤,原属虚证,果至标急,则虽虚而舍本以治标。又有元气素弱,避渗利之害,过服滋补,以致湿热愈增者,则有不可拘于久病调补之例。更有劳役伤气已甚,复因口食冷物或雨,体脆感其气,致寒湿相合以发黄者,此种投姜、附、术、蔻,不得不借茵陈以化湿,所谓阴黄也。总之,兹物之投于外感之阳黄阴黄皆宜,于内伤之湿热亦宜,惟于内伤之寒湿合者不宜。盖内伤寒湿,为阳气不足之所化,宜投术、附,不可以有余之治法化之也。

车前子《神农本草经》
药性:寒;**药味**:甘;**用量**:10～15 g。

主治

1. 热淋石淋:《太平惠民和剂局方》八正散用车前子清热利湿治疗热淋石淋。
2. 腹痛腹泻:《杨氏家藏方》车前子散用车前子清热利尿治疗腹痛泄泻。
3. 目赤肿痛:《太平圣惠方》驻景丸用车前子清肝明目治疗目赤涩痛。

【名著阐述】

《神农本草经》:主气癃,止痛,利水道小便,除湿痹。

《本草经疏》:车前子,其主气癃、止痛,通肾气也。小便利则湿去,湿去则痹除。伤中者必内起烦热,甘寒而润下,则烦热解,故主伤中。女子淋沥不欲食,是脾肾交病也,湿去则脾健而思食,气通则淋沥自止,水利则无胃家湿热之气上熏,而肺得所养矣。男女阴中俱有二窍,一窍通精,一窍通水。二窍不并开,故水窍常开,则小便利而湿热外泄,不致鼓动真阳之火,则精窍常闭而无漏泄,久久则真火宁谧,而精用益固,精固则阴强,精盛则生子。肾气固即是水脏足,故明目及疗赤痛。肝肾膀胱三经之要药也。

金钱草《本草纲目拾遗》
药性:凉;**药味**:苦;**用量**:15～30 g。

主治

1. 湿热黄疸:《百草镜》金钱草清热利湿治疗湿热黄疸。
2. 结石腹痛:姜春华利胆排石汤(制大黄、枳实、虎杖、郁金、金钱草、威灵仙)用金钱草利胆排石治疗胆结石。
3. 结石血尿:上海中医药大学附属曙光医院三金汤(金钱草、海金沙、生鸡内金、石苇、瞿麦、冬葵子)用金钱草利尿排石治疗泌尿系统结石。

【名著阐述】

《本草纲目拾遗》:一名遍地香,佛耳草。俗讹白耳草、乳香藤、九里香、半池莲、千年冷、遍地金钱。其叶对生,圆如钱,钹儿草叶形圆,二瓣对生,像铙钹,生郊野湿地,十月二月发苗,蔓生满地,开淡紫花,间一二寸则生二节,节布地生根,叶四围有小缺痕,皱面,以叶大者力胜,干之清香者真。三月采,勿见火,纲目有积雪草,即此。但所引诸书,主治亦小异,故仍为补之,至纲目所载,言其治女子少腹痛有殊效,其方已载纲目,此不赘述。味微甘,性微寒,祛风,治湿热。百草镜:跌打损伤,疟疾,产后惊风,肚痛便毒痔漏。擦葛祖方:去风散毒,煎汤洗一切疮疥,神效。采药志云:发散头风风邪,治脑漏白浊热淋。蒋仪药镜云:佛耳草下痰定喘,能去肺胀,止哮宁嗽,大救金寒,以之烈入热部,岂以其气辛耶。

苦参《神农本草经》
药性:寒;药味:苦;用量:3～10 g。

主治

1. 痢疾便血:《外科大成》苦参地黄丸用苦参清热燥湿治疗痢疾便血。
2. 带下阴痒:《外科正宗》楄痒汤用苦参清热燥湿治疗带下阴痒。
3. 皮肤瘙痒:《外科正宗》消风散用苦参解毒止痒治疗皮肤瘙痒。
4. 狐惑咽干:《金匮要略》苦参汤用苦参解毒燥湿治疗狐惑咽干。

【名著阐述】

《神农本草经》:主心腹结气,癥瘕积聚,黄疸,溺有余沥,逐水,除痈肿,补中,明目止泪。

《本草纲目》:苦参、黄柏之苦寒,皆能补肾,盖取其苦燥湿,寒除热也。热生风,湿生虫,故又能治风杀虫。惟肾水弱而相火胜者用之相宜,若火衰精冷,真元不足,及年高之人不可用也。张从正亦云:"凡药皆毒也,虽甘草、苦参,不可不谓之毒,久服则五味各归其脏,必有偏胜气增之患,诸药皆然,学者当触类而长之可也,至于饮食亦然。"又按《史记》云:"太仓公淳于意医齐大夫病龋齿,灸左手阳明脉,以苦参汤日漱三升,出入慎风,五六日愈,此亦取其去风气湿热杀虫之义。"

白头翁《神农本草经》
药性:寒;药味:苦;用量:10～15 g。

主治

1. 痢疾腹痛:《伤寒论》白头翁汤用白头翁燥湿解毒治疗痢疾腹痛。
2. 骨节疼痛:《太平圣惠方》白头翁煎用白头翁除痹止痛治疗白虎风四肢疼痛至夜转甚不可忍者。

【名著阐述】

《神农本草经》:主温疟狂易寒热,癥瘕积聚,瘿气,逐血止痛,金疮。

《本草经疏》:白头翁:暑伏足阳明经,则发温疟;伏手阳明经,则病毒痢,滞下纯血;狂易鼻衄者,血热也;寒热者,血瘀也;癥瘕积聚,瘿气,靡不由血凝而成。积滞停留则腹痛,金疮血凉则痛自止。苦能下泄,辛能解散,寒能除热凉血,具诸功能,故悉主之,殆散热凉血行瘀之要药欤?

泽泻《神农本草经》

药性：寒；药味：淡；用量：6～10 g。

主治

1. 小便不利：《伤寒论》五苓散用泽泻渗湿利水治疗水肿小便不利。
2. 支饮眩冒：《金匮要略》泽术汤用泽泻渗湿利水治疗心下有支饮其人苦眩冒。

【名著阐述】

《神农本草经》：主风寒湿痹，乳难，消水，养五脏，益气力，肥健。

《名医别录》：补虚损五劳，除五脏痞满，起阴气，止泄精、消渴、淋沥，逐膀胱、三焦停水。

《医经溯洄集》：张仲景八味丸用泽泻，寇宗奭《本草衍义》云"不过接引桂、附等归就肾经，别无他意。愚谓地黄、山茱萸、白茯苓、牡丹皮皆肾经之药，固不待泽泻之接引而后至也，附子乃右肾命门之药，官桂能补下焦相火不足，亦不待乎泽泻之接引而后至矣。"唯干山药虽独入手太阴经，然其功亦能强阴，且手太阴为足少阴之上原，原既有滋，流当无益，且泽泻虽咸以泻肾，乃泻肾邪，非泻肾之本也，故五苓散用泽泻者，讵非泻肾邪乎？白茯苓亦伐肾邪，即所以补正耳。是则八味丸之用泽泻者非他，盖取其泻肾邪，养五脏，益气力，起阴气，补虚损之功。

薏苡仁《神农本草经》

药性：平；药味：淡；用量：10～15 g。

主治

1. 风寒湿痹：《本事方》薏苡仁散用薏苡仁渗湿除痹治疗风寒湿痹。
2. 肠痈肺痈：《金匮要略》薏苡附子败酱散用薏苡仁渗湿解毒治疗肠痈。
   《外台秘要》苇茎汤用薏苡仁渗湿解毒治疗肺痈。
3. 食少便溏：《太平惠民和剂局方》参苓白术散用薏苡仁渗湿健脾治疗食少便溏。

【名著阐述】

《神农本草经》：主筋急拘挛，不可屈伸，风湿痹，下气。

《本经疏证》：论者谓益气、除湿、和中、健脾，薏苡与术略似，而不知有毫厘之差，千里之谬也。盖以云乎气，则水温而薏苡微寒。以云乎味，则术甘辛而薏苡甘淡。且术气味俱厚，薏苡气味俱薄，为迥不相侔也。此其义盖见于《金匮要略·痉湿暍篇》，曰湿家身烦疼，当与麻黄加术汤，发其汗为宜，慎勿以火攻之。曰病者一身尽疼，发热日晡所剧者，此名风湿，此病伤于汗出当风，或久伤取冷所致也，可与麻黄杏仁薏苡甘草汤。夫身烦疼者，湿而兼寒；一身尽疼者，湿而兼风。寒从阴化，风从阳化。故身烦疼者，属太阳；发热日晡所剧者，属阳明。属太阳者宜发汗，属阳明者宜清热，发汗所以泄阳邪，清热所以折阳邪，质之以用术用栀者为发汗，薏苡则为清热矣。虽然，薏苡既治风湿，又主筋急拘挛，不能屈伸，彼风湿相搏，骨节疼烦，不得屈伸，风湿相搏，身体疼烦，不能自转侧，独不用薏苡何耶？夫适固言之矣，薏苡是治久风湿痹，非治暴风湿痹者也。然则麻黄杏仁薏苡甘草汤证，非暴病耶？玩汗出当风，久伤取冷之因，决知其似暴病，实非暴病也。发热日晡所剧。风与湿势将化热，故以薏苡合麻黄杏仁甘草,迎其机而夺之,彼风湿相搏者,上既冠以伤寒八九日,已可知其非久病,下出所治之方,或有取乎附子生姜,或有取乎附子桂枝,且俱用术,其不能杂入薏苡决矣。术与薏苡非相反相恶也,既用此即不用彼者,无他,术性急,薏苡性缓,合而用之,恐其应速,则嫌于缓,应迟,又伤于躁也。

（二）苦寒清热利湿方剂

三仁汤《温病条辨》

组 成 生薏苡仁、白蔻仁、杏仁、滑石、厚朴、半夏、竹叶、通草。

功 用 清热利湿。

主 治 湿热留恋气分证。

辨 证 要 点 ①头胀而重；②面色淡黄；③胸闷；④饮食少思；⑤泛泛欲呕；⑥渴不欲饮；⑦舌苔白腻或厚腻；⑧脉濡。

【名著阐述】

《温病条辨》：湿为阴邪,自长夏而来,其来有渐,且其性氤氲黏腻,非若寒邪之一汗即解,温凉之一凉则退,故难速已。世医不知其为湿温,见其头痛恶寒、身重疼痛也,以为伤寒而汗之,汗伤心阳,湿随辛温发表之药蒸腾上逆,内蒙心窍则神昏,上蒙清窍则耳聋目瞑不言。见其中满不饥,以为停滞而大下之,误下伤阴,而重抑脾阳之升,脾气转陷,湿邪乘势内渍,故洞泄。见其午后身热,以为阴虚而用柔药润之,湿为胶滞阴邪,再加柔润阴药,二阴相合,同气相求,遂有锢结而不可解之势。惟以三仁汤轻开上焦肺气,盖肺主一身之气,气化则湿亦化也。

《时病论》：三仁汤,治湿温之轻者。苍苓白虎汤,治湿温之重者。

茵陈蒿汤《伤寒论》

组 成 茵陈蒿、栀子、大黄。

功 用 清热利湿。

主 治 湿热黄疸。

辨 证 要 点 ①皮肤巩膜黄染；②小便黄赤；③大便不畅；④胸闷；⑤口渴；⑥苔腻；⑦脉滑数。

【名著阐述】

《伤寒论》：伤寒七八日,身黄如橘子色,小便不利,腹微满者,茵陈蒿汤主之。

《金匮要略》：谷疸之为病,寒热不食,食即头眩,心胸不安,久久发黄为谷疸,茵陈蒿汤主之。

《伤寒来苏集》：太阳、阳明俱有发黄症,但头汗而身无汗,则热不外越；小便不利,则热不下泄,故瘀热在里而渴饮水浆。然黄有不同,证在太阳之表,当汗而发之,故用麻黄连翘赤小豆汤,为凉散法。证在太阳阳明之间,当以寒胜之,用栀子柏皮汤,乃清火法。在阳明之里,当泻之于内,故立本方,是逐秽法。茵陈能除热邪留结,佐栀子以通水源,大黄以除胃热,令瘀热从小便而泄,腹满自减,肠胃无伤,乃合引而竭之之义,亦阳明利水之奇法也。

八正散《太平惠民和剂局方》

组 成　车前子、瞿麦、扁蓄、滑石、栀子、木通、大黄、甘草。

功 用　清热利湿。

主 治　湿热淋证。

辨 证 要 点　①尿频尿急尿痛;②淋漓不畅;③尿色浑赤;④癃闭;⑤小腹急满;⑥口燥咽干;⑦舌苔黄腻;⑧脉滑数。

【名著阐述】

《医略六书·杂病证治》:热结膀胱,不能化气而水积下焦,故小腹硬满,小便不通焉。大黄下郁热而膀胱之气自化,滑石清六腑而水道闭塞自通,瞿麦清热利水道,木通降火利小水,篇蓄泻膀胱积水,山栀清三焦郁火,车前子清热以通关窍,生草梢泻火以达茎中。为散,灯芯汤煎,使热结顿化,则膀胱肃清而小便自利,小腹硬满自除矣。此泻热通闭之剂,为热结溺闭亨专方。

白头翁汤《伤寒论》

组 成　白头翁、黄柏、黄连、秦皮。

功 用　清热燥湿。

主 治　热毒痢疾。

辨 证 要 点　①腹痛;②里急后重;③下痢脓血;④赤多白少;⑤渴欲饮水;⑥舌红苔黄脉弦数。

【名著阐述】

《伤寒论》:热利下重者,白头翁汤主之。下利欲饮水者,以有热故也,白头翁汤主之。

《伤寒来苏集》:四味皆苦寒除湿胜热之品也。白头翁临风偏静,长于驱风,盖脏腑之火、静则治,动则病,动则生风,风生热也。故取其静以镇之,秦皮木小而高,得清阳之气,佐白头翁以升阳,协连、柏而清火,此热利下重之宣剂。

《医宗金鉴》:厥阴下利,属于寒者,厥而不渴,下利清谷;属于热者,消渴下利,下利便脓血也。此热利下重,乃火郁湿蒸,秽气奔逼广肠,魄门重滞而难出,即《内经》所云:暴注下迫者是也,君白头翁,寒而苦辛;臣秦皮,寒而苦涩,寒能胜热,苦能燥湿,辛以散火之郁,涩以收下重之利;佐黄连清上焦之火,则渴可止;使黄柏泻下焦之热,则利自除也。

（张静思　蔡定芳）

九、甘温补虚益气方药

甘温补虚益气方药治疗各脏气虚证。心气虚证辨证要点:①心悸;②气短;③乏力;

④失眠；⑤舌淡；⑥苔白；⑦脉虚；⑧脉结代。肺气虚证辨证要点：①气短；②体倦；③懒言；④乏力；⑤咳嗽；⑥气喘；⑦痰清；⑧面白；⑨舌淡；⑩苔白；⑪脉虚。脾气虚证辨证要点：①神疲乏力；②少气懒言；③面色萎黄；④食欲不振；⑤脘腹胀满；⑥大便溏薄；⑦消瘦；⑧舌淡红；⑨苔薄白；⑩脉虚细。各脏气虚证临床决策是甘温益气。甘温益气常用药物有人参、党参、黄芪、黄精、白术、大枣、甘草。同类甘温益气药物还有山药、扁豆、饴糖、人胞、狼把草、孩儿参、金雀根。甘温益气常用方剂有四君子汤、补中益气汤、归脾汤。同类甘温益气方剂还有异功散、六君子汤、香砂六君子汤、保元汤、参苓白术散、七味白术散、升阳益胃汤、升陷汤、举元煎、生脉散、玉屏风散。

（一）甘温补虚益气药物

人参《神农本草经》

药性：温；**药味**：甘；**用量**：3～10 g。

主治

1. 厥脱：《景岳全书》独参汤用人参补气固脱治疗阳气厥脱。
2. 气虚：《和剂局方》四君子汤用人参补益肺脾治疗气虚乏力。
3. 心悸：《伤寒论》炙甘草汤用人参益气定悸治疗心动悸脉结代。

【名著阐述】

《神农本草经》：主补五脏，安精神，止惊悸，除邪气，明目，开心益智。

《本经疏证》：人参之治，《别录》以《本经》除邪气一语宣译之。在仲景书，则如茯苓四逆汤、吴茱萸汤、附子汤、乌梅丸之主肠胃中冷也。黄连汤、大建中汤、柴胡桂枝汤、九痛丸之主心腹鼓痛也。厚朴生姜甘草半夏人参汤、人参汤之主胸胁逆满也。四逆加人参汤、理中丸之主霍乱也。干姜黄连黄芩人参汤、竹叶石膏汤、大半夏汤、橘皮竹茹汤、麦蘖冬汤、干姜半夏人参丸、竹叶汤之主吐逆也。半夏生姜二泻心汤、薯蓣丸之主调中也。白虎加人参汤、小柴胡加人参汤之主消渴也。炙甘草汤、通脉四逆汤、温经汤之主通血脉也。旋覆花代赭石汤、鳖甲煎丸之主破坚积也。似尽之矣而未也，如桂枝新加汤、小柴胡汤、小柴胡诸加减汤、侯氏黑散、泽漆汤终不可不谓之除邪气耳。然有邪气而用人参者，其旨甚微，故小柴胡汤证，若外有微热则去人参，又桂枝汤加人参、生姜，不曰桂枝汤加人参，而曰新加，则其故有在矣。

党参《增订本草备要》

药性：温；**药味**：甘；**用量**：6～10 g。

主治 与人参相同。

【名著阐述】

《本草正义》：党参力能补脾养胃，润肺生津，健运中气，本与人参不甚相远。其尤可贵者，则健脾运而不燥，滋胃阴而不湿，润肺而不犯寒凉，养血而不偏滋腻，鼓舞清阳，振动中气而无刚燥之弊。且较诸辽参之力量厚重，而少偏于阴柔，高丽参之气味雄壮，而微嫌于刚烈者，尤为得中和之正，宜乎五脏交受其养，而无往不宜也。特力量较为薄弱，不能持久，凡病后元虚,每服二三钱,止足振动其一日之神气,则信乎和平中正之规模,亦有不耐悠久者。然补助中州而润泽四隅,故凡古今成方之所用人参,无不可以潞党参当之,即凡百证治之应用人参者,亦无不可以潞党参投之。

黄芪《神农本草经》

药性:温;药味:甘;用量:10～60 g。

主治

1. 诸气不足:《金匮要略》黄芪建中汤用黄芪补虚益气治疗虚劳诸气不足。
2. 大气下陷:《医学衷中参西录》升陷汤用黄芪补气升阳治疗大气下陷。
3. 疮疡溃久:《医宗金鉴》托里透脓散用黄芪托毒排脓治疗疮疡溃久。

【名著阐述】

《神农本草经》:味甘微温。主痈疽久败创,排脓止痛,大风,痢疾,五痔,鼠瘘,补虚,小儿百病。一名戴糁。生山谷。

《本经疏证》:黄芪《别录》云利阴气者,何谓也? 不识即前之行营气欤? 抑即逐五脏间恶血欤? 行营气,逐恶血,固亦是利阴气,而利阴气决非仅行营气逐恶血也。《素问·生气通天论》:"阴者,藏精而起亟也;阳者,卫外而为固也。阴不胜阳,则脉流薄疾并乃狂;阳不胜阴,则五脏气争,九窍不通。"亟,数也。精藏于阴,虽湛然常静,然为命火所温养,气遂蒸变而出,是气亟起,即阳之卫外为固者也,故曰卫出下焦,而卫阳之升,实本于浊阴之降。黄芪送蒸腐之水谷,使归下焦,即还反生卫,与并出于上,下行迅,则起亟自迅,起亟迅则内外安和。是故阴不胜阳者,非黄芪所能为力;阳不胜阴,则阳不上而五脏气争,阴不下而九窍不通。盖阴之降,实本于脾胃之阳旺,故总微论以黄芪一味治小便不通耳。李东垣云:"内伤者,上焦阳气下陷为虚热,非黄芪不可。"刘潜江云:"治虚损,膀胱有热,尿血不止者,于蒲黄丸中用黄芪固下焦之卫,然后地黄、麦冬始得合而奏清热之功,亦藉其升阳以达表,而水府之热乃以投清寒而除,是可明于阳气下陷之义。盖阳不得正其治于上,斯阴不能顺其化于下,旨哉言矣。"

白术《神农本草经》

药性:温;药味:甘;用量:10～15 g。

主治

1. 气虚乏力:《和剂局方》四君子汤用白术补脾益气治疗气虚乏力。
2. 风寒湿痹:《金匮要略》白术附子汤用白术燥湿除痹治疗风寒湿痹。
3. 脾虚泄泻:《丹溪心法》白术丸用白术健脾益气治疗脾虚泄泻。
4. 痰饮眩晕:《金匮要略》泽术汤用白术益气化饮治疗痰饮眩晕。
5. 胎动不安:《古今医统大全》泰山磐石散用白术益气安胎治疗胎动不安。

【名著阐述】

《神农本草经》:主风寒湿痹,死肌,痉,疸,止汗,除热消食。

《本经疏证》:风寒湿痹、死肌、痉、疸,不得尽谓脾病,而以术为主剂者,则以湿为脾所主,湿能为患,固属脾气不治,一也;脾主肌肉,介在皮毛筋骨中,痹与痉,病在肌肉内,死肌及疸,病在肌肉外,旁病则当取中,二也;筋骨皮毛,均非驻湿之所,惟肌肉间为可驻湿,三也。知此,则凡痹、死肌、痉、疸之系乎风寒湿者,皆术主之矣。白术之效,于风胜湿者为最宜,寒胜者为差减。何以知之?盖风胜必烦,湿胜必重,检《金匮要略》中治痹诸方,其用术者,非兼烦必兼重,虽然,谓术功擅于风与湿则可,谓于寒有所忌则不可,《伤寒》少阴篇附子汤,治身体疼,手足寒,骨节痛,不烦不重,亦用白术。盖湿流关节,云骨节痛,则未有不兼湿者,矧风湿二者,必挟寒始成痹,不然则否,《素问》之旨可验也。白术治眩,非治眩也,治痰饮与水耳。有痰与水,何以能使人眩?盖眩者神之动,神依于心,心恶水,水盛则心神摇曳为眩,譬如人在舟中,能发眩也,虽然人在舟中,未必尽眩,不在舟中,未必不眩。所以眩证不必尽用术,用术之饮证水证,亦未必尽眩,夫亦各因乎其人耳。《伤寒论》《金匮要略》其有饮有水,不眩而用术者,则指不胜屈,其有饮眩而不用术者亦多,则系证与术有忌耳,即如卒呕吐,心下痞,膈间有水,眩悸者,小半夏加茯苓汤主之,则以心下痞,故正与理中丸下注云腹满者去术,同一理也。世之人动辄称白术、黄芩安胎圣药,而疏其义者,不过谓白术健脾,黄芩泄热,殊不知健脾泄热之物,岂特白术、黄芩。夫妇人之病,多半涉血,矧妊娠尤赖血气之调,方得母子均安。初妊之时,胎元未旺,吸血不多,则下焦血旺,致气反上逆,是为恶阻。恶阻则中焦之气不变赤而为水,是白术所必需矣。血盛能致气盛,气盛能生火,黄芩泄气分之火而不伤血者也;厥后胎气日充,吸血渐多,血自盘旋而下,气亦随之盘旋于下,胎之所吸,乃血之精者。而其余与气相搏,能仍化为水,阻于腰脐之间,故妊娠至五六月时,多有子肿之证,是白术又为必需之剂,而无所事黄芩于其间,《别录》所谓利腰脐间血者此也。考仲景书于妇人妊娠篇之白术散,与川芎同用,当归芍药散、当归散,与芍药、当归、川芎同用者,不可知其为除水气而利腰脐间血哉。总之,血分之源不清,则血气不能和,而附血之湿,血盛之火,皆为胎前所有之常患,故出此不必甚为别择之常方,学者尤当会意而用之也。

山药《神农本草经》
药性:平;药味:甘;用量:10~30 g。

主治

1. 气虚无力:《备急千金要方》无比山药丸用山药补中益气治疗气虚无力。
2. 脾虚便溏:《和剂局方》参苓白术散用山药补脾止泻治疗脾虚便溏。

【名著阐述】

《神农本草经》:主伤中,补虚,除寒热邪气,补中益气力,长肌肉,久服耳目聪明。

《医经溯洄集》:干山药,虽独入手太阴经,然其功亦能强阴,且手太阴为足少阴之上原,原既有滋,流岂无益。

《本经疏证》:薯蓣,主伤中补虚羸,即补中益气力也。而《本经》复言之何故,此盖当连下句读,主伤中、补虚羸,除寒热邪气云者,犹云补伤中而致之虚羸,除伤中而受之寒热邪气也。夫虚必有一处为先,他处乃连类及之者。邪之所凑,虽云其气必虚,然亦有阴阳之分,五脏六腑之异;薯蓣所主之虚之邪,须审定其由伤中伤气,方得无误。不然伤血及他伤亦能致虚羸、成寒热,又何别焉。《别录》所主补虚劳羸瘦,充五脏,除烦热,正与《本经》相印,惟下气、止腰痛、强阴三项为特出。至于头面游风、头风、眼眩,唐以来医家不甚参此味,故无从参其底里,然质之仲景治风气百疾,《本经》除寒热邪气,亦可默会其旨矣。

大枣《神农本草经》
药性：温；药味：甘；用量：6～10 枚。

主治

1. 气虚食少：《医学衷中参西录》益脾饼用大枣补虚益气治疗食少便溏。
2. 气虚脏燥：《金匮要略》中甘麦大枣汤用大枣益气安神治疗脏燥不眠。
3. 缓和药性：《伤寒论》十枣汤用大枣缓和药性保护胃气。

【名著阐述】

《神农本草经》：主心腹邪气，安中养脾，助十二经。平胃气，通九窍，补少气、少津液，身中不足，大惊，四肢重，和百药。

《本经疏证》：《伤寒论》《金匮要略》两书，用枣者五十八方，其不与姜同用者，十一方而已，大率姜与枣联，为和营卫之主剂，姜以主卫，枣以主营，故四十七方中其受桂枝汤节制者二十四，受小柴胡汤节制者六，不受桂柴节制者十七，此盖有二焉，皆有涉于营卫，一者营卫之气为邪阻于外，欲开而出之，又恐其散之猛也，则麻黄剂中加用之以防其太过；一者营卫之气为邪阻于内，欲补而达之，又恐其补之壅也，则人参剂中加用之，以助其不及。防之于外者，欲其力匀称，故分数仍桂枝、柴胡之法；助之于内者，欲其和里之力优，而后外达能锐，故枣重于姜，此实用姜枣之权舆，枣之功能，尤于是足见者也。《金匮要略》曰，病有贲豚，有吐脓，有惊怖，有火邪，此四部病皆从惊发得之。据《本经》大枣主大惊，宜无不可用矣，而不必悉用，何哉？夫《本经》固言之矣，曰身中不足大惊。不可截去"身中不足"，仅以"大惊"二字概之也。其有非身中本不足而用枣者，必缘误治。其义只在《伤寒论》曰，少阳不可吐下，吐下则悸而惊，是故柴胡加龙骨牡蛎汤，下后证也；桂枝加桂汤，发汗及烧针后证也；茯苓桂枝甘草大枣汤，发汗后证也；贲豚汤证，则未经误治，故独不用枣，若夫《千金》风虚惊悸二十三方，用枣十一方，其方有用独后、细辛、羌活、白藓皮、银屑、大黄、石膏、蜀椒、菖蒲、防己、铁精、麻黄者，即不用枣，子此见枣之治惊，但治实中之虚、虚中之虚，而虚中有实者，则其所不能任，若实中之实，又所不待言矣。

甘草《神农本草经》
药性：平；药味：甘；用量：3～10 g。

主治

1. 气虚乏力：本品常与人参、白术、黄芪等补脾益气药配伍治疗脾虚泄泻。
2. 心悸早搏：《伤寒论》炙甘草汤用甘草益气复脉治疗心悸脉结代。
3. 四肢挛急：《伤寒论》芍药甘草汤用甘草缓急止痛治疗四肢挛急。
4. 疮疡肿痛：《冯氏锦囊秘录》国老膏用甘草解毒消肿治疗痈疽肿痛。

【名著阐述】

《神农本草经》：主五脏六府寒热邪气，坚筋骨，长肌肉，倍力，金疮肿，解毒。

《本经疏证》：《伤寒论》《金匮要略》两书中，凡为方二百五十，用甘草者，至百二十方。非甘草之主病多，乃诸方必合甘草，始能曲当病情也。凡药之散者，外而不内（如麻黄、桂枝、青龙、柴胡、葛根等汤);攻者,下而不上(如调胃承气、桃仁承气、大黄甘草等汤);温者,燥而不濡(四逆、吴茱萸等汤);清者,冽而不和(白虎、竹叶石膏等汤);杂者,众而不群(诸泻心汤、乌梅圆等);毒者,暴而无制(乌梅汤、大黄䗪虫丸等),若无甘草调剂其间,遂其往而不返,以为行险侥幸之计,不异于破釜沉舟,可胜而不可不胜,讵诚决胜之道耶?金创之为病,既伤,则患其血出不止,既合,则患其肿壅为脓。今曰金创肿,则金创之肿而未脓,且非不合者也。《千金方》治金创多系血出不止,箭镞不出,故所用多雄黄、石灰、草灰等物,不重甘草。惟《金匮要略》王不留行散,王不留行、蒴藋细叶、桑东南根,皆用十分,甘草独用十八分,余皆更少,则其取意,正与《本经》吻合矣。甘草所以宜于金创者,盖暴病则心火急疾赴之,当其未合,则迫血妄行。及其既合,则壅结无所泄,于是自肿而脓,自脓而溃,不异于痈疽,其火势郁结,反有甚于痈疽者。故方中虽已有桑皮之续绝合创,王不留行之贯通血络者,率他药以行经脉、贯营卫,又必君之以甘草之甘缓解毒,泻火和中。浅视之,则曰急者制之以缓,其实泻火之功,为不少矣。甘草之用生、用炙,确有不同,大率除邪气、治金创、解毒,皆宜生用。缓中补虚、止渴,宜炙用,消息意会之可矣。

(二)甘温补虚益气方剂

四君子汤《太平惠民和剂局方》

组 成 人参、炙甘草、茯苓、白术。

功 用 补气健脾。

主 治 脾胃气虚证。

辨 证 要 点 ①食少;②便溏;③语言低微;④倦怠无力;⑤舌淡苔白;⑥脉濡细。

【名著阐述】

《和剂局方》:荣卫气虚,脏腑怯弱。心腹胀满,全不思食,肠鸣泄泻,呕哕吐逆,大宜服之。

《医方集解》:此手足太阴、足阳明药也。人参甘温大补元气为君,白术苦温燥脾补气为臣,茯苓甘淡渗湿泻热为佐,甘草甘平和中益土为使也。气足脾运,饮食倍进则余脏受荫,而色泽身强矣。再加陈皮以理气散逆,半夏以燥湿除痰,名曰六君,以其皆中和之品,故曰君子也。

《成方便读》:人参大补肺脾元气,为君;白术补脾燥湿,为臣。以脾喜温燥,土旺可以生金,故肺脾两虚者,尤当以补脾为急,脾为后天之源,四脏皆赖其荫庇,不独肺也。而又佐以茯苓,渗肺脾之湿浊下行,然后参、术之功,益彰其效,此亦犹六味丸补泻兼行之意;然必施之以甘草,而能两协其平;引以姜、枣,大和营卫,各呈其妙,是以谓之君子也。

补中益气汤《脾胃论》

组 成 黄芪、人参、白术、炙甘草、升麻、柴胡、当归、陈皮。

功 用 益气升阳。

主 治 气虚下陷证。

辨 证 要 点 ①纳差;②乏力;③少气懒言;④面白;⑤便溏;⑥脉大而虚软。

【名著阐述】

《古今名医方论》：凡脾胃一虚，肺气先绝，故用黄芪护皮毛而闭腠理，不令自汗；元气不足，懒言气喘，人参以补之；炙甘草之甘以泻心火而除烦，补脾胃而生气。此三味，除烦热之圣药也。佐白术以健脾；当归以和血；气乱于胸，清浊相干，用陈皮以理之，且以散诸甘药之滞；胃中清气下沉，用升麻、柴胡气之轻而味之薄者，引胃气以上腾，复其本位，便能升浮以行生长之令矣。补中之剂，得发表之品而中自安；益气之剂，赖清气之品而气益倍，此用药有相须之妙也。

《内外伤辨惑论》：夫脾胃虚者，因饮食劳倦，心火亢甚，而乘其土位，其次肺气受邪，须用黄芪最多，人参、甘草次之。脾胃一虚，肺气先绝，故用黄芪以益皮毛而闭腠理，不令自汗，损伤元气；上喘气短，人参以补之；心火乘脾，须炙甘草之甘以泻火热，而补脾胃中元气；白术若甘温，除胃中热，利腰脐间血；胃中清气在下，必加升麻、柴胡以引之，引黄芪、人参、甘草甘温之气味上升，能补卫气之散解，而实其表也，又缓带脉之缩急，二味苦平，味之薄者，阴中之阳，引清气上升；气乱于胸中，为清浊相干，用去白陈皮以理之，又能助阳气上升，以散滞气，助诸辛甘为用。

归脾汤《济生方》

　组　成　人参、黄芪、白术、炙甘草、当归、龙眼肉、茯神、酸枣仁、远志、生姜、木香、红枣。

　功　用　健脾养心。

　主　治　心脾两虚证。

　辨证要点　①心悸；②怔忡；③健忘；④失眠；⑤盗汗；⑥虚热；⑦纳差；⑧舌淡苔白；⑨脉虚弱。

【名著阐述】

《医方集解》：此手少阴、足太阴药也。血不归脾则妄行，参、术、黄芪、甘草之甘温，所以补脾；茯神、远志、枣仁、龙眼之甘温酸苦，所以补心，心者，脾之母也。当归滋阴而养血，木香行气而舒脾，既以行血中之滞，又以助参、芪而补气。气壮则能摄血，血自归经，而诸症悉除矣。

《古今名医方论》罗东逸：方中龙眼、枣仁、当归，所以补心也；参、芪、术、苓、草，所以补脾也。立斋加入远志，又以肾药之通乎心者补之，是两经兼肾合治矣。其药一滋心阴，一养脾阳，取乎健者，以壮子益母；然恐脾郁之久，伤之特甚，故有取木香之辛且散者，以闿气醒脾，使能急通脾气，以上行心阴，脾之所归，正在斯耳。

《古方选注》：归脾者，调四脏之神志魂魄，皆归向于脾也。参、术、神、草四君子汤以健脾胃，佐以木香醒脾气，桂圆和脾血，先为调剂中州；复以黄芪走肺固魄，枣仁走心敛神，安固膈上二脏；当归入肝，芳以悦其魂；远志入肾，辛以通其志，通调膈下二脏，四脏安和，其神志魂魄自然归向于脾，而脾亦能受水谷之气，灌溉四旁，荣养气血矣。独是药性各走一脏，足经方杂用手经药者，以黄芪与当归、枣仁与远志有相须之理，且黄芪味入脾而气走肺，枣仁味入肝而色走心，故借用不悖。四君子汤用茯苓，改用茯神者，以苓为死气，而神得松之生气耳。

（符茂东　蔡定芳）

十、辛散行气方药

辛散行气方药治疗气实证。气实证即气郁证。气郁证辨证要点：①情绪低落；②胸胁满闷；③咽喉如梗；④食欲不振；⑤乳房胀痛；⑥月经不调；⑦焦虑烦躁；⑧苔白；⑨舌红；⑩脉弦。多见于抑郁障碍或月经不调或消化系统功能性疾病。气实证临床决策是辛散行气。辛散行气常用药物有陈皮、枳实、香附、木香、乌药、薤白、大腹皮、川楝子、旋覆花。同类辛散行气药物还有檀香、甘松、九香虫、路路通、青皮、佛手、香橼、八月札、娑罗子、玫瑰花、绿萼梅、荔枝核、沉香、丁香、柿蒂、刀豆子。辛散行气常用方剂有柴胡疏肝散、逍遥散、越鞠丸、畅卫舒中汤、四磨饮。同类辛散行气剂还有半夏厚朴汤、金铃子散、天台乌药散、橘核丸等。

（一）辛散行气药物

陈皮《神农本草经》

药性：温；**药味**：辛；**用量**：6～10 g。

主治

1. 气滞疼痛：《证治准绳》大橘皮汤用陈皮行气化湿治疗气滞疼痛。
2. 痰湿咳嗽：《和剂局方》二陈汤用陈皮行气化痰治疗痰湿咳嗽。

【名著阐述】

《神农本草经》：主胸中瘕热、逆气，利水谷，久服去臭，下气。

《本草经疏》：橘皮，主胸中瘕热逆气，气冲胸中呕咳者，以肺主气，气常则顺，气变则逆，逆则热聚于胸中而成瘕，瘕者假也，如痞满郁闷之类也，辛能散，苦能泄，温能通行，则逆气下，呕咳止，胸中瘕热消矣。脾为运动磨物主脏，气滞则不能消化水谷，为吐逆、霍乱、泄泻等证，苦温能燥脾家之湿，使滞气运行，诸证自瘳矣。肺为水之上源，源竭则下流不利，热结膀胱，肺得所养而津液贯输，气化运动，故膀胱留热，停水、五淋皆通也。去臭及寸白者，辛能散邪，苦能杀虫也。

《本草崇原》：按上古诸方，止曰橘皮个用不切，并无去白之说，李东垣不参经义，不体物性，承雷敩炮制，谓留白则理脾健胃，去白则消痰止嗽。后人习以为法，每用橘红治虚劳咳嗽……若去其白，其味但辛，止行皮毛，风寒咳嗽，似乎相宜，虚劳不足，益辛散矣。

枳实《神农本草经》

药性：寒；**药味**：辛；**用量**：6～10 g。

主治

1. 腹胀腹痛：《金匮要略》枳实芍药散用枳实行气止痛治疗腹胀腹痛。
2. 胸痹胸闷：《金匮要略》枳实薤白桂枝汤用枳实行气宽胸治疗胸痹胸闷。
3. 下痢后重：《内外伤辨惑论》枳实导滞丸用枳实行气导滞治疗下痢后重。

【名著阐述】

《神农本草经》：主大风在皮肤中，如麻豆苦痒，除寒热结，止痢，长肌肉，利五脏。

《药品化义》:枳实专泄胃实,开导坚结,故主中脘以治血分,疗脐腹间实满,消痰癖,祛停水,逐宿食,破结胸,通便闭,非此不能也。若皮肤作痒,因积血滞于中,不能营养肌表,若饮食不思,因脾郁结不能运化,皆取其辛散苦泻之力也,为血分中之气药,惟此称最。《本草经疏》:枳实,细详神农主治,与本药气味大不相侔,究其所因,必是积壳所主,盖二物古文原同一条,后人分出时误入耳。其《别录》所主除胸胁痰癖,逐停水,破结实,消胀满,心下急痞痛,逆气,胁风痛,安胃气,止溏泄者,是其本分内事,皆足阳明、太阴受病,二经气滞,则不能运化精微,而痰癖停水,结实胀满所自来矣。胃之上口名曰贲门,贲门与心相连,胃气壅则心下亦自急痞痛。邪塞中焦,则升降不舒,而气上逆,肝木郁于地下,则不能条达而胁痛,得其破散冲走之力,则诸证悉除。所以仲景下伤寒腹胀实结者,有承气汤,胸中病痛者,有陷胸汤。洁古疗心下痞满者,有枳术丸。壅滞既去,则胃气自安而溏泄亦止矣。末云明目者,《经》曰,目得血而能视,气旺乃能生血,损气破散之性,岂能明目哉,无是理也。此药性专消导,破气损真,观朱震亨云,泻痰有冲墙倒壁之力,其为勇悍之气可知。凡中气虚弱,劳倦伤脾,发为痞满者,当用补中益气汤补其不足,则痞自除,此法所当忌也。胀满非实邪结于中下焦,手不可按,七八日不更衣者,必不可用。挟热下痢,亦非燥粪留结者,必不可用。伤食停积,多因脾胃虚,不能运化所致,慎勿轻饵。如元气壮实,有积滞者,不得已用一二剂,病已即去之。即洁古所制枳术丸,亦为脾胃有积滞者设,积滞去则脾胃自健,故谓之益脾胃之药,非消导之外,复有补益之功也。

香附《名医别录》

药性:温;药味:辛;用量:6～10 g。

主治

1. 胁痛腹痛:《景岳全书》柴胡疏肝散用香附行气止痛治疗胁痛腹痛。
2. 月经不调:《沈氏尊生书》香附归芎汤用香附行气调经治疗月经不调。

【名著阐述】

《名医别录》:主除胸中热,充皮毛,久服利人,益气,长须眉。

《本草述》:香附,主治诸证,当审为血中之气病,乃中肯綮,不漫同于诸治气之味也……故上焦心包络所生病,如七情抑郁者能开之,以心包络主血也;中焦脾胃所生病,如霍乱吐逆及饮食积聚、痰饮痞满能畅之,以胃生血,脾统血也;下焦肝肾所生病,如膀胱连胁下气妨,如下血、尿血及女子崩漏、带下、月候不调等证,亦以胃脾为血之元,肝固血之脏,肾乃血之海也……此味于血中行气,则血以和而生,血以和生,则气有所依而健运不穷,是之谓生血,是之谓益气,非二义也……用此于补血味中,乃能使旧血和而新血生,即气虚而事补益者,亦借此为先导,去虚中之著,韩懋所谓去虚怯甚速之义也。按香附子类谓调气之味,不知气之为病所因不一,如痞胀喘哕噫酸噎塞,又如胃脘痛或心腹痛,《局方》概同香燥用之,或砂仁,或沉香,或薪艾、良姜辈,止可治虚寒或寒湿之病,而火热病气者种种不一,况寒湿之久则亦化火乎,如黄鹤丹之同黄连而用,其义不可思欤。气郁多用香附,或气弱而郁者,必同补剂而用,固也;然有火伤元气以致者,又须降火之剂而此佐之,若概谓开气之郁,反以燥助火,而气愈弱愈郁矣,明者审之。

木香《神农本草经》

药性：温；药味：辛；用量：3～10 g。

主治

1. 腹胀腹痛：《张氏医通》木香调气散用木香行气止痛治疗腹胀腹痛。
2. 泻痢后重：《和剂局方》香连丸用木香行气燥湿治疗泻痢后重。
3. 胸痹胸闷：《医宗金鉴》颠倒木金散用木香行气宽胸治疗胸痹胸闷。

【名著阐述】

《神农本草经》：主邪气，辟毒疫，强志，主淋露。

《本草正义》：木香，芳香气烈而味厚，《本经》止言味辛，《别录》则谓之温。虽洁古谓气味俱厚，当主沉降，然其气浓郁，药中有此一味，则煮之香闻满屋，必不可概以为降。王海藏谓辛苦热，味厚于气，阴中之阳，立说颇允。《本经》主邪气，辟毒疫者，芳香得以辟除秽恶，疫疬为害，无非阴霾恶臭，足以病人，木香芳烈，自可以消除秽浊之气。强志者，芳香之气，足以振刷精神也。淋露有因于清阳下陷者，木香温升，故能治之。若热结于下者，必非所宜。治温疟者，亦即燥湿辟恶之义。治气劣、气不足，则升动清阳而助正气也。行药者，气为血帅，自能为百药导引耳。濒湖本作引药，其大旨正同。木香以气用事，故专治气滞诸痛，于寒冷结痛，尤其所宜。然虽曰辛苦气温，究与大辛大热不同，则气火郁结者，亦得用之以散郁开结，但不可太多。且味苦者必燥，阴虚不足之人，最宜斟酌，过用则耗液伤阴，其气将愈以纷乱，而痛不可解矣。近人更用之于滋补药中，恐滋腻重滞，窒而不灵，加此以疏通其气，则运行捷而消化健，是亦善于佐使之良法。疝瘕积聚，滞下肠澼，此为必须之药。

乌药《本草拾遗》

药性：温；药味：辛；用量：6～10 g。

主治

1. 寒疝腹痛：《医学发明》天台乌药散用乌药行气散寒治疗寒疝腹痛。
2. 尿频遗尿：《校注妇人大全良方》缩泉丸用乌药辛散温通治疗尿频遗尿。
3. 腹胀痛经：《济阴纲目》乌药汤用乌药调经止痛治疗腹胀痛经。

【名著阐述】

《本草经疏》：乌药，辛温散气，病属气虚者忌之。世人多以香附同用，治女人一切气病，不知气有虚有实，有寒有热，冷气、暴气用之固宜，气虚、气热用之，能无贻害耶。

《本草述》：按乌药之用，耳食者本于寇氏走泄多一语，以为专于辛散而已，如海藏谓其理元气，何以忽而不一绎也？如止于辛散，安得宿食能化，血痢能止，便数能节，症结能消，头风虚肿之可除，腹中有虫之可尽，妇人产后血逆及血海作痛之可疗，小儿积聚蛔虫及慢惊昏沉之可安，即《日华子》亦谓其功不能尽述者，是其徒以辛散为功乎？盖不等于补气之剂，亦不同于耗气之味，实有理其气之元，致其气之用者。使止以疏散为能，而不能密理致用，可谓能理气乎？丹溪每于补阴剂内入乌药叶，岂非灼见此味，于达阳之中而有和阴之妙乎？达阳而能和阴，则不等于耗剂矣。香附血中行气，乌药气中和血，离血而行气，是谓之耗，不谓之理，盖气本出于阴中之阳,达于阳中之阴也。

薤白《神农本草经》

药性：温；药味：辛；用量：6～10 g。

主治

1. 胸痹心痛：《金匮要略》瓜蒌薤白白酒汤用薤白行气通阳治疗胸痹心痛。
2. 泻痢腹痛：《千金要方》薤白饮用薤白行气导滞治疗泻痢腹痛。

【名著阐述】

《神农本草经》：主金疮疮败。

《名医别录》：归于骨。除寒热,去水气,温中散结。诸疮中风寒水肿,以涂之。

《唐本草》：白者补而美,赤者主金疮及风。

《本草拾遗》：调中,主久利不瘥,大腹内常恶者,但多煮食之。

《本草纲目》：治少阴病厥逆泄痢,及胸痹刺痛,下气散血,安胎。补助阳道。

《本经逢原》：捣汁生饮,能吐胃中痰食虫积。

大腹皮《开宝本草》

药性：温；药味：辛；用量：10～15 g。

主治

1. 腹胀痞满：《太平圣惠方》大腹皮散用大腹皮行气宽中治疗腹胀痞满。
2. 腹水脚气：《太平圣惠方》大腹皮散用大腹皮行气利水治疗腹水脚气。

【名著阐述】

《药性类明》：大腹皮,丹溪常用之以治肺气喘促,及水肿药中又多用之,盖亦取其泄肺,以杀水之源也。

《本草经疏》：大腹皮,即槟榔皮也。其气味所主,与槟榔大略相同,第槟榔性烈,破气最捷,腹皮性缓,下气稍迟。入阳明、太阴经,二经虚则寒热不调,逆气攻走,或痰滞中焦,结成膈证；或湿热郁积,酸味醋心；辛温暖胃豁痰,通行下气,则诸证除矣。大肠壅毒,以其辛散破气而走阳明,故亦主之也。

《开宝本草》：主冷热气攻心腹,大肠壅毒,痰膈,醋心。并以姜盐同煎,入疏气药良。

《本草纲目》：降逆气,消肌肤中水气浮肿,脚气壅逆,瘴疟痞满,胎气恶阻胀闷。

川楝子《神农本草经》

药性：凉；药味：苦；用量：6～15 g。

主治

1. 气滞疼痛：《素问病机气宜保命集》金铃子散用川楝子疏肝理气治疗气滞疼痛。
2. 虫疳腹痛：《卫生总微》肥儿丸用川楝子杀虫去疳治疗虫疳腹痛。

【名著阐述】

《神农本草经》：主温疾、伤寒太热烦狂，杀三虫疥疡，利小便水道。

《本经逢原》：川楝，苦寒性降，能导湿热下走渗道，人但知其有治疝之功，而不知其荡热止痛之用。《本经》主温疾烦狂，取以引火毒下泄，而烦乱自除。其杀三虫利水道，总取以苦化热之义。古方金铃子散，治心包火郁作痛，即妇人产后血结心疼，亦宜用之。以金铃子能降火逆，延胡索能散结血，功胜失笑散，而无腥秽伤中之患。昔人以川楝为疝气腹痛、杀虫利水专药，然多有用之不效者。不知川楝所主，乃囊肿茎强木痛湿热之疝，非痛引入腹、厥逆呕涎之寒疝所宜。此言虽迥出前辈，然犹未达至治之奥。夫疝瘕皆由寒束热邪，每多掣引作痛，必需川楝之苦寒，兼茴香之辛热，以解错综之邪，更须察其痛之从下而上引者，随手辄应，设痛之从上而下注者，法当辛温散结，苦寒良非所宜，诸痛皆尔，不独疝瘕为然。

旋覆花《神农本草经》

药性：温；**药味**：辛；**用量**：6～10 g。

主治

1. 噫气呃逆：《伤寒论》旋覆代赭汤用旋覆花行气降逆治疗噫气呃逆。
2. 咳嗽咳痰：《汤头歌诀》金沸草散用旋覆花行气化痰治疗咳嗽咳痰。

【名著阐述】

《神农本草经》：主结气，胁下满，惊悸。除水，去五脏间寒热，补中，下气。

《本草经疏》：旋覆花，其味首系之以咸，润下作咸，咸能软坚；《别录》对口甘，甘能缓中；微温，温能通行，故主结气胁下满；心脾伏饮则病惊悸，饮消则复常矣。除水，去五脏间寒热，及消胸上痰结，唾如胶漆，心胁痰水，膀胱留饮，风气湿痹，皮间死肌，目中睛，利大肠者，皆软坚、冷利、润下、消痰饮除水之功也。其曰补中下气者，以甘能缓中，咸能润下故也。通血脉、益色泽者，盖指饮消则脾健，健则能运行，脾裹血又统血故也。

（二）辛散行气方剂

柴胡疏肝散《证治准绳》引《医学统旨》方

组 成 陈皮、柴胡、川芎、香附、枳壳、芍药、甘草。

功 用 疏肝理气。

主 治 肝气郁滞证。

辨证要点 ①胁肋疼痛；②胸闷；③善太息；④抑郁易怒；⑤嗳气；⑥脘腹胀满；⑦脉弦。

【名著阐述】

《景岳全书》：柴胡、芍药以和肝解郁为主；香附、枳壳、陈皮以理气滞；川芎以活其血；甘草以和中缓痛。

《医学统旨》:治怒火伤肝,左胁作痛,血苑于上……吐血加童便半盏。

逍遥散《太平惠民和剂局方》

组 成 甘草、当归、茯苓、白芍、白术、柴胡、生姜、薄荷。

功 用 疏肝健脾。

主 治 肝郁脾弱证。

辨 证 要 点 ①两胁作痛;②头痛目眩;③口燥;④咽干;⑤神疲;⑥食少;⑦月经不调;⑧乳房胀痛;⑨脉弦而虚。

【名著阐述】

《太平惠民和剂局方》:治血虚劳倦,五心烦热,肢体疼痛,头目昏重,心悸颊赤,口燥咽干,发热盗汗,减食嗜卧,及血热相搏,月水不调,脐腹胀痛,寒热如疟,又疗室女血弱阴虚,荣卫不和,痰嗽潮热,肌体羸瘦,渐成骨蒸。

《医方集解》:肝虚则血病,当归、芍药养血而敛阴;木盛则土衰,甘草、白术和中而补土;柴胡升阳散热,合芍药以平肝,而使木得条达;茯苓清热利湿,助甘、术以益土,而令心气安宁;生姜暖胃祛痰,调中解郁;薄荷搜肝泻肺,理血消风,疏逆和中,诸证自已,所以有逍遥之名。

《古方选注》:治以柴胡,肝欲散也;佐以甘草、肝苦急也;当归以辛补之;白芍以酸泻之;治以白术、茯苓,脾苦湿也;佐以甘草、脾欲缓,用苦泻之,甘补之也;治以白芍,心苦缓,以酸收之;佐以甘草,心欲软,以甘泻之也;加薄荷、生姜,入煎即滤,统取辛香散郁也。

越鞠丸《丹溪心法》

组 成 香附、川芎、苍术、神曲、栀子。

功 用 行气解郁。

主 治 六郁证。

辨 证 要 点 ①胸膈痞闷;②胁腹胀痛或刺痛;③吞酸嘈杂;④暖气呕恶;⑤饮食不消。

【名著阐述】

《丹溪心法》:气血冲和,万病不生,一有怫郁,诸病生焉。故人身诸病,多生于郁。越鞠丸,治六郁侵,气血痰火湿食因;芎苍香附加栀曲,气畅郁舒痛闷平。

《删补名医方论》:以气为本,若饮食不节,寒温不适,喜怒无常,忧思无度,使冲和之气升降失常,以致胃郁不思饮食,脾郁不消水谷,气郁胸腹胀满,血郁胸膈刺痛,湿郁痰饮,火郁为热,及呕吐、恶心、吞酸、吐酸、嘈杂、暖气,百病丛生。故用香附以开气郁,苍术以除湿郁,抚芎以行血郁,山栀以清火郁,神曲以消食郁。五药相须,共收疏解五郁之效。

《医方集解》:此手足太阴手少阳药也。吴鹤皋曰:越鞠者,发越鞠郁之谓也。香附开气郁;苍术燥湿郁;抚芎调血郁;栀子解火郁;神曲消食郁。陈来章曰:皆理气也,气畅则郁舒矣。

畅卫舒中汤《易氏医按》

组 成 香附、苏梗、苍术、贝母、连翘、抚芎、神曲、沙参、桔梗、木香。

功 用 行气开郁。

主 治 气膈证。

辨 证 要 点 ①胸膈胃脘饱闷;②脐下空虚如饥;③腰腿酸疼;④大便燥结。

【名著阐述】

《不居集》:畅卫舒中汤,香附(醋炒)、贝母各八分,苏梗、苍术(泔浸)、连翘(去心)各五分,川芎六分,神曲(炒)、沙参各一钱,桔梗四分,南木香五厘。大剂煎,徐徐呷之。

《易氏医按》:一人患膈满,胸膈胃脘饱闷,脐下空虚如饥,不可忍,腰腿酸疼,坐立战摇,日夜卧榻,大便燥结,每日虽进清粥一二种,食下即呕酸,吐水醋心。众作隔治,服药二年许不效。诊得脉左右寸关俱沉大有力,两尺自浮至沉三候俱紧,按之无力摇摆之状。须开导其上,滋补其下,兼而行之,遂以本方投之,每日空心服八味地黄丸百粒,服二日,嗳气连声,后亦出浊气,五日可以坐立,啖饭两碗,服药至二七,动履如常。故治上焦,则用畅卫舒中汤,有香附、苏梗,开窍行气,苍术健中,贝母开郁痰,连翘散六经之火,抚芎提发肝木之困,神曲行脾之郁,南木香逐气流行,桔梗升提肺气,沙参助正气而不助肺火。此方升上焦之火邪,乃火郁发之之义也。

四磨饮《济生方》

组 成 人参、槟榔、沉香、乌药。

功 用 行气宽胸。

主 治 肝气郁结证。

辨 证 要 点 ①胸膈烦闷;②上气喘急;③心下痞满;④不思饮食;⑤苔白;⑥脉弦。

【名著阐述】

《医宗金鉴》:七情随所感皆能为病,然壮者气行而愈,弱者气著为病。愚者不察,一遇上气喘息,满闷不食,谓是实者宜泻,辄投破耗等药,得药非不暂快,初投之而应,投之久而不应矣。若正气既衰,即欲消坚破滞,则邪气难伏,法当用人参先补正气,沉香纳之于肾,而后以槟榔、乌药从而导之,所谓实必顾虚,泻必先补也。四品气味俱厚,磨则取其气味俱足,煎则取其气味纯和,气味齐到,效如桴鼓也。

(符茂东 蔡定芳)

十一、甘温养血补虚方药

甘温养血补虚方药治疗血虚证。血虚证辨证要点：①心悸；②失眠；③健忘；④头晕；⑤面色无华；⑥舌淡；⑦苔白；⑧脉虚。多见于血液系统心血管系统疾病。甘温养血补虚常用药物有熟地黄、何首乌、当归、白芍、阿胶。同类甘温养血补虚药物还有桑椹子、桂圆肉等。甘温养血补虚常用方剂有四物汤、当归补血汤、归脾汤。同类甘温养血补虚方剂还有圣愈汤、十全大补汤、人参养荣汤、泰山磐石散。

（一）甘温养血补虚药物

熟地《本草拾遗》

药性：温；药味：甘；用量：10～15 g。

主治

1. 头晕耳鸣：《妇人大全良方》熟干地黄散用熟地养血补虚治疗头晕耳鸣。
2. 腰膝酸软：《太平圣惠方》巴戟丸用熟地补血填精治疗腰膝酸软。
3. 咳嗽喘息：《景岳全书》贞元饮用熟地补肾纳气治疗咳嗽喘息。

【名著阐述】

《珍珠囊》：大补血虚不足，通血脉，益气力。

《本草正》：熟地黄性平，气味纯净，故能补五脏之真阴，而又于多血之脏为最要，得非脾胃经药耶？且夫人之所以有生者，气与血耳。气主阳而动，血主阴而静，补气以人参为主，而芪、术但可为之佐辅；补血以熟地为主，而芎、归但可为之佐。然在芪、术、芎、归，则又有所当避，而人参、熟地，则气血之必不可无，故凡诸经之阳气虚者，非人参不可，诸经之阴血虚者，非熟地不可。凡诸真阴亏损者，有为发热，为头疼，为焦渴，为喉痹，为嗽痰，为喘气，或脾肾寒逆为呕吐，或虚火载血于口鼻，或水泛于皮肤，或阴虚而泄利，或阳浮而狂躁，或阴脱而仆地，阴虚而神散者，非熟地之守不足以聚之；阴虚而火升者，非熟地之重不足以降之；阴虚而躁动者，非熟地之静不足以镇之；阴虚而刚急者，非熟地之甘不足以缓之；阴虚而水邪泛滥者，舍熟地何以自制；阴虚而真气散失者，舍熟地何以归源；阴虚而精血俱损，脂膏残薄者，舍熟地何以厚肠胃。且犹有最玄最妙者，则熟地兼散剂方能发汗，何也？以汗化于血，而无阴不作汗也。熟地兼温剂始能回阳，何也？以阳生于下，而无复不成乾也。然而阳性速，故人参少用，亦可成功，阴性缓，熟地非多，难以奏效。而今人有畏其滞腻者，则崔氏何以用肾气丸而治痰浮；有畏其滑泽者，则仲景何以用八味丸而医肾泄。又若制用之法，有用姜汁拌炒者，则必有中寒兼呕而后可；有用砂仁制者，则必有胀满不行而后可；有用酒拌炒者，则必有经络壅滞而后可。使无此数者，而必欲强用制法，是不知用熟地者正欲用其静重之妙，而反为散动以乱其性，何异画蛇而添足。今之人即欲用之补阴而必兼以渗利，则焉知补阴不利水，利水不补阴，而补之法不宜渗；即有用之补血而复疑其滞腻，则焉知血虚如燥土，旱极望云霓，而枯竭之肠极喜滋（润）。设不明此，则少用之尚欲兼之以利，又孰敢单用之而任之以多；单用而多且不敢，又孰敢再助以甘而尽其所长，是又何异因噎而废食也！

当归《神农本草经》
药性：温；药味：甘；用量：10～15 g。

主 治

1. 头晕心悸：《太平惠民和剂局方》四物汤用当归养血补虚治疗头晕心悸。
2. 月经不调：《圣济总录》当归丸用当归养血调经治疗月经不调。
3. 慢性咳嗽：《景岳全书》金水六君煎用当归和血止咳治疗慢性咳嗽。
4. 盗汗头痛：《兰室秘藏》当归六黄汤用当归养血补虚治疗盗汗头痛。

【名著阐述】

《神农本草经》：主咳逆上气，温疟寒热，洗在皮肤中，妇人漏下，绝子，诸恶疮疡金疮。煮饮之。

《本经疏证》：刘潜江曰：当归味甘，次苦，次辛，又复甘。苦为火而属心，归于血之所主矣。苦而有辛，是金火相合以孕水也。火因金而和于水，则气化；金孕水而亲于火，则血生。其始甘者，所谓谷入于胃，以传于肺也；其终仍甘者，所谓中焦并胃中出上焦之后，此所受气泌糟粕津液，化其精微，上注于肺，乃化为血是也。肺合于心而气化，为血脉之所由始；肺合于脾而血化，为经脉之所由通，故血所不足处，即有血之生气以裕之润之；血所乖阻处，即有血之化气以和之行之。既能养血，又能和血、行血，随所引而莫不各归其所当归，斯言也，实得古圣命名之微义，于是物之体性备矣，而其用亦不外乎是！盖血所不足，则气袭而居之，行其气而且裕之润之，则血生矣。血性常流行，而乖阻即气为之也，和之行之，则气不为血碍矣。气通利而血流行，则各归其所当归之谓也……《本经》当归治诸恶疮疡、金疮，《别录》主温中止痛，皆得为阳踬血中，乃《金匮要略》治肺痈之葶苈大枣泻肺汤、桔梗汤、白散、苇茎汤，肠痈之薏苡附子败酱散、大黄牡丹皮汤，诸疮疡之排脓散、排脓汤，金疮之王不留行散，腹满痛之附子粳米汤、厚朴三物汤、大柴胡汤、大建中汤、大黄附子汤、大乌头煎，皆置不用，于此可见仲景之用药批郤导窾，悉中肯綮之妙也。夫气阻血中必有致阻之由，知其由，遂拔其本，塞其源，若从血中通其阻，因出其被阻之气，是循流逐末之计矣。气上而不下，则阻于上；下而不上，则阻于下；壅而不宣，则阻于中；外而不内，则阻于外。上者下之，下者上之，壅者宣之，外者泄之，又何暇待当归，且痛多属寒，寒者阴气，更投滑润之物，徒足以泄阳光致下利，如当归生姜羊肉汤，亦未尝不用，又何尝不以之为君耶！于此观之，当归于阳留血分，未与血相得者，能治之；已与血相得，而成脓者，非其所司也。《本经》云，殆其始尔于阳踬血分之痛能治之，阴气结而痛者，亦非其所司也。

白芍《神农本草经》
药性：寒；药味：酸；用量：10～15 g。

主 治

1. 胁肋疼痛：《朱氏集验医方》芍药汤用白芍缓肝止痛治疗胁肋疼痛。
2. 脘腹疼痛：《奇效良方》白芍药汤用白芍养血缓肝治疗脘腹疼痛。
3. 月经不调：《太平惠民和剂局方》逍遥散用白芍养血柔肝治疗月经不调。
4. 下痢腹痛：《素问病机保命集》芍药汤用白芍治疗下痢后重。

【名著阐述】

《神农本草经》：主邪气腹痛,除血痹,破坚积,治寒热疝瘕,止痛,利小便,益气。

《本经疏证》：芍药能开阴结,湿痹之骨节疼烦、挛痛,水气之聚水成病,独非阴结耶！皆不用何也？盖芍药外能开营分之结,不能解筋骨间结,内能开下焦肝脾肾之结,不能开上焦心肺之结也。何以故？夫外而营分,内而肝脾肾,皆血所常流行宿止者也,芍药璀璨之色,馥郁之气,与血中之气相宜,不与水谷之气为伍,则能治血分之阴气结,不能治雾露水谷之阴气结,故湿痹、水气虽为阴结,非芍药所能开也,然则血瘀岂非阴结之尤者,而有用有不用,其义何居？盖芍药能治血之定,不能治血之动(桂枝龙骨牡蛎汤、桂枝救逆汤、柏叶汤、黄土汤、赤小豆当归散、泻心汤、旋覆花汤,虽为血分之病,乃因阳气逼逐而然,不关阴结,故不用)。能治血中气结,不能治血结(桃仁承气汤、抵当汤丸、下瘀血汤、大黄甘遂汤、矾石丸、红蓝花酒等证,皆为血结,非血中之气结,故不用)。辨此之法,气主煦之,血主濡之,不濡为血病,不煦为气病,是以芍药所主之血证,多拘急腹痛也。

阿胶《神农本草经》

药性：平;药味：甘;用量：5～15 g。

主 治

1. 崩漏腹痛:《金匮要略》胶艾汤用阿胶补血止血治疗崩漏腹痛。
2. 肺虚久咳:《圣济总录》阿胶饮用阿胶补肺止咳治疗肺虚久咳。
3. 虚烦不眠:《伤寒论》黄连阿胶汤用阿胶养血安神治疗虚烦不眠。

【名著阐述】

《神农本草经》：主心腹内崩,劳极洒洒如疟状,腰腹痛,四肢酸疼,女子下血,安胎。久服益气。

《本草纲目》：阿胶,大要只是补血与液,故能清肺益阴而治诸证。按陈自明云：补虚用牛皮胶,去风用驴皮胶。成无己云：阴不足者,补之以味,阿胶之甘,以补阴血。杨士瀛云：凡治喘嗽,不论肺虚、肺实,可下可温,须用阿胶以安肺润肺,其性和平,为肺经要药。小儿惊风后瞳人不正者,以阿胶倍人参煎服最良,阿胶育神,人参益气也。又痢疾多因伤暑伏热而成,阿胶乃大肠之要药,有热毒留滞者,则能疏导,无热毒留滞者,则能平安。数说足以发明阿胶之蕴矣。

（二）甘温养血补虚方剂

四物汤《仙授理伤续断秘方》

组 成 熟地、当归、白芍、川芎。

功 用 补血调经。

主 治 营血虚滞证。

辨 证 要 点 ①月经不调；②痛经；③月经量少；④崩漏；⑤头昏；⑥心悸；⑦舌淡；⑧脉细。

【名著阐述】

《仙授理伤续断秘方》：凡伤重,肠内有瘀血者用此,白芍药、当归、熟地黄、川芎各等分,每服三钱,水一盏半。

《沈氏妇科辑要笺正》:本方实从《金匮要略》胶艾汤而来,即以原方去阿胶、艾叶、甘草三味。

《古方选注》:四物汤,四者相类而仍各具一性,各建一功,并行不悖,芎归入少阳主升,芍地入阴主降,芎穷郁者达之,当归虚者补之,芍药实者泻之,地黄急者缓之。

当归补血汤《内外伤辨惑论》

组 成 黄芪、当归。

功 用 补气生血。

主 治 血虚发热证。

辨 证 要 点 ①肌热;②面红;③烦渴欲饮;④脉洪大而虚。

【名著阐述】

《景岳全书》:东垣曰:发热恶热,大渴不止,烦躁肌热,不欲近衣,或目痛鼻干,但脉洪大,按之无力者,非白虎汤证也,此血虚发躁,当以当归补血汤主之。又有火郁而热之证,如不能食而热,自汗气短者,虚也,当以甘寒之剂泻热补气。如能食而热,口舌干燥,大便难者,当以辛苦大寒之剂下之,以泻火保水。又曰:昼则发热,夜则安静,是阳气自旺于阳分也。昼则安静,夜则发热烦躁,是阳气下陷入阴中也,名曰热入血室。昼夜发热烦躁,是重阳无阴也,当急泻其阳,峻补其阴。

《济生方》归脾汤

组 成 白术、茯神、黄芪、桂圆、枣仁、人参、木香、炙甘草、当归、远志。

功 用 益气补血

主 治 ①心脾气血两虚证;②脾不统血证。

辨 证 要 点 ①心悸怔忡;②健忘失眠;③盗汗虚热;④体倦食少;⑤面色萎黄;⑥舌淡;⑦苔薄白;⑧脉虚弱;⑨便血;⑩皮下紫癜。

【名著阐述】

《临证指南医案》:又向有郁伤肝脾,用逍遥散归脾汤甚合,今因动怒,少腹气冲,过胃上膈,咽喉肿痹,四肢逆冷,遂令昏迷,此皆肝木拂逆,甚则为厥,夫肝脏相火内寄,病来迅速,皆动极之征,为肝用太过,宜制其用,前此芪术守补,不可用矣。

《医贯》:凡治血证,前后调理,须按三经用药。心主血,脾裹血,肝藏血,归脾汤一方,三经之方也。远志枣仁补肝以生心火。茯神补心以生脾土。参、芪、甘草,补脾以固肺气。木香者,香先入脾,总欲使血归于脾,故曰归脾。有郁怒伤脾思虑伤脾者尤宜。火旺者加山栀丹皮,火衰者加丹皮肉桂。又有八味丸,以培先天之根,治无余法矣。

(李祥婷 王 飞 蔡定芳)

十二、活血化瘀方药

活血化瘀方药治疗瘀血证。瘀血证即血实证。瘀血证辨证要点：①舌质紫暗或舌体瘀斑；②固定性疼痛；③病理性肿块；④内脏肿大或组织增生；⑤血管痉挛或血栓形成或血管阻塞；⑥出血后瘀血；⑦皮下瘀斑；⑧行经腹痛血块；⑨面色紫暗；⑩脉涩。多见于血液循环疾病或各种恶性肿瘤。活血化瘀常用药物有丹参、川芎、桃仁、红花、牛膝、三棱、莪术、乳香、没药、益母草、䗪虫、水蛭、虻虫。同类活血化瘀药物还有斑蝥、泽兰、五灵脂、郁金、延胡索、姜黄、茜草、王不留行、穿山甲、苏木、鸡血藤、降香、月季花、刘寄奴、干漆、凌霄花、自然铜、水红花子。活血化瘀常用方剂有桃核承气汤、血府逐瘀汤、失笑散、抵挡汤、丹参饮、鳖甲煎丸。同类活血化瘀方剂还有下瘀血汤、大黄䗪虫丸、通窍活血汤、膈下逐瘀汤、少腹逐瘀汤、身痛逐瘀汤、补阳还五汤、复元活血汤、七厘散、温经汤、生化汤、桂枝茯苓丸等。

（一）活血化瘀药物

丹参《神农本草经》

药性：微寒；**药味**：苦；**用量**：6～15 g。

主治

1. 月经不调：《妇人良方》丹参散用丹参活血调经治疗月经不调。
2. 胸痹心痛：《医学金针》丹参饮用丹参祛瘀止痛治疗胸痹心痛。
3. 疮痈肿毒：《医学衷中参西录》消乳汤用丹参活血消痈治疗乳痈初起。

【名著阐述】

《神农本草经》：主心腹邪气，肠鸣幽幽如走水，寒热积聚；破癥除瘕，止烦满，益气。

《本草经疏》：丹参，《本经》味苦微寒；陶云性热无毒，观其主心腹邪气，肠鸣幽幽如走水，寒热积聚，破癥除瘕，则似非寒药；止烦满，益气，及《别录》养血，去心腹痼疾结气，腰脊强，脚痹，除风邪留热，久服利人，又决非热药，当是味苦平微温。入手、足少阴，足厥阴经。心虚则邪气客之，为烦满结气，久则成痼疾；肝虚则热甚风生，肝家气血凝滞，则为癥瘕，寒热积聚；肾虚而寒湿邪客之，则腰脊强，脚痹；入三经而除所苦，则上来诸证自除。苦能泄，温能散，故又主肠鸣幽幽如走水。久服利人益气，养血之验也。北方产者胜。

川芎《神农本草经》

药性：温；**药味**：辛；**用量**：6～10 g。

主治

1. 腹痛胁痛：《景岳全书》柴胡疏肝散用川芎活血行气治疗腹痛胁痛。
2. 头风头痛：《和剂局方》川芎茶调散用川芎活血止痛治疗头风头痛。

【名著阐述】

《神农本草经》：主中风入脑头痛，寒痹，筋挛缓急，金创，妇人血闭无子。

《名医别录》：除脑中冷动，面上游风去来，目泪出，多涕唾，忽忽如醉，诸寒冷气，心腹坚痛,中恶,卒急肿痛,胁风痛,温中内寒。

《药性论》:治腰脚软弱,半身不遂,主胞衣不出,治腹内冷痛。

《医学启源》:补血,治血虚头痛。王好古:搜肝气,补肝血,润肝燥,补风虚。《主治秘要》云,川芎其用有四,少阳引经一也,诸头痛二也,助清阳三也,湿气在头四也。张元素:川芎上行头目,下行血海,故清神四物汤所皆用也。李杲:头痛须用川芎,如不愈,加各引经药。太阳羌活,阳明白芷,少阳柴胡、太阴苍术,厥阴吴茱萸,少阴细辛。

《本草汇言》:川芎,上行头目,下调经水,中开郁结,血中气药。尝为当归所使,非第治血有功,而治气亦神验也。凡散寒湿、去风气、明目疾、解头风、除胁痛、养胎前、益产后,又癥瘕结聚、血闭不行、痛痒疮疡、痈疽寒热、脚弱痿痹、肿痛却步,并能治之。味辛性阳,气善走窜而无阴凝黏滞之态,虽入血分,又能去一切风、调一切气。同苏叶,可以散风寒于表分,同芪、术,可以温中气而通行肝脾,同归、芍,可以生血脉而贯通营阴,若产科、眼科、疮肿科,此为要药。

桃仁《神农本草经》
药性:平;药味:苦;用量:6～10 g。

主 治

1. 瘀血疼痛:《伤寒论》下瘀血汤用桃仁活血祛瘀治疗瘀血疼痛。
2. 闭经痛经:《医宗金鉴》桃红四物汤用桃仁活血祛瘀治疗闭经痛经。
3. 肠燥便秘:《脾胃论》润肠丸用桃仁辛润通便治疗肠燥便秘。

【名著阐述】

《神农本草经》:主瘀血,血闭癥瘕,邪气,杀小虫。

《本经疏证》:桃仁所主血闭瘕、邪气,皆内证也。其外候云何?然此可考核而知者也。仲景书并《千金》附方用桃仁者凡九,其方中同用之物,既因大黄、芒硝、虻虫、水蛭,可知其为附于里证矣。不可因瓜瓣、丹皮、桂枝、芍药,而可知其为附于表证耶?是故用桃仁证之外候有三:曰表证未罢,曰少腹有故,曰身中甲错。何以言之?盖桃仁承气汤证曰:太阳病不解。抵当汤证曰:表证仍在;抵当丸证曰:伤寒有热;苇茎汤证曰:欬而有微热;甲煎丸证曰:疟一月不解;大黄牡丹皮汤证曰:时时发热自汗出复恶寒,以是知其必由表证来也。桃仁承气汤证曰:少腹急结;抵当汤证曰:少腹满;抵当丸证曰:少腹满;大黄䗪虫丸证曰:腹满不能饮食;大黄牡丹皮汤证曰:少腹肿痞;下瘀血汤证曰:腹中有瘀血着脐下,以是知其少腹必有故也。大黄䗪虫丸证曰:皮肤甲错;苇茎汤证曰:胸中甲错;大黄牡丹皮汤证之前条曰:肠痈之为证,其身甲错,以是知其身中必有甲错处也。虽然,风寒为病,皆有表证;畜水停痰,皆能腹满。肠痈并不用桃仁,用桃仁者乃肿痈,是三者果可为确据耶?固有辨矣。曰:太阳病六七日,表证仍在,脉微而沉,其人发狂者,以热在下焦,少腹当硬满。小便自利者,下血乃愈;曰:伤寒有热,少腹满,应小便不利,今反利者,为有血也。是知表证未罢,必少腹满,乃得窥桃仁证之一斑。少腹满矣,必小便利,乃得为桃仁证之确据。肠痈虽不用桃仁,然前条起首云肠痈之为病,明系发凡起例之词,下条起首云肿痈者,明谓肿痈,即肠痈之别,肠痈可该肿痈,则肿痈亦可有甲错矣。况三者谓不必比连而见,得其二即用桃仁可也。若三者一件不见,竟用桃仁,则必无之事矣。循是而求桃仁之所当用,又岂有他歧之惑哉?

红花《新修本草》

药性：温；**药味：**辛；**用量：**6～10 g。

主治

1. 瘀血疼痛：《金匮要略》红蓝花酒用红花活血祛瘀治疗瘀血疼痛。
2. 闭经痛经：《和剂局方》红花当归散用红花活血祛瘀治疗闭经痛经。
3. 多形红斑：《麻科活人书》当归红花饮用红花化滞消斑治疗多形红斑。

【名著阐述】

《唐本草》：治口噤不语，血结，产后诸疾。

《本草经疏》：红蓝花，乃行血之要药。其主产后血晕口噤者，缘恶血不下，逆上冲心，故神昏而晕及口噤，入心入肝，使恶血下行，则晕与口噤自止。腹内绞痛，由于恶血不尽，胎死腹中，非行血活血则不下；瘀行则血活，故能止绞痛，下死胎也。红蓝花本行血之药也，血晕解、留滞行，即止，过用能使血行不止而毙。

三棱《本草拾遗》

药性：平；**药味：**辛；**用量：**6～10 g。

主治

1. 血室癥瘕：《普济方》荆三棱散用三棱活血破癥治疗血室癥瘕。
2. 积聚腹痛：《普济方》荆三棱散用三棱活血破癥治疗积聚腹痛。

【名著阐述】

《本草经疏》：三棱，从血药则治血，从气药则治气。老癖癥瘕积聚结块，未有不由血瘀、气结、食停所致，苦能泄而辛能散，甘能和而入脾，血属阴而有形，此所以能治一切凝结停滞有形之坚积也。洁古谓其辛甜，无毒。阴甲之阳，能泻真气，真气虚者勿用。此见谛之言也。故凡用以消导，必资人参、芍药、地黄之力，而后可以无弊，观东垣五积方皆有人参，意可知已。何者？盖积聚癥瘕，必由元气不足，不能运化流行致之。欲其消也，必借脾胃气旺，能渐渐消磨开散，以收平复之功。如只一味专用克削，则脾胃之气愈弱，后天之气益亏，将见故者不去，新者复至矣。戒之哉！

《医学衷中参西录》：三棱气味俱淡，微有辛意；莪术味微苦，气微香，亦微有辛意，性皆微温，为化瘀血之要药。以治男子痃癖，女子癥瘕，月经不通，性非猛烈而建功甚速。其行气之力，又能治心腹疼痛、胁下胀疼，一切血凝气滞之症。若与参、术、芪诸药并用，大能开胃进食，调血和血。若细核二药之区别，化血之力三棱优于莪术，理气之力莪术优于三棱。

莪术《药性论》

药性：温；**药味：**辛、苦；**用量：**6～10 g。

主治

1. 闭经痛经：《寿世保元》莪术散用莪术活血行气治疗闭经痛经。
2. 妇女癥瘕：《医宗金鉴》大七气汤用莪术活血行气治疗妇女癥瘕。

【名著阐述】

《雷公炮制药性解》:虚人禁之。

《本草经疏》:心腹痛者,非血气不得调和,即是邪客中焦所致。中恶痓忤鬼气,皆由气不调和,脏腑壅滞,阴阳乖隔,则疫疠痓忤鬼气,得以凭之。茂气香烈,能调气通窍,窍利则邪无所容而散矣。解毒之义,亦同乎是。其主霍乱冷气吐酸水及饮食不消,皆行气之功也,故多用酒磨。又疗妇人血气结积,丈夫奔豚,入肝破血行气故也,多用醋磨。

《医家心法》:广茂即莪术,凡行气破血,消积散结皆用之。属足厥阴肝经气分药,大破气中之血,气血不足者服之,为祸不浅。好古言孙尚药用治气短不能接续《经》言短气不足息者下之,盖此之谓也。然中气虚实天渊,景宜详审,此短字乃是胃中为积所壅,舒气不长,似不能接续,非中气虚短不能接续也。若不足之短而用此,宁不杀人?

牛膝《神农本草经》

药性:平;**药味:**苦;**用量:**6～15 g。

主治

1. 胎衣不下:《医统》归尾牛膝汤用牛膝活血催产治疗胎衣不下。
2. 腰痛痿痹:《圣济总录》牛膝酒用牛膝活血除痹治疗腰痛痿痹。

【名著阐述】

《神农本草经》:主寒湿痿痹,四肢拘挛,膝痛不可屈,逐血气,伤热火烂,堕胎。

《本草备要》:酒蒸则益肝肾,强筋骨,治腰膝骨痛,足痿筋挛,阴痿失溺,久疟,下痢,伤中少气,生用则散恶血,破癥结,治心腹诸痛,淋痛尿血,经闭难产,喉痹齿痛,痈疽恶疮。

《本草经疏》:牛膝,走而能补,性善下行,故入肝肾。主寒湿痿痹,四肢拘挛,膝痛不可屈伸者,肝脾肾虚,则寒湿之邪客之而成痹,及病四肢拘挛,膝痛不可屈伸。此药性走而下行,其能逐寒湿而除痹也必矣。盖补肝则筋舒,下行则理膝,行血则痛止。逐血气,犹云能通气滞血凝也。详药性,气当作痹。伤热火烂,血焦枯之病也,血行而活,痛自止矣。入肝行血,故堕胎。伤中少气,男子阴消,老人失溺者,皆肾不足之候也。脑为髓之海,脑不满则空而痛。腰乃肾之腑,脊通髓于脑,肾虚髓少,则腰脊痛;血虚而热,则发白。虚羸劳顿,则伤绝。肝藏血,肾藏精,峻补肝肾,则血足而精满,诸证自瘳矣。血行则月水自通,血结自散。

乳香《名医别录》

药性:温;**药味:**辛;**用量:**6～10 g。

主治

1. 癥瘕积聚:《医学衷中参西录》活络效灵丹用乳香活血止痛治疗癥瘕积聚。
2. 跌打损伤:《良方集腋》七厘散用乳香活血止痛治疗跌打损伤。
3. 疮疡痈肿:《校注妇人良方》仙方活命饮用乳香活血生肌治疗疮疡痈肿。

【名著阐述】

《别录》:疗风水毒肿,去恶气。疗风瘾疹痒毒。

《医学衷中参西录》:乳香、没药,二药并用,为宣通脏腑、流通经络之要药,故凡心胃胁腹肢体关节诸疼痛皆能治之。又善治女子行经腹痛,产后瘀血作痛,月事不以时下。其通气活血之力,又善治风寒湿痹,周身麻木,四肢不遂及一切疮疡肿疼,或其疮硬不疼。外用为粉以敷疮疡,能解毒、消肿、生肌、止疼,虽为开通之品,不至耗伤气血,诚良药也。乳香、没药,最宜生用,若炒用之则其流通之力顿减,至用于丸散中者,生轧作粗渣入锅内,隔纸烘至半熔,侯冷轧之即成细末,此乳香、没药去油之法。

没药《开宝本草》
药性:平;药味:辛;用量:6～10 g。

主治

1. 闭经痛经:《女科百问》没药除痛散用没药活血止痛治疗闭经痛经。
2. 跌打损伤:《御药院方》定痛没药散用没药活血止痛治疗跌打损伤。
3. 疮疡痈肿:《疡医大全》舌化丹用没药活血解毒治疗疮疡痈肿。

【名著阐述】

《药性论》:主打搕损,心腹血瘀,伤折蹉跌,筋骨瘀痛,金刀所损,痛不可忍,皆以酒投饮之。

《海药本草》:主折伤马坠,推陈置新,能生好血,研烂,以热酒调服。堕胎、心腹俱痛及野鸡漏痔、产后血气痛,并宜丸、散中服。

《本草衍义》:没药,大概通滞血,打扑损疼痛,皆以酒化服。血滞则气壅凝,气壅凝则经络满急,经络满急,故痛且肿。凡打扑着肌肉须肿胀者,经络伤,气血不行,壅凝,故如是。

《本草经疏》:《本草经》,没药味苦平无毒。然平应作辛,气应微寒。凡恶疮痔漏,皆因血热瘀滞而成,外受金刀及杖伤作疮,亦皆血肉受病。血肉伤则瘀而发热作痛,此药苦能泄,辛能散,寒能除热。水属阴,血亦属阴,以类相从,故能入血分,散瘀血,治血热诸疮及卒然下血证也。肝经血热,则目为亦痛、肤翳,散肝经之血热,则目病除矣。

益母草《神农本草经》
药性:凉;药味:辛;用量:10～15 g。

主治

1. 月经不调:《急验良方》益母丸用益母草活血调经治疗月经不调。
2. 胞衣不下:《傅青主女科》送胞汤用益母草活血祛瘀治疗胞衣不下。

【名著阐述】

《神农本草经》:主瘾疹痒。

《本草纲目》:益母草之根、茎、花、叶、实,并皆入药,可同用。若治手足厥阴血分风热,明目益精,调妇人经脉,则单用茺蔚子为良,若治肿毒疮疡,消水行血,妇人胎产诸病,则宜并用为曳。盖其根、茎、花、叶专于行,而其子则行中有补故也。

《本经逢原》:丹方以益母之嫩叶阴干,拌童便、陈酒,九蒸九晒,入四物汤料为丸,治产后诸证。但功专行血,故崩漏下血,若脾胃不实,大肠不固者勿用,为其性下行也。近世治番痧腹痛呕逆,用以浓煎,少加生蜜,放温恣饮有效,取其能散恶血也。

水蛭《神农本草经》

药性：平；药味：咸；用量：1～3 g。

主治

1. 热结蓄血：《伤寒论》抵当汤以水蛭逐瘀破血治疗热结蓄血。
2. 心腹满急：《太平圣惠方》桃仁丸用水蛭活血逐瘀治疗心腹满急及闭经痛经。
3. 跌打损伤：《普济方》接骨火龙丹用水蛭破血逐瘀治疗跌打损伤。
4. 颅内瘀血：《济生方》夺命散用水蛭破血逐瘀治疗颅内瘀血。水蛭素抗凝治疗颅内瘀血。

【名著阐述】

《神农本草经》：主逐恶血、瘀血、月闭，破血瘕积聚，无子利水道。

《本草经疏》：水蛭，味咸苦气平，有大毒，其用与虻虫相似，故仲景方中往往与之并施。咸入血走血，苦泄结，咸苦并行，故治妇人恶血、瘀血、月闭、血瘕积聚，因而无子者。血畜膀胱，则水道不通，血散而膀胱得气化之职，水道不求其利而自利矣。堕胎者，以具有毒善破血也。

《本草经百种录》：凡人身瘀血方阻，尚有生气者易治，阻之久，则无生气而难治。盖血既离经，与正气全不相属，投之轻药，则拒而不纳，药过峻，又反能伤未败之血，故治之极难。水蛭最喜食人之血，而性又迟缓善入，迟缓则生血不伤，善入则坚积易破，借其力以攻积久之滞，自有利而无害也。

虻虫《神农本草经》

药性：微寒；药味：苦；用量：1～1.5 g。

主治

1. 热结蓄血：《伤寒论》抵当汤以虻虫逐瘀破血治疗热结蓄血。
2. 闭经腹痛：《备急千金要方》大虻虫丸用虻虫闭经腹痛。

【名著阐述】

《神农本草经》：主逐瘀血，破下血积，坚痞，癥瘕，寒热，通利血脉及九窍。

《本草纲目》：成无己云，苦走血，血结不行者，以苦攻之，故治蓄血用虻虫，乃肝经血分药也。古方多用，今人稀使。

《本草经疏》：蜚虻，其用大略与蟅虫相似，而此则苦胜，苦能泄结，性善啮牛、马诸畜血，味应有咸，咸能走血。故主积聚癥瘕一切血结为病，如《经》所言也。苦寒又能泄三焦火邪迫血上壅，闭塞咽喉，故主喉痹结塞也。今人以其有毒多不用，然仲景抵当汤、丸，大黄蟅虫丸中咸入之，以其散脏腑宿血结积有效也。

《本经逢原》：虻虫，《本经》治癥瘕寒热，是因癥瘕而发寒热，与蜣螂治腹胀寒热不殊。仲最抵当汤、丸，水蛭、虻虫虽当并用，二物之纯险悬殊。其治经闭，用四物加蜚虻作丸服，以破瘀而不伤血也。苦走血，血结不行者，以苦攻之，其性虽缓，亦能堕胎。

地鳖虫《神农本草经》

药性：寒；药味：咸；用量：3～10 g。

主 治

1. 干血羸瘦：《金匮要略》大黄䗪虫丸用地鳖虫活血祛瘀治疗干血羸瘦。
2. 癥瘕闭经：《金匮要略》下瘀血汤用地鳖虫活血祛瘀治疗癥瘕闭经。
3. 骨折筋伤：《杂病源流犀烛》接骨紫金丹用地鳖虫活血消肿治疗骨折筋伤。

【名著阐述】

《神农本草经》：主心腹寒热，洗洗，血积癥瘕，破坚，下血闭。

《本草经疏》：䗪虫，治跌扑损伤，续筋骨有奇效。乃足厥阴经药也。夫血者，身中之真阴也，灌溉百骸，周流经络者也。血若凝滞，则经络不通，阴阳之用互乖，而寒热洗洗生焉。咸寒能入血软坚，故主心腹血积，癥瘕血闭诸证。血和而营卫通畅，寒热自除，经脉调匀，月事时至而令妇人生子也。又治疟母为必用之药。

《长沙药解》：庭虫善化疯血，最补损伤，《金医》鳖甲煎丸用之治病疟日久，结为额瘤；大黄䗪虫丸用之治虚劳腹满，内有干血；下瘀血汤用之治产后腹痛，内有瘀血；士瓜根散用之治经水不利，少腹满痛。以其消额而破瘫也。

《本草求真》：䗪虫，古人用此以治跌扑损伤，则多合自然铜、龙骨、血竭、乳香、没药、五铣钱、黄荆子、麻皮灰、狗头骨。以治下腹痛、血痛、血闭，则台桃仁、大黄。各随病症所因而用之耳。

（二）活血化瘀方剂

桃核承气汤《伤寒论》

组 成 桃仁、大黄、桂枝、甘草、芒硝。

功 用 逐瘀泻热。

主 治 下焦蓄血证。

辨 证 要 点 ①少腹急结；②小便自利；③神志如狂，甚则烦躁谵语；④至夜发热；⑤血瘀经闭；⑥痛经；⑦脉沉实而涩。

【名著阐述】

《伤寒论》：太阳病不解，热结膀胱，其人如狂，血自下，下者愈。其外不解者，尚未可攻，当先解其外。外解已，但少腹急结者，乃可攻之，宜桃核承气汤。

《伤寒来苏集·伤寒附翼》：若太阳病不解，热结膀胱，乃太阳随经之阳热瘀于里，致气留不行，是气先病也。气者血之用，气行则血濡，气结则血蓄，气壅不濡，是血亦病矣。小腹者，膀胱所居也，外邻冲脉，内邻于肝。阳气结而不化，则阴血蓄而不行，故少腹急结；气血交并，则魂魄不藏，故其人如狂。治病必求其本，气留不行，故君大黄之走而不守者，以行其逆气；甘草之甘平者，以调和其正气；血结而不行，故用芒硝之咸以软之；桂枝之辛以散之；桃仁之苦以泄之。气行血濡，则小腹自舒，神气自安矣。此又承气之变剂也。此方治女子月事不调,先期作痛,与经闭不行者最佳。

血府逐瘀汤《医林改错》

组 成 当归、生地、桃仁、红花、枳壳、赤芍、柴胡、甘草、桔梗、川芎、牛膝。

功 用 活血祛瘀。

主 治 胸中血瘀证。

辨 证 要 点 ①胸痛、头痛如针刺而有定处;②呃逆日久不止;③饮水即呛、干呕;④心悸怔忡;⑤失眠多梦;⑥急躁易怒;⑦入暮潮热;⑧唇暗或两目暗黑;⑨舌质暗红;⑩舌有瘀斑、瘀点;⑪脉涩或弦紧。

【名著阐述】

《医林改错》:头痛,胸痛,胸不任物,胸任重物,天亮出汗,食自胸右下,心里热(名曰灯笼病),瞀闷,急躁,夜睡梦多,呃逆,饮水即呛,不眠,小儿夜啼,心跳心忙,夜不安,俗言肝气病,干呕,晚发一阵热。

《血证论》:王清任著《医林改错》,论多粗舛,惟治瘀血最长。所立三方,乃治瘀血活套方也。一书中惟此汤歌诀"血化下行不作痨"句颇有见识。凡痨所由成,多是瘀血为害,吾于血症诸门,言之纂祥,并采此语为印证。

抵挡汤《伤寒论》

组 成 水蛭、虻虫、桃仁、大黄。

功 用 攻逐蓄血。

主 治 太阳病蓄血证。

辨 证 要 点 ①少腹硬;②小便自利;③其人发狂或发黄;④舌质紫或有瘀斑;⑤脉沉涩或沉结。

【名著阐述】

《注解伤寒论》:苦走血,咸胜血,虻虫、水蛭之咸苦以除蓄血;甘缓结,苦泄热,桃仁、大黄之苦以下结热。

《金镜内台方议》:血在上则忘,血在下则狂。故与水蛭为君,能破结血;虻虫为臣辅之,此咸能胜血也;以桃仁之甘辛,破血散热为佐;以大黄之苦为使,而下结热也。且此四味之剂,乃破血之烈剂者也。

《伤寒附翼》:岐伯曰,血清气涩,疾泻之,则气竭焉;血浊气涩,疾泻之,则经可通也。非得至峻之剂,不足以抵其巢穴,而当此重任矣。水蛭,虫之巧于饮血者也;虻,飞虫之猛于吮血者也;兹取水陆之善取血者攻之,同气相求耳;更佐桃仁之推陈致新,大黄之苦寒,以荡涤邪热。名之曰抵当者,谓直抵其当攻之所也。

失笑散《太平惠民和剂局方》

组　成　五灵脂、蒲黄。

功　用　活血祛瘀。

主　治　瘀血停滞证。

辨证要点　①心腹刺痛；②产后恶露不行；③月经不调；④少腹急痛。

【名著阐述】

《医宗金鉴·删补名医方论》：凡兹者，由寒凝不消散，气滞不流行，恶露停留，小腹结痛，迷闷欲绝，非纯用甘温破血行血之剂，不能攻逐荡平也。是方用灵脂之甘温走肝，生用则行血；蒲黄甘平入肝，生用则破血；佐酒煎以行其力，庶可直抉厥阴之滞，而有推陈致新之功。甘不伤脾，辛能散瘀，不觉诸症悉除，直可以一笑而置之矣。

《古今名医方论》：吴于宣曰：是方用灵脂之甘温走肝，生用则行血；蒲黄甘平入肝，生用则破血；佐酒煎以行其力，庶可直抉厥阴之滞，而有其推陈致新之功。甘不伤脾，辛能逐瘀，不觉诸证悉除，直可以一笑而置之矣。

《血证论》：蒲生水中，花香行水，水即气也，水行则气行，气止则血止，故蒲黄能止刀伤之血；灵脂气味温，行以行血，二者合用大能行血也。

鳖甲煎丸《金匮要略》

组　成　鳖甲、乌扇、黄芩、柴胡、鼠妇、干姜、大黄、芍药、桂枝、葶苈、石苇、厚朴、牡丹、瞿麦、紫葳、半夏、人参、䗪虫、阿胶、蜂窠、赤硝、蜣螂、桃仁。

功　用　活血化痰消癥。

主　治　癥痕。

辨证要点　①疟疾日久不愈；②胁下痞硬成块结成疟母；③癥痕结于胁下推之不移；④腹中疼痛；⑤肌肉消瘦；⑥饮食减少；⑦时有寒热；⑧女子经闭。

【名著阐述】

《古方选注》：本方都用异类灵动之物，若水陆，若飞潜，升者降者，走者伏者咸备焉。但恐诸虫扰乱神明，取鳖甲为君守之，其泄厥阴破癥痕之功，有非草木所能比者。阿胶达表熄风，鳖甲入里守神，蜣螂动而性升，蜂房毒可引下，䗪虫破血，鼠妇走气，葶苈泄气闭，大黄泄血闭，赤消软坚，桃仁破结，乌扇降厥阴相火，紫葳破厥阴血结，干姜和阳退寒，黄芩和阴退热，和表里则有柴胡、桂枝，调营卫则有人参、白芍，厚朴达原劫去其邪，丹皮入阴提出其热，石苇开上焦之水，瞿麦涤下焦之水，半夏和胃而通阴阳，灶灰性温走气，清酒性暖走血。统而论之，不越厥阴、阳明二经之药，故久疟邪去营卫而着脏腑者，即非疟母亦可借以截之。《金匮》惟此丸及薯芋丸药品最多，皆治正虚邪着久而不去之病，非汇集气血之药攻补兼施未易奏功也。

（吴　婷　蔡定芳）

十三、壮水滋阴方药

壮水滋阴方药治疗阴虚证。阴虚证辨证要点：①潮热；②颧红；③五心烦热；④盗汗；⑤消瘦；⑥苔少；⑦舌红；⑧脉虚。多见于传染病恢复期或各种慢性难治性疾病晚期。壮水滋阴常用药物有生地、枸杞、龟板、鳖甲、萸肉。类壮水滋阴药物还有女贞子、旱莲草、紫河车等。壮水滋阴常用方剂有六味地黄丸、左归丸、大补阴丸。同类壮水滋阴方剂还有知柏地黄丸、杞菊地黄丸、麦味地黄丸、都气丸、左归饮、一贯煎等。

（一）甘寒壮水滋阴药物

生地《神农本草经》
药性：寒；**药味**：甘；用量：10～30 g。

主 治

1. 阴虚潮热：《杨氏家藏方》补阴丹用生地滋阴降火治疗阴虚潮热。
2. 崩漏出血：《圣济总录》地黄汤用生地凉血止血治疗月经绵绵不止。
3. 阴虚内燥：《温病条辨》增液汤用生地滋阴生津治疗温病阴津伤内燥。

【名著阐述】

《神农本草经》：味甘，寒。主治折跌，绝筋，伤中，逐血痹，填骨髓，长肌肉。作汤除寒热积聚，除痹。生者尤良。

《名医别录》：大寒。主治妇人崩中血不止，及产后血上薄心、闷绝，伤身、胎动、下血，胎不落，堕坠，腕折，瘀血，留血，衄血，吐血，皆捣饮之。

《药性论》：能补虚损，温中下气，通血脉。治产后腹痛，主吐血不止。又云生地黄，味甘，平，无毒。解诸热，破血，通利月水闭绝。不利水道，捣薄心腹，能消瘀血。病人虚而多热，加而用之。

《本草发挥》：洁古云：生地黄性寒，味苦。凉血补血，补肾水真阴不足，治少阴心热在内。此药大寒，宜斟酌用之，恐损胃气。《主治秘诀》云：性寒，味苦，气薄味厚，沉而降，阴也。其用有三：凉血，一也；除皮肤燥，二也；去诸湿涩，三也。又云：阴中微阳，酒浸上行。

枸杞《神农本草经》
药性：平；**药味**：甘；用量：10～15 g。

主 治

1. 头晕眼花：《医级宝鉴》杞菊地黄丸用枸杞滋阴明目补虚治疗头晕眼花。
2. 虚劳疲惫：《古今录验》枸杞丸用枸杞滋阴补虚治疗虚劳疲惫。

【名著阐述】

《神农本草经》：主五内邪气，热中，消渴，周痹。久服，坚筋骨，轻身不老（《御览》作耐老）。一名杞根，一名地骨，一名枸忌，一名地辅。生平泽。

《本草纲目》：今考《本经》止云枸杞，不是指根、茎、叶、子。《别录》乃增根大寒、子微寒字,似以枸杞为苗。而甄氏《药性论》乃云枸杞甘平,子、叶皆同,似以枸杞为根。寇氏《衍义》又以枸杞为梗皮。皆是臆说。按陶弘景言枸杞根实为服食家用。西河女子服枸杞法,根、茎、叶、花、实俱采用。则《本经》所列气、主治,盖通根、苗、花、实而言,初无分别也,后世以枸杞子为滋补药,地骨皮为退热药,始分而二之。窃谓枸杞苗叶;味苦甘而气凉,根味甘淡气寒,子味甘气平,气味既殊,则功用当别,此后人发前人未到之处者也。《保寿堂方》载地仙丹云:……此药性平,常服能除邪热,明目轻身。春采枸杞叶,名天精草;夏采花,名长生草;秋采子;名枸杞子;冬采根,名地骨皮;并阴干,用无灰酒浸一夜,晒露四十九昼夜,取日精月华气待干为末,炼蜜丸如弹子大。早晚各用一丸细嚼,以隔夜百沸汤下。此药采无刺味甜者,其有刺者服之无益。

《重庆堂随笔》:枸杞子,《圣济》以一味治短气,余谓其专补心血,非他药所能及也。与元参、甘草同用名坎离丹,可以交通心肾。

龟板《神农本草经》
药性:寒;药味:甘;用量:10～30 g。

主治

1. 阴虚潮热:《丹溪心法》大补阴丸用龟板滋阴退热治疗阴虚潮热。
2. 崩漏出血:《嵩崖尊生》固经汤用龟板滋阴止血治疗月经过多或崩漏。
3. 筋骨痿软:《丹溪心法》虎潜丸用龟板滋阴壮骨治疗筋骨痿软。

【名著阐述】

《证类本草》:味咸、甘,平,有毒。主漏下赤白,破癥瘕痎疟,五痔阴蚀,湿痹四肢重弱,小儿囟不合,头疮难燥,女子阴疮,及惊恚气心腹痛,不可久立,骨中寒热,伤寒劳复,或肌体寒热欲死,以作汤良。久服轻身不饥。益气资智,亦使人能食。一名神屋。生南海池泽及湖水中。采无时。勿令中湿,中湿即有毒。

《医学衷中参西录》:龟板《神农本草经》亦主癥瘕,兼开湿痹。后世佛手散用之,以催生下胎。尝试验此药,若用生者,原能滋阴潜阳,引热下行,且能利小便(是开湿痹之效)。

鳖甲《神农本草经》
药性:寒;药味:咸;用量:10～30 g。

主治

1. 阴虚潮热:《温病条辨》青蒿鳖甲汤用鳖甲滋阴退热治疗温热病后期阴虚潮热。
2. 疟母癥瘕:《金匮要略》鳖甲煎丸用鳖甲软坚散结治疗疟母癥瘕。
3. 行经不畅:《太平圣惠方》鳖甲丸用鳖甲滋阴调经治疗行经不畅。

【名著阐述】

《神农本草经》:主心腹癥瘕坚积、寒热,去痞、息肉、阴蚀,痔(核)、恶肉。

《名医别录》:疗温疟,血瘕,腰痛,小儿胁下坚。

《本草经疏》:鳖甲主消散者以其味兼乎平,平亦辛也,咸能软坚,辛能走散,故《本经》主癥瘕、坚积、寒热,去痞疾、息肉、阴蚀、痔核、恶肉;《别录》疗温疟者,以疟必暑邪为病,类多阴虚,水衰之人,乃为暑所深中,邪入阴分,故出并于阳而热甚,入并于阴而寒甚,元气虚赢,则邪陷而中焦不治,甚则结为疟母。甲能益阴除热而泊散,故为治疟之要药,亦是退劳热在骨及阴虚往来寒热之上品,血瘕腰痛,小儿胁下坚,皆阴分血病,宜其悉主之矣。劳复、女劳复为必须之药;劳瘦骨蒸,非此不除;产后阴脱,资之尤急。

山茱萸《神农本草经》
药性:温;**药味**:酸;用量:10~15 g。

主治

1. 肝肾亏虚:《小儿药证直诀》六味地黄丸用山茱萸补益肝肾治疗肝肾亏虚之腰膝酸软、头晕耳鸣、骨蒸潮热;肾虚遗精、遗尿。

2. 自汗盗汗:《医学衷中参西录》来复汤用山茱萸收敛固涩治疗自汗盗汗。

【名著阐述】

《神农本草经》:主心下邪气寒热,温中,逐寒湿痹,去三虫。

《渑水燕谈录》:山茱萸能补骨髓者,取其核温涩能秘精气,精气不泄,乃所以补骨髓。今人剥取肉用而弃其核,大非古人之意,如此皆近穿凿,若用《本草》中主疗,只当依本说。或别有主疗,改用根茎者,自从别方。

《医学入门》:山茱萸本涩剂也,何以能通发邪? 盖诸病皆系下部虚寒,用之补养肝肾,以益其源,则五脏安利,闭者通而利者止,非若他药轻飘疏通之谓也。

《医学衷中参西录》:山茱萸,大能收敛元气,振作精神,固涩滑脱。收涩之中兼具条畅之性,故又通利九窍,流通血脉,治肝虚自汗,肝虚胁疼腰疼,肝虚内风萌动,且敛正气而不敛邪气,与其他酸敛之药不同,是以《本经》谓其逐寒湿痹也。其核与肉之性相反,用时务须将核去净。近阅医报有言核味涩,性亦主收敛,服之恒使小便不利,椎破尝之,果有有涩味者,其说或可信。凡人元气之脱,皆脱在肝。故人虚极者,其肝风必先动,肝风动,即元气欲脱之兆也。又肝与胆,脏腑相依,胆为少阳,有病主寒热往来;肝为厥阴。虚极亦为寒热往来,为有寒热,故多出汗。萸肉既能敛汗,又善补肝,是以肝虚极而元气将脱者,服之最效。愚初试出此药之能力,以为一己之创见,及详观《神农本经》山茱萸原主寒热,其所主之寒热,即肝经虚极之寒热往来也。

黄精《名医别录》
药性:平;**药味**:甘;用量:10~30 g。

主治

1. 阴虚咳嗽:《圣济总录》黄精地黄丸用滋阴补肺肾治疗肺肾阴虚咳嗽。
2. 肾虚头晕:《千金方》黄精膏用黄精滋阴补肾治疗肾虚头晕。

【名著阐述】

《名医别录》:主补中益气,除风湿,安五脏。

《本经疏证》:黄精根既黄,干复本黄末赤,是其归根复命的在火土之化,以为补中益气,确凿无疑。或谓其献技效能在青白之花,青以胜土而除湿,白以胜木而除风,予则以为牵强附会。谓青属木,独不可以助风乎! 谓白属金,独不可以凝湿乎! 安在其能除风湿也。且黄精之补中益气,本为除风湿耳,非补中益气除风湿两分功效也。盖黄精之宽缓犹夷,决非治外受风湿之物,所谓风必淫于外而不反之阳,所谓湿必滞于内而不化之气。惟气滞于内而不化津化血,斯阳淫于外而不反本还原,此风湿是一气之不谐,非两气之互合矣,不然,乌得以补中益气之物治之耳。且气血阴阳皆纲维于中焦,惟其脾输心化,方足供一身运动,然脾输赖肝之疏,心化借肺之布,倘肺不布,则心所化之阳,淫于外而为风,肝不疏,则脾所输之精,滞于中而为湿。青者风气,白者燥气,风湿之病得风燥之化行,湿遂不能拒风于外,风遂不能旋湿于中,风则仍为阳气而内归,湿则化为津血而外布,此青白之用,所以密托于本黄末赤之体,而脾之力尤在行气于四末,此其两两相对之叶,又确然像人之手与足。黄精功用在四支酸疼迟重,不为风雨而增,不因晴明而减,又复中气虚馁者,即轻身不饥,亦一以贯之矣。

(二)甘寒壮水滋阴方剂

六味地黄丸《小儿药证直诀》

组成 熟地黄、山萸肉、牡丹皮、山药、茯苓、泽泻。

功用 滋阴补肾。

主治 肾阴亏虚证。

辨证要点 ①腰酸;②膝软;③头晕;④目眩;⑤盗汗;⑥遗精;⑦骨蒸;⑧潮热;⑨手心热;⑩足心热;⑪舌红少苔;⑫脉沉细数。

【名著阐述】

《医方考》:肾非独水也,命门之火并焉。肾不虚,则水足以制火,虚则火无所制,而热证生矣,名之曰阴虚火动。河间氏所谓肾虚则热是也。今人足心热,阴股热,腰背痛,率是此证。老人得之为顺,少年得之为逆,乃咳血之渐也。熟地黄、山茱萸,味厚者也,经曰:味厚为阴中之阴,故能滋少阴,补肾水;泽泻味甘咸寒,甘从湿化,咸从水化,寒从阴化,故能入水脏而泻水中之火;丹皮气寒味苦辛,寒能胜热,苦能入血,辛能生水,故能益少阴,平虚热;山药、茯苓,味甘者也,甘从土化,土能防水,故用之以制水脏之邪,且益脾胃而培万物之母也。

《红炉点雪》:六味丸,古人制以统治痰火诸证。痰火之作,始于水亏火炽金伤,绝其生化之源乃尔。观方中君地黄,佐山药。山茱使以茯苓、牡丹皮、泽泻者,则主益水、清金、敦土之意可知矣。盖地黄一味,为补肾之专品,益水之主味,孰胜乎此? 夫所谓益水者,即所以清金也。惟水足则火自平而金自清,有子令母实之义也。所谓清金者,即所以敦土也。惟金气清肃,则木有所畏而土自实,有子受母荫之义也。而山药者,则补脾之要品,以脾气实则能运化水谷之精微,输转肾脏而充精气,故有补土益水之功也。而其山茱、茯苓、丹皮,皆肾经之药,助地黄之能。其泽泻一味,虽曰接引诸品归肾,然方意实非此也。盖茯苓、泽泻,皆取其泻膀胱之邪。古人用补药,必兼泻邪,邪去则补药得力。一辟一阖,此乃玄妙。后世不知此理,专一于补,所以久服必致偏胜之害。

《审视瑶函》:肾者,水脏也。水衰则龙雷之火无畏而亢上,故王启玄曰:壮水之主,以制阳光,也即《经》所谓求其属而衰之。地黄味厚,为阴中之阴,专主补肾填精,故以为君药;山茱萸味酸归肝,乙癸同治之义,且肾主闭藏,而酸敛之性,正与之宜也;山药味甘归脾,安水之仇,故用二味为臣;丹皮亦入肝,其用主宣通,所以佐茱萸之涩也;茯苓亦入脾,其用主通利,所以佐山药之滞也,且色白属金,能培肺部,又有虚则补其母之义;至于泽泻有三功:一曰利小便以泄相火,二曰行地黄之滞,引诸药速达肾经,三曰有补有泻,诸药无畏恶增气之虞,故用之为使。此丸为益肾之圣药,而昧者薄其功缓,乃用药者有四失也:一则地黄非怀庆则力浅;一则地黄非自制则不工,且有犯铁之弊;一则疑地黄之滞而减之,则君主力弱;一则恶泽泻之渗而减之,则使力微。自蹈四失,而反咎药之无功,毋乃冤乎。

左归丸《景岳全书》

组 成 熟地黄、菟丝子、牛膝、龟板胶、鹿角胶、山药、山茱萸、枸杞子。

功 用 滋阴补肾。

主 治 真阴不足证。

辨证要点 ①头晕眼花;②腰酸;③潮热;④膝软;⑤遗精;⑥耳聋;⑦自汗盗汗;⑧口干;⑨舌红;⑩脉细。

【名著阐述】

《临证指南医案》:然仲景以后,英贤辈出,岂无阐扬幽隐之人,而先生以上,又岂无高明好学之辈,然欲舍仲景先生之法,而能治虚劳者,不少概见,即如东垣丹溪辈,素称前代名医,其于损不肯复者每以参术为主,有用及数斤者,其意谓有形精血难复,急培无形之气为要旨,亦即仲景建中诸汤,而扩充者也,又厥后张景岳以命门阴分不足,是为阴中之阴虚,以左归饮、左归丸为主,命门阳分不足者,为阴中之阳虚,以右归饮、右归丸为主,亦不外先生所用三才,固本,天真,大造等汤,以及平补足三阴,固摄诸法,而又别无所见也,故后人称仲景先生善治虚劳者,得其旨矣。

大补阴丸《丹溪心法》

组 成 熟地黄、龟板、黄柏、知母。

功 用 滋阴降火。

主 治 阴虚火旺证。

辨证要点 ①骨蒸;②潮热;③盗汗;④遗精;⑤咳嗽;⑥咯血;⑦心烦;⑧易怒;⑨足心热;⑩舌红少苔;⑪尺脉数有力。

【名著阐述】

《医学正传》:或问:丹溪先生《格致余论》云:阳常有余,阴常不足。气常有余,血常不足。然先生所着诸方,每云有气虚,有血虚,有阳虚,有阴虚,其所以自相矛盾有如是者,其义何欤?曰:其所谓阴阳气血之虚实,而以天地日月对待之优劣论之,其理蕴奥难明,非贤者莫能悟其旨也,请陈其大略如下:夫阳常有余、阴常不足者,在天地则该乎万物而言,在人身则该乎一体而论,非直指气为阳而血为阴也。经曰阳中有阴,阴中亦有阳,正所谓独阳不生、独阴不长是也。姑以治法兼证论之，曰气虚者，气中之阴虚也，治法用四君子汤以补气中之阴。曰血虚者，血中之阴虚也，治法用四物汤以补血中之阴。曰阳虚者，心经之元阳虚也，其病多恶寒，责其无火，治法以补气药中加乌附等药，甚者三建汤、正阳散之类。曰阴虚者，肾经之真阴虚也，其病多壮热，责其无水，治法以补血药中加知母、黄柏等药，或大补阴丸、滋阴大补丸之类。

《景岳全书》：实火宜泻，虚火宜补，固其法也。然虚中有实者，治宜以补为主，而不得不兼乎清，如加减一阴煎、保阴煎、天王补心丹、丹溪补阴丸之类是也。若实中有虚者，治宜以清为主，而酌兼乎补，如清化饮、徙薪饮、大补阴丸之类是也。

（杨　峰　蔡定芳）

十四、逐水抑阴方药

逐水抑阴方药治疗阴盛水积证。阴盛水积证辨证要点：①臌胀；②大便不通；③水肿；④胸水；⑤痰饮结聚；⑥喘满壅实；⑦苔厚；⑧脉大。多见于现代医学各种胸腔积液、腹水及肠梗阻或恶性肿瘤。逐水抑阴常用药物有甘遂、大戟、芫花、商陆、巴豆、千金子、牵牛子。逐水抑阴常用方剂有十枣汤、禹功散、真武汤、实脾饮、温脾汤和消水圣愈汤等。

（一）逐水抑阴药物

甘遂《神农本草经》

药性：寒；药味：苦；用量：丸散 2～5 g。

主治

1. 胸水腹水：《伤寒论》十枣汤用甘遂逐水抑阴治疗胸腔积液、腹水。
2. 水肿喘息：《太平圣惠方》甘遂丸用甘遂逐水抑阴治疗水肿喘息。
3. 风痰癫痫：《济生方》遂心丹用甘遂攻逐痰涎治疗风痰癫痫。

【名著阐述】

《神农本草经》：主大腹疝瘕，腹满，面目浮肿，留饮宿食，破癥坚积聚，利水谷道。

《本草崇原》：土气不和则大腹，隧道不利则疝瘕。大腹则腹满，由于土不胜水，外则面目浮肿，内则留饮宿食，甘遂治之，泄土气也。为疝为瘕，则癥坚积聚，甘遂破之，行隧道也。水道利则水气散，谷道利则宿积除，甘遂行水气而通宿积，故利水谷道。

《本草经疏》：甘遂，其味苦，其气寒而有毒，善逐水。其主大腹者，即世所谓水蛊也。又主疝瘕腹满、面目浮肿及留饮，利水道谷道，下五水，散膀胱留热，皮中痞气肿满者，谓诸病皆从湿水所生，水去饮消湿除，是拔其本也。甘遂性阴毒，虽善下水除湿，然能耗损真气，亏竭津液。元气虚人，除伤寒水结胸不得不用外，其余水肿鼓胀，类多脾阴不足，土虚不能制水，以致水气泛滥，即刘河间云诸湿肿满属脾土，法应补脾实土，兼利小便。不此之图，而反用甘遂下之，是重虚其虚也。水既暂去，复肿必死矣。必察病属湿热，有饮有水，而元气尚壮之人，乃可一施耳，不然祸不旋踵矣。

大戟《神农本草经》
药性：寒；药味：苦；用量：2～5 g。

主　治

1. 水肿喘息：《圣济总录》大戟散用大戟逐水抑阴治疗水肿喘息。
2. 胸水腹水：《景岳全书》舟车丸用大戟逐水抑阴治疗胸腔积液、腹水。
3. 瘰瘤瘰疬：《外科大成》消瘤二反膏用大戟消肿散结治疗瘰瘤瘰疬。
4. 疮疡痈肿：《卫济宝书》大车螯散用大戟消痈解毒治疗疮疡痈肿。

【名著阐述】

《神农本草经》：主十二水，腹满急痛，积聚，中风，皮肤疼痛，吐逆。

《本草纲目》：大戟，其根辛苦，戟人咽喉，故名。杭州紫大戟为上，江南土大戟次之。北地绵大戟，色白，其根皮柔韧如绵，甚峻利，能伤人，弱者服之，或至吐血，不可不知……控涎丹，乃治痰之本。痰之本，水也，湿也，得气与火，则凝滞而为痰、为饮、为涎、为涕、为癖。大戟能泄脏腑之水湿，甘遂能行经隧之水湿，白芥子能散皮里膜外之痰气，惟善用者能收奇功也。

《本草经疏》：大戟，苦寒下泄，故能逐诸有余之水。苦辛甘寒，故散颈腋痈肿。又：大戟，阴寒善走而下泄，洁古谓其损真气，故凡水肿不由于受湿停水，而由于脾虚，土坚则水清，土虚则水泛滥，实脾则能制水，此必然之数也。今不补脾而复用疏泄追逐之药，是重虚其虚也，宜详辨而深戒之。惟留饮、伏饮停滞中焦及元气壮实人患水湿，乃可一暂施耳。

芫花《神农本草经》
药性：温；药味：苦；用量：1.5～3 g。

主　治

1. 水肿腹水：《外台秘要》引《古今录验》小消化丸用芫花逐水抑阴治疗水肿腹水。
2. 咳嗽痰喘：《外台秘要》芫花煎用芫花祛痰止咳治疗咳嗽痰喘。
3. 时行疫毒：《千金方》凝雪汤用芫花解毒癖秽治疗时行疫毒。

【名著阐述】

《神农本草经》：主咳逆上气，喉鸣喘，咽肿短气……疝瘕，痈肿，杀虫鱼。

《药性论》：治心腹胀满，去水气，利五脏寒痰，涕唾如胶者。主通利血脉，治恶疮风痹湿，一切毒风，四肢挛急，不能行步，能泻水肿胀满。

《汤液本草》：胡洽治痰癖、饮癖，用芫花、甘遂、大戟，加以大黄、甘草，五物同煎，以相反主之，欲其大吐也。治之大略，水者，肺、肾、胃三经所主，有五脏、六腑、十二经之部分，上而头，中而四肢，下而腰齐，外而皮毛，中而肌肉，内而筋骨，脉有尺寸之殊，浮沉之异，不可轻泻，当知病在何经、何脏，误用则害深，然大意泄湿。

《本草求真》：芫花主治颇与大戟、甘遂，皆能达水饮窠囊隐僻之处，然此味苦而辛，苦则内泄，辛则外搜，故凡水饮痰癖，皮肤胀满，喘急痛引胸胁，咳嗽，瘴疟，里外水闭，危迫殆甚者，用此，毒性至紧，无不立应。不似甘遂苦寒，止泄经隧水湿；大戟苦寒，止泄脏腑水湿；芫花与此气味虽属相同,而性较此多寒之有异耳。

《本经疏证》:宿根旧枝生,茎紫,正月、二月开花,有紫赤黄碧白数种,作穗似紫荆花,实落后方生叶,色青,厚则黑,根皮黄似桑根,入土三五寸,有白似榆根者,收采当及花时,叶生花落,即不堪用。

商陆《神农本草经》
药性:寒;药味:苦;用量:5～10 g。

主 治

1. 水肿腹水:《济生方》疏凿饮子用商陆逐水抑阴治疗水肿腹水。
2. 疮痈肿毒:《疡医大全》商陆膏用商陆解毒消肿治疗疮痈肿毒。

【名著阐述】

《神农本草经》:主水胀,疝瘕,痹。熨除痈肿。

《本经疏证》:李濒湖谓商陆沉降而阴,其性下行,专于治水,与大戟、甘遂异性同功也。夫所贵于治《本经》者,为能审名辨物,知其各有所宜耳。若商陆之功,不过与大戟、甘遂埒,则用大戟、甘遂已耳,又何取于商陆哉?夫大戟、甘遂味苦,商陆味辛,苦者取其降,辛者取其通,降者能行逆折横流之水,通者能行壅淤停蓄之水,取义既殊,功用遂别,岂得以此况彼也。仲景书中十枣汤用大戟、甘遂,大陷胸汤、甘遂半夏汤、大黄甘遂汤均用甘遂,不用大戟,则甘遂之与大戟,固自有异矣;独于大病瘥后,腰已下有水气者,牡蛎泽泻散中偏取商陆,谓非商陆有异于大戟、甘遂乎?下病者上取,上病者下取,牡蛎泽泻散治腰以下水气不行,必先使商陆、葶苈,从肺及肾开其来源之壅,而后牡蛎、海藻之软坚,蜀漆、泽泻之开泄,方能得力,用栝楼根者,恐行水之气过骏,有伤上焦之阴,仍使之从脾吸阴,还归于上。是故商陆之功,在决壅导塞,不在行水疏利,明乎此,则不与其他行水之物同称混指矣。

《本草纲目》:商陆其性下行,专于行水,与大戟、甘遂盖异性而同功。方家治肿满小便不利者,以亦根捣烂,入麝香三分,贴于脐心,以帛束之,得小便利即肿消。又治湿水,以指画肉上随散不成文者,用白商陆、香附子炒干,出火毒,以酒浸一夜,日干为末,每服三钱,米饮下,或以大蒜同商陆煮汁服亦可。其茎叶作蔬食,亦可治肿疾。

牵牛子《名医别录》
药性:寒;药味:苦;用量:5～10 g。

主 治

1. 水肿腹水:《宣明论方》一气散用牵牛子逐水抑阴治疗水肿腹水。
2. 咳嗽喘满:《保婴集》牛黄夺命散用牵牛子逐水蠲饮治疗咳嗽喘满。
3. 虫积腹痛:《医级宝鉴》化积丸用牵牛子杀虫消积治疗虫积腹痛。

【名著阐述】

《名医别录》:主下气,疗脚满水肿,除风毒,利小便。

《本草纲目》:牵牛,自宋以后,北人常用取快,及刘守真、张子和出,又倡为通用下药,李明之目击其事,故著此说极力辟之。牵牛治水气在肺,喘满肿胀,下焦郁遏,腰背胀肿,及大肠风秘气秘,卓有殊功。但病在血分,及脾胃虚弱而痞满者,则不可取快一时,及常服暗伤元气也。一宗室夫人,年几六十,平生苦肠结病,旬日一行,甚于生产,服养血润燥药则泥膈不快,服硝黄通利药则若罔知,如此三十余年矣,时珍诊其人体肥膏粱而多忧郁,日吐酸痰碗许乃宽,又多火病。此乃三焦之气壅滞,有升无降,津液皆化为痰饮,不能下滋肠腑,非血燥比也。润剂留滞,硝黄徒入血分,不能通气,俱为痰阻,故无效也。乃用牵牛末皂荚膏丸与服,即便通利,自是但觉肠结,一服就顺,亦不妨食,且复精爽。盖牵牛能走气分,通三焦,气顺则痰逐饮消,上下通快矣。外甥柳乔,素多酒色,病下极胀痛,二便不通,不能坐卧,立哭呻吟者七昼夜。医用通利药不效,遣人叩予,予思此乃湿热之邪在精道,壅胀隧路,病在二阴之间,故前阻小便,后阻大便,病不在大肠、膀胱也。乃用楝实、茴香、穿山甲诸药,入牵牛加倍,水煎服,一服而减,三服而平。牵牛能达右肾命门,走精隧,人所不知,惟东垣李明之知之,故明之治下焦阳虚天真丹,用牵牛以盐水炒黑,入佐沉香、杜仲、破故纸、官桂诸药,深得补泻兼施之妙。方见《医学发明》。又东垣治脾湿太过,通身浮肿,喘不得卧,腹如鼓,海金沙散,亦以牵牛为君,则东垣未尽弃牵牛不用,但贵施之得道耳。

巴豆《神农本草经》

药性:热;药味:辛;用量:丸散 0.1~0.3 g。

主 治

1. 腹痛腹胀:《金匮要略》三物备急丸用巴豆峻下逐水治疗腹痛腹胀。
2. 水肿腹水:《外台秘要》巴豆丸用巴豆峻泻逐水治疗腹水臌胀。
3. 结胸痞硬:《伤寒论》三物小白散用巴豆祛痰利咽治疗结胸痞硬。
4. 痈肿恶疮:《万氏家抄方》万灵膏用巴豆蚀腐疗疮治疗痈肿恶疮。
5. 霍乱吐利:《局方》水浸丹用巴豆解毒癖秽治疗伏暑霍乱吐利。

【名著阐述】

《神农本草经》:破癥瘕结聚,坚积,留饮痰癖,大腹水胀,荡涤五脏六腑,开通闭塞,利水谷道,去恶肉。

《本经疏证》:巴豆木高一二丈,叶如樱桃而厚大,初生青色,久渐黄赤,季冬渐雕,仲春渐发,仲夏旧叶落尽,新叶齐生,即开花成穗,其色微黄,五六月结实作房,七八月成熟,渐渐自落,一房二瓣,一瓣一子或三子,子仍有壳,以壳上有纵纹,隐起如线,一道至两三道者,为金线巴豆,最为上等。

《本草纲目》:巴豆,生猛熟缓,能吐能下,能止能行,是可升可降药也。盖此物不去膜则伤胃,不去心则作呕,以沉香水浸则能升能降,与大黄同用,泻人反缓,为其性相畏也。巴豆,峻用则有劫病之功,微用亦有调中之妙。王海藏言其可以通肠,可以止泻,此发千古之秘也。一老妇年六十余,病溏泄已五年,肉食油物生冷,犯之即作痛,服调脾、升提、止涩诸药,入腹则泄反甚。延余诊之,脉沉而滑,此乃脾胃久伤,冷积凝滞所致。王太仆所谓大寒凝内,久利溏泄,愈而复发,绵历年岁者,法当以热下之,则寒去利止。遂用蜡匮巴豆丸药五十丸与服,二日大便不通,亦不利,其泄遂愈。自是每用治泄痢积滞诸病,皆不泻而病愈者近百人,妙在配合得宜,药病相对耳。苟用所不当用,则犯轻用损阴之戒矣。

千金子《蜀本草》

药性：温；药味：辛；用量：丸散 1～2 g。

主 治

1. 水肿臌胀：《丹台玉案》换金丹用千金子逐水消肿治疗水肿臌胀。
2. 积聚癥瘕：《圣济总录》续随子丸用千金子破瘀消癥治疗积聚癥瘕。

【名著阐述】

《蜀本草》：治积聚痰饮，不下食，呕逆及腹内诸疾。

《本草备要》：续随子，一名千金子，泻，行水，破血，解毒。辛温有毒，行水破血。治癥瘕痰饮，冷气胀满，蛊毒鬼疰。利大、小肠，下恶滞物，涂疥癣疮（玉枢丹用之，治百病多效。《经疏》曰：乃以毒治毒之功）。去壳，取色白者，压去油用（时珍曰：续随子、大戟、泽漆、甘遂，茎叶相似，主疗亦相似，长于利水，用之得法，皆要药也）。

《外科精要》：解一切药毒，恶草、姑子、菌蕈、金石毒，吃自死马肉、河豚发毒，时行疫气，山岚瘴疟，急喉闭，缠喉风，脾病黄肿，赤眼疮疖，冲冒寒冒，热毒上攻，或自缢死、落水、打折伤死，但心头微暖未隔宿者，痈疽发背未破，鱼脐疮，诸般怒疮肿毒，汤火所伤，百虫、犬、鼠、蛇伤，打扑伤折：文蛤三两（淡红黄色者，捶碎，洗净），红芽大戟一两半（洗净），山慈姑二两（洗），续随子一两（去壳秤，研细，纸裹压去油，再研如白霜），麝香三分（研）。上将前三味焙干，为细末，入麝香；续随子研令匀，以糯米粥为丸，每料分作四十粒（内服），用生姜、蜜水磨一粒灌之，（外用）水磨涂。

（二）逐水抑阴方剂

十枣汤《伤寒论》

组 成 芫花、甘遂、大戟。

功 用 攻逐水饮。

主 治 水饮积聚证。

辨 证 要 点 ①咳嗽；②胸痛；③气短；④干呕；⑤头痛；⑥心下痞硬；⑦舌苔滑；⑧脉沉弦。

【名著阐述】

《伤寒论》：太阳中风，下利呕逆，表解者，乃可攻之。其人絷絷汗出，发作有时，头痛，心下痞硬满，引胁下痛，干呕短气，汗出不恶寒者，此表解里未和也，十枣汤主之。

《外台秘要》：《千金》问曰：咳病有十，何谓也？师曰：有风咳，有寒咳，有支咳，有肝咳，有心咳，有脾咳，有肺咳，有肾咳，有胆咳，有厥阴咳。问曰：十咳之证，何以为异？师曰：欲语因咳，言不得终，谓之风咳；饮冷食寒，因之而咳，谓之寒咳；心下坚满，咳则支痛，其脉反迟，谓之支咳；咳引胁下痛，谓之肝咳；咳而唾血，引手少阴，谓之心咳；咳而涎出，续续不止，下引少腹，谓之脾咳；咳引颈项而唾涎沫，谓之肺咳；咳则耳无所闻，引腰并脐中，谓之肾咳；咳而引头痛，口苦，谓之胆咳；咳而引舌本，谓之厥阴咳。夫风咳者下之，寒咳、支咳、肝咳，灸足太冲,心咳灸刺手神门,脾咳灸足太白,肺咳灸手太泉,肾咳灸足太溪,胆咳灸足阳陵泉,厥阴咳灸手太陵。留饮咳者,其人咳不得卧,引项上痛,咳者时如小儿瘈状。夫久咳为水咳而时发热,脉在九菽(一云卒弦)者非虚也,此为胸中寒实所致也,当吐之。咳家其脉弦,欲行吐药,当相人强弱无热,乃可吐耳(通按:太泉疑太渊)。又咳家,其人脉弦为有水,可与十枣汤下之。不能卧坐者,阴不受邪故也。

禹功散《儒门事亲》

组 成 黑牵牛、小茴香。

功 用 行气逐水。

主 治 阳水。

辨证要点 ①腹胀;②喘促;③水肿;④便秘;⑤小便不利;⑥舌苔白滑;⑦脉沉有力。

【名著阐述】

《儒门事亲》:凡上喘中满,酸心腹胀,时时作声,痞气上下不能宣畅,叔和云:气壅三焦不得昌是也。可用独圣散吐之;次用导水禹功散,轻泻药三四行,使上下无碍,气血宣通,并无壅滞;后服平胃散、五苓散、益元、甘露散,分阴阳,利水道之药则愈矣。

《证治准绳》:诸湿为土,火热能生湿土,故夏热则万物湿润,秋凉则湿复燥干,湿病本不自生,因于火热怫郁,水液不能宣通,停滞而生水湿也。凡病湿者,多自热生,而热气多为兼病。《内经》云:明知标本,正行无间者是也。夫湿在上者,目黄而面浮;在下者,股膝肿厥;在中者,肢满痞膈痿逆;在阳不去者,久则化气;在阴不去者,久则成形。世俗不详《内经》所言留者攻之,但执补燥之剂,怫郁转加,而病愈甚也。法当求病之所在而为施治,泻实补虚,除邪养正,以平为期而已。又尝考戴人治法,假如肝木乘脾土,此土不胜木也,不胜之气,寻救于子,已土能生庚金,庚为大肠,味辛者为金,故大加生姜,使伐肝木,然不开脾土,无由行也,遂以舟车丸先通闭塞之路,是先泻其所不胜,后以姜汁调浚川散大下之,是泻其所胜也。戴人每言,导水丸必用禹功散继之,舟车丸必以浚川散随后。如寒疝气发动,腰脚胯急痛者,亦当下之,以泻其寒水。

真武汤《伤寒论》

组 成 茯苓、芍药、白术、生姜、附子。

功 用 温阳利水。

主 治 阳虚水泛证。

辨证要点 ①畏寒;②肢厥;③心悸;④头晕;⑤目眩;⑥小便不利;⑦身体瞤动;⑧筋肉瞤动;⑨水肿;⑩四肢沉重;⑪咳喘;⑫四肢疼痛;⑬舌苔白滑;⑭脉沉细。

【名著阐述】

《伤寒论》:太阳病,发汗,汗出不解,其人仍发热,心下悸,头眩,身瞤动,振振欲擗地者,真武汤主之,少阴病,二三日不已,至四五日,腹痛,小便不利,四肢沉重疼痛,自下利者,此为有水气。其人或咳,或小便利,或下利,或呕者,真武汤主之。

《古今名医方论》:真武一方,为北方行水而设。用三白者,以其燥能治水,淡能伐肾邪而利水,酸能泄肝木以疏水故也。附子辛温大热,必用为佐者何居?盖水之所制者脾,水之所行者肾也,肾为胃关,聚水而从其类。倘肾中无阳,则脾之枢机虽运,而肾之关门不开,水虽欲行,孰为之主?故脾家得附子,则火能生土,而水有所归矣;肾中得附子,则坎阳鼓动,而水有所摄矣。更得芍药之酸,以收肝而敛阴气,阴平阳秘矣。若生姜者,并用以散四肢之水而和胃也。

实脾饮《重订严氏济生方》

组成　厚朴、白术、木瓜、木香、草果仁、大腹子、附子、白茯苓、干姜、炙甘草。

功用　温阳利水。

主治　阳虚水肿证。

辨证要点　①半身以下肿甚;②手不温;③足不温;④胸部胀满;⑤腹部胀满;⑥大便溏薄;⑦舌苔白腻;⑧脉沉弦而迟。

【名著阐述】

《删补名医方论》:李中梓曰:经云:诸湿肿满,皆属于脾。又云:其本在肾,其末在肺,皆聚水也。又曰:肾者主水,胃之关也,关门不利,故聚水而从其类也。肿胀之病,诸经虽有,无不由于脾、肺、肾者,盖脾主营运,肺主气化,肾主五液。凡五气所化之液,悉属于肾;五液所行之气,悉属于肺;转输二脏,以制水生金者,悉属于脾。故肿胀不外此三经也。然其治法,有内、外、上、下、虚、实,不可不辨也。在外则肿,越婢汤、小青龙汤证也。在内则胀,十枣丸、神丸证也。在上则喘,葶苈大枣汤、防己椒目葶苈大黄丸证也。在下则小便闭,沉香琥珀丸、疏凿饮子证也。此皆治实之法,若夫虚者,实脾饮此方证也。

《景岳全书》:水肿本因脾虚不能制水,水渍妄行,当以参术补脾,使脾气得实,则自健运而水自行。大抵只宜补中行湿利小便,切不可下,但用二陈加人参、苍白术为主,或佐以黄芩、麦冬、炒栀子以制肝木。若腹胀,少佐浓朴;气不运,加木香、木通;气若陷下,加升麻、柴胡提之,必须补中行湿,加升提之药,能使大便润,小便长。又曰:诸家治水肿,只知导湿利小便,执此一途,用诸去水之药,往往多死,又用导水丸、舟车丸、神佑丸之类大下之,此速死之兆。盖脾气虚极而肿,愈下愈虚,虽劫目前之快,而阴损正气,祸不旋踵。大法只宜补中宫为主,看所挟加减,不尔则死,当以严氏实脾散加减。要知从治、塞因塞用之理,然后可以语水肿之治耳。

温脾汤《备急千金要方》

组成　大黄、熟附子、干姜、党参、甘草。

功用　温补脾阳。

主治　寒积腹痛证。

辨证要点　①便秘;②腹痛;③脐下绞结;④手欠温;⑤足欠温;⑥苔白不渴;⑦脉沉弦而迟。

【名著阐述】

《医门法律》:论《本事》温脾汤,学士许叔微制此方,用浓朴、干姜、甘草、桂心、附子各二两,大黄四钱,煎六合顿服。治锢冷在肠胃间,泄泻腹痛,宜先取去,然后调治,不可畏虚以养病也。叔微所论,深合仲景以温药下之之法,其大黄止用四钱,更为有见。夫锢冷在肠胃而滑泄矣,即温药中宁敢多用大黄之猛,重困之乎? 减而用其五之一,乃知叔微之得于仲景者深也。仲景云:病患旧微溏者,栀子汤不可与服。又云:太阴病脉弱便利,设当行大黄、苟药者宜减之,以其人胃气弱,易动故也。即是观之,肠胃锢冷之滑泄,而可恣用大黄耶? 不用则温药必不能下,而久留之邪,非攻不去;多用则温药恐不能制,而洞下之势,或至转增。裁酌用之,真足法矣。《玉机》微义,未知此方之渊源,不为首肯,亦何贵于论方哉。

《时方歌括》:主治锢冷在肠胃间泄泻腹痛。宜先取去,然后调治。不可畏虚以养病也。温脾桂附与干姜,朴草同行佐大黄。泄泻流连知锢冷,温通并用效非常(附子干姜甘草桂心浓朴各二钱,大黄四分,水二杯,煎六分服)。喻嘉言曰:许叔微制此方,深合仲景以温药下之之法。方中大黄一味不用则温药必不能下,而久留之邪非攻不去,多用恐温药不能制,而洞泄或至转剧,裁酌用之,真足法矣。

消水圣愈汤《时方妙用》

组 成 天雄、牡桂、细辛、麻黄、甘草、生姜、大枣、知母。

功 用 温阳化气行水。

主 治 喘咳水肿。

辨证要点 ①咳嗽;②气喘;③畏寒;④肢冷;⑤头晕;⑥目眩;⑦心悸;⑧胸闷;⑨水肿;⑩四肢沉重;⑪胁痛;⑫腹胀;⑬舌苔白腻;⑭脉沉细数。

【名著阐述】

陈修园:治水第一方。然必两手脉浮而迟,足趺阳脉浮而数。诊法丝毫不错,一服即验,五服全愈。否则不可轻用此秘方也。大道无私,方不宜秘。然黄帝有兰台之藏,长桑有一恐轻试之误,一恐泄天地之机也。余出此方,以俟一隅之反,非谓一方可以。天雄一钱制,牡桂二钱去皮,细辛一钱,麻黄一钱五分,甘草一钱炙,生姜二钱,大枣二枚,知母二钱去皮,水二杯半。先煎麻黄,吹去沫,次入诸药,煮八分服。日夜作三服。当汗出,如虫行皮中即愈。水盛者加防己二钱。天雄补上焦之阳而下行入肾,犹天造下济而光明。而又恐下济之气潜而不返,故取细辛之一茎直上者以举之。牡桂暖下焦之水而上通于心,犹地轴之上出而旋运。而又恐其上出施之用,若潜而不返,则气不外濡而络脉虚,故用姜枣甘草化气生液,以补络脉。若止而不上则气聚为火而小便难,故以知母滋阴化阳以通小便。且知母治肿出之《神农本草经》。而《金匮》治历节风脚肿如脱与麻黄附子并用,可以此例而明也。此方即仲景桂甘姜枣麻辛附子汤加知母一味,主治迥殊,可知经方之变化如龙也。野老某,年八旬有奇,传予奇方。用生金樱根,去粗皮一两半,吴风草三钱,香菌极小团结者七枚,水煎服一服,小便即通而肿愈。余细绎此方极妙。麻黄大发汗而根又能止汗,橘肉生痰壅气而皮又能化痰顺气。蚕因风而致僵,反能驱风如神。此大开大阖之道。金樱子之大涩小便,即可悟其根之大通小便矣。吴风草原名鹿衔草,能除湿热,故《素问》与泽泻白术同用,以治酒风更妙。是小香菌一味,此物本湿热所化,用之于除湿祛热坠中,同气相感,引药力至于病所,而诸药之性一发,则湿热无余地以自藏,俱从小便而下矣。此必异人所授遗下,所谓礼失而求诸野也,惜余未试。

（杨　峰　蔡定芳）

十五、益火温阳方药

益火温阳方药治疗阳虚证。阳虚证辨证要点:①恶寒;②四肢不温;③自汗;④舌淡;⑤苔白;⑥脉虚。多见于现代医学各种慢性难治性疾病晚期或休克。益火温阳常用药物有鹿茸、紫河车、冬虫夏草、肉苁蓉、淫羊藿、杜仲、巴戟天、补骨脂、菟丝子、附子、肉桂。同类益火温阳药物还有仙茅、巴胡桃肉、益智仁、沙苑蒺藜、蛤蚧、鹿角胶、锁阳、葫芦巴、蛇床子、韭子、阳起石、骨碎补、海狗肾、续断、狗脊、棉花子、薜荔果等。益火温阳常用方剂有右归丸、龟鹿二仙胶、鹿茸内补丸、四逆汤。同类益火温阳方剂还有肾气丸、加味肾气丸、十补丸、右归饮等。

（一）益火温阳药物

鹿茸《神农本草经》

药性:温;药味:甘;用量:3～6 g。

主治

1. 虚弱神疲:《世医得效方》茸附汤用鹿茸益火补阳治疗虚弱神疲。
2. 阳痿畏寒:《普济方》鹿茸酒用鹿茸益火壮阳治疗阳痿畏寒。
3. 小便频数:《太平圣惠方》鹿茸丸用鹿茸温阳补肾治疗小便频数。
4. 白带清稀:《济生方》白敛丸用鹿茸温阳止带治疗白带清稀。
5. 尿血崩中:《古今录验方》鹿茸散用鹿茸温阳止血治疗尿血崩中。
6. 疮疡内陷:《外科全生集》阳和汤用鹿茸温阳托毒治疗疮疡内陷。

【名著阐述】

《神农本草经》:主漏下恶血,寒热惊痫,益气强志。

《名医别录》:疗虚劳洒洒如疟,羸瘦,四肢酸疼,腰脊痛,小便利,泄精,溺血,破留血在腹,散石淋,痈肿,骨中热,疽痒(《本草经疏》云:痒应作疡)。

《本草纲目》:生精补髓,养血益阳,强健筋骨。治一切虚损,耳聋,目暗,眩晕,虚痢。

《本草切要》:治小儿痘疮虚白,浆水不充,或大便泄泻,寒战咬牙;治老人脾肾衰寒,命门无火,或饮食减常,大便溏滑诸证。

《本草经疏》:鹿茸,禀纯阳之质,含生发之气。妇人冲任脉虚,则为漏下恶血,或瘀血在腹,或为石淋。男子肝肾不足,则为寒热、惊痫,或虚劳洒洒如疟,或羸瘦、四肢酸疼、腰脊痛,或小便数利、泄精、溺血。此药走命门、心包络及肝、肾之阴分,补下元真阳,故能主如上诸证,及益气强志也。痈肿疽疡,皆营气不从所致,甘温能通血脉,和腠理,故亦主之。

《本经逢原》:鹿茸功用,专主伤中劳绝,腰痛羸瘦,取其补火助阳,生精益髓,强筋健骨,固精摄便,下元虚人,头旋眼黑,皆宜用之。《本经》治漏下恶血,是阳虚不能统阴,即寒热惊痫,皆肝肾精血不足所致也。八味丸中加鹿茸、五味子,名十补丸,为峻补命门真元之专药。

紫河车《本草拾遗》

药性:温;药味:甘;用量:1.5~3 g。

主治

1. 遗精带下:《扶寿精方》大造丸用紫河车补肾益气治疗遗精带下。
2. 骨蒸潮热:《何氏济生论》大造丸用紫河车补虚退热治疗骨蒸潮热。
3. 虚劳久咳:《诸证辨疑》河车大造丸用紫河车补肾益肺治疗虚劳久咳。
4. 筋骨痿弱:《医灯续焰》大造丸用紫河车强筋壮骨治疗筋骨痿。

【名著阐述】

《本草经疏》:人胞乃补阴阳两虚之药,有反本还原之功。然而阴虚精涸,水不制火,发为咳嗽吐血、骨蒸盗汗等证,此属阳盛阴虚,法当壮水之主,以制阳光,不宜服此并补之剂。以耗将竭之阴也。

《折肱漫录》:有人谓河车性热有火,此说最误人。河车乃是补血补阴之物,何尝性热,但以其力重,故似助火耳,配药缓服之,何能助火。

《本经逢原》:紫河车禀受精血结孕之余液,得母之气血居多,故能峻补营血,用以治骨蒸羸瘦、喘嗽虚劳之疾,是补之以味也。

《景岳全书》:味甘咸,性温。能补男妇一切精血虚损,尤治癫痫失志,精神短少,怔忡惊悸,肌肉羸瘦等证,此旧说也。但此物古人用少,而始于陈氏《本草》,自后丹溪复称其功,霜时用。

《本草备要》:紫河车即胞衣,一名混沌皮,大补气血。甘咸性温。本人之血气所生,故能大补气血,治一切虚劳损极。虚损:一损肺皮,槁毛落;二损心,血脉衰少;三损脾,肌肉消脱;四损肝,筋缓不收;五损肾,骨痿不起。六极曰气极、血极、筋极、肌极、骨极、精极。恍惚失志癫痫。以初胎及无病妇人者良,有胎毒者害人。

肉苁蓉《神农本草经》

药性:温;药味:甘;用量:10~15 g。

主治

1. 阳痿尿频:《医心方》肉苁蓉丸用肉苁蓉温阳补肾治疗阳痿尿频。
2. 筋骨萎软:《太平圣惠方》肉苁蓉丸用肉苁蓉温阳健骨治疗筋骨萎软。
3. 肠燥便秘:《济生方》润肠丸用肉苁蓉润肠通便治疗肾虚肠燥便秘。

【名著阐述】

《神农本草经》:主五劳七伤,补中,除茎中寒热痛,养五脏,强阴,益精气,妇人癥瘕。

《本草经疏》:肉苁蓉,滋肾补精血之要药,气本微温,相传以为热者误也。甘能除热补中,酸能入肝,咸能滋肾,肾肝为阴,阴气滋长,则五脏之劳热自退,阴茎中寒热痛自愈。肾肝足,则精血日盛,精血盛则多子。妇人癥瘕,病在血分,血盛则行,行则癥瘕自消矣。膀胱虚,则邪客之,得补则邪气自散,腰痛自止。久服则肥健而轻身,益肾肝补精血之效也,若曰治痢,岂滑以导滞之意乎,此亦必不能之说也。

《玉楸药解》:肉苁蓉暖腰膝,健骨肉,滋肾肝精血,润肠胃结燥。凡粪粒坚小,形如羊屎,此土湿木郁,下窍闭塞之故。谷滓在胃,不得顺下,零星传送,断落不联,历阳明大肠之燥,炼成颗粒,秘涩难通,总缘风木枯槁,疏泄不行也。一服地黄、龟胶,反益土湿,中气愈败矣。肉苁蓉滋木清风,养血润燥,善滑大肠,而下结粪,其性从容不迫,未至滋湿败脾,非诸润药可比。方书称其补精益髓,悦色延年,理男子绝阳不兴,女子绝阴不产,非溢美之词。

《本草正义》:肉苁蓉,《本经》主治,皆以藏阴言之,主劳伤补中,养五脏,强阴,皆补阴之功也。茎中寒热痛,则肾脏虚寒之病,苁蓉厚重下降,直入肾家,温而能润,无燥烈之害,能温养精血而通阳气,故曰益精气。主癥瘕者,咸能软坚,而入血分,且补益阴精,温养阳气,斯气血流利而否塞通矣。《别录》除膀胱邪气,亦温养而水府寒邪自除。腰者肾之府,肾虚则腰痛,苁蓉益肾,是以治之。利,今木皆作痢,是积滞不快之滞下,非泄泻之自利,苁蓉滑肠,痢为积滞,宜疏通而不宜固涩,滑以去其着,又能养五脏而不专于攻逐,则为久痢之中气已虚,而积滞未尽者宜之,非通治暑湿热滞之痢疾也。苁蓉为极润之品,市肆皆以盐渍,乃能久藏,古书皆称其微温,而今则为咸味久渍,温性已化除净绝,纵使漂洗极淡,而本性亦将消灭无余,故古人所称补阴兴阳种种功效,俱极薄弱,盖已习与俱化,不复可以本来之质一例论矣。但咸味能下降,滑能通肠,以主大便不爽,颇得捷效,且性本温润,益阴通阳,故通腑而不伤津液,尤其独步耳。自宋以来,皆以苁蓉主遗泄带下,甚且以主血崩溺血,盖以补阴助阳,谓为有收摄固阴之效。要知滑利之品,通导有余,奚能固涩,《本经》除阴中寒热痛,正以补阴通阳,通则不痛耳。乃后人引申其义,误认大补,反欲以通利治滑脱,谬矣。

淫羊藿《神农本草经》
药性:温;药味:甘;用量:10～15 g。

主治

1. 不孕不育:《丹溪心法》填精补髓丹用淫羊藿温补肾阳治疗不孕不育。
2. 筋骨痿软:《太平圣惠方》仙灵脾散用淫羊藿强筋健骨治疗筋骨痿软。

【名著阐述】

《神农本草经》:主阴痿绝伤,茎中痛。利小便,益气力,强志。

《本草经疏》:淫羊藿,其气温而无毒。《本经》言寒者,误也。辛以润肾,甘温益阳气,故主阴痿绝阳,益气力,强志。茎中痛者,肝肾虚也,补益二经,痛自止矣。膀胱者。州都之官,津液藏焉,气化则能出矣,辛以润其燥,甘温益阳气以助其化,故利小便也。肝主筋,肾主骨,益肾肝则筋骨自坚矣。辛能散结,甘能缓中,温能通气行血,故主癥瘕赤痛,及下部有疮,洗出虫。

《本经续疏》:诸疏《本经》家类视阴痿为阳不充,淫羊藿之性偏寒则难于置说,以故改寒为温,辛温之物治阴痿固当矣,不知于阴痿、绝伤、茎中痛、小便不利亦有当否耶? 夫绝之训为过(《后汉书·郭泰传》注),阳过盛阴不得与接,阴过盛阳不得与接之谓也。又训为断(《广雅释诂》),阳道断不得至其处,阴道断不得至其处之谓也。假云阴过盛阳不得与接,则茎中痛。云阴道断不得至其处,则小便不利,有是理乎! 阴痿、绝伤、茎中痛、小便不利者,阳盛于下,阴不能与相济也。阳盛则吸水以自资,故小便不利;阳壅则溺道阻塞,故茎中痛。淫羊藿为物,妙能于盛阳之月开白花,是致凉爽于阳中也。其一茎之所生必三枝九叶,是导水联木以向金也(一,水数。三,木数。九,金数)。导水以接火则火聚,联木以生火则火安,致金以就火则为火劫而停者,皆应火金融液而下游。火聚则阴不痿,火安则茎中不痛,傍火之物下流则小便利,不可谓无是理也。益气力、强志正与远志之强志、倍力对,彼则阳为阴翳,此则阳盛格阴;彼去翳而阳光舒,此阴入而阳光敛。阳舒则力宽裕而优厚,故曰倍;阳敛则力宛展而不衰,故曰益。《本经》之所主皆有理可通,若云性温主真阳不足,纵使有说能辨,亦决不得一线贯注如此,即如《别录》所载瘰疬、赤痈,能消下部有疮,能洗出虫,又岂性温补真阳者可为力哉!是以丈夫久服令人无子,必更为有子而后可通矣,明者自能稔之。

杜仲《神农本草经》

药性:微温;**药味**:甘;**用量**:10～15 g。

主 治

1. 腰痛腰酸:《和剂局方》青娥丸用杜仲强筋健骨治疗腰痛腰酸。
2. 胎动不安:《圣济总录》杜仲丸用杜仲补肾安胎治疗胎动不安。

【名著阐述】

《神农本草经》:主腰脊痛,补中益精气,坚筋骨,强志,除阴下痒湿,小便余沥。

《本草纲目》:杜仲,古方只知滋肾,惟王好古言是肝经气分药,润肝燥,补肝虚,发昔人所未发也。盖肝主筋,肾主骨,肾充则骨强,肝充则筋健,屈伸利用,皆属于筋。杜仲色紫而润,味甘微辛,其气温平,甘温能补,微辛能润,故能入肝而补肾,子能令母实也。按庞元英《谈薮》:一少年得脚软病,且疼甚,医作脚气治不效。路钤孙琳诊之,用杜仲一味,寸断片折,每以一两,用半酒半水一大盏煎服,三日能行,又三日痊愈。琳曰,此乃肾虚,非脚气也,杜仲能治腰膝痛,以酒行之,则为效容易矣。

巴戟天《神农本草经》

药性:温;**药味**:甘;**用量**:10～15 g。

主 治

1. 肾虚阳痿:《景岳全书》赞育丸用巴戟天补肾助阳治疗阳痿不育。
2. 腰膝疼痛:《圣惠方》巴戟丸用巴戟天补肾阳,强筋骨,祛风湿治疗腰胯疼痛、行步不利。

【名著阐述】

《神农本草经》:主大风邪气,阴痿不起,强筋骨,安五脏,补中增志益气。

《名医别录》:疗头面游风,小腹及阴中相引痛,下气,补五劳,益精。

《本草经疏》:巴戟天,主大风邪气,及头面游风者,风力阳邪,势多走上,《经》曰,邪之所凑,其气必虚,巴戟天性能补助元阳,而兼散邪,况真元得补,邪安所留,此所以愈大风邪气也。主阴痿不起,强筋骨,安五脏,补中增志益气者,是脾、肾二经得所养,而诸虚自愈矣。其能疗少腹及阴中引痛,下气,并补五劳,益精,利男子者,五脏之劳,肾为之主,下气则火降,火降则水升,阴阳互宅,精神内守,故主肾气滋长,元阳益盛,诸虚为病者,不求其退而退矣。

《本草新编》:夫命门火衰,则脾胃寒虚,即不能大进饮食,用附子、肉桂以温命门,未免过于太热,何如用巴戟天之甘温,补其火而又不烁其水之为妙耶?或问巴戟天近人止用于丸散之中,不识亦可用于汤剂中耶?曰:巴戟天正汤剂之妙药,温而不热,健脾开胃,既益元阳,复填阴水,真接续之利器,有近效而又有速功。

补骨脂《药性论》
药性:温;**药味**:苦;**用量**:10～15 g。

主治

　1. 肾虚腰痛:《和剂局方》青娥丸用补骨脂补肾壮阳治疗治肾虚腰痛。
　2. 遗精遗尿:《三因方》用补骨脂固精治疗滑精;《补要袖珍小儿方论》破故纸散用补骨脂固精锁尿治疗小儿遗尿。
　3. 五更泄泻:《证治准绳》四神丸用补骨脂温肾暖脾治疗五更泄泻。
　4. 肾虚咳喘:《医方论》治喘方用补骨脂纳气平喘治疗虚寒性喘咳。

【名著阐述】

《本草纲目》:按白飞霞《方外奇方》云,破故纸收敛神明,能使心胞之火与命门之火相通,故元阳坚固,骨髓充实,涩以治脱也。胡桃润燥养血,血属阴恶燥,故油以润之,佐破故纸有木火相生之妙。故语云,破故纸无胡桃,犹水母之无虾也。

《本草经疏》:补骨脂,能暖水脏,阴中生阳,壮火益土之要药也。其主五劳七伤,盖缘劳伤之病,多起于脾肾两虚,以其能暖水脏、补火以生土,则肾中真阳之气得补而上升,则能腐熟水谷、蒸糟粕而化精微,脾气散精上归于肺,以荣养乎五脏,故主五脏之劳,七情之伤所生病。风虚冷者,因阳气衰败,则风冷乘虚而客之,以致骨髓伤败,肾冷精流,肾主竹而藏精,髓乃精之本,真阳之气不固,即前证见矣,固其本而阳气生,则前证白除。男子以精为主,妇人以血为主,妇人血气者,亦犹男子阳衰肾冷而为血脱气陷之病,同平男子之肾冷精流也。

菟丝子《神农本草经》
药性:温;**药味**:甘;**用量**:10～15 g。

主治

　1. 肾虚腰痛:《丹溪心法》五子衍宗丸用菟丝子补肾固精治疗阳痿遗精。
　2. 目暗不明:《和剂局方》驻景丸用菟丝子补肝肾、益精养血而明目治疗目暗不明。
　3. 脾虚泄泻:《沈氏尊生书》菟丝子丸用菟丝子补肾益脾止泻治疗脾虚便溏。
　4. 胎动不安:《衷中参西录》寿胎丸用菟丝子补肝肾安胎治疗胎动不安、滑胎。

【名著阐述】

《神农本草经》:主续绝伤,补不足,益气力,肥健人,久服明目。

《本经逢原》:菟丝子,祛风明目,肝肾气分也。其性味辛温质粘,与杜仲之壮筋暖腰膝无异。其功专于益精髓,坚筋骨,止遗泄,主茎寒精出,溺有余沥,去膝胫酸软,老人肝肾气虚,腰痛膝冷,合补骨脂、杜仲用之,诸筋膜皆属于肝也。气虚瞳子无神者,以麦门冬佐之,蜜丸服,效。凡阳强不痿,大便燥结,小水赤涩者勿用,以其性偏助阳也。

(二)益火温阳方剂

右归丸《景岳全书》

组 成 熟地黄、附子、肉桂、山药、山茱萸、菟丝子、鹿角胶、枸杞子、当归、杜仲。

功 用 温肾填精。

主 治 肾阳不足证。

辨证要点 ①腰膝酸冷;②精神不振;③怯寒畏冷;④阳痿;⑤遗精;⑥大便溏薄;⑦尿频而清;⑧舌淡苔白;⑨脉沉而迟。

【名著阐述】

《医略六书·杂病证治》:肾脏阳衰,火反发越于上,遂成上热下寒之证,故宜引火归原法。熟地补肾脏,萸肉涩精气,山药补脾,当归养血,杜仲强腰膝,菟丝补肾脏,鹿角胶温补精血以壮阳,枸杞子甘滋精髓以填肾也。附子、肉桂补火回阳,专以引火归原,而虚阳无不敛藏于肾命,安有阳衰火发之患哉?此补肾回阳之剂,为阳虚火发之专方。

《景岳全书》:治元阳不足,或先天禀衰,或劳伤过度,以致命门火衰,不能生土,而为脾胃虚寒,饮食少进,或呕恶膨胀,或反胃噎膈,或怯寒畏冷,或脐腹多痛,或大便不实,泻痢频作,或小水自遗,虚淋寒病,或寒侵溪谷,而肢节痹痛,或寒在下焦而水邪浮肿。总之,真阳不足者,必神疲气怯,或心跳不宁,或四体不收,或眼见邪祟,或阳衰无子等证,俱速宜益火之源,以培右肾之元阳,而神气自强矣,此方主之。

龟鹿二仙胶《医便》

组 成 鹿角、龟板、人参、枸杞子。

功 用 益火温阳。

主 治 真元虚损。

辨证要点 ①全身瘦削;②阳痿;③遗精;④两目昏花;⑤腰膝酸软;⑥久不孕育。

【名著阐述】

《医便》:男妇真元虚损,久不孕育;男子酒色过度,消铄真阴,妇人七情伤损血气,诸虚百损,五劳七伤。

《古今名医方论》:人有三奇,精、气、神,生生之本也。精伤无以生气,气伤无以生神。精不足者,补之以味。鹿得天地之阳气最全,善通督脉,足于精者,故能多淫而寿;龟得天地之阴气最厚,善通任脉,足于气者,故能伏息而寿。二物气血之属,又得造化之玄微,异类有情,竹破竹补之法也。人参为阳,补气中之怯;枸杞为阴,清神中之火。是方也,一阴一阳,无偏胜之忧;入气入血,有和平之美。由是精生而气旺,气旺而神昌,庶几龟鹿之年矣,故曰二仙。

鹿茸内补丸《杏苑生春》

组　成　鹿茸、菟丝子、蒺藜、紫菀、肉苁蓉、官桂、黑附子、阳起石、黄芪、蛇床子、桑螵蛸。

主　治　补肾助阳。

主　治　肾阳虚衰。

辨证要点　①劳伤思想；②阴阳气虚；③遗精；④白淫。

【名著阐述】

《杏苑生春》：劳伤思想，阴阳气虚，遗精白淫，以鹿茸内补之剂。

四逆汤《伤寒论》

组　成　甘草、干姜、附子。

功　用　回阳救逆。

主　治　心肾阳衰寒厥证。

辨证要点　①四肢厥逆；②恶寒蜷卧；③神衰欲寐；④面色苍白；⑤腹痛下利；⑥呕吐不渴；⑦舌苔白滑；⑧脉微细。

【名著阐述】

《伤寒论》：既吐且利，小便复利，而大汗出，下利清谷，内寒外热，脉微欲绝者，四逆汤主之。

《金镜内台方议》：今此四逆汤，乃治病在于里之阴者用也。且下利清谷，脉沉无热，四肢厥逆，脉微，阳气内虚，恶寒脉弱，大吐大下，元气内脱，若此诸证，但是脉息沉迟微涩，虚脱不饮水者，皆属于阴也。必以附子为君，以温经济阳，以干姜为臣，辅甘草为佐为使，以调和二药而散其寒也。

（朱　雯　蔡定芳）

十六、泻火制阳方药

泻火制阳方药治疗阳盛火炽证。阳盛火炽证辨证要点：①壮热；②体实；③癥瘕；④积聚；⑤便结；⑥腹水；⑦膜胀；⑧苔厚；⑨脉实。多见于现代医学各种急性病极期。泻火制阳方药常用药物有大黄、芒硝、铁扁担、番泻叶、芦荟。同类泻火制阳药物还有仙茅、巴胡桃肉、益智仁、沙苑蒺藜、蛤蚧、鹿角胶、锁阳、葫芦巴、蛇床子、韭子、阳起石、骨碎补、海狗肾、续断、狗脊、棉花子、薜荔果等。泻火制阳常用方剂有右归丸、龟鹿二仙胶、鹿茸内补丸、四逆汤。同类泻火制阳方剂还有肾气丸、加味肾气丸、十补丸、右归饮等。

（一）泻火制阳药物

大黄《神农本草经》
药性：寒；药味：苦；用量：3～15 g。

主治

1. 积滞便秘：《伤寒论》大承气汤用大黄荡涤肠胃治疗大便燥结。
2. 热毒疮疡：《金匮要略》大黄牡丹汤用大黄清热解毒治疗肠痈。
3. 瘀血证：《伤寒论》桃核承气汤用大黄逐瘀通经治疗瘀血经闭。

【名著阐述】

《神农本草经》：下瘀血，血闭，寒热，破癥瘕积聚，留饮宿食，荡涤肠胃，推陈致新，通利水谷，调中化食，安和五脏。

《本经疏证》：大黄之用，人概知其能启脾滞，通闭塞，荡积聚而已。予以谓卢芷园"行火用"一语，实得火能生土之机括，何者？大黄色黄气香，固为脾药，然黄中通理，状如绵文，质色深紫，非火之贯于土中耳。《千金·诸风门》仲景三黄汤，心近热者加大黄。《肝脏门》犀角地黄汤，喜忘如狂者，加大黄。《解五石毒门》人参汤，嗔盛者，加大黄。以此见土气必得火气贯入，而后能行，火气必得土气之通，而后能舒。火用不行，则积聚、胀满、癥瘕遂生；土气不行，则烦懊、谵妄、嗔恚并作。两相济而适相成，胥于此识之矣。

芒硝《名医别录》
药性：寒；药味：苦；用量：3～15 g。

主治

1. 积滞便秘：《伤寒论》调胃承气汤用芒硝泻下通便治疗便秘燥结。
2. 痈疮肿痛：《外科正宗》冰硼散用芒硝清热消肿治疗目赤肿痛。

【名著阐述】

《名医别录》：主五脏积聚，久热胃闭，除邪气，破留血，腹中痰实结搏，通经脉，利大小便及月水，破五淋，推陈致新。

《汤液本草》：《本经》谓芒硝利小便而堕胎。伤寒妊娠可下者，用此兼以大黄引之，直入大肠，润燥软坚泻热，子母俱安。《经》云，有故无殒，亦无殒也，此之谓软。以在下言之，则便溺俱阴，以前后言之，则前气后血，以肾言之，总主大小便难，溺涩秘结，俱为水少。《经》云，热淫于内，治以咸寒，佐以苦。故用芒硝大黄，相须为使也。

番泻叶《饮片新参》
药性：寒；药味：苦；用量：3～6 g。

主治

1. 热结便秘：番泻叶单味泡服可治疗便秘腹胀。
2. 行水消胀：本药单味泡服或与牵牛子同用治疗腹水肿胀。

【名著阐述】

《饮片新参》：泄热，利肠府，通大便。

（二）泻火制阳方剂

大承气汤《伤寒论》

组　成　大黄、厚朴、枳实、芒硝。

功　用　峻下热结。

主　治　阳明腑实证；热结旁流证；热厥、痉病、发狂属里热实证。

辨证要点　①大便不通；②频转矢气；③脘腹痞满；④腹痛拒按；⑤日晡潮热；⑥神昏谵语；⑦手足出汗；⑧下利清水；⑨舌苔黄燥起刺或焦黑燥裂；⑩脉沉实。

【名著阐述】

《医方考》：伤寒阳邪入里，痞、满、燥、实、坚全俱者，急以此方主之。调味承气汤不用枳、朴者，以其不作痞满，用之恐伤上焦虚无氤氲之元气也；小承气汤不用芒硝者，以其实而未坚，用之恐伤下焦血分之真阴，谓不伐其根也。此则上中下三焦皆病，痞、满、燥、实、坚皆全，故主此方以治之。厚朴苦温以去痞，枳实苦寒以泄满，芒硝咸寒以润燥软坚，大黄苦寒以泄实去热。

《本经疏证》：厚朴倍大黄为大承气，大黄倍厚朴为小承气，是承气者在枳、朴，应不在大黄矣。曰：此说亦颇有理。但调胃承气不用枳、朴，亦名承气，则不可通耳！三承气汤中有用枳、朴者，有不用枳、朴者；有用芒硝者，有不用芒硝者；有用甘草者，有不用甘草者，唯大黄则无不用，是承气之名，固当属之大黄。况厚朴三物汤，即小承气汤，厚朴分数且倍于大黄，而命名反不加承气字，犹不可见承气不在枳、朴乎！

大黄甘遂汤《金匮要略》

组　成　大黄、甘遂、阿胶。

功　用　破瘀养血。

主　治　产后腹满。

辨证要点　①少腹满；②小便难；③舌质紫暗；④苔黄；⑤脉沉涩。

【名著阐述】

《金匮要略》：主治妇人少腹满如敦状，小便微难而不渴，生后者，此为水与血俱结在血室也，大黄甘遂汤主之。

《金匮要略心典》：敦，音对。按《周礼》注：槃以盛血，敦以盛食，盖古器也。少腹满如敦状者，言少腹有形高起，如敦之状，与《内经》胁下大如覆杯之文略同。小便难，病不独在血矣；不渴，知非上焦气热不化；生后即产后，产后得此，乃是水血并结，而病属下焦也。故以大黄下血,甘遂逐水,加阿胶者,所以去瘀浊而兼安养也。

大柴胡汤《伤寒论》

组 成 柴胡、黄芩、芍药、半夏、生姜、枳实、大枣、大黄。

功 用 和解少阳。

主 治 少阳阳明合病。

辨 证 要 点 ①往来寒热;②胸胁苦满;③呕不止;④郁郁微烦;⑤心下痞硬;⑥大便不解或下利;⑦舌苔黄;⑧脉弦数有力。

【名著阐述】

《千金翼方》:伤寒发热,汗出不解,心中痞坚,呕吐下利者,大柴胡汤主之。病患表里无证,发热七八日,虽脉浮数可下之,宜大柴胡汤。

《伤寒明理论》:大柴胡为下剂之缓也。柴胡味苦平微寒,伤寒至于可下,则为热气有余,应火而归心。苦先入心,折热之剂,必以苦为主,故以柴胡为君;黄芩味苦寒,王冰曰:大热之气,寒以取之。推除邪热,必以寒为助,故以黄芩为臣;芍药味酸苦微寒,枳实味苦寒,《内经》曰:酸苦涌泄为阴。泄实折热,必以酸苦,故以枳实、芍药为佐;半夏味辛温,生姜味辛温,大枣味甘温,辛者,散也,散逆气者,必以辛,甘者,缓也,缓正气者,必以甘,故以半夏、生姜、大枣为之使也。一方加大黄,以大黄有将军之号,而功专于荡涤,不加大黄,恐难攻下,必应以大黄为使也。

(朱 雯 王 飞 蔡定芳)

第二节 辨病方药医学

一、醒脑开窍方药

醒脑开窍方药治疗意识障碍疾病。意识水平障碍辨证要点:①嗜睡;②昏睡;③昏迷。意识内容障碍辨证要点:①意识模糊;②谵妄状态;③类昏迷状态。闭锁综合征又称失传出状态、持久性植物状态、无动性缄默症、意志缺乏症、紧张症、假昏迷。多见于:①中枢神经感染;②急性脑血管疾病;③颅内肿瘤;④颅脑外伤;⑤脑水肿;⑥脑变性及脱髓鞘性病变;⑦癫痫发作;⑧肝性脑病或肾性脑病或肺性脑病;⑨糖尿病性昏迷;⑩乳酸酸中毒。醒脑开窍常用药物有麝香、冰片、苏合香、石菖蒲。醒脑开窍常用方剂有安宫牛黄丸、牛黄清心丸、紫雪、小儿回春丹、至宝丹、行军散、苏合香丸、冠心苏合丸、紫金锭等。

（一）醒脑开窍药物

麝香《神农本草经》

药性：温；药味：辛；用量：0.03～0.1 g。

主 治

1. 意识障碍：《温病条辨》安宫牛黄丸用麝香芳香开窍治温病意识障碍。
2. 心痹腹痛：《圣济总录》麝香汤用麝香理气止痛治疗厥心痛。
3. 疮疡肿毒：《千金要方》麝香膏用麝香活血解毒治疗疮疡肿毒。
4. 癥瘕闭经：《温病条辨》化癥回生丹用麝香活血祛瘀治疗癥瘕闭经。
5. 难产死胎：《医林绳墨大全》难产夺命丹用麝香辛香理气治疗难产死胎。

【名著阐述】

《神农本草经》：主辟恶气……温疟，蛊毒、痫至，去三虫。

《名医别录》：中恶，心腹暴痛胀急，痞满，风毒，妇人产难，堕胎，去面䵟，目中肤翳。

《本草纲目》：通诸窍，开经络，透肌骨，解酒毒，消瓜果食积，治中风、中气、中恶、痰厥、积聚癥瘕。盖麝走窜，能通诸窍之不利，开经络之壅遏，若诸风、诸气、诸血、诸痛，惊痫、癥瘕诸病，经络壅闭，孔窍不利者，安得不用为引导以开之通之耶？非不可用也，但不可过耳。

《本草正》：除一切恶疮痔漏肿痛，脓水腐肉，面墨斑疹。凡气滞为病者，俱宜用之。若鼠咬、虫咬成疮，以麝香封之。

冰片《新修本草》

药性：凉；药味：辛；用量：0.15～0.3 g。

主 治

1. 目瞑牙噤：《圣济总录》开关散用冰片醒脑开窍治疗目瞑牙噤。
2. 喉痹口疮：《外科正宗》冰硼散用冰片散火解毒治疗喉痹口疮。
3. 疮疡肿痛：《疡医大全》八宝丹用冰片消肿止痛治疗疮疡肿痛。

【名著阐述】

《新修本草》：主心腹邪气，风湿积聚，耳聋，明目，去目赤肤翳。

《名医别录》：妇人难产，取龙脑研末少许，以新汲水调服。

《唐本草》：主心腹邪气，风湿积聚，耳聋。明目，去目赤肤翳。

《海药本草》：主内外障眼，三虫，治五痔，明目，镇心，秘精。

《医林纂要》：冰片主散郁火，能透骨热，治惊痫、痰迷、喉痹、舌胀、牙痛、耳聋、鼻息、目赤浮翳、痘毒内陷、杀虫、痔疮、催生，性走而不守，亦能生肌止痛。然散而易竭，是终归阴寒也。

苏合香《名医别录》

药性：温；药味：辛；用量：0.3～1 g。

主治

1. 意识障碍：《太平惠民和剂局方》苏合香丸用苏合香芳香开窍治疗意识障碍。
2. 心痛腹痛：《苏沈良方》苏合香丸用苏合香辟秽理气治疗心痛腹痛或霍乱吐泻。

【名著阐述】

《名医别录》：主辟恶，温疟，痫痓。去浊，除邪，令人无梦魇。

《本经逢原》：苏合香，聚诸香之气而成，能透诸窍脏，辟一切不正之气，凡痰积气厥，必先以此开导，治痰以理气为本也。凡山岚瘴湿之气，袭于经络，拘急弛缓不均者，非此不能除。能透诸窍藏，辟一切不正之气。凡痰积气厥，必先以此开导，治痰以理气为本也。凡山岚瘴湿之气袭于经络，拘急弛缓不均者，非此不能除。但性躁气窜，阴虚多火人禁用。

石菖蒲《神农本草经》

药性：温；药味：辛；用量：10～15 g。

主治

1. 意识障碍：《济生方》涤痰汤用石菖蒲涤痰开窍治疗中风意识障碍或失语。
2. 健忘遗忘：《杂病源流犀烛》安神定志丸用石菖蒲开窍醒智治疗健忘遗忘。
2. 脘腹痞满：《随息居重订霍乱论》昌阳泻心汤用石菖蒲昌阳癖秽治疗霍乱痞满。

【名著阐述】

《神农本草经》：主风寒湿痹，咳逆上气，开心孔，补五脏，通九窍，明耳目，出音声。久服轻身，不忘，不迷惑，延年。

《本经逢原》：菖蒲，心气不足者宜之，《本经》言补五脏者，心为君主，五脏系焉。首言治风寒湿痹，是取其辛温开发脾气之力。治咳逆上气者，痰湿壅滞之喘咳，故宜搜涤，若肺胃虚燥之喘咳，非菖蒲可治也。其开心孔，通九窍，明耳目，出音声。总取辛温利窍之力。又主肝虚，心腹痛，霍乱转筋，消伏梁癫痫，善通心脾痰湿可知。凡阳亢阴虚者禁用。以其性温，善鼓心包之火，与远志之助相火不殊，观《本经》之止小便利，其助阳之力可知。

《重庆堂随笔》：石菖蒲，舒心气、畅心神、怡心情、益心志，妙药也。清解药用之，赖以祛痰秽之浊而卫宫城，滋养药用之，借以宣心思之结而通神明。

（二）醒脑开窍方剂

安宫牛黄丸《温病条辨》

组 成 牛黄、郁金、黄连、朱砂、山栀、雄黄、黄芩、水牛角、冰片、麝香、珍珠、金箔衣。

功 用 清热豁痰开窍。

主 治 意识障碍证。

辨 证 要 点 ①高热烦躁；②神昏谵语；③口干舌燥；④痰涎壅盛；⑤舌红或绛；⑥脉数。

【名著阐述】

《温病条辨》：牛黄得日月之精，通心主之神；犀角主治百毒、邪鬼、瘴气；真珠得太阴之精，而通神明，合犀角补水救火；郁金草之香，梅片木之香，雄黄石之香，麝香乃精血之香，合四香以为用，使闭固之邪热温毒深在厥阴之分者，一齐从内透出，而邪秽自消，神明可复也；黄连泻心火，栀子泻心与三焦之火，黄芩泻胆肺之火，使邪火随诸香一齐俱散也；朱砂补心体，泻心用，合金箔坠痰而镇固，再合真珠、犀角为督战之主帅也。

《成方便读》：热邪内陷，不传阳明胃腑，则传入心包。若邪入心包。则见神昏谵语诸证，其势最虑内闭。牛黄芳香气清之品，轻灵之物，直入心包，僻邪而解秽；然温邪内陷之证，必有粘腻秽浊之气留恋于膈间，故以郁金芳香辛苦，散气行血，直达病所，为之先声，而后芩连苦寒性燥者，祛逐上焦之湿热；黑栀清上而导下，以除不尽之邪；辰砂色赤气寒，内含真汞，清心热，护心阴，安神明，镇君主，辟邪解毒。

紫雪散《外台秘要》

组　成　黄金、寒水石、石膏、磁石、滑石、玄参、羚羊角、犀角、升麻、沉香、丁子香、青木香、甘草。

功　用　清热开窍熄风。

主　治　意识障碍证。

辨证要点　①高热烦躁；②神昏谵语；③痉厥；④斑疹吐衄；⑤口渴引饮；⑥唇焦齿燥；⑦尿赤便秘；⑨舌红绛苔干黄；⑩脉数有力或弦数。

【名著阐述】

《外台秘要》：崔氏：疗脚气毒遍内外，烦热口中生疮者服紫雪，强（人）服两枣许，弱者减之，和水服，当利热毒。若经服石发热毒闷者，服之如神。

《杂病广要》引《医心方》：紫雪方，鉴真云：若脚气冲心，取一小两和水饮之。

《温病条辨》：暑邪……心热烦躁神迷甚者，先与紫雪丹。

至宝丹《太平惠民和剂局方》

组　成　水牛角、朱砂、雄黄、生玳瑁、琥珀、麝香、龙脑、金箔、银箔、牛黄、安息香。

功　用　清热化浊开窍。

主　治　意识障碍证。

辨证要点　①神昏谵语；②身热烦躁；③痰盛气粗；④舌红苔黄垢腻；⑤脉滑数。

【名著阐述】

《太平惠民和剂局方》：疗卒中急风不语，中恶气绝，中诸物毒暗风，中热疫毒，阴阳二毒，山岚瘴气毒，蛊毒，水毒。产后血晕，口鼻出血，恶血攻心。烦躁气喘吐逆。难产闷乱，死胎不下。已上诸疾，并用童子小便一合，生姜自然汁三五滴，入于小便内温过，化下三圆至五圆，神效。

《幼幼新书》:至宝膏:生犀、生玳瑁、琥珀、牛黄、朱砂飞、雄黄飞各一两,金银箔各五十片,龙脑、麝各一分,安息香酒浸,重汤煮成水净一两熬成膏。药末入香膏内研,杵丸如桐子,新瓷器盛。项急中风、阴阳二毒、伤寒卒中、热暍、卒中恶、产后血晕迷闷及诸疾……

《古方选注》:至宝丹,治心脏神昏,从表透里之方也。犀角、牛黄、玳瑁、琥珀以有灵之品,内通心窍;朱砂、雄黄、金银箔以重坠之药,安镇心神;佐以龙脑、麝香、安息香搜剔幽隐诸窍。李杲曰:牛黄、脑、麝入骨髓,透肌肤。故热入心包络,舌绛神昏者,以此丹入寒凉汤药中用之,能祛阴起阳,立展神明,有非他药之可及。若病起头痛,而后神昏不语者,此肝虚魂升于顶,当用牡蛎救逆以降之,又非至宝丹所能苏也。

《阎氏小儿方论笺正》:此方清热镇怯,定魄安神,凡肝胆火炎,冲击犯脑,非此不可,洄溪所云必备之药。方下所谓诸痫急惊,卒中客忤,烦躁不眠,及伤寒狂语等症,方后所谓卒中不语云云,无一非脑神经之病,投以是丸,皆有捷效,名以至宝,允无惭色。

行军散《霍乱论》

组 成 牛黄、麝香、珍珠、冰片、硼砂、雄黄、硝石、飞金。

功 用 清热辟秽。

主 治 意识障碍。

辨 证 要 点 ①暑秽;②吐泻;③腹痛;④烦闷;⑤不省人事;⑥舌红;⑦苔黄厚腻;⑧脉滑。

【名著阐述】

《霍乱论》:霍乱痧胀,山岚瘴疠,及暑热秽恶诸邪,直干包络,头目昏晕,不省人事,危急等证。并治口疮喉痛;点目,去风热障翳;搐鼻,辟时疫之气。

苏合香丸《太平惠民和剂局方》

组 成 苏合香、冰片、麝香、安息香、木香、香附、檀香、丁香、沉香、荜茇、乳香、白术、诃子、朱砂、犀角。

功 用 芳香开窍。

主 治 意识障碍。

辨 证 要 点 ①突然昏倒;②牙关紧闭;③不省人事;④苔白;⑤脉迟。

【名著阐述】

《外台秘要》:《广济方》疗传尸骨蒸,殗殜肺痿,痓忤鬼气,卒心痛,霍乱吐痢,时气鬼魅瘴疟,赤白暴痢,瘀血月闭,痃癖疔肿,惊痫鬼忤中人,吐乳狐魅,吃力伽丸方。

《太平惠民和剂局方》:疗传尸骨蒸,殗殜肺痿,痓忤鬼气卒心痛,霍乱吐利,时气鬼魅瘴疟,赤白暴利,瘀血月闭,痃癖疔肿惊痫,鬼忤中人,小儿吐乳,大人狐狸等病。

《医方考》:病人初中风,喉中痰塞,水饮难通,非香窜不能开窍,故集诸香以利窍;非辛热不能通塞,故用诸辛为佐使。犀角虽凉,凉而不滞;诃黎虽涩,涩而生津。世人用此方于初中之时,每每取效。丹溪谓辛香走散真气,又谓脑、麝能引风入骨,如油入面,不可解也。医者但可用之以救急,慎毋令人多服也。

《成方便读》:此为本实先拨,故景岳有非风之名;若一辨其脱证。无论其为有邪无邪,急以人参、桂、附之品,回阳固本,治之尚且不暇,何可再以开泄之药,耗散真气乎?须待其根本渐固,正气渐回,然后再察其六淫七情,或内或外,而缓调之,则庶乎可也。此方汇集诸香以开其闭,而以犀角解其毒,白术、白蜜匡其正,朱砂辟其邪,性偏于香,似乎治邪中气闭者为宜耳。

紫金锭《片玉心书》

组 成 山慈姑、红大戟、千金子霜、五倍子、麝香、雄黄、朱砂。

功 用 辟秽解毒。

主 治 中暑时疫。

辨证要点 ①脘腹胀闷疼痛;②恶心呕吐;③泄泻;④痰厥;⑤舌红苔白腻;⑥脉滑。

【名著阐述】

《外科精要·卷中》:一名圣后丹,一名玉枢丹,又名解毒丸,又名万病丸,又名紫金锭。

《仁斋直指方论》载万病解毒丸言其:治痈疽发背,鱼脐毒疮,药毒草毒,挑生毒,蛇兽毒,蛊毒瘵虫,诸恶病。

《丹溪心法附余》载:太乙神丹:一名追毒丸,一名紫金丹。

《随息居重订霍乱论》:惟风餐露宿,黎藿人寒湿为病者,服之颇宜。若一概施之,误人匪浅。

《疡医大全》:解诸毒,疗疮肿,利关窍,通治百病。

《同寿录》:山岚瘴气,暑行触秽,及空心感触秽恶,用少许噙嚼,则邪毒不侵;绞肠腹痛,霍乱吐泻,姜汤磨服;中风卒倒,不省人事,痰涎壅盛,牙关紧急,姜汤磨服;咽闭喉风,薄荷汤磨服;臌胀噎膈,麦芽汤磨服;中蛊毒及诸药毒,饮食河豚、恶菌、死畜等肉,滚水磨服,得吐利即解;痈疽发背,无名疔肿,一切恶毒、恶疮,无灰酒磨服取汗,再用凉水磨涂患处;一切疟,温酒磨服;一切蛇、蝎、疯犬并害虫所伤,无灰酒磨服,再用凉水磨敷患处;中阴阳二毒,狂言烦闷,躁乱不宁,凉水磨服;白痢,姜汤磨服;赤痢,凉水磨服;小儿痰涎壅盛,急慢惊风,薄荷汤磨服;常佩在身,能祛邪辟秽。

(张静思 蔡定芳)

二、镇心安神方药

镇心安神方药治疗睡眠障碍疾病。睡眠障碍是睡眠和觉醒节律交替紊乱,包括睡眠时间不足与睡眠中异常行为两方面。睡眠障碍辨证要点:①每周失眠至少3次并持续1月以上;②入睡困难;③早醒;④多梦;⑤疲劳乏力;⑥白天思睡;⑦梦游;⑧梦呓;⑨夜惊;⑩梦魇。安神助眠常用药物有朱砂、磁石、龙骨、琥珀、酸枣仁、柏子仁、灵芝、合欢皮、远志。同类安神助眠药物还有珍珠、夜交藤、牡蛎等。安神助眠常用方剂有朱砂安神丸、磁朱丸、天王补心丹、酸枣仁汤、黄连阿胶汤。同类安神助眠方剂还有柏子养心丸、孔圣枕中丹、甘麦大枣汤等。

（一）镇心安神药物

朱砂《神农本草经》
药性：微寒；**药味**：甘；**用量**：0.1～0.5 g。

主　治

1. 惊悸失眠：《内外伤辨惑论》朱砂安神丸用朱砂镇惊安神治疗惊悸失眠。
2. 癫痫失神：《圣济总录》丹砂丸用朱砂镇惊安神治疗癫痫失神。

【名著阐述】

《神农本草经》：养精神，安魂魄，益气，明目。

《本草经疏》：丹砂，味甘微寒而无毒，盖指生砂而言也。《药性论》云：丹砂君，清镇少阴君火之药。安定神明，则精气自固。火不妄炎，则金木得平，而魂魄自定，气力自倍。五脏皆安，则精华上发，故明目。心主血脉，心火宁谧，则阴分无热而血脉自通，烦满自止，消渴自除矣。丹砂体中含汞，汞味本辛，故能杀虫，宜乎《药性论》谓其有大毒，若经伏火及一切烹炼，则毒等砒、硇，服之必毙。

《张氏医通·专方》：凡言心经药，都属心包，惟朱砂外禀离明，内含真汞，故能交含水火，直入心脏。但其性徐缓，无迅扫阳焰之速效，是以更需黄连之苦寒以折其势，甘草之甘缓以款启其微，俾膈上之实火、虚火，悉从小肠而降泄之。允为劳伤心伤神、动作伤气、扰乱虚阳之的方，岂特治热伤心包而已哉！然其奥又在当归之辛走血，地黄之濡润滋阴，以杜火气复炽之路。其动静之机，多寡之制，各有至理，良工调剂之苦心，其可忽诸。

磁石《神农本草经》
药性：寒；**药味**：咸；**用量**：9～30 g。

主　治

1. 惊悸失眠：《千金要方》磁朱丸用磁石镇惊安神治疗惊悸失眠。
2. 耳鸣耳聋：《重订广温热论》耳聋左慈丸用磁石补肾聪耳治疗耳聋耳鸣。
3. 腰膝酸软：《太平圣惠方》磁石丸用磁石强筋健骨治疗腰膝酸软。
4. 头晕目眩：《医醇賸义》滋生清阳汤用磁石平肝潜阳治疗头晕目眩。

【名著阐述】

《神农本草经》：主周痹风湿，肢节中痛，不可持物，除大热烦满及耳聋。

《本草经疏》：磁石，《本经》味辛气寒无毒，《别录》甄权咸有小毒，大明甘涩平，藏器咸温，今详其用，应是辛咸微温之药，而甘寒非也。其主周痹风湿，肢节中痛，不可持物，洗洗酸者，皆风寒湿三气所致，而风气尤胜也。风淫末疾，发于四肢，故肢节痛，不能持物。风湿相搏，久则从火化，而骨节皮肤中洗洗酸也。牵能散风寒，温能通关节，故主之也。咸为水化，能润下软坚，辛能散毒，微温能通行除热，故主大热烦满，及消痈肿。鼠瘘颈核、喉痛者，足少阳、少阴虚火上攻所致，咸以入肾，其性镇坠而下吸，则火归元而痛自止也。磁石能入肾，养肾脏。肾主骨，故能强骨。肾藏精，故能益精。肾开窍于耳，故能疗耳聋。肾主施泄，久秘固而精气盈益,放能令人有子。小儿惊痫,心气怯,痰热盛也,咸能润下,重可去怯,是以主之。诸药石皆有毒,且不宜久服,独磁石性禀冲和,无猛悍之气,更有补肾益精之功,大都渍酒,优于丸、散,石性体重故尔。

龙骨《神农本草经》
药性:平;药味:甘;用量:15～30 g。

主治

1. 健忘失眠:《千金要方》孔圣枕中丹用龙骨镇惊安神治疗健忘失眠。
2. 癫痫失神:《伤寒论》柴胡加桂枝龙骨牡蛎汤用龙骨镇静安神治疗癫痫失神。
3. 头晕眩晕:《医学衷中参西录》镇肝熄风汤用龙骨平肝潜阳治疗头晕眩晕。
4. 遗精潮热:《外台秘要》二加龙牡汤用龙骨固精敛汗治疗遗精潮热。

【名著阐述】

《神农本草经》:主咳逆,泄痢脓血,女子漏下,癥瘕坚结,小儿热气惊痫。

《本经逢原》:涩可以去脱,龙骨入肝敛魂,收敛浮越之气。其治咳逆,泄利脓血,女子漏下,取涩以固上下气血也。其性虽涩,而能入肝破结。癥瘕坚结,皆肝经之血积也;小儿热气惊痫,亦肝经之病,为牛黄以协济之,其祛邪伐肝之力尤捷。其性收阳中之阴,专走足厥阴经,兼入手足少阴,治多梦纷坛,多寐泄精,衄血吐血,胎漏肠风,益肾镇心,为收敛精气要药。有客邪,则兼表药用之。又主带脉为病,故崩带不止,腹满,腰溶溶若坐水中,止涩药中加用之。止阴疟,收湿气,治休息痢,久痢脱肛,生肌敛疮皆用之。但收敛太过,非久痢虚脱者,切勿妄投;火盛失精者误用,多致溺赤涩痛,精愈不能收摄矣。

《医学衷中参西录》:龙骨,质最粘涩,具有翕收之力,故能收敛元气,镇安精神,固涩滑脱。凡心中怔忡、多汗淋漓、吐血衄血、二便下血、遗精白浊、大便滑泄、小便不禁、女子崩带,皆能治之。其性尤善利痰,治肺中痰饮咳嗽,咳逆上气。其味微辛,收敛之中仍有开通之力,故《本经》谓其主泻痢脓血,女子漏下,而又主癥瘕坚结也。徐(大椿)氏议论极精微,所谓敛正气而不敛邪气,外感未尽亦可用之者,若仲景之柴胡加龙骨牡蛎汤,桂枝甘草龙骨牡蛎汤诸方是也,愚于伤寒、温病,热实脉虚,心中怔忡,精神骚扰者,恒龙骨与萸肉、生石膏并用。龙骨既能入气海以固元气,更能入肝经以防其疏泄元气,且能入肝敛戢肝木,愚于忽然中风、肢体不遂之证,其脉甚弦硬者,知系肝火肝风内动,恒用龙骨同牡蛎加于所服药中以敛戢之,至脉象柔和,其病自愈。愚用龙骨约皆生用,惟治女子血崩,或将漏产,至极危时,恒用煅者,取其涩力稍胜,以收一时之功也。

琥珀《名医别录》
药性:平;药味:甘;用量:1.5～3 g。

主治

1. 失眠健忘:《景岳全书》琥珀多寐丸用琥珀镇静安神治疗失眠健忘。
2. 癫痫失神:《幼科发挥》抱龙丸用琥珀镇惊安神治疗小儿癫痫失神。
3. 月经不调:《女科万金方》琥珀丸用琥珀调经止血治疗月经不调或动胎血崩。
4. 尿痛血淋:《古今医鉴》琥珀散用琥珀利尿通淋治疗尿痛血淋。

【名著阐述】

《本草衍义补遗》:琥珀属阳,今古方用为利小便,以燥脾土有功,脾能运化,肺气下降,故小便可通,若血少不利者,反致其燥结之苦。

《本草经疏》:琥珀,专入血分。心主血,肝藏血,人心入肝,故能消瘀血也。此药毕竟是消磨渗利之性,不利虚人。大多从辛温药则行血破血,从淡渗药则利窍行水,从金石镇坠药则镇心安神。

《本经逢原》:琥珀,消磨渗利之性,非血结膀胱者不可误投。和大黄、鳖甲作散,酒下方寸匕,治妇人腹内恶血,血尽则止。血结肿胀,腹大如鼓,而小便不通者,须兼沉香辈破气药用之。又研细敷金疮,则无瘢痕,亦散血消瘀之验。

酸枣仁《神农本草经》
药性:平;**药味**:酸;**用量**:10～15 g。

主治

1. 失眠心烦:《金匮要略》酸枣仁汤用酸枣仁养心安神治疗失眠心烦。
2. 健忘盗汗:《本事方》宁志膏用酸枣仁养心安神治疗健忘盗汗。

【名著阐述】

《神农本草经》:主心腹寒热,邪结气聚,四肢酸疼,湿痹。

《名医别录》:主烦心不得眠,脐上下痛,血转久泄,虚汗烦渴,补中,益肝气,坚筋骨,助阴气,令人肥健。

《本经逢原》:酸枣仁,熟则收敛精液,故疗胆虚不得眠,烦渴虚汗之证;生则导虚热,故疗胆热好眠,神昏倦怠之证。按酸枣本酸而性收,其仁则甘润而性温,能散肝、胆二经之滞,故《本经》治心腹寒热,邪气结聚,酸痛血痹等证皆生用,以疏利肝、脾之血脉也。盖肝虚则阴伤而烦心,不能藏魂,放不得眠也。伤寒虚烦多汗,及虚人盗汗,皆炒熟用之,总取收敛肝脾之津液也。

柏子仁《神农本草经》
药性:平;**药味**:甘;**用量**:6～10 g。

主治

1. 心悸失眠:《医部全录》柏子养心丸用柏子仁养心安神治疗心悸失眠。
2. 潮热盗汗:《本事方》柏子仁丸用柏子仁安神敛汗治疗潮热盗汗。
3. 习惯便秘:《世医得效方》五仁丸用柏子仁辛润通便治疗习惯性便秘。

【名著阐述】

《神农本草经》:柏实,味甘平,主惊悸,安五脏,益气,除风湿痹,久服令人润泽,美色,耳目聪明。

《本经逢原》:柏子仁,《本经》言除风湿痹者,以其性燥也。《经疏》以为除风湿痹之功非润药所能,当是叶之能事。岂知其质虽润而性却燥,未有香药之性不燥者也。昔人以其多油而滑,痰多作泻忌服,盖不知其性燥而无伤中泥痰之患,久服每致大便燥结,以芳香走气而无益血之功也。

远志《神农本草经》

药性：温；**药味**：苦、辛；**用量**：6～10 g。

主治

失眠健忘：《太平圣惠方》远志散用远志养心安神治疗失眠健忘。

【名著阐述】

《神农本草经》：主咳逆伤中，补不足，除邪气，利九窍，益智慧，耳目聪明，不忘，强志倍力。

《药品化义》：远志，味辛重大雄，入心开窍，宣散之药。凡痰涎伏心，壅塞心窍，致心气实热，为昏聩神呆、语言蹇涩，为睡卧不宁，为恍惚惊怖，为健忘，为梦魇，为小儿客忤，暂以豁痰利窍，使心气开通，则神魂自宁也。又取其辛能醒发脾气，治脾虚火困，思虑郁结，故归脾汤中用之。及精神短少，竟有虚痰作孽，亦须量用。若心血不足，以致神气虚怯，无痰涎可祛，即芎归味辛，尚宜忌用，况此大辛者乎。诸《本草》谓辛能润肾，用之益精强志，不知辛重暴悍，戟喉刺舌，与南星、半夏相类。《经》曰：肾恶燥，乌可入肾耶。

《医学衷中参西录》：远志，其酸也能翕，其辛也能辟，故其性善理肺，能使肺叶之翕辟纯任自然，而肺中之呼吸于以调，痰涎于以化，即咳嗽于以止矣。若以甘草辅之，诚为养肺要药。至其酸敛之力，入肝能敛辑肝火，入肾能固涩滑脱，入胃又能助生酸汁，使人多进饮食，和平纯粹之品，固无所不宜也。若用水煎取浓汁，去渣重煎，令其汁浓若薄糊，以敷肿疼疮疡及乳痈甚效、若恐其日久发酵，每一两可加蓬砂二钱溶化其中。愚初次细嚼远志尝之，觉其味酸而实兼有矾味。后乃因用此药，若末服至二钱可作呕吐，乃知其中确含有矾味，是以愚用此药入汤剂时，未尝过二钱，恐多用之亦可作呕吐也。

（二）镇心安神方剂

朱砂安神丸《内外伤辨惑论》

组成 朱砂、黄连、炙甘草、生地黄、当归。

功用 镇心安神。

主治 心火亢盛。

辨证要点 ①失眠多梦；②心悸怔忡；③心烦神乱；④胸中懊恼；⑤舌尖红；⑥脉细数。

【名著阐述】

《张氏医通》：凡言心经药，都属心胞，惟朱砂外禀离明，内含真汞，故能交合水火，直入心脏。但其性徐缓，无迅扫阳焰之速效，是以更需黄连之苦寒以直折其势，甘草之甘缓以款启其微，俾膈上实火虚火，悉从小肠而降泄之。允为劳心伤神，动作伤气，扰乱虚阳之的方。岂特治热伤心包而已哉！然其奥又在当归之辛温走血，地黄之濡润滋阴，以杜火气复炽之路。

其动静之机,多寡之制,各有至理,良工调剂之苦心,其可忽诸。

《古今名医方论》:叶仲坚:经云:神气舍心,精神毕具。又曰:心者,生之本,神之舍也。且心为君主之官,主不明则精气乱,神太劳则魂魄散,所以瘟瘵不安,淫邪发梦,轻则惊悸怔忡,重则痴妄癫狂也。朱砂具光明之体,色赤通心,重能镇怯,寒能胜热,甘以生津,抑阴火之浮游,以养上焦之元气,为安神之第一品;心若热,配黄连之苦寒,泻心热也;更佐甘草之甘以泻之;心主血,用当归之甘温,归心血也;更佐地黄之寒以补之。心血足则肝得所藏,而魂自安,心热解则肺得其职,而魂自宁也。

磁朱丸《备急千金药方》

组 成 神曲、磁石、朱砂。

功 用 重镇安神。

主 治 神志不安。

辨证要点 ①心悸失眠;②头晕;③眼花;④耳聋;⑤耳鸣;⑥癫痫;⑦脉细数。

【名著阐述】

《原机启微》:磁石辛咸寒,镇坠肾经为君,令神水不外移也;辰砂微甘寒,镇坠心经为臣,肝其母,此子能令其实也,肝实则目明;神曲辛温甘,化脾胃中宿食为佐。生用者,发其生气;熟用者,敛其暴气也。眼药后,俯视不见,仰视渐睹星月者,此其效也。

《古今名医方论》:磁石直入肾经,收散失之神,性能引铁,吸肺金之气归藏肾水;朱砂体阳而性阴,能纳浮游之火而安神明,水能鉴,火能烛,水火相济,而光华不四射欤?然目受脏腑之精,精资于谷,神曲能消化五谷,则精易成矣。盖神水散大,缓则不收,赖镇坠之品疾收而吸引之,故为急救之剂也。其治耳鸣、耳聋等症,亦以镇坠之功,能制虚阳之上奔耳!

天王补心丹《校注妇人良方》

组 成 人参、茯苓、玄参、丹参、桔梗、远志、当归、五味子、麦冬、天冬、柏子仁、酸枣仁、生地。

功 用 养血安神。

主 治 心悸失眠。

辨证要点 ①心悸怔忡;②虚烦失眠;③神疲健忘;④梦遗;⑤手足心热;⑥口舌生疮;⑦大便干结;⑧舌红少苔;⑨脉细数。

【名著阐述】

《古今名医方论》:心者主火,而所以主者神也。神衰则火为患,故补心者必清其火而神始安。补心丹用生地黄为君者,取其下足少阴以滋水主,水盛可以伏火,此非补心之阳,补心之神耳;凡果核之有仁,犹心之有神也,清气分无如柏子仁,补血无如酸枣仁,其神存耳;参、苓之甘以补心气,五味酸以收心气,二冬之寒以清气分之火,心气和而神自归矣;当归之甘以生心血,玄参之咸以补心血,丹参之寒以清血中之火,心血足而神自藏矣;更假桔梗为舟楫,远志为向导,和诸药入心而安神明。以此养心则寿,何有健忘,怔忡,津液干涸,舌上生疮,大便不利之虞哉!

《医方集解》:此手少阴药也。生地、玄参北方之药,补水所以制火,取其既济之义也;丹参、当归所以生心血,血生于气;人参、茯苓所以益心气,人参合麦冬、五味又为生脉散,盖心主脉,肺为心之华盖而朝百脉,百脉皆朝于肺,补肺生脉,脉即血也,所以便天气下降也,天气下降,地气上腾,万物乃生;天冬苦入心而寒泻火,与麦冬同为滋水润燥之剂;远志、枣仁、柏仁所以养心神,而枣仁、五味酸以收之,又以敛心气之耗散也;桔梗清肺利膈,取其载药上浮而归于心,故以为使;朱砂色赤入心,寒泻热而重宁神。

酸枣仁汤《金匮要略》

组　成　酸枣仁、甘草、知母、茯苓、川芎。

功　用　除烦安神。

主　治　虚热内扰。

辨证要点　①虚烦失眠;②心悸;③头目眩晕;④咽干;⑤口燥;⑥舌红;⑦脉弦细。

【名著阐述】

《古今名医方论》:枣仁酸平,应少阳木化,而治肝极者,宜收宜补,用枣仁至二升,以生心血,养肝血,所谓以酸收之,以酸补之是也。顾肝郁欲散,散以川芎之辛散,使辅枣仁通肝调营,所谓以辛补之。肝急欲缓,缓以甘草之甘缓,防川芎之疏肝泄气,所谓以土葆之。然终恐劳极,则火发于肾,上行至肺,则卫不合而仍不得眠,故以知母崇水,茯苓通阴,将水壮金清而魂自宁,斯神凝魂藏而魄且静矣。此治虚劳肝极之神方也。

《金匮要略心典》:虚劳之人,肝气不荣,则魂不得藏;魂不藏故不得眠。酸枣仁补肝敛气,宜以为君;而魂既不归容,必有浊痰燥火乘间而袭其舍者,烦之所由作也。故以知母、甘草清热滋燥,茯苓、川芎行气除痰,皆所以求肝之治而宅其魂也。

黄连阿胶汤《伤寒论》

组　成　黄连、黄芩、芍药、鸡子黄、阿胶。

功　用　补北泻南。

主　治　心肾不交失眠。

辨证要点　①心烦不眠;②口干咽燥;③舌红少苔;④脉细数。

【名著阐述】

《注解伤寒论》:阳有余,以苦除之,黄连、黄芩之苦以除热;阴不足,以甘补之,鸡子黄、阿胶之甘以补血;酸,收也,泄也,芍药之酸,收阴气而泄邪热也。

《伤寒附翼》:此少阴之泻心汤也。凡涤心必借芩、连,而导引有阴阳之别。病在三阳,胃中不和而心下痞者,虚则加参、甘补之,实则加大黄下之;病在少阴而心中烦,不得卧者,既不得用参、甘以助阳,亦不得用大黄以伤胃矣。用芩、连以直折心火,佐芍药以收敛神明,所以扶阴而益阳也。鸡子黄禀南方之火色,入通于心,可以补离宫之火,用生者搅和,取其流动之义也;黑驴皮禀北方之水色,且咸先入肾,可以补坎宫之精,内合于心而性急趋下,则阿井有水精凝聚之要也,与之相溶而成胶;用以配鸡子之黄,合芩、连、芍药,是降火引元之剂矣。《经》曰:火位之下,阴精承之;阴平阳秘,精神乃治。斯方之谓欤。

《伤寒溯源集》:黄连苦寒,泻心家之烦热,而又以黄芩佐之;芍药收阴敛气,鸡子苦,气味俱厚,阴中之阴,故能补阴除热。阿井为济水之伏流,乃天下十二经水之阴水也;乌驴皮黑而属水,能制热而走阴血,合而成胶,为滋养阴气之上品。协4味而成剂,半以杀风邪之热,半以滋阴水之源,而为补救少阴之法也。

(吴　婷　蔡定芳)

三、止咳平喘方药

止咳平喘方药治疗咳嗽喘息疾病。咳嗽喘息疾病辨证要点:①咳嗽;②咳痰;③哮喘;④呼吸困难。多见于呼吸系统疾病。止咳平喘常用药物有紫菀、款冬花、百部、桔梗、白前、川贝母、浙贝母、瓜蒌、竹茹、竹沥、天竺黄、白果、天南星、金沸草。同类止咳平喘药物还有皂荚、白芥子、天浆壳、石胡荽、猴枣、礞石、海蛤壳、海浮石、葶苈子、昆布、海藻、黄药脂、荸荠、瓦楞子、木蝴蝶、马兜铃、鼠曲草、蕨菜、桑白皮、胡颓叶、千日红、钟乳石、洋金花等。止咳平喘常用方剂有止嗽散、小青龙汤、定喘汤。同类止咳平喘方剂还有清气化痰丸、清金降火汤、滚痰丸、贝母瓜蒌散、苓甘五味姜辛汤、冷哮丸、三子养亲汤等。

(一)止咳平喘药物

紫菀《神农本草经》
药性:温;药味:苦;用量:6~10 g。

主治

1. 咳痰咳血:《太平圣惠方》紫菀散用紫菀止咳安络治疗咳嗽或咳血。
2. 咳嗽气喘:《是斋百一选方》人参紫菀汤用紫菀止咳平喘治疗咳嗽气喘。

【名著阐述】

《神农本草经》:主咳逆上气,胸中寒热结气,去蛊毒、痿蹶,安五脏。

《本草正义》:紫菀,柔润有余,虽曰苦辛而温,非爆烈可比,专能开泄肺郁,定咳降逆,宣通窒滞,兼疏肺家气血。凡风寒外束,肺气壅塞,咳呛不爽,喘促哮吼,及气火燔灼,郁为肺痈,咳吐脓血,痰臭腥秽诸证,无不治之。而寒饮蟠踞,浊涎胶固喉中如水鸡声者,尤为相宜。惟其温而不热,润而不燥,所以寒热皆宜,无所避忌。景岳谓水亏金燥,咳嗽失血者,非其所宜;石顽谓阴虚肺热干咳者忌之;盖恐开泄太过,重伤肺金,又恐辛温之性,或至助火。要之虚劳作嗽,亦必有浊痰阻塞肺窍,故频频作咳,以求其通,不为开之,咳亦不止,以此温润之品,泄化垢腻,顺调气机,而不伤于正,不偏于燥,又不犯寒凉遏抑、滋腻恋郁等弊,岂非正治?且柔润之质,必不偏热,较之二冬、二母,名为滋阴,而群阴腻滞,阻塞隧道者,相去犹远。惟实火作咳,及肺痈成脓者,则紫菀虽能泄降,微嫌其近于辛温,不可重任,然借为向导,以捣穴犁庭,亦无不可。总之,肺金窒塞,无论为寒为火,皆有非此不开之势。

款冬花《神农本草经》

药性:温;药味:苦;用量:6～10 g。

主治

1. 咳嗽咳痰:《圣济总录》款冬花汤用款冬花止咳平喘治疗咳嗽咳痰。
2. 咳嗽气喘:《圣惠》款冬花散用款冬花止咳平喘治疗咳嗽气喘。

【名著阐述】

《神农本草经》:主咳逆上气善喘,喉痹,诸惊痫,寒热邪气。

《本经疏证》:紫菀、款冬花,仲景书他处不用,独于肺痿上气咳嗽篇,射干麻黄汤中用之。射干麻黄汤,即小青龙汤去桂枝、芍药、甘草,加射干、紫菀、款冬花、大枣也。紫菀、款冬虽不得为是方主剂,然局法之转移,实以紫菀、款冬变。故《千金》《外台》,凡治咳逆久嗽,并用紫菀、款冬者,十方而九,则子此方亦不可不为要药矣。然二物者,一则开结,使中焦之阴化血,一则吸阴下归,究之功力略同,而其异在《千金》《外台》亦约略可见。盖凡吐脓血失音者,及风寒水气盛者,多不甚用款冬,但用紫菀。款冬则每同温剂补剂用者为多,是不可得其大旨哉。

百部《名医别录》

药性:温;药味:苦;用量:6～10 g。

主治

1. 咳嗽咳痰:《医学心悟》止嗽散用百部止咳化痰治疗咳嗽咳痰。
2. 咳嗽气喘:《和剂局方》百部丸用百部止咳平喘治疗咳嗽气喘。

【名著阐述】

《名医别录》:主咳嗽上气。

《本经续疏》:百部主咳嗽、上气,按其形象,当谓似肺朝诸经脉,得经脉之辐辏,集其益而病已矣。殊不知根下撮如芋子,至十五六枚之多,咸黄白色,白为肺本色,黄乃脾色,则似肺致脾气以布于他矣。尚得谓诸脉朝于肺乎!盖咳嗽上气,既已习熟,遂难倏止,则向之引风寒痰热为咳者,至无所资,则转引脾家输肺之精以为赖借。百部根当能于肺朝百脉时,各令带引精气输于皮毛,于是毛脉合精,行气于府,府精神明,留于四藏而气归于权衡,咳嗽上气焉有不止者,此其咳嗽上气为何如咳嗽上气,可憬然悟矣。

前胡《雷公炮炙论》

药性:寒;药味:苦、辛;用量:6～10 g。

主治

1. 咳嗽咳痰:《太平圣惠方》前胡散用前胡止咳化痰治疗咳嗽咳痰。
2. 咳嗽气喘:《圣济总录》前胡饮用前胡止咳平喘治疗咳嗽气喘。

【名著阐述】

《名医别录》：主疗痰满胸胁中痞，心腹结气，风头痛，去痰实，下气。治伤寒寒热，推陈致新，明目益精。

《本草纲目》：清肺热，化痰热，散风邪。前胡乃手足太阴、阳明之药，与柴胡纯阳上升，入少阳、厥阴者不同也。其功长于下气，故能治痰热喘嗽，痞膈呕逆诸疾。气下则火降，痰亦降矣，所以有推陈致新之绩，为痰气要药。陶弘景言其与柴胡同功非矣，治证虽同，而所入所主则异。

《本草汇言》：前胡，散风寒、净表邪、温肺气、消痰嗽之药也。如伤风之证，咳嗽痰喘，声重气盛，此邪在肺经也；伤寒之证，头痛恶寒，发热骨疼，此邪在膀胱经也；胸胁痞满，气结不舒，此邪在中膈之分也。又妊娠发热，饮食不甘；小儿发热，疮疹未形；大人痰热，逆气隔拒，此邪气壅闭在腠理之间也，用前胡俱能治之。罗一经云，前胡去寒痰，半夏去湿痰，南星去风痰，枳实去实痰，蒌仁治燥痰，贝母、麦门冬治虚痰，黄连、天花粉治热痰，各有别也。

桔梗《神农本草经》

药性：平；**药味**：苦；**用量**：6～10 g。

主治

1. 咳嗽咳痰：《温病条辨》杏苏散用桔梗止咳化痰治疗咳嗽咳痰。
2. 咽痛失音：《医学心悟》加味甘桔汤用桔梗利咽开音治疗咽痛失音。
3. 咳嗽脓血：《金匮要略》桔梗汤用桔梗消痈排脓治疗肺痈吐脓。

【名著阐述】

《神农本草经》：主胸胁痛如刀刺，腹满，肠鸣幽幽，惊恐悸气。

《本草纲目》：主口舌生疮，赤目肿痛。朱肱《活人书》治胸中痞满不痛，用桔梗、枳壳，取其通肺利膈下气也；张仲景《伤寒论》治寒实结胸，用桔梗、贝母、巴豆，取其温中、消谷、破积也；又治肺痈唾脓，用桔梗、甘草，取其苦辛清肺，甘温泻火，又能排脓血、补内漏也。其治少阴证二三日咽痛，亦用桔梗。甘草，取其苦辛散寒，甘平除热，合而用之，能调寒热也。后人易名甘桔汤，通治咽喉口舌诸病。宋仁宗加荆芥、防风、连翘，遂名如圣汤，极言其验也。

《重庆堂随笔》：桔梗，开肺气之结，宣心气之郁，上焦药也。肺气开则府气通，故亦治腹痛下利，昔人谓其升中有降者是矣。然毕竟升药，病属上焦实证而下焦无病者，固可用也；若下焦阴虚而浮火易动者，即当慎之。其病虽见于上焦，而来源于下焦者，尤为禁剂。昔人舟楫之说，最易误人。夫气味轻清之药，皆治上焦，载以舟楫，已觉多事。质重味厚之药，皆治下焦，载以上行，更属无谓。故不但下焦病不可用，即上焦病，亦惟邪痹于肺、气郁于心，结在阳分者，始可用之。如咽喉痰嗽等证，惟风寒外闭者宜之。不但阴虚内伤为禁药，即火毒上升之宜清降者，亦不可用也。

白前《名医别录》

药性：温；**药味**：苦；**用量**：6～10 g。

主治

1. 咳嗽气喘：《千金要方》白前汤用白前止咳平喘治疗咳嗽气喘。
2. 咳痰咳血：《圣济总录》白前饮用白前降气止血治疗咳痰咳血。

【名著阐述】

《名医别录》:主治胸胁逆气,咳嗽上气。

《本经逢原》:白前,较白薇稍温,较细辛稍平。专搜肺窍中风水,非若白薇之咸寒,专泄肺、胃之燥热,亦不似细辛之辛窜,能治肾、肝之沉寒也。

《本草正义》:白前,专主肺家,为治咳嗽降气之要药。《别录》谓其微温,以其主治寒嗽,则能疏散寒邪,其性质必含温养之气也。然白前治嗽,亦不专于寒嗽一面,即痰火气壅,上逆咳嗽,亦能定之,则又有似乎寒降,是以苏恭竟作微寒。然其所以能止嗽者,则在于平逆顺气,使膈下之浊气不上凌而犯肺金,斯肺气得顺其清肃之性,而咳自除,此以静肃为用,必不可遽谓其温。且古今主治,恒用之于火气逆升之症,无不应手,自当以苏恭微寒之说为长。且寒邪寒饮之咳,辛温开肺,别有专司,固非白前之长技,特微寒顺气,非如沙参、知母之寒凉直折,亦非如桑根皮、枇杷叶之清降遏抑,故为定咳止嗽之主药,而绝无流弊。虽不见于《本经》,而《别录》主胸胁逆气,咳嗽上气,甚至称其治呼吸欲绝,可见其清肃肺家,功效卓绝。白前顺气,清肃肺金,是其全体大用,此外别无效力。而《日华子本草》且称其治奔豚肾气,殆因其能降肺逆而推广言之。然白前主治上焦,而不能下坠直降,肾气之治,失其旨矣。

贝母《神农本草经》

药性:寒;药味:苦;用量:3～10 g。

主治

1. 咳嗽咳痰:《笔花医镜》贝母瓜蒌散用贝母止咳化痰治疗咳嗽咳痰。
2. 痈肿瘰疬:《医学心悟》消瘰丸用贝母化痰散结治疗痈肿瘰疬。
3. 胁痛胀满:《景岳全书》化肝煎用贝母理气解郁治疗胁痛胀满。

【名著阐述】

《神农本草经》:主伤寒烦热,淋漓邪气,疝瘕,喉痹,乳难,金疮,风痉。

《本草会编》:俗以半夏有毒,用贝母代之,夫贝母乃大阴肺经之药,半夏乃太阴脾经、阳明胃经之药,何可以代?若虚劳咳嗽,吐血咯血,肺痿、肺痈,妇人乳痈、痈疽及诸郁之证,半夏乃禁忌,皆贝母为向导,犹可代也。至于脾胃湿热,涎化为痰,久则生火,痰火上攻,香愦、僵仆、蹇涩诸证,生死旦夕,亦岂贝母可代乎?

《本草经疏》:贝母,肺有热,因而生痰,或为热邪所干,喘嗽烦闷,必此主之,其主伤寒烦热者,辛寒兼苦,能解除烦热故也。淋漓者,小肠有热也,心与小肠为表里,清心家之烦热,则小肠之热亦解矣。邪气者、邪热也,辛以散结,苦以泄邪,寒以折热,故主邪气也。《经》曰:一阴一阳结为喉痹,一阴者少阴君火也,一阳者少阳相火也,解少阴少阳之热,除胸中烦热,则喉痹自愈矣。乳难者,足厥阴、足阳明之气结滞而不通,辛能散结气,通其结滞,则乳难自瘳。热解则血凉,血凉则不痛,故主金疮。热则生风,故主风痉。

《药品化义》:贝母,味苦能下降,微辛能散郁,气味俱清,故用入心肺,主治郁痰、虚痰、热痰及痰中带血,虚劳咳嗽,胸膈逆气,烦渴热甚,此导热下行,痰气自利也。取其下利则毒去,散气则毒解,用疗肺痿、肺痈、瘿瘤痰核、痈疽疮毒,此皆开郁散结,血脉流通之功也。又取其性凉能降,善调脾气,治胃火上炎,冲逼肺金,致痰嗽不止,此清气滋阴,肺部自宁也。

瓜蒌《神农本草经》

药性：寒；**药味**：苦；用量：6～10 g。

主治

1. 咳嗽气喘：《医方考》清气化痰丸用瓜蒌止咳平喘治疗咳嗽气喘。
2. 胸痹结胸：《金匮要略》瓜蒌薤白半夏汤用瓜蒌解郁宽胸治疗胸痹结胸。
3. 痈疽肿毒：《痈疽神秘验方》拔毒散用瓜蒌解毒散结治疗痈疽肿毒。

【名著阐述】

《神农本草经》：味苦，寒。主治消渴，身热，烦满，大热，补虚，安中，续绝伤。

《本经疏证》：栝蒌根入土最深，且能久在土中，生气不竭，故岁岁引蔓，发叶开花成实。而味苦性寒，恰有合于脾脏之德，而能为效其用。其止渴也，则所谓脾气散精，上归于肺者也。肠胃皆隶于脾，脾阴效用，则肠胃中痼热，又乌能留。黄疸者，脾津被热约而不流，以致蒸盆而成者也，脾热既解，疸亦何能不除。短气，肺阴虚也，小便过利，肺火盛也，冲脉隶于阳明，为月水所从降，若因脾胃阴虚而血涸，或因热结而不流，得此凉润之剂，自然涸者滋，结者解，不通者转而能通，别录之治，固与本经理无二致矣。

《重庆堂随笔》：栝楼实，润燥开结，荡热涤痰，夫人知之；而不知其舒肝郁，润肝燥，平肝逆，缓肝急之功有独擅也，（魏）玉璜先生言之最详。

（二）止咳平喘方剂

止嗽散《医学心悟》

组成 桔梗、荆芥、百部、白前、甘草、橘红、紫菀。

功用 宣肺止咳。

主治 风寒犯肺证。

辨证要点 ①咳嗽；②恶寒；③头痛；④咯痰不爽；⑤苔薄白；⑥脉浮。

【名著阐述】

《医学心悟》：治诸般咳嗽。药不贵险峻，惟其中病而已。此方系予苦心揣摩而得也。盖肺体属金，畏火者也，过热则咳；金性刚燥，恶冷者也，过寒亦咳。且肺为娇脏，攻击之剂既不任受，而外住皮毛，最易受邪，不行表散则邪气留连而不解。经曰：微寒微咳，寒之感也，若小寇然，启门逐之即去矣。医者不审，妄用清凉酸涩之剂，未免闭门留寇，寇欲出而无门，必至穿逾而走，则咳而见红。肺有二窍，一在鼻，一在喉，鼻窍贵而不闭，喉窍宜闭而不开。今鼻窍不通，则喉窍将启，能不虑乎？本方温润和平，不寒不热，既无攻击过当之虞，大有启门驱贼之势。是以客邪易散，肺气安宁。宜其投之有效欤？

《血证论》：普明子制此方，并论注其妙，而未明指药之治法，余因即其注而增损之曰：肺体属金，畏火者也，遇热则咳，用紫菀、百部以清热；金性刚燥，恶冷者也，遇寒则咳，用白前、陈皮以治寒；且肺为娇脏，外主皮毛，最易受邪，不行表散则邪气流连而不解，故用荆芥以散表；肺有二窍，一在鼻，一在喉，鼻窍贵开而不贵闭，喉窍贵闭不贵开，今鼻窍不通，则喉窍启而为咳,故用桔梗以开鼻窍。此方温润和平,不寒不热,肺气安宁。

小青龙汤《伤寒论》

组成　麻黄、桂枝、芍药、半夏、干姜、细辛、五味子、甘草。

功用　散寒平喘。

主治　外寒里饮证。

辨证要点　①恶寒;②发热;③头痛;④身痛;⑤无汗;⑥喘咳;⑦痰清;⑧痰量多;⑨干呕;⑩四肢水肿;⑪苔白滑;⑫脉浮。

【名著阐述】

《伤寒论》:伤寒表不解,心下有水气,干呕,发热而咳,或渴,或利,或噎,或小便不利,少腹满,或喘者,小青龙汤主之。

《成方便读》:前方(指大青龙汤)因内有郁热而表不解,此方因内有水气而表不解。然水气不除,肺气壅遏,营卫不通,虽发表何由得汗? 故用麻黄、桂枝解其表,必以细辛、干姜、半夏等辛燥之品,散其胸中之水,使之随汗而出。《金匮》所谓腰以上者,当发汗,即《内经》之"开鬼门"也。水饮内蓄,肺必逆而上行,而见喘促上气等证。肺苦气上逆,急食酸以收之,以甘缓之,故以白芍、五味子、甘草三味,一以防肺气之耗散,一则缓麻、桂、姜、辛之刚猛也。名小青龙者,以龙为水族,大则可以兴云致雨,飞腾于宇宙之间;小则亦能治水驱邪,潜隐于波涛之内耳。

《时方妙用》:咳嗽症,方书最繁,反启人多疑之惑,其实不若虚实二证:实者,外感风寒而发;虚者,内伤精气而生也。总不离乎水饮,金匮以小青龙汤,加减五方,大有意义。小柴胡汤自注云:咳嗽,去人参,加干姜五味子。人多顺口读过,余于此悟透全书之旨,而得治咳嗽之秘钥,因集溢未详,大为恨事。向着有金匮浅注等十种,言之不厌于复,业斯道者,请鉴予之苦心焉。

定喘汤《摄生众妙方》

组成　白果、麻黄、苏子、甘草、款冬花、杏仁、桑白皮、黄芩、半夏。

功用　宣肺定喘。

主治　哮喘。

辨证要点　①咳嗽;②喘息;③痰多;④呼吸困难;⑤苔腻;⑨脉滑。

【名著阐述】

《医方考》:声粗者为哮,外感有余之疾也,宜用表药;气促者为喘,肺虚不足之证也,宜用里药。寒束于表,阳气不得泄越,故上逆;气并于膈,为阳中之阳,故令热。是方也,麻黄、杏仁、甘草辛甘发散之物也,可以疏表而定哮;白果、款冬花、桑皮清金保肺之物也,可以安里而定喘;苏子能降气,半夏能散逆,黄芩能去热。

《医方集解》:此手太阴药也。表寒宜散,麻黄、杏仁、桑皮、甘草辛甘发散,泻肺而解表。

里虚宜敛,款冬温润,白果收涩定喘而清金。苏子降肺气,黄芩清肺热,半夏燥湿痰,相助为理,以成散寒疏壅之功。

《成方便读》:夫肺为娇脏,畏寒畏热,其间毫发不容,其性亦以下行为顺,上行为逆。若为风寒外束,则肺气壅闭,失其下行之令,久则郁热内生,于是肺中之津液郁而为痰,哮咳等疾所由来也。然寒不去则郁不开,郁不开则热不解,热不解则痰亦不能遽除,哮咳等症何由而止。故必以麻黄、杏仁、生姜开肺疏邪;半夏、白果、苏子化痰降浊;黄芩、桑皮之苦寒,除郁热而降肺;款冬、甘草之甘润,养肺燥而益金,数者相助为理,以成其功。宜乎喘哮痼疾,皆可愈也。

（杨　峰　蔡定芳）

四、除风湿痹方药

除风湿痹方药治疗风湿性疾病。风湿性疾病辨证要点：①关节肿胀疼痛；②关节活动障碍；③四肢僵硬；④发热；⑤肌肉疼痛；⑥皮疹；⑦相关自身抗体阳性。除风湿痹常用药物有秦艽、桑寄生、威灵仙、防己、络石藤、雷公藤、五加皮。同类除风湿痹药物还有臭梧桐、老鹤草、虎杖、透骨草、鹿蹄草、豨莶草、千年健、虎骨、白花蛇、乌梢蛇、徐长卿、桑枝、海风藤、寻骨风、丝瓜络、接骨木、木瓜、蚕砂、松节、松香、海桐皮等。除风湿痹常用方剂有桂枝芍药知母汤、独活寄生汤、换腿丸。同类除风湿痹方剂有蠲痹汤、三痹汤等。

（一）除风湿痹药物

秦艽《神农本草经》

药性：寒；药味：苦；用量：10～20 g。

主治

1. 风湿痹证：《千金要方》秦艽酒用秦艽祛风胜湿治疗风湿痹病。
2. 肢体瘫痪：《素问病机气宜保命集》大秦艽汤用秦艽通经活络治疗中风肢体瘫痪。
3. 骨蒸潮热：《卫生宝鉴》秦艽鳖甲散用秦艽退热除蒸治疗骨蒸潮热。

【名著阐述】

《神农本草经》:主寒热邪气,寒湿风痹,肢节痛,下水,利小便。

《本草经疏》:秦艽,苦能泄,辛能散,微温能通利,故主寒热邪气,寒湿风痹,肢节痛,下水,利小便。性能祛风除湿,故《别录》疗风无问久新,及通身挛急。能燥湿散热结,故《日华子》治骨蒸及疳热;甄权治酒疸解酒毒;元素除阳明风湿,及手足不遂,肠风泻血,养血荣筋;好古泄热,益胆气。咸以其除湿散结,清肠胃之功也。

《本经疏证》:秦艽主寒热,邪气,寒湿风痹,且将胥六淫而尽治之,所不及兼者惟燥耳,其所造就抑何广耶? 夫是条之读,当作主于寒热邪气中,下水利小便,又主于寒湿风痹肢节痛中,下水利小便。盖惟寒热邪气证,可以下水利小便愈者,无几;寒湿风痹肢节痛证,可以下水利小便愈者,亦无几,此秦艽之功,殊不为广,然必于两证中求其的可以下水利小便愈者,而后秦艽之用得明,则已费推敲矣。况下水利小便,复不得作一串观,是秦艽所主确亦实繁且殷也。凡苗短根长之物,皆能摄阳就阴,凝阳于阴,如远志者可验,特彼则着于神志,兹则隶于六淫。着神志者,摄火于水而精自灵动;隶六淫者,化邪于水而溺自流通。惟测识其有水可以化邪,此邪能从水化,有溺可以泄水,此水得随溺通,斯秦艽之用方无误也,但属寒邪,虽有水气,只可使水从寒化,不得化寒为水,如小青龙汤证、真武汤证是也。风寒湿三气杂至合而成痹,其骤者,虽有水气,亦只可令从温泄,不得化水而泄,如白术附子汤证、甘草附子汤证、桂枝附子汤证是也。惟寒邪已与热搏,其势两不相下,兼有水停于中,是其趣向本亦将从水化,与夫痹已经久,但行于外而绝于中,则均当使其合一,就而下之,纵使小便不利,亦自能去。不然寒热邪气之下,何以不系他证,而肢节痛亦寒湿风痹所固有,亦何必更系此三言于下耶！特通身挛急之候,则不必更论其新久,以寒湿风气既编于身,则已与中联络,遂不得俟其但肢节痛而后与秦艽,以秦艽原罗纹密织编网合身也。后世以之治黄疸,是寒热邪气中有水之明验;以之治烦渴,是寒湿风痹中有热之确据。

桑寄生《神农本草经》
药性:平;**药味**:苦;**用量**:10～15 g。

主治

1. 风湿痹证:《千金要方》独活寄生汤用桑寄生祛风胜湿治疗风湿痹病。
2. 胎动不安:《证治准绳》桑寄生散用桑寄生养血安胎治疗胎动不安。

【名著阐述】

《神农本草经》:主腰痛,小儿背强,痈肿,安胎,充肌肤,坚发、齿,长须眉。

《名医别录》:主金疮,去痹,女子崩中,内伤不足,产后余疾,下乳汁。

《本草经疏》:桑寄生,其味苦甘,其气平和,不寒不热,固应无毒。详其主治,一本于桑,抽其精英,故功用比桑尤胜。腰痛及小儿背强,皆血不足之候,痈肿多由于营气热。肌肤不充,由于血虚。齿者,骨之余也,发者,血之余也,益血则发华,肾气足则齿坚而发眉长。血盛则胎自安。女子崩中及内伤不足,皆血虚内热之故。产后余疾,皆由血分,乳汁不下,亦由血虚。金疮则全伤于血。上来种种疾病,莫不悉由血虚有热所发,此药性能益血,故并主之也。兼能祛湿,故亦疗痹。

《本经逢原》:寄生得桑之余气而生,性专祛风逐湿,通调血脉,故《本经》取治妇人腰痛,小儿背强等病,血脉通调而肌肤眉须皆受其荫,即有痈肿,亦得消散矣。

威灵仙《新修本草》
药性:温;**药味**:辛;**用量**:10～15 g。

主治

1. 风湿痹证:《太平圣惠方》威灵仙散用威灵仙祛风胜湿治疗风湿痹证。
2. 口眼歪斜:《简明医彀》灵仙丸用威灵仙祛风通络治疗口眼歪斜。
3. 骨鲠咽喉:《本草纲目》威灵仙与砂糖煎服可消骨鲠。

【名著阐述】

《唐本草》:腰、肾、脚膝、积聚、肠内诸冷病,积年不瘥,服之效。

《本草经疏》:威灵仙,主诸风,而为风药之宜导善走者也。腹内冷滞,多由于寒湿,心膈痰水,乃饮停于上、中二焦也,风能胜湿。湿病喜燥,故主之也。膀胱宿脓恶水,靡不由湿所成,腰膝冷疼,亦缘湿流下部侵筋致之,祛风除湿,病随去矣。其曰久积癥瘕、痃癖、气块及折伤。则病于血分者多,气分者少,而又未必皆由于湿,施之恐亦无当,取节焉可也。

《药品化义》:灵仙,性猛急,盖走而不守,宣通十二经络。主治风、湿、痰、壅滞经络中,致成痛风走注,骨节疼痛,或肿,或麻木。风胜者,患在上,湿胜者,患在下,二者郁遏之久,化为血热,血热为本,而痰则为标矣,以此疏通经络,则血滞痰阻,无不立豁。若中风手足不遂,以此佐他药宣行气道。酒拌,治两臂痛。因其力猛,亦能软骨,以此同芎、归、龟甲、血余,治临产交骨不开,验如影响。

防己《神农本草经》
药性:寒;**药味:**辛;**用量:**4.5~9 g。

主治

1. 风湿痹证:《圣惠方》用防己祛风除湿止痛治疗风湿痹证湿热偏盛。
2. 水肿尿少:《金匮要略》防己茯苓汤用防己利水治疗水肿尿少。
3. 口眼歪斜:《医略六书》防己散用防己祛风通络治疗口眼歪斜。
4. 痰饮喘咳:《金匮要略》木防己汤用木防己利水化饮治疗痰饮喘咳。

【名著阐述】

《神农本草经》:味辛,平。主治风寒,温疟,热气,诸痫,除邪,利大小便。

《本草备要》:通,行水,泻上焦血分湿热。大苦大寒。《本经》平,《别录》温。大阳经药膀胱。能行十二经,通腠理,利九窍,泻下焦血分湿热,为疗风水之要药。治肺气喘嗽,水湿。热气诸痫,降气下痰。湿疟脚气,足伤寒湿为脚气。寒湿郁而为热,湿则肿,热则痛。防己为主药,湿加薏苡仁、苍术、木瓜、木通,热加芩、柏,风加羌活、萆薢,痰加竹沥、南星,痛加香附、木香,活血加四物,大便秘加桃仁、红花,小便秘加牛膝、泽泻,痛连臂加桂枝、威灵仙,痛连胁加胆草。又有足跟痛者,属肾虚,不与脚气同论。水肿风肿,痈肿恶疮。或湿热流入十二经,致二阴不通者,非此不可。然性险而健,阴虚及湿热在上焦气分者禁用。《十剂》曰:通可去滞,通草、防己之属是也。通草即木通,是徐之才亦以行水者,为通与燥剂无以别矣。木通甘淡,泻气分湿热;防己苦寒,泻血分湿热。本集以行水为通剂,改热药为燥剂。陈藏器曰:治风用木防己,治水用汉防己。酒洗用。恶细辛,畏萆薢。

络石藤《神农本草经》
药性:寒;**药味:**苦;**用量:**10~20 g。

主治

1. 风湿痹证:《民间验方》单用络石藤酒浸服祛风通络治疗风湿热痹。
2. 喉痹痈肿:《外科精要》止痛灵宝散用络石藤清热凉血治疗痈肿疮毒。
3. 跌扑损伤:《吕同杰方》五虫四藤汤用络石藤通络消肿治跌扑损伤。

【名著阐述】

《神农本草经》:苦温。主风热,死肌,痈伤,口干舌焦,痈肿不消,喉舌肿,水浆不下。久服,轻身明目,润泽,好颜色,不老延年。一名百鲮。生川谷。

《本草纲目》:络石,气味平和,其功主筋骨关节风热痈肿。

《要药分剂》:络石之功,专于舒筋活络,凡病人筋脉拘挛不易伸屈者,服之无不获效。

雷公藤《本草纲目拾遗》
药性:寒;药味:辛;用量:10～25 g。

主治

1. 风湿痹证:雷公藤多苷片用雷公藤祛风胜湿治疗风湿痹病。
2. 顽癣皮病:《外治寿世方》方名用雷公藤捣烂或研末外用燥湿解毒治疗皮病顽癣。
3. 疔疮肿毒:本品与蟾酥配伍应用可清热解毒治疗热毒痈肿疔疮。

【名著阐述】

《本草纲目拾遗》:可治瘰疬,亦可截疟。治臌胀、水肿、痞积、黄白疸、疟疾久不愈鱼口便毒、痨瘵跌打。

《万病回春》云:凡被蛇伤用板扛归不拘多少,此草四五月生,至九月见霜即罕有,叶尖青如犁头尖样,藤有小刺,子圆如珠,生青熟黑,味酸,用叶捣汁酒调,随量服之,渣罨伤处,立愈。

《秋泉家秘》:乌贼骨五钱,雷公藤三钱,共为细末,擦之,干则以菜油调敷。治翻胃噎膈、疟疾、吐血便血、喉痹、食积心疼、虚饱腹胀、阴囊肿大、跌打闪胸、发背疔疮乳痈、产后遍身浮肿。

五加皮《神农本草经》
药性:温;药味:辛;用量:6～10 g。

主治

1. 风湿痹证:《本草纲目》五加皮酒用五加皮祛风胜湿治疗风湿痹证。
2. 筋骨痿软:《卫生家宝》五加皮散用五加皮强筋健骨治疗筋骨痿软。

【名著阐述】

《神农本草经》:主心腹疝气,腹痛,益气疗躄,小儿不能行,疽疮阴蚀。

《本草经疏》:五加皮,观《本经》所主诸证,皆因风寒湿邪伤于(足少阴、厥阴)二经之故,而湿气尤为最也。《经》云,伤于湿者,下先受之。又云,地之湿气,感则害人皮肉筋脉。肝肾居下而主筋骨,故风寒湿之邪,多自二经先受,此药辛能散风,温能除寒,苦能燥湿,二脏得其气而诸证悉瘳矣。又湿气浸淫,则五脏筋脉缓纵;湿气留中,则虚羸气乏。湿邪既去,则中焦治而筋骨自坚,气日益而中自补也。其主益精强志者,肾藏精与志也。

《本草思辨录》:五加皮,宜下焦风湿之缓证。若风湿搏于肌表,则非其所司。古方多浸酒酿酒,及酒调末服之,以行药势。心疝少腹有形为寒,肺热生痿躄为热,《本经》并主之。五加皮辛苦而温,惟善化湿耳。化其阴淫之湿,即驱其阳淫之风。风去则热已,湿去则寒除。

即《别录》之疗囊湿、阴痒、小便余沥、腰脚痛痹、风弱、五缓,皆可以是揆之。

(二) 除风湿痹方剂

> #### 桂枝芍药知母汤《金匮要略》
>
> **组 成** 桂枝、芍药、甘草、麻黄、生姜、白术、知母、防风、附子。
>
> **功 用** 通阳行痹。
>
> **主 治** 风湿关节疼痛。
>
> **辨 证 要 点** ①诸肢节疼痛;②身体尪羸;②脚肿如脱;④头眩短气;⑤温温欲吐;⑥风毒肿痛;⑦憎寒壮热;⑧渴而脉数;⑨痘疮将欲成脓而不能十分贯脓,或过期不结痂。

【名著阐述】

《金匮要略》:诸肢节疼痛,身体魁羸,脚肿如脱,头眩短气,温温欲吐,桂枝芍药知母汤主之。

《退思集类方歌注》:湿热外伤肢节痛,上冲心胃呕眩攘。香港脚冲心为恶候,汉时已有此方详。旭高按:此与香港脚冲心之候颇同。诸家谓唐以前无香港脚,勿致思尔。《金匮要略·中风历节病篇》云:"诸肢节疼痛,身体魁羸,脚肿如脱。"后人不知"脱"字之音义,遂置此条于不论,故此方从未有诠释之者。抑知"脱"字北音读作"腿"字,试一提出,则形瘦、头眩、短气,岂非多因脚肿之所致耶? 脚肿至如腿,则病非一日矣。揆其致病之由,《金匮》于此方左右,论列数条:一则由汗出入水,热为寒郁;一则由风血相搏,血为风动;一则由饮酒汗出当风,风湿相合;更推及筋骨并伤,营卫俱微,身体羸瘦,独足肿大一条;而殿之曰:"假令发热,便为历节。"则知风、寒、湿三气,无不因虚阻袭筋骨,而历节、香港脚,总由风、寒、湿三气而成,为同源异流之证,但以独足肿为香港脚,诸节痛为历节焉耳。是方用麻、防、姜、桂,宣发卫阳,通经络以驱外入之风寒;附子、白术,暖补下焦,壮筋骨而祛在里之寒湿。然三气杂合于筋骨血脉之中,久必郁蒸而化热,而欲束筋利骨者,必须滋养阳明,故又用芍、甘、知母,和阳明之血,以致太阴之液,斯宗筋润、机关利,而香港脚历节可平,平则眩呕悉已矣此为湿热外伤肢节,而复上冲心胃之治法也。

> #### 独活寄生汤《备急千金要方》
>
> **组 成** 独活、寄生、杜仲、牛膝、细辛、秦艽、茯苓、桂心、防风、川芎、人参、甘草、当归、芍药、地黄。
>
> **功 用** 祛风湿止痹痛。
>
> **主 治** 风湿痹证。
>
> **辨 证 要 点** ①腰膝疼痛;②肢节屈伸不利;③麻木不仁;④畏寒喜温;⑤心悸气短;⑥舌淡;⑦苔白;⑧脉细弱。

【名著阐述】

《医方集解》:此足少阳、厥阴药也。独活、细辛入少阴,通血脉,偕秦艽、防风疏经升阳以祛风;桑寄生益气血,祛风湿,偕杜仲、牛膝健骨强筋而固下;芎、归、芍、地所以活血而补阴;参、桂、苓、草所以益气而补阳。辛温以散之,甘温以补之,使血气足而风湿除,则肝肾强而痹痛愈矣。

《千金方衍义》:风性上行,得湿黏滞,则留着于下,而为腰脚痹重,非独活、寄生无以疗之。辛、防、秦艽,独活之助,牛膝、杜仲,寄生之佐,桂、苓、参、甘以补其气,芎、芍、地以滋其血,血气旺而痹着开矣。

《成方便读》:熟地、牛膝、杜仲、寄生补肝益肾,壮骨强筋;归、芍、川芎和营养血,所谓治风先治血,血行风自灭也;参、苓、甘草,益气扶脾,又所谓祛邪先补正,正旺则邪自除也;然病因肝肾先虚,其邪必乘虚深入,故以独活、细辛之入肾经,能搜伏风,使之外出;桂心能入肝肾血分而祛寒;秦艽、防风,为风药卒徒,周行肌表,且又风能胜湿。

(朱　雯　蔡定芳)

五、止血方药

止血方药治疗各种出血疾病。出血是血液自血管或心脏外流。外出的血液进入组织间隙或体腔内称内出血,流出体表外称外出血。出血疾病辨证要点:①腹腔积血;②心包积血;③脑血肿;④皮下血肿等;⑤瘀斑;⑥鼻衄;⑦咯血;⑧呕血;⑨便血;⑩尿血。止血常用药物有参三七、仙鹤草、大蓟、小蓟、白茅根、地榆、槐花、侧柏叶。同类止血药物还有紫珠、白及、铁苋菜、地锦草、艾叶、灶心土、山茶花、羊蹄根、万年青根、茜草、蒲黄、棕榈炭、血余炭、藕节、百草霜、墓头回、花蕊石。止血常用方剂有十灰散、四生丸、咳血方、小蓟饮子、槐花散、黄土汤等。

(一)止血药物

三七《本草纲目》

药性:温;药味:苦;用量:3~6 g。

主治

1. 各种出血:《医学衷中参西录》化血丹用三七化瘀止血治疗各种出血。
2. 跌打损伤:《本草纲目》单用三七祛瘀消肿治疗无名痈肿。

【名著阐述】

《本草纲目》:止血,散血,定痛。金刃箭伤,跌扑杖疮,血出不止者,嚼烂涂之,或为末掺之,其血即止。亦主吐血,衄血,下血,血痢,崩中,经水不止,产后恶血不下,血运,血痛,赤目,痈肿,虎咬,蛇伤诸病。

《医学衷中参西录》:三七,诸家多言性温,然单服其末数钱,未有觉温者。善化瘀血,又善止血妄行,为吐衄要药,病愈后不至瘀血留于经络,证变虚劳(凡用药强止其血者,恒至血瘀经络成血痹虚劳)。兼治二便下血,女子血崩,痢疾下血鲜红久不愈(宜与鸦胆子并用),肠中腐烂,寝成溃疡,所下之痢色紫腥臭,杂以脂膜,此乃肠烂欲穿(三七能化腐生新,是以治之)。为其善化瘀血,故又善治女子癥瘕,月事不通,化瘀血而不伤新血,允为理血妙品。外用善治金疮,以其末敷伤口,立能血止疼愈。若跌打损伤,内连脏腑经络作疼痛者,外敷内服,奏效尤捷。疮疡初起肿痛者,敷之可消(当与大黄末等分,醋调敷)。凡疮之毒在于骨者,皆可用三七托之外出也。

仙鹤草《神农本草经》
药性:平;药味:苦;用量:10~30 g。

主治

1. 各种出血:《临证医案医方》紫癜汤用仙鹤草治疗各种出血。
2. 腹泻痢疾:《岭南采药录》单用本品涩肠止泻止痢治疗赤白痢。

【名著阐述】

《药镜·拾遗赋》:滚咽膈之痰,平翻胃之哕,石打穿识得者谁。注:噎膈反胃,从来医者病者,群相畏惧,以为不治之症,余得此剂,十投九效。乃作歌以志之。歌曰:谁人识得石打穿,绿叶深纹锯齿边,阔不盈寸长更倍,圆茎枝抱起相连,秋发黄花细瓣五,结实扁小针刺攒,宿根生本三尺许,子发春苗随弟肩,大叶中间夹小叶,层层对比相新鲜,味苦辛平入肺脏,穿肠穿胃能攻坚,采掇茎叶捣汁用,蔗浆白酒佐使全,噎膈饮之痰立化,津咽平复功最先。

《纲目拾遗》:余亲植此草于家园,见其小暑后抽痉,届大暑即著花吐蕊,抽条成穗,俨如马鞭草之穗。其花黄而小,攒簇条上。始悟马鞭草花紫,故有紫顶龙芽之名;此则花黄,名金顶龙芽。与地蜈蚣绝不相类,因此草亦有地蜈蚣之名,故《百草镜》疑为石见穿也。

大蓟《名医别录》
药性:凉;药味:苦;用量:10~15 g。

主治

1. 各种出血:《十药神书》十灰散用大蓟凉血止血治疗各种出血。
2. 瘰疬肿毒:《圣济总录》大蓟根散用大蓟消肿解毒治疗瘰疬肿毒。

【名著阐述】

《名医别录》:根,主养精保血。主女子赤白沃,安胎,止吐血鼻衄。

《本草求真》:大、小蓟,虽书载属甘温,可以养精保血,然究其精之养,血之保,则又赖于血荣一身,周流无滞。若使血瘀不消,而致见有吐衄唾咯崩漏之证,与血积不行,而致见有痛疼肿痛之病,则精血先已不治,安有保养之说乎。用此气味温和,温不致燥,行不过散,瘀滞得温则消,瘀块得行斯活。恶露既净,自有生新之能,痈肿潜消,自有固益之妙,保养之说,义由此起,岂真具有补益之力哉。

小蓟《名医别录》
药性:凉;药味:苦;用量:10~15 g。

主治

1. 尿血血淋:《济生方》小蓟饮子用小蓟凉血止血治疗尿血血淋。
2. 疮痈肿毒:《普济方》神效方用小蓟散瘀消肿治疗疮痈肿毒。

【名著阐述】

《本草拾遗》：破宿血,止新血,暴下血,血痢(痢作崩),金疮出血,呕吐等,绞取汁温服;作煎和糖,合金疮及蜘蛛蛇蝎毒,服之亦佳。

《本草求原》：大蓟、小蓟二味根、叶,俱苦甘气平,能升能降,能破血,又能止血。小蓟则甘平胜,不甚苦,专以退热去烦,使火清而血归经,是保血在于凉血。

《医学衷中参西录》：鲜小蓟根,性凉濡润,善入血分,最清血分之热,凡咳血、吐血、衄血、二便下血之因热者,服着莫不立愈。又善治肺病结核,无论何期,用之皆宜,即单用亦可奏效。并治一切疮疡肿疼,花柳毒淋,下血涩疼。盖其性不但能凉血止血,兼能活血解毒,是以有以上诸效也。其凉润之性,又善滋阴养血,治血虚发热。至女于血崩赤带,其因热者用之亦效。

白茅根《神农本草经》

药性：寒;药味：苦;用量：10～30 g。

主治

1. 血淋尿血：《太平圣惠方》白茅根散用白茅根凉血止血治疗血淋尿血。

【名著阐述】

《神农本草经》：主劳伤虚羸,补中益气,除瘀血、血闭寒热,利小便。

《本草经疏》：劳伤虚羸,必内热,茅根甘能补脾,甘则虽寒而不犯胃。甘寒能除内热,故主劳伤虚羸。益脾所以补中,除热所以益气,甘能益血,血热则瘀,瘀则闭,闭则寒热作矣,寒凉血,甘益血,热去则血和,和则瘀消而闭通,通则寒热自止也。小便不利,由于内热也,热解则便自利。淋者,血分虚热所致也,凉血益血,则淋自愈,而肠胃之客热自解,津液生而渴亦止矣。肝藏血而主筋,补血凉肝,则筋坚矣。血热则崩,凉血和血,则崩自愈矣。血热则妄行,溢出上窍为吐、为咯,为鼻衄、齿衄,凉血和血,则诸证自除。益脾补中,利小便,故亦治水肿黄疸,而兼理伤寒哕逆也。

地榆《神农本草经》

药性：寒;药味：苦;用量：10～15 g。

主治

1. 肠风便血：《沈氏尊生书》地榆甘草汤用地榆清热止血治疗便血。
2. 赤白痢疾：《证治准绳》地榆汤用地榆凉血止血治疗赤白痢疾。
3. 痔疮肿痛：《仁斋直指》地榆散用地榆清热解毒治疗痔疮肿痛。

【名著阐述】

《神农本草经》：主妇人乳痓痛,七伤,带下病,止痛,除恶肉,止汗,疗金疮。

《本经续疏》：地榆者不治别因之带下,并不治七伤带下病之不痛者,惟能称七伤带下病止痛,又可见矣。何况血去气散,风乘虚入而为恶肉,风乘营卫之相遭而鼓荡为汗,金疮被风而痛不可瘳,不皆为地榆所属耶?《别录》之止脓血、诸瘘、恶疮、热疮,产后内塞作金疮膏,皆于《本经》推类言之。惟消酒、除消渴、补绝伤。则其义若别有在者,然气盛而鼓风入血,何异血虚而风乘以入,风入而更耗其血,何异风入而大耗其津液,风横梗于气血之间,何异气血之不相续,则仍是血虚气违为根本,风气搅扰于其间乃为病,而治之以化风气为生气,致气血使调和得巽而相入矣。

槐花《日华子本草》
药性：寒；药味：苦；用量：10～15 g。

主治

1. 脏毒便血：《普济本事方》槐花散用槐花凉血止血治疗脏毒便血。
2. 痔疮便血：《医林绳墨大全》槐花丹用槐花消痔止血治疗痔疮便血。

【名著阐述】

《日华子本草》：治五痔,心痛,眼赤,杀腹藏虫及热,治皮肤风,并肠风泻血,赤白痢。

《本草纲目》：炒香频嚼,治失音及喉痹。又疗吐血,衄,崩中漏下。

《本草正》：凉大肠,杀疳虫。治痈疽疮毒,阴疮湿痒,痔漏,解杨梅恶疮,下疳伏毒。

《医林纂要》：泄肺逆,泻心火,清肝火,坚肾水。

《本草求原》：为凉血要药。治胃脘卒痛,杀蛔虫。

侧柏叶《名医别录》
药性：寒；药味：苦；剂量：10～15 g。

功效

1. 吐血不止：《金匮要略》柏叶汤用侧伯叶凉血止血治疗吐血不止。
2. 咳嗽咳血：《校注妇人大全良方》四生丸用侧柏叶凉血止血治疗咳嗽咳血。

【名著阐述】

《名医别录》：主吐血、衄血、痢血、崩中赤白。轻身益气,令人耐寒暑,去湿痹,生肌。

《本草经疏》：侧柏叶,味苦而微温,义应并于微寒,故得主诸血崩中赤白。若夫轻身益气,令人耐寒暑,则略同于柏实之性矣。惟生肌去湿痹,乃其独擅之长也。

《本经逢原》：柏叶,性寒而燥,大能伐胃,虽有止衄之功,而无阳生之力,故亡血虚家不宜擅服。然配合之力,功过悬殊,如《金匮》柏叶汤,同姜、艾止吐血不止,当无此虑矣。若《济急方》同黄连治小便血;《圣济总录》同芍药治月水不断,纵借酒之辛温,以行苦寒之势,但酒力易过,苦寒长留,每致减食作泻,瘀积不散,是岂柏叶之过欤?

茜草《神农本草经》
药性：寒；药味：苦；用量：10～15 g。

主治

1. 鼻衄齿衄：《本事方》茜梅丸以茜草凉血止血治疗鼻衄齿衄。
2. 风寒湿痹：《翁恭方》茜草通脉汤用茜草通络利湿治疗风寒湿痹。

【名著阐述】

《神农本草经》：主寒湿风痹,黄疸,补中。

《本草纲目》:茜草,气温行滞,味酸入肝,而咸走血,专于行血活血。俗方治女子经水不通,以一两煎酒服之,一日即通,甚效。

《药鉴》:茜草,疗中多蛊毒,治跌扑损伤。吐下血如烂肝,凝积血成瘀块,虚热崩漏不止,劳伤吐衄时来,室女经滞不行,妇人产后血晕,治之皆愈。大都皆血家药也,故血滞者能行之,血死者能活之。痘家红紫干枯者,用之干活血药中甚妙。外症疮疡痈肿者,用之于排脓药中立效。其曰除乳结为痈者何?盖乳者血之所为也,用此剂以行之,则血行而痈自散矣。

《药义明辨》:茜草,入肝与心包经,二经滞血为病宜此。方书用以疗吐血、衄血及尿血、泻血、诸热证,意主于从治而导瘀耳,非谓其性凉能止动血也。

《本草经疏》:茜草,行血凉血之要药也。非苦不足以泄热,非甘不足以活血,非咸不足以入血软坚,非温少阳之气不足以通行,故主痹及疸,疸有五,此其为治,盖指蓄血发黄,而不专于湿热者也。痹者血病。行血软坚则痹自愈。甘能益血而补中,病去血和,补中可知矣。苦寒能下泄热气,故止内崩及下血。除热,故益膀胱。跌跌则瘀血,血行则蹉跌自安。凉无病之血,行已伤之血,故治蛊毒。

白及《神农本草经》

药性:寒;**药味**:苦、甘、涩;用量:6～10 g。

主治

1. 各种出血:《证治准绳》白及枇杷丸以白及收敛止血治疗咯血。
2. 痈肿疮疡:《外科正宗》内消散用白及消肿生肌治疗疮疡初起。

【名著阐述】

《神农本草经》:主痈肿恶疮败疽,伤阴死肌,胃中邪气,贼风痱缓不收。

《本草经疏》:白及,苦能泄热,辛能散结,痈疽皆由荣气不从,逆于肉里所生;败疽伤阴死肌,皆热壅血瘀所致,故悉主之也。胃中邪气者,即邪热也;贼风痱缓不收,皆血分有热,湿热伤阴之所生也,入血分以泄热,散结逐腐,则诸证靡不瘳矣。

《重庆堂随笔》:白及最黏,大能补肺,可为上损善后之药。如火热未清者,不可早用,以其性涩,恐留邪也。惟味太苦,宜用甘味为佐,甘则能恋膈。又宜嚼化,使其徐徐润入喉下,则功效更敏。其法以白及生研细末,白蜜丸龙眼大,临卧嚼口中,或同生甘草为细末,甘梨汁为丸亦可。若痰多咳嗽久不愈者,加白前同研末,蜜丸嚼化。

(二)止血方剂

十灰散《十药神书》

组成 大蓟、小蓟、荷叶、侧柏叶、茅根、茜根、山栀、大黄、牡丹皮、棕榈皮。

功用 凉血止血。

主治 各种出血。

辨证要点 ①吐血;②咯血;③嗽血;④衄血。

【名著阐述】

《十药神书》:治痨证。呕血、吐血、咯血、嗽血,先用此药止之。

《成方便读》:治一切吐血、咯血不止,先用此遏之。夫吐血、咯血,固有阴虚、阳虚之分,虚火、实火之别,学者固当予为体察。而适遇卒然暴起之证,又不得不用急则治标之法,以遏其势。然血之所以暴涌者,姑无论其属虚属实,莫不皆由气火上升所致。丹溪所谓气有余即是火。即不足之证,亦成上实下虚之势。火者南方之色,凡火之胜者,必以水济之,水之色黑,故此方汇集诸凉血、涩血、散血、行血之晶,各烧灰存性,使之凉者凉,涩者涩,散者散,行者行,各由本质而化为北方之色,即寓以水胜火之意。用童便调服者,取其咸寒下行,降火甚速,血之上逆者,以下为顺耳。

四生丸《妇人大全良方》

组 成 生荷叶、生艾叶、生柏叶、生地黄。

功 用 凉血止血。

主 治 血热妄行证。

辨证要点 ①吐血、衄血;②血色鲜红;③口干咽燥;④舌红或绛;⑤脉弦数。

【名著阐述】

《妇人大全良方》:疗吐血。凡吐血、衄血,阳乘于阴,血热妄行,宜服此药。生荷叶生艾叶生柏叶生地黄上等分烂研,丸如鸡子大,每服一丸。水三盏,煎至一盏,去滓温服,无时候。陈日华云:先公绍兴初游福清灵石寺,主僧留饮食。将竟,侍者赴堂,斋罢来侍立,见桌子不稳,急罄折极之,举首即呕血,盖食饱拗破肺也。明年再至寺,因问去年呕血者无恙否? 其主僧答云:得四生丸服之遂愈。自得此方,屡救人有效。疗热甚呕血者。以犀角地黄汤、《局方》小三黄丸,以白茅根煎浓汤吞之之妙。

小蓟饮子《济生方》

组 成 生地黄、小蓟、滑石、木通、蒲黄、藕节、淡竹叶、当归、山栀子、炙甘草。

功 用 止血利水。

主 治 血淋。

辨证要点 ①尿中带血;②小便频数;③赤涩热痛;④舌红;⑤脉数等。

【名著阐述】

《玉机微义》引《济生方》:下焦热结,尿血成淋。

《医方考》:下焦结热血淋者,此方主之。下焦之病,责于湿热。经曰:病在下者,引而竭之。故用生地、栀子凉而导之,以竭其热;用滑石、通草、竹叶淡而渗之,以竭其湿;用小蓟、藕节、蒲黄消而逐之,以去其瘀血;当归养血于阴,甘草调气于阳。古人治下焦瘀热之病,必用渗药开其溺窍者,围师必缺之义也。

槐花散《本事方》

组　成　槐花、柏叶、荆芥穗、枳壳。

功　用　清肠凉血。

主　治　肠风脏毒证。

辨证要点　①便前出血；②便后出血；③粪中带血；④血色鲜红或晦暗。

【名著阐述】

《普济本事方》：治肠风脏毒，槐花散。

《成方便读》：槐花禀天地至阴之性，疏肝泻热，能凉大肠；侧柏叶生而向西，禀金兑之气，苦寒芳香，能入血分，养阴燥湿，最凉血分之热；荆芥散瘀搜风；枳壳宽肠利气。四味所入之处，俱可相及，宜乎肠风、脏毒等病，皆可治耳。

黄土汤《金匮要略》

组　成　灶心土、白术、附子、甘草、阿胶、生地、黄芩。

功　用　温阳摄血。

主　治　脾不统血证。

辨证要点　①便血；②吐血；③衄血；④血崩；⑤血色黯淡；⑥四肢不温；⑦面色萎黄；⑧舌淡苔白；⑨脉沉细无力。

【名著阐述】

《金匮要略·惊悸吐衄下血胸满瘀血病脉证并治》：下血先便后血，此远血者，黄土汤主之。

《金匮要略心典》：下血先便后血者，由脾虚气寒，失其统御之权，而血为之不守也。脾去肛门远，故曰远血。黄土温燥入脾，合白术、附子以复健行之气，阿胶、生地黄、甘草，以益脱竭之血；而又虑辛温之品，转为血病之厉，故又以黄芩之苦寒，防其太过，所谓有制之师也。

《金匮要略论注》：以附子温肾之阳，又恐过燥，阿胶、地黄壮阴为佐；白术健脾土之气，土得水气则生物，故以黄芩、甘草清热；而以经火之黄土与脾为类者引之入脾，使脾得暖气，如冬时地中之阳气而为发生之本。《血证论》：方用灶土、草、术健补脾土，以为摄血之本；气陷则阳陷，故用附子以振其阳；血伤则阴虚火动，故用黄芩以清火；而阿胶、熟地又滋其既虚之血。合计此方，乃滋补气血，而兼用清之品以和之，为下血崩中之总方。

（蔡　敏　蔡定芳）

六、熄风解痉方药

熄风解痉方药治疗风类疾病。风类疾病辨证要点：①抽搐；②角弓反张；③口眼歪斜；④眩晕；⑤不自主动作；⑥肌张力增高；⑦少动；⑧异动；⑨惊厥。多见于现代医学：①锥体外系疾病；②癫痫；③面神经炎；④高血压病，等等。熄风解痉常用药物有羚羊角、天麻、钩藤、石决明、全蝎、蜈蚣。同类熄风解痉药物还有山羊角、白蒺藜、代赭石、蚯蚓、僵蚕、贝齿、玳瑁、马宝、狗宝、紫石英、白石英、壁虎等。熄风解痉方药常用方剂有镇肝熄风汤、羚角钩藤汤、牵正散。同类熄风解痉方剂还有川芎茶调散、菊花茶调散、大秦艽汤、小活络丹、大活络丹、牵正散、止痉散、玉真散、消风散、钩藤饮、建瓴汤、天麻钩藤饮、大定风珠、三甲复脉汤、阿胶鸡子黄汤等。

（一）熄风解痉药物

羚羊角《神农本草经》
药性：寒；药味：咸；用量：1～36 g。

主治

1. 中风瘫痪：《圣济总录》羚羊角汤用羚羊角平肝熄风治疗中风瘫痪。
2. 头晕眩晕：《通俗伤寒论》羚角钩藤汤用羚羊角平肝熄风治疗头晕眩晕。
3. 妊娠癫痫：《医方简义》羚羊角散用羚羊角平肝熄风治疗妊娠癫痫。
4. 疮疡痈肿：《圣济总录》羚羊角散用羚羊角解毒散结治疗疮疡痈肿。

【名著阐述】

《神农本草经》：味咸寒。主明目，益气起阴，去恶血注下，辟蛊毒恶鬼不祥，安心气，常不厌寐。生川谷。

《医林纂要》：子痫作于猝然，旧有风湿，溢于冲任，因孕而动，肝血养胎。血热风生，时或动其经血，而风涎淬作，非中风也。羚羊角苦咸寒，补心宁神，宣布血脉，搜刷经络，无坚不软，无瘀不行，兼平君相之火，降已亢之阳，除妄作之热，故可以治痫而安胎也。独活、防风以去风湿，当归、川芎以滋血补肝，茯神、酸枣仁以收散宁心，杏仁降逆气，破坚结，润心肺，薏苡仁甘淡清肺和脾，缓肝舒筋，能除血脉经络中风湿，木香行肝气之滞，甘草缓肝急，加姜煎，姜亦能补肝行瘀。总之，当归、川芎以补肝血而行之，茯神、枣仁以安心神而敛之，防风、独活以达其风，杏仁、木香以顺其气，君以羚羊角以穷极隐之风湿无不搜而逐之，且清宫除道以安心主也，加用薏苡仁、甘草以和其脾，则以培木之本也。

天麻《神农本草经》
药性：平；药味：甘；用量：3～10 g。

主治

1. 急慢惊风：《魏氏家藏方》天麻丸用天麻熄风止痉治疗急慢惊风。
2. 头痛头晕：《杂病证治新义》天麻钩藤饮用天麻平肝熄风治疗眩晕头痛。
3. 风湿痹痛：《圣济总录》天麻丸用天麻祛风通络治疗风湿痹痛。

【名著阐述】

《神农本草经》：主恶气，久服益气力，长阴肥健。

《本经疏证》：刘潜江云：天麻在方书云疗风，惟罗氏谓其治风，大明谓其助阳气。两说不相谋，果孰是耶！夫人身惟阴阳合和以为气，而风木由阴以达阳，故阴虚则风实，阳虚则风虚,助阳气者,正所以补风虚也。是故虚风为病,有缘于清阳不升浊阴不降,致肝木生发之气不得畅而生者,有因脾胃有病,致土败木侮而生者。天麻为物,根则抽苗直上,有自内达外之理。苗则结子下归,有自表入里之象,即其有风不动,无风自摇,乃畅其风之郁,而不使滥;静镇其风之变,而不使群动。畅风郁,乃自内达外之功;镇风变,乃自表入里之效,就其一往一来而已,能使静作动,返动为静,是其功用断在根而不在苗。风为六气之首,人身元气,通天之本也。元气出于地,风化即与之并育并行,故其治小儿惊气风痫(《开宝》),眩晕头痛(元素),皆风虚之不能达于阳也,可谓自内达外,然亦不外乎自表入里之体;其治诸风湿痹(《开宝》),冷气㖿痹瘫缓不随(甄权),可谓自表入里,然即具有自内达外之用。是则天麻之用,殆亦侈乎!所云木乘土虚,是木居其实矣,何以亦曰风虚?盖胃者五脏六腑之本,食气入胃首即散精于肝中,土虚则风木之化源伤,可不谓风虚乎!就风气之能达是为宣阴;挽风气之能回是为和阳,和阳则所谓自表入里者也,宣阴则所谓自内达外者也。

钩藤《名医别录》
药性:寒;**药味**:甘;**用量**:6～15 g。

主治

1. 急慢惊风:《小儿药证直诀》钩藤饮子用钩藤熄风止痉治疗小儿急慢惊风。
2. 头晕头痛:《杂病证治新义》天麻钩藤饮用钩藤平抑肝阳治疗头晕头痛。

【名著阐述】

《名医别录》:主小儿寒热,惊痫。

《本草汇言》:钩藤,祛风化痰,定惊痫,安客忤,攻痘瘢之药也。钱仲阳先生曰:钩藤,温、平、无毒,婴科珍之。其性捷利,祛风痰,开气闭,安惊痫于仓忙顷刻之际,同麻、桂发内伏之寒,同芩、连解酷烈之暑,同前、葛祛在表之邪,同查、朴消久滞之食,同鼠粘、桔梗、羌、防、紫草茸发痘瘢之隐约不现也,祛风邪而不燥,至中至和之品。但久煎便无力,俟他药煎熟十余沸,投入即起,颇得力也。去梗纯用嫩钩,功力十倍。

石决明《名医别录》
药性:寒;**药味**:咸;**用量**:10～30 g。

主治

1. 头痛头晕:《杂病证治新义》天麻钩藤饮用石决明镇肝熄风治疗头痛头晕。
2. 翳膜遮睛:《圣济总录》石决明散用石决明清肝明目治疗翳膜遮睛。

【名著阐述】

《名医别录》:主目障翳痛,青盲。

《本草经疏》:石决明,乃足厥阴经药也。足厥阴开窍于目,目得血而能视,血虚有热,则青盲亦痛障翳生焉。咸寒入血除热,所以能主诸目疾也。

《医学衷中参西录》:石决明味微咸,性微凉,为凉肝镇肝之要药。肝开窍于目,是以其性善明目。研细水飞作敷药,能治目外障;作丸、散内服,能消目内障。为其能凉肝,兼能镇肝,故善治脑中充血作疼作眩晕,因此证多系肝气、肝火挟血上冲也。

全蝎《蜀本草》
药性：平；药味：辛；用量：3～6 g。

主治

1. 痉挛抽搐：《经验方》止痉散用全蝎熄风止痉治疗痉挛抽搐。
2. 面神经瘫：《杨氏家藏方》牵正散用全蝎熄风止痉治疗面神经瘫。
3. 脱疽肿毒：《中医外科学》全蝎膏用全蝎解毒祛腐治疗脱疽肿毒。
4. 风湿痹痛：《仁斋直指方》全蝎末方用全蝎通络止痛治疗风湿痹痛。

【名著阐述】

《开宝本草》：疗诸风瘾疹，及中风半身不遂，口眼歪斜，语涩，手足抽掣。

《本草会编》：破伤风宜以全蝎、防风为主。

《本草纲目》：蝎，足厥阴经药也，故治厥阴诸病。诸风掉眩、搐掣，疟疾寒热，耳聋无闻，皆属厥阴风木，故李杲云：凡疝气带下，皆属于风，蝎乃治风要药，俱宜加而用之。

《本草求真》：全蝎，专入肝祛风，凡小儿胎风发搐，大人半边不遂，口眼歪斜，语言蹇涩，手足搐掣，疟疾寒热，耳聋，带下，皆因外风内客，无不用之。

蜈蚣《神农本草经》
药性：温；药味：辛；用量：3～6 g。

主治

1. 痉挛抽搐：《杂病源流犀烛》大蜈蚣散用蜈蚣熄风止痉治疗痉挛抽搐。
2. 中风瘫痪：《医学衷中参西录》逐风汤用蜈蚣熄风止痉治疗中风瘫痪。
3. 疮疡肿毒：《疡医大全》蜈蚣散用蜈蚣解毒熄风治疗疮疡肿毒。
4. 风湿痹痛：《千金要方》蜈蚣汤用蜈蚣祛风除痹治疗风湿痹痛。

【名著阐述】

《神农本草经》：主啖诸蛇虫鱼毒，温疟，去三虫。

《本草纲目》：治小儿惊痫风搐，脐风口噤，丹毒，秃疮，瘰疬，便毒，痔漏，蛇瘕、蛇瘴、蛇伤。按杨士瀛《直指方》云，蜈蚣有毒，惟风气暴烈者可以当之，风气暴烈，非蜈蚣能截能擒，亦不易止，但贵药病相当耳。设或过剂，以蚯蚓、桑皮解之。又云，瘰疮一名蛇瘴，蛮烟瘴雨之乡，多毒蛇气，人有不服水土风气，而感触之者，数月以还，必发蛇瘴，惟赤足蜈蚣，最能伏蛇为上药，白芷次之。然蜈蚣又治痔漏、便毒、丹毒等病，并陆羽《茶经》载《枕中方》治瘰疬一法，则蜈蚣自能除风攻毒，不独治蛇毒而已也。

《医学衷中参西录》：蜈蚣，走窜主力最速，内而脏腑，外而经络，凡气血凝聚之处皆能开之。性有微毒，而转善解毒，凡一切疮疡诸毒皆能消之。其性尤善搜风，内治肝风萌动，癫痫眩晕，抽掣瘛疭，小儿脐风；外治经络中风，口眼歪斜，手足麻木。为其性能制蛇，故又治蛇症及蛇咬中毒。外敷治疮甲（俗名鸡眼）。用时宜带头足，去之则力减，且其性原无大毒，故不妨全用也。有病噎膈者，服药无效，偶思饮酒，饮尽一壶而病愈。后视壶中有大蜈蚣一条，恍悟其病愈之由不在酒，实在酒中有蜈蚣也。盖噎膈之证，多因血瘀上脘，为有形之阻隔，蜈蚣善于开瘀,是以能愈。观于此,则治噎膈者,蜈蚣当为急需之品矣。

(二)熄风解痉方剂

镇肝熄风汤《医学衷中参西录》

组 成 怀牛膝、生赭石、生龙骨、生牡蛎、生龟板、生白芍、玄参、天冬、川楝子、生麦芽、甘草。

功 用 镇肝熄风。

主 治 阴虚风动证。

辨 证 要 点 ①眩晕;②目胀;③耳鸣;④心中烦热;⑤肢体渐觉不利;⑥口眼渐形歪斜;⑦面色如醉;⑧猝然颠仆;⑨脉弦长有力,或上盛下虚。

【名著阐述】

《医学衷中参西录》:特是证名内中风,所以别外受之风也。乃自唐、宋以来,不论风之外受、内生,浑名曰中风。夫外受之风为真中风,内生之风为类中风,其病因悬殊,治法自难从同。若辨证不清,本系内中风,而亦以祛风之药发表之,其脏腑之血,必益随发表之药上升,则脑中充血必益甚,或至于血管破裂,不可救药。此关未透,诚唐、宋医学家一大障碍也。迨至宋末刘河间出,悟得风非皆由外中,遂创为五志过极动火而猝中之论,此诚由《内经》"诸风掉眩皆属于肝"句悟出。盖肝属木,中藏相火,木盛火炽,即能生风也。大法,以白虎汤、三黄汤沃之,所以治实火也。以逍遥散疏之,所以治郁火也(逍遥散中柴胡能引血上行最为忌用,是以镇肝熄风汤中止用茵陈、生麦芽诸药疏肝)。以通圣散(方中防风亦不宜用)、凉膈散双解之,所以治表里之邪火也。以六味汤滋之,所以壮水之主,以制阳光也。以八味丸引之,所谓从治之法,引火归元也(虽曰引火归元,而桂、附终不宜用)。细审河间所用之方,虽不能丝丝入扣,然胜于但知治中风不知分内外者远矣。且其谓有实热者,宜治以白虎汤,尤为精确之论。愚治此证多次,其昏仆之后,能自苏醒者多,不能苏醒者少。其于苏醒之后,三四日间,现白虎汤证者,恒十居六七。因知此证,多先有中风基础,伏藏于内,后因外感而激发,是以从前医家,统名为中风。不知内风之动,虽由于外感之激发,然非激发于外感之风,实激发于外感之因风生热,内外两热相并,遂致内风暴动。此时但宜治外感之热,不可再散外感之风,此所以河间独借用白虎汤,以泻外感之实热,而于麻桂诸药概无所用。盖发表之药,皆能助血上行,是以不用,此诚河间之特识也。吾友张山雷(江苏嘉定人),著有《中风斠诠》一书,发明内中风之证,甚为精详。书中亦独有取于河间,可与拙论参观矣。

羚角钩藤汤《通俗伤寒论》

组 成 羚羊角、桑叶、川贝母、鲜生地、钩藤、菊花、生白芍、生甘草、鲜竹茹、茯神。

功 用 熄风清热。

主 治 热盛动风证。

辨 证 要 点 ①高热;②神昏;③烦躁;④手足抽搐;④舌质干绛;⑤脉弦数有力。

【名著阐述】

《重订通俗伤寒论》：肝藏血而主筋，凡肝风上翔，症必头晕胀痛，耳鸣心悸，手足躁扰，甚则瘛疭，狂乱痉厥，与夫孕妇子痫，产后惊风，病皆危险。故以羚、藤、桑、菊熄风定惊为君。臣以川贝善治风痉，茯神木专平肝风。但火旺生风，风助火势，最易劫伤血液，尤必佐以芍、甘、鲜地，酸甘化阴，滋血液以缓肝急；佐以竹茹，不过以竹之脉络通人之脉络耳。此为凉肝熄风，增液舒筋之良方。然惟便通者，但用甘咸静镇，酸泄清通，始能奏效；若便闭者，必须犀连承气，急泻肝火以熄风，庶可救危于俄倾。

牵正散《杨氏家藏方》

组　成　白附子、僵蚕、全蝎。

功　用　化痰熄风。

主　治　风痰壅滞证。

辨证要点　①口眼㖞斜；②半身不遂。

【名著阐述】

《成方便读》：夫中风口眼㖞斜一证，《金匮》有言"邪气反缓，正气即急，正气引邪，僻不遂"数语，尤注谓其受邪之处，经脉不用而缓，无邪之处，正气独治而急。是以左㖞者，邪反在右；右㖞者，邪反在左也。然足阳明之脉，夹口环唇；足太阳之脉，起于目内眦；足少阳之脉，起于目外眦。则中风一证，无不皆自三阳而来，然二气贯于一身，不必分左血右气。但左右者，阴阳之道路，缘人之禀赋各有所偏，于是左右不能两协其平，偏弊相仍，外邪乘袭而病作矣。此方所治口眼歪斜无他证者，其为风邪在经而无表里之证可知。故以全蝎色青善走者，独入肝经，风气通于肝，为搜风之主药；白附之辛散，能治头面之风；僵蚕之清虚，能解络中之风。三者皆治风之专药。用酒调服，以行其经。所谓同气相求，衰之以属也。

《医方考》：芎、防之属，可以驱外来之风，而内生之风非其治也；星、夏之辈，足以治湿土之痰，而虚风之痰非其治也。斯三物者，疗内生之风，治虚热之痰，得酒引之，能入经而正口眼。白附之辛，可使驱风；蚕、蝎之咸，可使软痰；辛中有热，可使从风；蚕、蝎有毒，可使破结。医之用药，有用其热以攻热，用其毒以攻毒者，《大易》所谓同气相求，《内经》所谓衰之以属也。

（蔡　敏　蔡定芳）

中国医药学临床医学

一、流行性感冒

流行性感冒(influenza)是流感病毒引起的急性呼吸道传染病。以急起高热,全身疼痛,显著乏力和轻度呼吸道症状等为典型临床表现。

【流行性感冒—外感表热证】

辨证要点：①符合流行性感冒诊断；②发热；③恶寒；④有汗；⑤头痛；⑥咽痛；⑦咳嗽；⑧舌质红；⑨舌苔薄白或微黄；⑩脉浮数。

临床决策：清热宣肺。

治疗推荐：《温病条辨》银翘散：连翘、银花、桔梗、薄荷、竹叶、生甘草、芥穗、淡豆豉、牛蒡子。常规剂量,每日 2 次,水煎服。

常用药物：银花、连翘、桑叶、菊花、牛蒡、薄荷、芦根、桔梗、大青叶、板蓝根、甘草。

【流行性感冒—外感表寒证】

辨证要点：①符合流行性感冒诊断；②发热；③恶寒；④无汗；⑤头痛；⑥体痛；⑦咳嗽；⑦舌质淡；⑧舌苔薄白；⑨脉浮紧。

临床决策：散寒宣肺。

治疗推荐：《伤寒论》大青龙汤：麻黄、桂枝、杏仁、甘草、生石膏、生姜、大枣。常规剂量,每日 2 次,水煎服。

常用药物：麻黄、桂枝、杏仁、石膏、羌活、独活、防风、荆芥、甘草。

二、严重急性呼吸综合征

严重急性呼吸综合征(sever acute respiratory syndrome，SARS)是 SARS 冠状病毒引起的急性传染性特殊肺炎,又称非典型肺炎。以发热、呼吸道症状为主要表现的传染性临床综合征,重症病例易迅速进展为急性呼吸窘迫综合征(ARDS)而死亡。

【严重急性呼吸综合征—肺脏热疫】

辨证要点：①符合严重急性呼吸综合征诊断；②高热；③乏力；④呼吸困难；⑤咳血；⑥烦躁；⑦舌红绛；⑧苔黄；⑨脉洪数。

临床决策：清热解毒。

治疗推荐：《伤寒瘟疫条辨》升降散：白僵蚕、全蝉蜕、大黄、姜黄。常规剂量，每日 2 次，水煎服。

常用药物：姜黄，大黄，僵蚕，蝉衣，石膏，知母。

【严重急性呼吸综合征—肺脏寒疫】

辨证要点：①符合严重急性呼吸综合征诊断；②高热；③乏力；④呼吸困难；⑤寒战；⑥无汗；⑦舌质淡；⑧舌苔白；⑨脉紧数。

临床决策：散寒解毒。

治疗推荐：《苏沈良方》圣散子方：草豆蔻、猪苓、石菖蒲、高良姜、独活、附子、麻黄、厚朴、藁本、芍药、枳壳、柴胡、泽泻、白术、细辛、防风、藿香、半夏、炙甘草、茯苓。常规剂量，每日 2 次，水煎服。

常用药物：附子、吴茱萸、麻黄、细辛、独活、防风、高良姜、厚朴、草蔻、白术、苍术、泽泻、猪苓、藿香、半夏、茯苓、柴胡、枳壳、芍药、甘草、石菖蒲。

三、禽流感

禽流感(influenza in birds)的全称是禽类流行感冒病毒感染，一般不感染人类，然而某些毒株可以感染人类引起相应的急性呼吸道传染病，其主要的临床表现为：发热、疼痛、乏力和呼吸道症状，被称为人感染禽流感。

【人禽流感—热毒壅肺】

辨证要点：①符合人感染禽流感诊断；②高热；③喘促；④烦躁；⑤尿黄或尿少；⑥舌红苔黄；⑦脉数。

临床决策：清热解毒。

治疗推荐：《伤寒温疫条辨》升降散：白僵蚕、金蝉蜕、大黄、姜黄。常规剂量，每日 2 次，水煎服。

常用药物：蝉衣、僵蚕、姜黄、大黄、石膏、知母、黄连、连翘、黄芩。

【人禽流感—寒毒犯肺】

辨证要点：①符合人感染禽流感诊断；②恶寒；③发热；④身体疼痛；⑤无汗；⑥烦躁；⑦舌苔白；⑧脉浮紧。

临床决策：散寒宣肺。

治疗推荐：《伤寒论》大青龙汤：麻黄、桂枝、杏仁、生姜、大枣、石膏、甘草。常规剂量，每日 2 次，水煎服。

常用药物：麻黄、桂枝、石膏、杏仁、生姜、羌活、独活、防风。

四、麻疹

麻疹(measles，rubeola)是由麻疹病毒引起的急性呼吸系统传染病，以皮肤弥漫性红色斑丘疹，口腔麻疹黏膜斑，发热，咳嗽等为临床主要特征。

【麻疹前驱期—麻毒犯卫】

辨证要点：①符合麻疹诊断；②发热；③恶寒；④咳嗽；⑤流涕；⑥流泪；⑦咽部充血；

⑧麻疹黏膜斑；⑨舌红苔白；⑩脉浮数。

临床决策：宣肺透疹。

治疗推荐：《麻科活人全书》宣毒发表汤：升麻、葛根、前胡、桔梗、枳壳、荆芥、防风、薄荷、甘草、木通、连翘、牛蒡子、杏仁、竹叶。常规剂量，每日2次，水煎服。

常用药物：麻黄，西河柳，升麻，葛根，前胡，桔梗，薄荷，防风，荆芥，牛蒡子，甘草。

【麻疹出疹期—邪入肺胃】

辨证要点：①符合麻疹诊断；②壮热；③斑丘疹；④烦躁；⑤咽红肿痛；⑥咳嗽；⑦肺部啰音；⑧精神萎靡；⑨舌红；⑩苔黄；⑪脉洪数。

临床决策：解毒透疹。

治疗推荐：①《寿世保元》白虎解毒汤：石膏、知母、黄连、黄芩、黄柏、栀子、甘草。常规剂量，每日2次，水煎服。②《幼幼集成》沆瀣丹：川芎、大黄、黄芩、黄柏、黑牵牛、薄荷、滑石、槟榔、枳壳、连翘、赤芍。依方炮制，和匀焙燥，研极细末，炼蜜为丸，如芡实大，每次10粒，每日2次，开水送服。

常用药物：石膏、知母、黄连、黄芩、黄柏、栀子、甘草、金银花、连翘、桑叶、菊花、蝉蜕。

五、流行性腮腺炎

流行性腮腺炎(epidemic parotitis，mumps)是由腮腺炎病毒引起的急性全身感染性疾病。以腮腺肿痛为主要特征，常见并发症为病毒脑炎、睾丸炎、胰腺炎及卵巢炎。中国医药学称痄腮。

【流行性腮腺炎—热毒蕴结】

辨证要点：①符合流行性腮腺炎诊断；②高热；③烦躁；④口渴欲饮；⑤舌红；⑥苔黄；⑦脉数。

临床决策：清热解毒。

治疗推荐：《东垣试效方》普济消毒饮：牛蒡子、黄芩、黄连、甘草、桔梗、板蓝根、马勃、连翘、玄参、升麻、柴胡、陈皮、僵蚕、薄荷。常规剂量，每日2次，水煎服。

常用药物：柴胡、黄芩、黄连、连翘、升麻、板蓝根、蒲公英、锦灯笼、玄参、夏枯草。

六、水痘

水痘(chickenpox，varicella)是由水痘-带状疱疹病毒引起的急性传染病。以发热及皮肤和黏膜成批出现周身性红色斑丘疹、疱疹、痂疹为特征。

【水痘—时邪湿热】

辨证要点：①符合水痘诊断；②疱浆清亮；③发热；④舌质红；⑤苔薄白或薄黄；⑥脉浮数；⑦指纹浮紫。

临床决策：清热燥湿。

治疗推荐：《医宗金鉴》加味消毒饮：荆芥、防风、牛蒡子、升麻、生甘草、赤芍、南山楂、连翘。常规剂量，每日2次，水煎服。

常用药物：荆芥、防风、牛蒡子、升麻、甘草、连翘、赤芍、金银花、六一散、车前子、紫花地丁、黄花地丁。

七、带状疱疹

带状疱疹(herpes zoster)是由水痘-带状疱疹病毒引起的急性感染性皮肤病。病毒可长期潜伏在脊髓后根神经节或颅神经感觉神经节内。当机体抵抗力下降时潜伏病毒被激活，受累神经发生炎症坏死产生神经痛。临床以沿周围神经分布的群集疱疹和神经痛为特征。中医称为缠腰火丹。

【带状疱疹—肝经湿热】

辨证要点：①符合带状疱疹诊断；②疱疹鲜红；③口苦；④咽干；⑤烦躁；⑥易怒；⑦舌质红；⑧舌苔黄；⑨脉数。

临床决策：解毒燥湿。

治疗推荐：①《医宗金鉴》五味消毒饮：金银花、野菊花、蒲公英、紫花地丁、紫背天葵子。常规剂量，每日2次，水煎服。②《医方集解》龙胆泻肝汤：龙胆草、栀子、黄芩、木通、泽泻、车前子、柴胡、甘草、当归、生地。常规剂量，每日2次，水煎服。

常用药物：金银花、野菊花、蒲公英、紫花地丁、紫背天葵、龙胆草、黄芩、车前子、柴胡、通草、地黄、当归、栀子、板蓝根、牡丹皮、赤芍、紫草。

八、流行性出血热

流行性出血热(epidemic hemorrhagic fever，EHF)是由出血热病毒引起的自然疫源性传染病。以发热、出血、低血压休克及肾脏损害为主要临床表现。

【流行性出血热—气营两燔】

辨证要点：①符合流行性出血热诊断；②高热；③烦躁；④口渴；⑤斑疹；⑥舌红绛；⑦舌苔黄；⑧脉数。

临床决策：清气凉营。

治疗推荐：《疫疹一得》清瘟败毒饮：生地、黄连、黄芩、丹皮、石膏、栀子、甘草、竹叶、玄参、犀角、连翘、芍药、知母、桔梗。常规剂量，每日2次，水煎服。

常用药物：石膏、知母、水牛角、丹皮、玄参、板蓝根、生地、黄芩、栀子、银花、甘草。

九、登革热

登革热(dengue fever)是由登革热病毒引起的急性虫媒传染病。以高热，肌肉或骨关节剧烈酸痛，皮疹，出血，淋巴结大等为临床主要表现。

【登革热—血分湿热证】

辨证要点：①符合登革热诊断；②双峰热；③头身疼痛；④出血；⑤舌红绛；⑥苔厚；⑦脉数。

临床决策：燥湿凉血。

治疗推荐：《医学启源》当归拈痛汤：羌活、甘草、茵陈、防风、苍术、当归身、知母、猪苓、泽泻、升麻、白术、黄芩、葛根、人参、苦参。常规剂量，每日2次，水煎服。

常用药物：当归、升麻、羌活、茵陈、防风、苍术、知母、黄芩、玄参、苦参。

十、流行性乙型脑炎

流行性乙型脑炎(epidemic encephalitis B)是由乙脑病毒引起的以脑实质病变为主的急性传染病。临床以高热,意识障碍,惊厥,强直性痉挛等中枢神经感染为主要表现。

【流行性乙型脑炎—暑热动风】

辨证要点: ①符合流行性乙型脑炎诊断;②高热;③烦躁;④谵语;⑤意识模糊;⑥抽搐;⑦口渴多饮;⑧舌红;⑨舌苔黄腻;⑩脉洪数。

临床决策: 清暑熄风。

治疗推荐: ①《温热经纬》清暑益气汤:西洋参、石斛、麦冬、黄连、竹叶、荷梗、知母、甘草、粳米、西瓜翠衣。常规剂量,每日 2 次,水煎服。②《太平惠民和剂局方》紫雪散:石膏、寒水石、滑石、磁石、玄参、木香、沉香、升麻、甘草、丁香、芒硝、硝石、水牛角浓缩粉、羚羊角、麝香、朱砂、黄金。捣罗为散,每次 3 克,每日 2 次,开水送服。

常用药物: 石膏、知母、西洋参、鲜石斛、麦冬、黄连、竹叶、荷梗、知母、甘草、粳米、西瓜翠衣、紫雪散。

十一、病毒性肝炎

病毒性肝炎(viral hepatitis)是由多种肝炎病毒引起的以肝脏病变为主的传染病。临床以食欲减退、上腹部不适、肝区疼痛、疲劳乏力等肝功能损害为主要表现。

【急性病毒性肝炎—黄疸湿热】

急性病毒性肝炎根据有无黄疸分为急性黄疸型肝炎与急性无黄疸型肝炎。急性黄疸型肝炎基于临床症状诊断而不是病因诊断。甲、乙、丙、丁、戊 5 种类型肝炎病毒均可引起急性黄疸型肝炎,最常见于甲型病毒性肝炎,其次为戊型病毒性肝炎。

辨证要点: ①符合急性黄疸型肝炎诊断;②发热;③黄疸鲜明;④肢体困重;⑤脘腹痞满;⑥小便深黄;⑦粪色变浅;⑧舌质红;⑨舌苔黄腻;⑩脉濡数。

临床决策: 清热利湿。

治疗推荐: 《伤寒论》茵陈蒿汤:茵陈、栀子、大黄。常规剂量,每日 2 次,水煎服。②《肘后备急方》黄连解毒汤:黄连、黄芩、黄柏、栀子。常规剂量,每日 2 次,水煎服。

常用药物: 茵陈、栀子、大黄、黄芩、黄连、黄柏、田基黄、金钱草、车前草、垂盆草、六月雪、平地木、卷柏、板蓝根、蒲公英、紫地丁。

【急性病毒性肝炎—无黄疸湿毒】

急性无黄疸型病毒性肝炎起病缓慢,以疲惫乏力,食欲减退,恶心厌油,脘腹胀满等消化道症状为主要临床表现。血清丙氨酸氨基转移酶升高,肝功能轻中度异常,血清胆红素始终正常。恢复不佳者有 5%～10% 转为慢性病毒性肝炎。

辨证要点: ①符合急性无黄疸型病毒性肝炎诊断;②低热;③肢体困重;④脘腹痞满;⑥小便清长;⑦粪色正常;⑧舌质红;⑨舌苔白腻;⑩脉濡。

临床决策: 燥湿解毒。

治疗推荐: 《太平惠民和剂局方》五积散:白芷、枳壳、麻黄、苍术、干姜、桔梗、厚朴、甘草、茯苓、当归、肉桂、川芎、芍药、半夏、陈皮。常规剂量,每日 2 次,水煎服。

常用药物:苍术、厚朴、枳壳、茯苓、半夏、陈皮、麻黄、桂枝、当归、川芎、芍药、茵陈、垂盆草、六月雪、平地木、卷柏、板蓝根、蒲公英、紫地丁。

【慢性病毒性肝炎—脾虚肝郁】

辨证要点:①符合慢性病毒性肝炎诊断;②疲惫乏力;③面色晦暗;④肝区隐痛;⑤睡眠障碍;⑥默默不欲饮食;⑦大便溏薄;⑧舌红;⑨苔白;⑩脉弦。

临床决策:健脾疏肝。

治疗推荐:《重庆堂医学随笔》青附金丹:青皮、香附、郁金、丹参、人参、半夏、消石、白术、茯苓、陈皮。常规剂量,每日 2 次,水煎服。

常用药物:青皮、香附、郁金、丹参、人参、半夏、消石、白术、茯苓、陈皮。

十二、艾滋病

艾滋病是感染艾滋病病毒引起的危害极大传染病,又称获得性免疫缺陷综合征。艾滋病期临床表现多变复杂。一般症状有持续发热、虚弱、盗汗,持续广泛性全身淋巴结大。体重在 3 个月之内最多可降低 40%,患者消瘦特别明显。呼吸道症状有长期咳嗽、胸痛、呼吸困难,严重时痰中带血。消化道症状有食欲下降、厌食、恶心、呕吐、腹泻,严重时可便血。神经系统症状有头晕、头痛、反应迟钝、智力减退、精神异常、抽搐、偏瘫、痴呆等。皮肤症状有单纯疱疹、带状疱疹、口腔和咽部黏膜炎症及溃烂。可出现多种恶性肿瘤,位于体表的卡波济肉瘤可见红色或紫红色的斑疹、丘疹和浸润性肿块。

【艾滋病期—阴阳毒证】

辨证要点:①符合艾滋病诊断;②发热;③消瘦;④面赤斑斑;⑤咽喉痛;⑥咳脓血;⑦面目青;⑧舌红;⑨脉细数。

临床决策:养阴解毒。

治疗推荐:《金匮要略》升麻鳖甲汤:升麻、鳖甲、当归、蜀椒、甘草、雄黄。常规剂量,每日 2 次,水煎服。

常用药物:升麻、当归、蜀椒、甘草、鳖甲、雄黄、辟瘟丹。

十三、立克次体病

立克次体病(rickettsiosis)是立克次体目中某些致病微生物所引起的多种急性感染性疾病的统称,多数临床上可表现为发热、头痛和皮疹"三联征"。

【立克次体病—热入营血】

辨证要点:①符合立克次体病诊断;②发热;③头痛;④斑疹;⑤面红;⑥呼吸困难;⑦口渴;⑧烦躁;⑨舌红;⑩脉数。

临床决策:清营解毒。

治疗推荐:《麻科活人》化斑解毒汤:元参、知母、石膏、牛蒡子、连翘、升麻、人中黄、大黄、淡竹叶。常规剂量,每日 2 次,水煎服。

常用药物:丹皮、生地、玄参、归尾、远志、犀角、紫草、知母、牛蒡、茜草、石膏、穿山甲。

十四、白喉

白喉（diphtheria）是白喉棒状杆菌引起的急性呼吸道传染病。以发热伴咽喉鼻部黏膜充血肿胀及灰白色假膜形成等为主要临床特征。严重者可并发心肌炎和周围神经炎等。

【白喉严重型—疫毒伤阴证】

辨证要点：①符合白喉诊断；②发热；③咽部红肿；④口腔腐臭；⑤颈部肿大如牛颈；⑥烦躁；⑦呼吸急促；⑧出血；⑨舌红；⑩脉细速。

临床决策：滋阴解毒。

治疗推荐：《重楼玉钥》养阴清肺汤：生地、麦冬、玄参、生甘草、薄荷、贝母、丹皮、白芍。常规剂量，每日2次，水煎服。

常用药物：生地、麦冬、玄参、丹皮、白芍、贝母、板蓝根、土牛膝、连翘、薄荷、牛蒡。

十五、百日咳

百日咳（pertussis，whooping cough）是由百日咳杆菌感染引起的急性呼吸道传染病。典型临床表现为阵发性痉挛性咳嗽，咳嗽终末伴有鸡鸣样吸气性吼声，以外周血淋巴细胞增多为特征。

【百日咳痉咳期—痰热闭肺】

辨证要点：①符合百日咳痉咳期诊断；②阵发性痉挛性咳嗽；③痉咳反复发作；④情绪激动或闻及刺激性气味易引起发作；⑤舌质红；⑥舌苔黄腻；⑦脉滑数。

临床决策：润肺镇咳。

治疗推荐：高士宗顿咳方：当归、川芎、白芍、红花、香附。常规剂量、每日2次，水煎服。

常用药物：当归、川芎、白芍、红花、香附、百部、胆星、黄芩、天冬、麦冬。

十六、伤寒

伤寒（typhoid fever）是由伤寒杆菌引起的急性传染病。以持续菌血症，单核-巨噬细胞系统受累，回肠远端微小脓肿及小溃疡形成为基本病理特征。典型的临床表现包括持续高热，表情淡漠，腹部不适，肝脾大和血常规白细胞计数总数低下，部分患者有玫瑰疹和相对缓脉。肠出血和肠穿孔为其严重并发症。

【伤寒极期—湿伏募原】

辨证要点：①符合伤寒诊断；②发热；③汗出不解；④神情淡漠；⑤耳鸣；⑥重听；⑦舌苔浊腻；⑧脉濡数。

临床决策：辟秽化浊。

治疗推荐：《温疫论》达原饮：槟榔、厚朴、草果、知母、芍药、黄芩、甘草。常规剂量，每日2次，水煎服。

常用药物：槟榔、厚朴、草果仁、知母、芍药、黄芩、大黄、甘草。

十七、细菌性痢疾

细菌性痢疾（bacillary dysentery）是由志贺菌引起的急性肠道传染病，以结肠黏膜化脓性溃疡性炎症为主要病理改变。以发热、腹泻、腹痛、里急后重、黏液脓血便为主要临床表现,可伴全身毒血症症状,严重者可有感染性休克和(或)中毒性脑病。

【细菌性痢疾—疫毒痢】

辨证要点:①符合菌痢诊断;②壮热;③口渴;④头痛;⑤烦躁;⑥腹痛剧烈;⑦下痢鲜紫脓血;⑧舌质红绛;⑨苔黄燥;⑩脉滑数。

临床决策:清热燥湿。

治疗推荐:《伤寒论》白头翁汤:白头翁、黄连、黄柏、秦皮。常规剂量,每日 2 次,水煎服。

常用药物:白头翁、黄连、黄芩、黄柏、秦皮、生地、赤芍、大黄、当归、白芍、木香、丹皮。

十八、霍乱

霍乱(cholera)是霍乱弧菌引起的急性腹泻性传染病。典型病例有剧烈吐泻,脱水,微循环衰竭,代谢性酸中毒和急性肾衰竭等。

【霍乱—湿热蕴毒】

辨证要点:①符合霍乱诊断;②吐泻骤作;③腹中绞痛;④发热;⑤口渴;⑥小便短赤;⑦舌苔黄腻;⑧脉濡数。

临床决策:清热化湿。

治疗推荐:《恽铁樵全集》辟瘟丹:羚羊角、朴硝、牙皂、广木香、黄药、茅术、茜草、黄芩、姜半夏、文蛤、银花、黄连、犀角、厚朴、川乌、玳瑁、大黄、藿香、玄精石、郁金、茯苓、香附、桂心各三两;赤小豆、降香、鬼箭羽、朱砂、毛慈姑、大枣各四两;甘遂、大戟、桑皮、千金霜、桃仁霜、槟榔、莪术、胡椒、葶苈子、西牛黄、巴豆霜、细辛、白芍、公丁香、全当归、禹余粮、滑石、山豆根各一两;麻黄、麝香、菖蒲、安息香、干姜、蒲黄、丹参、天麻、升麻、柴胡、紫苏、川芎、草河车、檀香、桔梗、白芷各二两;紫菀八钱,芫花五钱,雌黄、琥珀、冰片、广皮、腰黄各一两五钱;斑猫 30 双,蜈蚣 7 条,石龙子 3 条。各研净粉,糯米糊为锭,每重一分,密收勿泄气。用法:每服一锭,重者倍之。

常用药物:滑石、豆豉、栀子、酒黄芩、厚朴、半夏、白蔻仁、省头草、蚕沙、木瓜、吴茱萸。

十九、流行性脑脊髓膜炎

流行性脑脊髓膜炎(epidemic cerebrospinal meningitis)是由脑膜炎球菌引起的化脓性脑膜炎。主要临床表现有发热,头痛,呕吐,皮肤瘀点及颈项强直等脑膜刺激征,脑脊液呈化脓性改变。

【流行性脑脊髓膜炎—热闭心包】

辨证要点:①符合流行性脑脊髓膜炎诊断;②高热骤起;③头痛剧烈;④呕吐频繁呈喷射状;⑤躁动不安;⑥抽搐不止,甚则角弓反张;⑦神志不清;⑧气息微弱,呼吸不匀,以至发生呼吸停止;⑨舌质红绛;⑩舌苔黄腻;⑪脉象弦数。

临床决策:清热解毒。

治疗推荐:《温病条辨》安宫牛黄丸:牛黄、犀角、黄连、黄芩、栀子、朱砂、珍珠、麝香、冰片、雄黄、郁金。每次 1 粒,每日 2 次,水送服。

常用药物：牛黄、犀角、麝香、珍珠、朱砂、雄黄、黄连、黄芩、栀子、郁金、冰片、元参、连翘、麦冬、竹沥、安宫牛黄丸。

二十、肺结核病

肺结核（pulmonary tuberculosis）是结核杆菌引起的慢性肺部感染性疾病。病理特点是结核结节，干酪样坏死和空洞形成。临床多呈慢性发病过程，常有低热，盗汗，消瘦，咳嗽，咯血等症状。

【血行播散型肺结核—痨瘵阴虚证】

辨证要点：①符合肺结核诊断；②两肺散在粟粒状阴影；③两肺结节和索条阴影；④午后潮热；⑤咳痰或咯血；⑥盗汗；⑦消瘦；⑧胸闷或胸痛；⑨舌红；⑩脉细数。

临床决策：滋阴抗痨。

治疗推荐：①《医学心悟》月华丸：天冬、生地、麦冬、熟地、山药、百部、沙参、川贝母、阿胶、茯苓、獭肝、广三七。常规剂量，每日2次，水煎服。②《医方集解》百合固金汤：熟地、生地、归身、白芍、甘草、桔梗、玄参、贝母、麦冬、百合。常规剂量，每日2次，水煎服。

常用药物：天冬、生地、麦冬、熟地、山药、百部、沙参、贝母、阿胶、茯苓、獭肝、三七、百合、龟板、鳖甲、知母、秦艽、银柴胡、地骨皮、青蒿、秦艽、白薇。

二十一、梅毒

梅毒（syphilis）是梅毒螺旋体引起的慢性系统性性传播疾病。临床分一期梅毒、二期梅毒、三期梅毒、潜伏梅毒和先天梅毒等。

【一期梅毒—湿热下疳】

辨证要点：①符合梅毒诊断；②硬下疳；③腹股沟淋巴结大；④口干苦；⑤舌红；⑥苔黄腻；⑦脉滑数。

临床决策：燥湿解毒。

治疗推荐：①《实用中医外科学》土茯苓合剂：土茯苓、银花、威灵仙、白鲜皮、生甘草、苍耳子。常规剂量，每日2次，水煎服。②《青囊秘传》波斯散：珍珠9克，冰片6克，麝香、炙乳香、炙没药、儿茶、朱砂、轻粉各3克。上药共为细末，用人乳或猪脊髓调搽。痛加血竭3克，痒加枯矾少许，热加牛黄9克，青黛3克，毒甚加象牙屑、制甘石，瘀痛加大土鳖3个，沿开加龙骨少许，蚀去龟头者加龟头1个。

常用药物：土茯苓、薏苡仁、银花、防风、木通、木瓜、白鲜皮、皂角、白鲜皮、生甘草、山慈姑、栀子、浙贝、玄参、当归、黄芩、山栀、白芍、丹皮、菊花。外用波斯散。

波斯散方：珍珠、冰片、麝香、乳香、没药、儿茶、朱砂、轻粉。共为细末，外用。

【二期梅毒—血分湿热】

辨证要点：①符合梅毒诊断；②全身广泛斑疹或丘疹或脓疱疹；③发热；④头痛；⑤脱发；⑥全身浅表淋巴结大；⑦骨节酸痛；⑧舌质红；⑩舌苔黄腻。

临床决策：燥湿凉血。

治疗推荐：（验方）百草梅灵散：牛黄、水牛角、熟地黄、黄连、金银花、金果榄、板蓝根、红花、桃仁、丹参、乳香、独活、牛膝、羌活、薏苡仁、砂仁、莲子肉、人参、白术、茯苓、金银花藤、紫花地丁、大青叶。常规剂量,捣罗为散,每次 2 钱,每日早晚各冲服。

常用药物：牛黄、水牛角、生黄、黄连、银花、金果榄、板蓝根、红花、桃仁、丹参、乳香、独活、牛膝、羌活、薏苡仁、砂仁、人参、苍术。

【三期梅毒—梅毒蕴结】

辨证要点：①符合梅毒诊断；②皮肤黏膜损害；③关节结节；④主动脉瓣闭锁不全；⑤脊髓痨；⑥认知障碍；⑦舌红；⑧苔黄；⑨脉数。

临床决策：祛风解毒。

治疗推荐：《全国中药成药处方集》(沈阳方)花柳败毒丸：朴硝二两,桃仁一两,赤芍一两,全蝎一两,浙贝母一两,血竭一两,金银花四两,野大黄四两,茯苓五钱,炮山甲五钱,车前子五钱,蜈蚣 30 条,炼蜜为丸如弹子大。每服 1 丸,白开水送下,再服白水,以助药力。

常用药物：朴硝、桃仁、赤芍、全蝎、浙贝、血竭、银花、野大黄、茯苓、炮山甲、车前子、蜈蚣。

二十二、钩端螺旋体病

钩端螺旋体病(leptospirosis)是致病性钩端螺旋体引起的急性传染病。主要病理变化是全身毛细血管中毒性损伤。临床表现早期以钩端螺旋体败血症,中期以多器官损害和功能障碍,后期以各种变态反应并发症为特点。

【钩端螺旋体血症期—暑温初起】

辨证要点：①符合钩端螺旋体病诊断；②发热；③头痛；④全身乏力；⑤目赤；⑥身重；⑦腓肠肌压痛；⑧全身表浅淋巴结大；⑨胸脘痞闷；⑩舌苔薄黄。

临床决策：清暑透表。

治疗推荐：《温病条辩》新加香薷饮：香薷、银花、鲜扁豆花、厚朴、连翘。常规剂量,每日 2 次,水煎服。

常用药物：香薷、银花、连翘、豆豉、芦根、厚朴、桔梗、竹叶、荆芥、藿香、佩兰。

【钩端螺旋体病器官损伤期—暑温动血】

辨证要点：①符合钩体病诊断；②高热；③咯血；④黄疸；⑤斑疹；⑥神志昏蒙；⑦蛋白尿；⑧舌红绛；⑨脉细数。

临床决策：清暑凉血。

治疗推荐：《温热经纬》神犀丹：犀角、石菖蒲、黄芩、生地、银花、金汁、连翘、板蓝根、香豉、元参、花粉、紫草,按原方用量生晒研细,以水牛角、地黄汁、金汁和捣为丸。每次 3 克,凉开水化服,每日 2 次。

常用药物：犀角、石菖蒲、黄芩、生地、银花、金汁、连翘、板蓝根、玄参、豆豉、花粉、紫草。

二十三、回归热

回归热(relapsing fever)是由回归热螺旋体引起的急性传染病。临床特点为周期性高热伴全身疼痛、肝脾肿大和出血倾向或黄疸。

【回归热临床期—太阳少阳合病】

辨证要点：①符合回归热诊断；②恶寒；③发热；④剧烈头痛；⑤肢节酸痛；⑥目赤；

⑦黄疸；⑧皮疹；⑨胸脘痞闷；⑩烦躁；⑪以上症状反复出现；⑫舌苔薄；⑬脉弦数。

临床决策： 调营卫和少阳。

治疗推荐：《伤寒论》柴胡桂枝汤：桂枝、黄芩、人参、炙甘草、半夏、芍药、大枣、生姜、柴胡。常规剂量，每日2次，水煎服。

常用药物： 桂枝、芍药、柴胡、黄芩、人参、甘草、半夏、大枣、生姜。

【回归热间歇期—壮热食气】

辨证要点： ①符合回归热诊断；②疲惫；③乏力；④微汗；⑤脉细；⑥苔白。

临床决策： 益气清暑。

治疗推荐：《脾胃论》清暑益气汤：黄芪、苍术、升麻、人参、泽泻、陈皮、白术、麦冬、当归、炙甘草、青皮、黄柏、葛根、五味子。常规剂量，每日2次，水煎服。

常用药物： 黄芪、人参、苍术、白术、升麻、黄连、五味子、陈皮、麦冬、当归、甘草。

二十四、疟疾

疟疾（malaria）是疟原虫引起的传染病，临床上以间歇性寒战、高热、出汗、脾大、贫血等为特征。恶性疟易造成疟疾凶险发作，导致脑、肺、肾等脏器的严重损害。

【疟疾—正疟】

辨证要点： ①符合疟疾诊断；②寒战壮热，休作有时；③肢体酸楚；④畏寒战栗；⑤头面足皆面色苍白；⑥寒罢则内外皆热；⑦热退身凉；⑧舌红苔薄白或黄腻；⑨脉弦；⑩病多2日一发，少数1日或3日一发。

临床决策： 清热截疟。

治疗推荐： ①《重订通俗伤寒论》蒿芩清胆汤：青蒿、黄芩、枳壳、竹茹、陈皮、半夏、茯苓、碧玉散（滑石、甘草、青黛）。常规剂量，每日2次，水煎服。②青蒿素。

常用药物： 青蒿、黄芩、枳壳、竹茹、陈皮、半夏、茯苓、碧玉散、常山、草果。

（杨　峰　朱　雯　蔡定芳）

第二节　中国医药学内科医学

一、急性上呼吸道感染

急性上呼吸道感染是包括鼻腔咽或喉部急性炎症的总称。包括普通感冒、病毒性咽炎、喉炎、疱疹性咽峡炎、咽结膜热、细菌性咽-扁桃体炎。

【急性上呼吸道感染—外感表证】

辨证要点： ①符合急性上呼吸道感染诊断；②发热；③恶风；④流涕；⑤头痛；⑥咳嗽⑦咽痒；⑧咽痛；⑨舌苔白；⑩脉浮。

临床决策： 祛邪解表。

治疗推荐：《此事难知》九味羌活汤：羌活、防风、细辛、苍术、白芷、川芎、黄芩、生地、甘草。常规剂量，每日2次，水煎服。

常用药物：羌活、防风、细辛、苍术、白芷、川芎、黄芩、生地、甘草。

二、急性支气管炎

急性支气管炎是病毒或细菌等病原体感染所致的支气管黏膜炎症疾病。以咳嗽伴或不伴支气管分泌物增多为临床特征。

辨证要点：①发热；②鼻塞；③咳嗽；④无痰；⑤黏痰；⑥脓痰；⑦胸疼；⑧舌红；⑨苔白；⑩脉浮。

临床决策：消炎止咳。

治疗推荐：《中华人民共和国药典》急支糖浆（沈自尹方）：鱼腥草、金荞麦、四季青、麻黄、紫菀、前胡、枳壳、甘草。常规剂量，每日2次，水煎服。

常用药物：鱼腥草、金荞麦、四季青、麻黄、紫菀、前胡、枳壳、甘草、天浆壳、金沸草、重楼。

三、慢性阻塞性肺疾病

慢性阻塞性肺疾病是人体呼吸功能持续气流受限疾病。气流受限不完全可逆，呈进行性发展，与肺对有害气体或有害颗粒的异常炎症反应有关。典型临床症状：慢性咳嗽、咳痰、气短或呼吸困难、喘息或胸闷等呼吸道症状。

【慢性阻塞性肺疾病急性加重期—伏饮】

辨证要点：①符合慢性阻塞性肺疾病诊断；②咳嗽；③气短；④痰多；⑤纳少痞满；⑥舌苔白腻；⑦脉弦。

临床决策：燥湿化痰。

治疗推荐：①《金匮要略》苓桂术甘汤：茯苓、桂枝、白术、炙甘草。常规剂量，每日2次，水煎服。②木防己去石膏加茯苓芒硝汤：防己、桂枝、人参、芒硝、茯苓。常规剂量，每日2次，水煎服。

常用药物：半夏、防己、桂枝、陈皮、白术、紫苏子、莱菔子、人参、茯苓、芒硝、生姜。

【慢性阻塞性肺疾病稳定期—肺肾两虚】

辨证要点：①符合慢性阻塞性肺疾病诊断；②喘息气短；③自汗，动则加重；④易感冒；⑤腰膝酸软；⑥耳鸣头晕；⑦干咳，咯痰不爽；⑧盗汗；⑨舌质淡或红；⑩脉沉细。

临床决策：补肾化痰。

治疗推荐：①《景岳全书》金水六君煎：熟地、当归、半夏、陈皮、茯苓、炙甘草。常规剂量，每日2次，水煎服。②《奇方类编》太平丸：天冬、麦冬、知母、贝母、冬花、杏仁、生地、熟地、黄连、京墨、桔梗、薄荷、白蜜、麝香，以上共为细末和匀，用银石器先下白蜜炼熟，后下诸末搅匀，再上火入麝少熬一二沸，丸如弹子大，每日服3丸。

常用药物：熟地、当归、半夏、陈皮、茯苓、五味子、干姜、细辛、炙甘草。

四、支气管哮喘

支气管哮喘是气道慢性炎症性疾病。气道高反应性慢性炎症导致可逆性呼气气流受限而反复发作喘息等症状。以发作性呼气性呼吸困难伴哮鸣音或发作性咳嗽胸闷等呼吸道症状为临床特征。

【支气管哮喘急性加重期—痰饮宿肺】

辨证要点：①符合支气管哮喘急性加重期诊断；②喘息喉中如吹哨笛；③反复发作；④咳嗽；⑤咳痰；⑥舌苔薄白；⑦脉弦。

临床决策：温肺平喘。

治疗推荐：①《金匮要略》小青龙汤：麻黄、芍药、细辛、炙甘草、干姜、桂枝、五味子、半夏。常规剂量，每日2次，水煎服。②《摄生众妙方》定喘汤：白果、麻黄、苏子、甘草、款冬花、杏仁、桑白皮、黄芩、半夏。常规剂量，每日2次，水煎服。

常用药物：麻黄、桂枝、白芍、半夏、干姜、细辛、五味子、地龙、蝉蜕、紫苏子、白果、甘草、款冬花、桑白皮。

【支气管哮喘慢性持续期—肺肾不足】

辨证要点：①符合支气管哮喘慢性持续期诊断；②胸满活动后加重；③舌苔薄白；④脉缓。

临床决策：补肾纳气。

治疗推荐：①《杨氏家藏方》人参蛤蚧散：蛤蚧、人参、百部、款冬花、贝母、紫菀茸、阿胶、柴胡、肉桂、黄芪、炙甘草、鳖甲、杏仁、半夏。常规剂量，每日2次，水煎服。②《金匮要略》肾气丸：干地黄、山药、山茱萸、泽泻、茯苓、牡丹皮、桂枝、附子。常规剂量，每日2次，水煎服。

常用药物：人参、蛤蚧、熟地、山药、萸肉、茯苓、丹皮、泽泻、附子、肉桂、五味子。

五、肺炎

肺炎是肺实质即呼吸单位的炎症。肺炎在影像学上至少见一处浸润性阴影，区别于气道感染。以发热、咳嗽、咳痰、呼吸急促、呼吸困难等呼吸道症状为临床特征。

【细菌性肺炎—邪热壅肺】

细菌性肺炎主要包括肺炎链球菌、金黄色葡萄球菌、肺炎克雷白杆菌、流感嗜血杆菌、铜绿假单胞菌等肺炎，对儿童及老年人的健康威胁极大。

辨证要点：①符合细菌性肺炎诊断；②高热；③咳嗽；④气急；⑤胸痛；⑥肺部阴影；⑦黄痰或铁锈色痰；⑧肺部啰音；⑨舌红苔黄；⑩脉数。

临床决策：清肺消炎。

治疗推荐：《伤寒论》麻黄杏仁甘草石膏汤：麻黄、杏仁、甘草、石膏，常规剂量，每日2次，水煎服。

常用方药：麻黄、杏仁、石膏、甘草、芦根，冬瓜仁，桃仁，薏仁，黄芩、橘红、牛蒡、鱼腥草。

【病毒性肺炎—太阳寒毒】

病毒性肺炎是由上呼吸道病毒感染向下蔓延所致的肺部炎症。

辨证要点：①符合病毒性肺炎诊断；②发热；③恶寒；④头痛；⑤咳嗽；⑥肺纹理增多；⑦肺部啰音；⑧脉浮紧；⑨舌苔白。

临床决策：散寒解毒。

治疗推荐：《伤寒论》大青龙汤：麻黄、桂枝、杏仁、甘草、生石膏、生姜、大枣。常规剂量，每日 2 次,水煎服。

常用药物:麻黄、桂枝、石膏、杏仁、生姜、大枣、甘草。

六、肺水肿

肺水肿是肺组织液积聚在肺泡或肺间质和细小支气管引起肺通气与换气功能严重障碍的疾病。以呼吸困难、发绀、咳嗽、咳白色和血性泡沫痰、两肺散在湿性啰音、肺门为中心的蝶状或片状模糊阴影等为典型临床表现。

【肺水肿—阳虚水泛】

辨证要点:①符合肺水肿诊断;②喘促气急,痰涎上涌;③咳嗽,吐粉红色泡沫样痰;④口唇发绀;⑤汗出肢冷,烦躁不安;⑥舌质暗红,苔白腻;⑦脉细促。

临床决策:温阳利水。

治疗推荐:《伤寒论》真武汤:茯苓、芍药、生姜、附子、白术。常规剂量,每日 2 次,水煎服。

常用药物:附子、人参、白术、白芍、茯苓、桂枝、干姜、泽泻、葶苈、桃仁、红花、炙甘草。

七、急性肺栓塞

肺栓塞是血栓或其他物质阻塞肺动脉或其分支引起肺循环障碍的临床病理生理综合征。肺栓塞后发生肺组织坏死者称为肺梗死。肺栓塞以呼吸困难、剧烈胸痛、咯血、发热等临床表现特征。

【急性肺栓塞—瘀血阻络】

辨证要点:①符合急性肺栓塞诊断;②呼吸困难;③胸痛;④休克;⑤咯血;⑥肺部啰音;⑦舌紫红;⑧脉数。

临床决策:活血祛瘀。

治疗推荐:《医林改错》血府逐瘀汤:桃仁、红花、当归、生地黄、牛膝、川芎、桔梗、赤芍、枳壳、甘草、柴胡。常规剂量,每日 2 次,水煎服。

常用药物:桃仁、红花、当归、生地、牛膝、川芎、桔梗、赤芍、枳壳、柴胡、丹参。

八、急性呼吸窘迫综合征

急性肺损伤和急性呼吸窘迫综合征是指心源性以外的各种肺内、外致病因素导致的急性、进行性、缺氧性急性呼吸衰竭。典型临床症状:呼吸急促、口唇及指(趾)端发绀、胸闷、咳嗽、咯血等症状。

【急性呼吸窘迫综合征—热毒内陷、肺气失宣】

辨证要点:①符合急性呼吸窘迫综合征诊断;②腰膝酸软;③骨蒸潮热;④两颧潮红;⑤口干舌燥;⑥舌红少苔;⑦脉滑数。

临床决策:扶正祛邪。

治疗推荐:《重订通俗伤寒论》陷胸承气汤:瓜蒌、枳实、大黄、半夏、黄连、风化消。常规剂量,每日 2 次,水煎服。

常用药物:大黄、甘遂、水牛角粉、生地、丹参、赤芍、桃仁、葶苈子、枳实、厚朴、水蛭。

【急性呼吸窘迫综合征—气阴两伤、气虚血瘀】

辨证要点：①符合急性呼吸窘迫综合征诊断；②神疲乏力；③干咳无力,气短而喘,声低或音哑；④五心烦热；⑤胸痛；⑥舌质暗紫,苔薄白；⑦脉细数。

临床决策：益气活血。

治疗推荐：《温病条辨》沙参麦冬汤：沙参、玉竹、生甘草、冬桑叶、麦冬、生扁豆、花粉。常规剂量,每日2次,水煎服。

常用药物：黄芩、沙参、五味子、麦冬、丹参、三棱、莪术、陈皮、半夏、紫菀、款冬花、前胡。

九、呼吸衰竭

呼吸衰竭是各种原因引起肺通气和(或)换气功能严重障碍疾病。肺脏不能进行有效气体交换而产生严重缺氧或伴高碳酸血症等临床综合征。以呼吸困难、急促、口唇发绀、精神神经症状等为临床主要表现。

【急性呼吸衰竭—宗气内陷】

急性呼吸衰竭的临床表现主要是低氧血症所致的呼吸困难和多脏器衰竭。

辨证要点：①符合急性呼吸衰竭诊断；②呼吸困难；③发绀；④意识模糊；⑤血压下降；⑥肝功能损害；⑦肾功能损害；⑧脉沉。

临床决策：升阳举陷。

治疗推荐：①《衷中参西录》升陷汤：生黄芪、知母、柴胡、桔梗、升麻。常规剂量,每日2次,水煎服。②《医碥》举陷汤：柴胡、升麻、葛根、羌活、防风、桃仁、红花、猪苓、当归、白芍、地黄、川芎。常规剂量,每日2次,水煎服。

常用药物：黄芪、人参、知母、柴胡、桔梗、升麻、柴胡、羌活、防风、桃仁、红花、当归、川芎、白芍、熟地、附子、桂枝。

【慢性呼吸衰竭—肾不纳气】

慢性呼吸衰竭患者吸氧治疗后 $PaO_2 > 60$ mmHg,但是 $PaCO_2$ 仍高于正常。

辨证要点：①符合慢性呼吸衰竭诊断；②呼气困难；③$PaCO_2$ 升高；④烦躁；⑤意识模糊；⑥脉数。

临床决策：补肾纳气。

治疗推荐：①《太平惠民和剂局方》黑锡丹：黑锡、硫黄、川楝子、葫芦巴、木香、附子、肉豆蔻、补骨脂、沉香、小茴香、阳起石、肉桂。常规剂量,每日2次,水煎服。②《杨氏家藏方》人参蛤蚧散：蛤蚧、人参、百部、款冬花、贝母、紫菀茸、阿胶、柴胡、肉桂、黄芪、炙甘草、鳖甲、杏仁、半夏。常规剂量,每日2次,水煎服。

常用药物：黑锡、硫黄、人参、蛤蚧、葫芦巴、木香、附子、肉豆蔻、补骨脂、沉香、小茴香、阳起石、肉桂、紫河车。

十、冠状动脉粥样硬化性心脏病

冠状动脉粥样硬化性心脏病是冠状动脉粥样硬化管腔狭窄或堵塞导致心肌缺血缺氧的心脏病。

【冠状动脉粥样硬化性心脏病心绞痛—心脉寒凝】

辨证要点：①符合冠状动脉粥样硬化性心脏病诊断；②卒然心痛彻背；③心悸；④形寒；⑤肢冷；⑥脉结代；⑦苔白。

临床决策：散寒通脉。

治疗推荐：①《金匮要略》乌头赤石脂丸：蜀椒、乌头、附子、干姜、赤石脂。常规剂量，每日2次，水煎服。②《金匮要略》九痛丸：炮附子三两，生狼牙（炙香）一两，巴豆（去皮心，熬，研如脂）一两，人参、干姜、吴茱萸各一两，上为末，炼蜜为丸，如梧桐子大。强人初服3丸，每日3次，酒送下，弱者2丸。

常用药物：栝楼、薤白、枳实、桂枝、丹参、檀香。

【冠状动脉粥样硬化性心脏病—心脉血瘀】

辨证要点：①符合冠状动脉粥样硬化性心脏病诊断；②心律失常；③T波改变；④舌质紫暗；⑤苔薄；⑥脉涩；⑦脉结代。

临床决策：祛瘀通脉。

治疗推荐：《医林改错》膈下逐瘀汤：灵脂、当归、川芎、桃仁、丹皮、赤芍、乌药、元胡、甘草、香附、红花、枳壳。常规剂量，每日2次，水煎服。

常用药物：灵脂、当归、川芎、桃仁、丹皮、赤芍、乌药、元胡、甘草、香附、红花、枳壳、降香、延胡索、乳香、没药。

十一、原发性高血压

原发性高血压是以体循环动脉血压增高［收缩压≥140 mmHg 或（和）舒张压≥90 mmHg］为主要临床表现的心血管综合征。长期高血压可损害心、脑、肾等器官的功能或形态。中国医药学应该关注保护高血压的靶器官损害。

【高血压病—肝阳上亢】

辨证要点：①符合原发性高血压诊断；②头晕；③头胀且痛；④面部潮红；⑤急躁易怒；⑥少寐多梦；⑦口苦；⑧舌质红；⑨苔黄；⑩脉弦。

临床决策：平肝潜阳。

治疗推荐：①《杂病证治新义》天麻钩藤饮：天麻、钩藤、石决明、山栀、黄芩、川牛膝、杜仲、益母草、桑寄生、夜交藤、朱茯神。常规剂量，每日2次，水煎服。②《衷中参西录》镇肝熄风汤：怀牛膝、生赭石、生龙骨、生牡蛎、生龟板、生杭芍、玄参、天冬、川楝子、生麦芽、茵陈、甘草。常规剂量，每日2次，水煎服。

常用药物：天麻、钩藤、石决明、牛膝、桑寄生、杜仲、栀子、黄芩、益母草、茯神、夜交藤、生赭石、生龙骨、生牡蛎、生龟板、生杭芍、玄参、天冬、川楝子、生麦芽、茵陈、甘草。

十二、心脏瓣膜病

心脏瓣膜病是心脏瓣膜病变引起心脏功能异常的单瓣膜或多瓣膜疾病。

【二尖瓣狭窄—心脏湿痹】

辨证要点：①符合二尖瓣狭窄诊断；②呼吸困难；③咳嗽；④心悸；⑤胸痛；⑥两颧紫

红；⑦咯血；⑧雷鸣样杂音；⑨舌质紫暗；⑩脉细数或结代；⑪关节痛病史；⑫反复发热病史；⑬心肌炎病史。

　　临床决策：祛湿通痹。

　　治疗推荐：①《金匮要略》防己黄芪汤：防己、黄芪、甘草、白术。常规剂量，每日 2 次，水煎服。②《金匮要略》大黄䗪虫丸：熟大黄、土鳖虫、水蛭、虻虫、蛴螬、干漆、桃仁、杏仁、黄芩、地黄、白芍、甘草。常规剂量，每日 2 次，水煎服。

　　常用药物：防己、黄芪、甘草、白术、当归、赤芍、川芎、桃仁、红花、柴胡、枳壳、降香、延胡索、乳香、没药。

【慢性二尖瓣狭窄关闭不全—心阳不振】

　　辨证要点：①符合慢性二尖瓣狭窄关闭不全诊断；②心尖搏动左下移位；③心悸；④动则喘促；⑤水肿；⑥形寒；⑦肢冷；⑧舌质淡；⑨苔白；⑩脉沉细；⑪吹风样杂音。

　　临床决策：温阳通痹。

　　治疗推荐：①《伤寒论》附子汤：附子、茯苓、人参、白术、芍药。常规剂量，每日 2 次，水煎服。②《金匮要略》大黄䗪虫丸：熟大黄、土鳖虫、水蛭、虻虫、蛴螬、干漆、桃仁、杏仁、黄芩、地黄、白芍、甘草，常规剂量，每日 2 次，水煎服。

　　常用药物：附子、茯苓、人参、白术、芍药、黄芪、丹参、桂枝、五灵脂、蒲黄。

【主动脉瓣狭窄—心气不足】

　　辨证要点：①符合主动脉瓣狭窄诊断；②心悸；③呼吸困难；④心绞痛；⑤晕厥；⑥心脏扩大；⑦动则喘促；⑧脉结代。

　　临床决策：益气通痹。

　　治疗推荐：①《伤寒论》炙甘草汤：甘草、生姜、桂枝、人参、生地黄、阿胶、麦门冬、麻仁、大枣。常规剂量，每日 2 次水煎服。②《太平圣惠方》䗪虫散：䗪虫 30 枚，虻虫 10 枚，水蛭 10 枚，桂心 15 克，桃仁 15 克，大黄 30 克。上药捣粗罗为散，每次 9 克，酒水各取半煎服，每日 2 次。

　　常用药物：炙甘草、生姜、桂枝、人参、生地黄、阿胶、麦门冬、麻仁、大枣。

【慢性主动脉瓣关闭不全—心阳式微】

　　辨证要点：①符合慢性主动脉瓣关闭不全诊断；②面色㿠白；③心悸；④呼吸困难；⑤头颈部搏动感；⑥胸痛；⑦动则喘促；⑧水冲脉；⑨舌质淡；⑩舌苔白。

　　临床决策：益气通痹。

　　治疗推荐：①《备急千金要方》甘草汤：甘草、桂心、川芎、麻黄、当归、芍药各一两，人参二两，附子、侧子各二枚，独活、防己各三两，生姜、石膏、茯神各四两，白术、黄芩、细辛各一两，秦艽、防风各一两半，菊花 1 升，淡竹沥 4 升，上 21 味，咀，以水 1 斗，先煮麻黄去沫，取 7 升，纳竹沥及诸药，煮取 3 升，分四服，服三服讫，间一杯粥后，更进一服，待药势自汗。慎风冷醋蒜面奶酪鱼等。②《备急千金要方》大平胃泽兰丸：泽兰、细辛、黄芪、钟乳各三两，柏子仁、干地黄各二两半，大黄、前胡、远志、紫石英各二两，川芎、白术、蜀椒各一两半，白芷、丹参、栀子、芍药、桔梗、秦艽、沙参、桂心、厚朴、石斛、苦参、人参、麦冬、干姜各一两，附子六两，吴茱萸五合，麦芽五合，陈曲 1 升，大枣 50 枚。上为末，炼蜜为丸，如梧桐子大，每次 20 丸，每日 2 次，开水送服。

常用药物：炙甘草、生姜、桂枝、人参、生地黄、阿胶、麦门冬、麻仁、大枣。

十三、慢性肺源性心脏病

肺源性心脏病是肺动脉高压引起的心脏病。慢性肺源性心脏病大多继发于慢性支气管炎与慢性阻塞性肺疾病。临床上除原有肺胸疾病症状和体征外，逐步出现心力衰竭以及其他器官损害的表现。

【慢性肺源性心脏病—肺失治节】

辨证要点：①符合慢性肺源性心脏病诊断；②咳嗽；③气短；④心悸；⑤胸闷；⑥动则气急；⑦发绀；⑧颈脉怒张；⑨下肢水肿；⑩脉细数或结代。

临床决策：宣肺强心。

治疗推荐：《金匮要略》射干麻黄汤：射干、麻黄、生姜、细辛、紫菀、款冬花、五味子、大枣、半夏。常规剂量，每日2次，水煎服。

常用药物：射干、麻黄、生姜、细辛、五味子、紫菀、款冬、半夏、皂荚、党参、沉香、黄芪、熟地、当归、玉竹、藕节、葶苈子、大枣、炙甘草。

十四、感染性心内膜炎

感染性心内膜炎是心脏瓣膜或心室壁内膜感染病原微生物引起的心内膜炎症性疾病。

【感染性心内膜炎—热入心包】

辨证要点：①符合感染性心内膜炎诊断；②发热；③头痛；④身体疼痛；⑤恶寒；⑥红斑；⑦烦渴；⑧贫血；⑨舌红；⑩脉数。

临床决策：清心凉血。

治疗推荐：《温病条辩》清宫汤：元参心、莲子心、竹叶卷心、连翘心、犀角、连心麦冬。常规剂量，每日2次，水煎服。

常用药物：元参心、莲子心、竹叶卷心、连翘心、犀角尖、连心麦冬、水牛角、生地黄、银花、黄连、黄芩、赤芍、丹皮、知母。

十五、心力衰竭

心力衰竭是心脏的收缩功能和(或)舒张功能衰竭引起的心脏循环障碍综合征。心力衰竭时不能将静脉回心血量充分排出心脏导致静脉系统血液淤积与动脉系统血液灌注不足，心力衰竭集中表现为肺淤血及腔静脉淤血。

【急性心力衰竭—正虚喘脱】

辨证要点：①符合急性心力衰竭诊断；②突起呼吸困难；③呼吸增快；④大汗淋漓；⑤咳痰咯血；⑥神志模糊；⑦烦躁不安；⑧四肢逆冷；⑨两肺啰音；⑩脉微细。

临床决策：温阳回逆。

治疗推荐：《医宗金鉴》参附汤：人参、附子。常规剂量，每日2次，水煎服。

常用药物：人参、附子。

十六、慢性胃炎

慢性胃炎是指多种病因引起的胃黏膜慢性炎症,病理改变以胃黏膜淋巴细胞浸润为主要特点。以上腹部隐痛、食欲减退、餐后饱胀、反酸、呃逆等消化道症状为典型临床表现。慢性胃炎后期患者可出现胃黏膜固有腺体萎缩和化生,继而出现上皮内瘤变,与胃癌发生密切相关。

【慢性胃炎—肝气犯胃】

辨证要点：①符合慢性胃炎诊断；②胃烧灼痛；③脘腹痞满；④胁肋胀疼；⑤嗳气；⑥吞酸；⑦不欲饮食；⑧苔薄黄；⑨脉弦。

临床决策：疏肝和胃。

治疗推荐：《景岳全书》柴胡疏肝散:陈皮、柴胡、川芎、枳壳、芍药、香附、甘草。常规剂量,每日2次,水煎服。

常用药物：柴胡、陈皮、枳壳、芍药、香附、川芎、川楝子、蒲公英、黄芩、甘草。

【慢性胃炎—脾胃虚弱】

辨证要点：①符合慢性胃炎诊断；②脘腹胀满；③食欲不振；④面色萎黄；⑤神疲倦怠；⑥形体瘦弱；⑦舌质淡；⑧苔薄白；⑨脉细。

临床决策：益气健脾。

治疗推荐：①《金匮要略》黄芪建中汤:黄芪、桂枝、白芍、生姜、甘草、大枣、饴糖。常规剂量,每日2次,水煎服。②《古今名医方论》香砂六君子汤:人参、白术、茯苓、甘草、陈皮、半夏、砂仁、木香。常规剂量,每日2次,水煎服。

常用药物：黄芪、桂枝、白芍、生姜、甘草、大枣、饴糖、木香、砂仁、党参、白术、茯苓。

十七、消化性溃疡

消化性溃疡是胃和十二指肠的慢性溃疡疾病。酸性胃液对黏膜的消化作用是溃疡形成的基本因素,绝大多数的溃疡发生于十二指肠和胃,故又称胃、十二指肠溃疡。

【消化性溃疡疼痛型—寒凝脾胃】

辨证要点：①胃脘冷痛；②痛势急剧；③得温痛减；④遇冷痛剧；⑤恶心；⑥呕吐；⑦舌淡；⑧苔白滑；⑨脉弦紧。

临床决策：温中散寒。

治疗推荐：附子理中汤:大附子、人参、干姜、炙甘草、白术。常规剂量,每日2次,水煎服。

常用药物：附子、干姜、党参、茯苓、白术、甘草、吴茱萸、桂枝、香附、荜菝、饴糖。

【消化性溃疡疼痛型—肝阳挛急】

辨证要点：①胃痛如灼；②急躁易怒；③头痛；④口干或口苦；⑤失眠；⑥面赤；⑦便秘；⑧小便短黄；⑨舌红苔少；⑩脉细弦。

临床决策：柔肝缓急。

治疗推荐：《柳州医话》一贯煎:北沙参、麦冬、当归、生地黄、枸杞子、川楝子。常规剂量,每日 2 次,水煎服。

常用药物:北沙参、麦冬、当归、生地黄、枸杞子、川楝子、白芍、甘草、蜂蜜、饴糖。

【消化性溃疡无痛型—脾胃气虚】

辨证要点:①脘腹胀满;②食欲不振;③肢体倦怠;④形体消瘦;⑤声低懒言;⑥面色萎黄;⑦大便溏薄;⑧舌质淡;⑨舌苔白;⑩脉沉细。

临床决策:健脾益气。

治疗推荐:①《普济方》六君子汤:人参、白术、黄芪、白茯苓、甘草、山药。常规剂量,每日 2 次,水煎服。②《先醒斋医学广笔记》资生丸:人参、白术、茯苓、甘草、白扁豆、山药、南山楂、六神曲、麦芽、莲子、薏苡仁、芡实、泽泻、豆蔻、橘红、藿香、桔梗、黄连。常规剂量,捣末,炼蜜为丸,每次 20 丸,每日 2 次,开水送服。③《证治准绳》资生丸:白术(米泔水浸,用山黄土拌,蒸九次,晒九次,去土,切片,焙干)90 克,人参(去芦,人乳浸透,饭锅上蒸热)90 克白茯苓(去粗皮,水飞,去筋膜,人乳拌,饭锅上蒸,晒干)45 克,橘红、山楂肉(蒸)、神曲(炒)各 60克,川黄连(姜汁炒)、白豆蔻仁(微炒)、泽泻(去毛,炒)各 11 克,桔梗(米泔漫,炒)、真藿香(洗)、甘草(蜜炙,去皮)各 15 克,白扁豆(炒,去壳)、莲肉(去心)、各 30 克,薏苡仁(淘净,炒)90 克,干山药(炒)、麦芽面(炒)、芡实(净肉炒)各 45 克。上药研末,炼蜜丸,每丸重 6 克。每服 1 丸,醉饱后服 2 丸,细嚼,淡姜汤送下。

常用药物:党参、白术、茯苓、炙甘草、陈皮、半夏、木香、香附、砂仁、黄芪、山楂、山药、黄连、薏仁、扁豆、蔻仁、藿香、莲肉、泽泻、桔梗、芡实、麦芽。

【消化性溃疡无痛型—肝气郁结】

辨证要点:①疼痛走窜;②脘腹胀满;③食欲不振;④胸闷叹息;⑤情志抑郁;⑥咽喉如梗;⑦妇女乳房胀痛;⑧月经不调;⑨舌苔薄白;⑩脉弦或涩。

临床决策:疏肝解郁。

治疗推荐:①《景岳全书》化肝煎:青皮、陈皮、芍药、丹皮、栀子、泽泻、贝母。常规剂量,每日 2 次,水煎服。②《丹溪心法》越鞠丸:香附、川芎、苍术、神曲、栀子。常规剂量,每日 2 次,水煎服。

常用药物:青皮、陈皮、丹皮、栀子、白芍、泽泻、贝母、香附、川芎、苍术、神曲。

十八、原发性腹膜炎

原发性腹膜炎是腹腔内无感染灶的急性或亚急性弥漫性细菌性腹膜炎。以弥漫性腹痛、恶心呕吐、发热、腹膜刺激征等消化道症状为典型临床表现。

【原发性腹膜炎—少腹瘀血】

辨证要点:①符合原发性腹膜炎诊断;②发热;③腹痛拒按;④腹硬;⑤恶心;⑥呕吐;⑦大便干结;⑧小便短少;⑨舌质暗红;⑩脉弦涩。

临床决策:活血逐瘀。

治疗推荐:①《医林改错》少腹逐瘀汤:小茴香、干姜、延胡索、没药、当归、川芎、官桂、赤芍、蒲黄、五灵脂。常规剂量,每日 2 次,水煎服。②《金匮要略》抵当汤:水蛭、虻虫、桃仁、大黄。常规剂量,每日 2 次,水煎服。

常用方药:小茴香、干姜、延胡索、没药、当归、川芎、桂枝、赤芍、蒲黄、五灵脂、大黄、桃仁、蟅虫、水蛭、虻虫。

十九、肝硬化

肝硬化是慢性进行性弥漫性肝损害疾病。病理学表现为广泛的肝细胞坏死,残存肝细胞结节性再生,结缔组织增生与纤维隔形成,肝小叶结构破坏和假小叶形成,肝脏逐渐变形、变硬。早期肝脏代偿功能较强可无明显症状,后期以肝功能损害和门静脉高压为主要表现,晚期常出现上消化道出血、肝性脑病、继发感染、脾功能亢进、腹水、癌变等并发症。以食欲减退、腹胀、腹大如鼓、乏力、消瘦、下肢水肿、蜘蛛痣、肝掌、皮肤色素沉着等为典型临床表现。

【肝硬化代偿期—肝郁血瘀】

辨证要点:①符合肝硬化代偿期诊断;②隐匿起病;③轻度乏力;④腹胀;⑤肝脾肿大;⑥黄疸;⑦面色黧黑;⑧肝掌或蜘蛛痣;⑨舌质紫暗;⑩脉细涩。

临床决策:柔肝活血。

治疗推荐:①《柳州医话》一贯煎:北沙参、麦冬、当归、生地、枸杞子、川楝子。常规剂量,每日 2 次,水煎送服。②《太平圣惠方》京三棱散:京三棱一两,桂心三分,丁香半两,益智子三分,木香半两,大腹皮一两,前胡一两,厚朴一两,白术三分,干姜半两,郁李仁一两,蓬莪术三分,青橘皮一两,赤茯苓一两,大黄一两,上为散,每服二钱,以水 1 中盏,加生姜半分,大枣 3 枚,煎至六分,去滓,每于食前稍热服。

常用方药:北沙参、麦冬、枸杞、当归、川楝子、生地、白芍、青皮、香附、郁金、丹参、人参、半夏、消石、白术、茯苓、陈皮。

【肝硬化凝血障碍—肝瘀血热】

辨证要点:①符合肝硬化凝血障碍诊断;②齿龈出血;③贫血;④紫癜;⑤鼻衄;⑥神疲体倦;⑦舌质红绛;⑧脉沉细数;⑨面色黧黑。

临床决策:柔肝凉血。

治疗推荐:《外台秘要》犀角地黄汤:犀角、生地、丹皮、白芍。常规剂量,每日 2 次,水煎服。

常用药物:犀角、生地、丹皮、白芍、玄参、商陆、旱莲草、参三七、黄连、黄芩、大黄。

【肝硬化低蛋白血症—肝瘀臌胀】

辨证要点:①下肢水肿;②小便短少;③腹水;④胸腔积液;⑤面色黧黑;⑥舌紫红;⑦苔白;⑧脉沉涩。

临床决策:祛瘀消胀。

治疗推荐:①《金匮要略》下瘀血汤:大黄、桃仁、蟅虫。常规剂量,每日 2 次,水煎送服。②《圣济总录》黑金丸:沉香、附子、木香、青皮、干姜、细墨、京三棱、莪术、桂枝、大黄、干漆、麝香、硇砂。常规剂量为末,将京三棱、蓬莪术、大黄、硇砂 4 味用米醋煮烂,研作糊,入众药末为丸,如梧桐子大,每次 20 丸,每日 2 次,开水送服。

常用药物:大黄、土鳖虫、水蛭、虻虫、蛴螬、干漆、桃仁、杏仁、黄芩、地黄、白芍、甘草等。

二十、药物性肝病

药物性肝病是药物或其代谢产物引起的肝损害疾病。以发热、皮疹、黄疸、淋巴结大、上腹痛、瘙痒伴血清转氨酶、胆红素和碱性磷酸酶（ALP）中度升高等为典型临床表现。

【药物性肝病—肝胆湿热】

辨证要点： ①符合药物性肝病诊断；②胁痛；③腹胀；④食欲不振；⑤身目黄染；⑥舌质红；⑦苔黄腻；⑧脉濡数。

临床决策： 清热利湿。

治疗推荐： 《寿世保元》加味解毒汤：黄芩、黄连、黄柏、栀子、柴胡、茵陈、龙胆草、木通、滑石、升麻、甘草。常规剂量，每日 2 次，水煎送服。

常用药物： 黄芩、黄连、黄柏、栀子、柴胡、茵陈、升麻、甘草、虎杖、连翘、鸡骨草、垂盆草。

二十一、非酒精性脂肪肝病

非酒精性脂肪肝病是肝实质细胞脂肪变性和脂肪贮积的临床病理综合征。以乏力、消化不良、肝区隐痛、肝脾大等为典型临床表现。

【非酒精性脂肪肝病—肝郁湿蕴】

辨证要点： ①符合非酒精性脂肪肝病诊断；②右胁肋胀满或走窜作痛，每因烦恼郁怒诱发；③腹胀；④便溏；⑤腹痛欲泻；⑥乏力；⑦胸闷、善太息；⑧舌淡边有齿痕，苔薄白或腻；⑨脉弦。

临床决策： 疏肝化脂。

治疗推荐： 《太平惠民和剂局方》五积散：白芷、川芎、炙甘草、茯苓、当归、肉桂、芍药、半夏、陈皮、枳壳、麻黄、苍术、干姜、桔梗、厚朴。常规剂量，每日 2 次，水煎送服。

常用药物： 白芷、枳壳、麻黄、苍术、干姜、厚朴、茯苓、当归、肉桂、川芎、芍药、半夏。

二十二、布-加综合征

布-加综合征是肝小静脉至回流入右心房的下腔静脉连接处病变导致肝静脉流出道阻塞所引起的临床综合征。以腹水、腹痛、下肢水肿和静脉侧支循环为典型临床表现。在大部分肝静脉流出道阻塞时发生布-加综合征。

【布-加综合征—瘀阻水滞】

辨证要点： ①符合布-加综合征诊断；②腹胀；③腹水；④腹痛；⑤下肢水肿；⑥舌质暗红；⑦苔厚白；⑧脉弦涩。

临床决策： 逐瘀利水。

治疗推荐： ①《伤寒论》抵挡汤：水蛭、虻虫、桃仁、大黄。常规剂量，每日 2 次，水煎送服。②《古今医统》舟车丸：甘遂、大戟、芫花各 30 克，大黄 60 克，木香、槟榔、青皮、陈皮各 15 克，牵牛 120 克，轻粉 3 克，上药为末，水糊丸，梧桐子大，每次 3 克，每日 2 次，清晨空腹时用温开水送下，以利为度。

常用药物： 大黄、桃仁、虻虫、水蛭、桂枝、茯苓、甘遂、大戟。

二十三、肝性脑病

肝性脑病是严重肝病引起的中枢神经系统功能障碍临床综合征,以意识障碍、行为失常和昏迷为主要临床表现。有急性与慢性脑病之分,是由肝功能严重失调或障碍所致,以代谢紊乱为主要特征的中枢神经系统功能失调综合征。

【急性肝性脑病—毒蒙清窍】

辨证要点: ①符合急性肝性脑病诊断;②起病急骤;③黄疸;④昏迷;⑤肝臭;⑥扑翼样震颤;⑦颅内压增高;⑧烦躁;⑨谵狂;⑩便秘;⑪舌红;⑫苔黄;⑬脉数。

临床决策: 解毒醒神。

治疗推荐: ①《伤寒论》大承气汤:大黄、枳实、厚朴、芒硝。常规剂量,每日 2 次,水煎送服。②《太平惠民和剂局方》牛黄生犀丸:黄丹、雄黄、腻粉、羚羊角、水银、朱砂、龙齿各 300 克,天麻、牙消、半夏(白矾制)各 600 克,生犀、龙脑各 75 克,牛黄 7.5 克,上为末,炼蜜和丸,每 30 克作 20 丸,每次 1 丸。

常用药物: 黄丹、雄黄、腻粉、羚羊角、水银、朱砂、龙齿、天麻、牙消、半夏、生犀、龙脑、牛黄、大黄、芒硝、枳实、厚朴。

【慢性肝性脑病—浊蒙清窍】

辨证要点: ①符合慢性肝性脑病诊断;②起病隐匿;③性格改变;④行为改变;⑤嗜睡;⑥肝臭;⑦视力障碍;⑧认知障碍;⑨苔浊;⑩脉弦。

临床决策: 化浊醒神。

治疗推荐: ①《温病全书》菖蒲郁金汤:石菖蒲、栀子、竹叶、丹皮、郁金、连翘、灯芯、木通、竹沥、紫金片。常规剂量,每日 2 次,水煎送服。②《中国药典》二十五味珍珠丸:肉豆蔻、石灰华、草果、丁香、降香、豆蔻、诃子、檀香、余甘子、沉香、桂皮、毛诃子、螃蟹、木香、冬葵果、荜茇、草莓苗、金礞石、广角、香旱芹子、西红花、黑种草子、牛黄、麝香。上药除珍珠、牛黄、西红花、麝香、广角别研磨成细粉外,其余粉碎成细粉,各粉同混匀,水泛为丸,每 10 丸重 3 g,每次 5 丸,一日 2 次。

常用药物: 珍珠、肉豆蔻、石灰华、草果、丁香、降香、豆蔻、诃子、檀香、余甘子、沉香、桂皮、毛诃子、螃蟹、木香、冬葵果、荜茇、草莓苗、金礞石、广角、香旱芹子、西红花、黑种草子、牛黄、麝香、石菖蒲、郁金、半夏、茯苓、党参、干姜。

二十四、肝衰竭

肝衰竭是肝细胞广泛损害引起机体代谢功能发生严重紊乱的临床综合征。以凝血功能障碍、黄疸、腹水及肝性脑病等临床综合征为主要表现。

【肝衰竭—瘀热迫血】

辨证要点: ①符合肝功能衰竭诊断;②极度乏力;③出血;④肝臭;⑤腹痛;⑥腹胀;⑦便秘;⑧舌质红;⑨舌苔黄;⑩脉实。

临床决策: 祛瘀凉血。

治疗推荐: 《医学探骊集》加味犀角地黄汤:犀牛角、生地、丹皮、白芍、滑石、黄芩、栀子、竹叶、木通。常规剂量,每日 2 次,水煎服。

常用药物：犀牛角、生地黄、丹皮、白芍、滑石、黄芩、栀子、竹叶、木通、赤芍、丹参、虎杖、茵陈、大黄。

【肝衰竭—黄疸瘀毒】

辨证要点：①符合肝衰竭诊断；②身目黄染；③尿深黄；④极度乏力；⑤肝臭；⑥腹痛；⑦腹胀；⑧便秘；⑨舌质红；⑩舌苔黄；⑪脉实。

临床决策：解毒退黄。

治疗推荐：《医效秘传》甘露消毒丹：滑石、黄芩、茵陈、藿香、连翘、石菖蒲、白蔻、薄荷、木通、射干、贝母。常规剂量，每日 2 次，水煎服。

常用药物：滑石、黄芩、茵陈、藿香、连翘、石菖蒲、白蔻、薄荷、木通、射干、贝母。

二十五、慢性肾脏病

慢性肾脏病是各种原因引起的慢性肾脏结构和功能障碍。慢性肾脏病包括肾小球滤过率正常和不正常的病理损伤、血液或尿液成分异常及影像学检查异常以及不明原因肾小球滤过率下降超过 3 个月。

【慢性肾脏病Ⅱ期—肾阳不足】

辨证要点：①符合慢性肾脏病Ⅱ期诊断；②肾小球滤过率 60～89 ml/min；③乏力；④腰酸；⑤夜尿增多；⑥食欲减退；⑦轻度贫血；⑧心悸气短；⑨畏寒；⑩舌质淡；⑪舌苔白；⑫脉沉细。

临床决策：温补肾阳。

治疗推荐：《景岳全书》右归丸：熟地、附子、肉桂、山药、山茱萸、菟丝子、鹿角胶、枸杞子、当归、杜仲。常规剂量，每日 2 次，水煎服。

常用药物：熟地、附子、肉桂、山药、山茱萸、菟丝子、鹿角胶、枸杞、当归、杜仲、黄芪、党参、肉苁蓉、冬虫夏草、淫羊藿。

【慢性肾脏病Ⅲ或Ⅳ期—肾阳式微】

辨证要点：①符合慢性肾脏病Ⅲ或Ⅳ期诊断；②贫血；③神色疲乏；④腰酸；⑤水肿；⑥心悸气短；⑦畏寒；⑧小便短少；⑨舌质淡；⑩舌苔白；⑪脉沉细。

临床决策：补肾壮阳。

治疗推荐：《活人方》河车大造丸：紫河车 2 具，熟地黄八两，人参、白术、当归、枸杞、茯苓、芍药各四两，黄芪、川芎、杜仲、牛膝、山药、肉桂、甘草各三两，上为细末，炼蜜为丸，每次 3 钱，每日 2 次，空心白汤吞服。

常用药物：紫河车、鹿茸、熟地、人参、黄芪、冬虫夏草、白术、当归、枸杞、茯苓、芍药、川芎、杜仲、牛膝、山药、肉桂、甘草。

二十六、肾小球肾炎

肾小球肾炎是双侧肾小球炎性疾病。以水肿、蛋白尿、血尿、高血压、尿量减少及肾功能正常或下降等症候群为主要临床表现。

【急性肾小球肾炎—肺失肃降】

急性肾小球肾炎病理改变为肾脏体积增大，毛细血管内增生性肾小球肾炎，增生和浸润的细胞压迫毛细血管襻袢使管腔狭窄或闭塞。免疫病理检查可见 IgG 及 C3 呈粗颗粒状沿肾小球毛细血管壁和系膜区沉积,电镜检查可见肾小球上皮细胞有驼峰状大块电子致密物沉积。急性肾小球肾炎为自限性疾病。

辨证要点:①符合急性肾小球肾炎诊断;②血尿;③水肿;④高血压;⑤尿少;⑥蛋白尿;⑦心力衰竭;⑧舌质淡;⑨舌苔薄白;⑩脉浮紧。

临床决策:宣肺利水。

治疗推荐:《时方妙用》消水圣愈汤:天雄、桂枝、细辛、麻黄、炙甘草、生姜、大枣、知母,水 2 杯,先煎麻黄,吹去沫,次入诸药。常规剂量,每日 2 次,水煎服。

常用药物:桂枝、甘草、生姜、大枣、麻黄、细辛、附子、知母。

【慢性肾小球肾炎—肾不主水】

慢性肾小球肾炎病理类型主要为系膜增生性肾小球肾炎,包括 IgA 和非 IgA 系膜增生性肾小球肾炎、系膜毛细血管性肾小球肾炎、膜性肾病及局灶节段性肾小球硬化等。

辨证要点:①符合慢性肾小球肾炎诊断;②起病隐袭;③疲倦乏力;④腰痛;⑤水肿;⑥高血压;⑦蛋白尿;⑧贫血;⑨恶寒;⑩舌淡;⑪脉沉细。

临床决策:温肾利水。

治疗推荐:①《伤寒论》真武汤:茯苓、芍药、白术、生姜、附子。常规剂量,每日 2 次,水煎服。②《备急千金要方》褚澄汉防己煮散:汉防己、泽漆叶、石韦、泽泻、白术、丹参、赤茯苓、橘皮、桑根白皮、通草、郁李仁、生姜。常规剂量,每日 2 次,水煎服。

常用药物:茯苓、芍药、生姜、附子、白术、汉防己、泽漆叶、石苇、泽泻、桑白皮、白术、丹参、赤茯苓、橘皮、生姜、郁李仁。

二十七、间质性肾炎

间质性肾炎是肾脏间质炎症病变的疾病。肾脏间质包括肾小管、血管和间质。间质性肾炎几乎都有肾小管受累,又称肾小管间质性肾炎。间质性肾炎以多尿、烦渴、恶心、夜尿、肉眼血尿、肌无力、软瘫、关节痛等为主要临床表现。

【急性间质性肾炎—毒邪伤肾】

急性间质性肾炎是急性肾小管间质炎症肾脏疾病,以急性肾功能损害或衰竭为主要临床特征。病理改变为肾间质水肿,弥漫性淋巴细胞及单核细胞浸润,散在嗜酸性粒细胞浸润,偶见肉芽肿。肾小管上皮细胞呈严重空泡及颗粒变性,刷状缘脱落,管腔空张。

辨证要点:①符合急性间质性肾炎诊断;②皮疹;③发热;④关节疼痛;⑤淋巴结大;⑥尿短少;⑦血尿;⑧蛋白尿;⑨舌红;⑩脉沉。

临床决策:泻毒保肾。

治疗推荐:《白喉全生集》附子泻心汤:大黄、黄连、附片、僵蚕、桔梗、银花、黄芩、生姜。常规剂量,每日 2 次,水煎服。

常用药物:附子、大黄、黄连、僵蚕、桔梗、银花、黄芩、生姜、雷公藤。

【慢性间质性肾炎—毒蕴阳虚】

慢性间质性肾炎是肾小管萎缩与肾间质纤维化和不同程度细胞浸润为主要病理改变的疾病。

辨证要点：①符合慢性间质性肾炎诊断；②起病缓慢隐袭；③夜间尿多；④恶心或呕吐；⑤贫血；⑥高血压；⑦血清肌酐升高；⑧舌淡嫩；⑨舌苔厚白；⑩脉沉弦。

临床决策：温阳泻浊。

治疗推荐：《千金要方》温脾汤：大黄、人参、干姜、附子、甘草。常规剂量，每日 2 次，水煎服。

常用药物：大黄、当归、干姜、附子、人参、芒硝、甘草、雷公藤。

二十八、肾病综合征

肾病综合征是肾小球基膜通透性增加出现大量蛋白尿、低蛋白血症、高度水肿、高脂血症的临床综合征。

【肾病综合征—肾虚水泛】

辨证要点：①符合肾病综合征诊断；②全身水肿；③蛋白尿；④血尿；⑤尿少；⑥腹胀；⑦便秘；⑧恶心或呕吐；⑨神疲乏力；⑩舌质淡胖；⑪脉弦。

临床决策：益火消翳。

治疗推荐：①《张氏医通》济生肾气丸：熟地、山茱萸、丹皮、山药、茯苓、泽泻、肉桂、附子、牛膝、车前子。常规剂量，每日 2 次，水煎服。②《医略六书》鹿茸肾气丸：熟地、萸肉、鹿茸、丹皮、山药、茯苓、泽泻、菟丝、龟板、巴戟、石斛。常规剂量，每日 2 次，水煎服。

常用药物：熟地黄、山茱萸、牡丹皮、山药、茯苓、泽泻、肉桂、附子、牛膝、车前子。

二十九、IgA 肾病

IgA 肾病是原发性肾小球疾病。病理特征是肾小球系膜区 IgA 沉积伴或不伴其他免疫球蛋白沉积，包括局灶节段性病变、毛细血管内增生性病变、系膜增生性病变、新月体病变及硬化性病变等。以反复发作性肉眼血尿或镜下血尿伴或不伴蛋白尿为主要临床表现，部分患者可以出现严重高血压或肾功能不全。

【IgA 肾病血尿型—毒伤肾络】

辨证要点：①符合 IgA 肾病诊断；②反复肉眼血尿；③反复镜下血尿；④腰酸；⑤低热；⑥舌质红；⑦舌苔薄；⑧脉沉。

临床决策：清热和络。

治疗推荐：《重订严氏济生方》小蓟饮子：生地、小蓟根、滑石、通草、蒲黄、竹叶、藕节、当归、栀子、炙甘草。常规剂量，每日 2 次，水煎服。

常用药物：小蓟、生地、滑石、茅根、蒲黄、藕节、竹叶、当归、栀子、甘草、丹皮、银花。

【IgA 肾病蛋白尿型—肾不固精】

辨证要点：①符合 IgA 肾病诊断；②蛋白尿；③腰酸；④神疲乏力；⑤头晕；⑥耳鸣；⑦舌淡红；⑧舌苔白；⑨脉沉细。

临床决策：补肾固精。

治疗推荐：《杂病源流犀烛》参芪地黄汤：人参、黄芪、茯苓、熟地、山药、丹皮、山萸、生姜、大枣。常规剂量，每日 2 次，水煎服。

常用药物：人参、黄芪、茯苓、熟地、山药、丹皮、山萸、生姜、大枣。

三十、肾盂肾炎

肾盂肾炎是肾盂和肾实质炎症疾病。病因多为革兰阴性杆菌感染。肾盂肾炎分急性和慢性两种类型。急性肾盂肾炎病理表现为与感染相关的急性间质炎症和肾小管坏死。慢性肾盂肾炎病理表现为尿路解剖或功能异常并有肾盂肾盏瘢痕形成，肾脏外形不光滑或两肾大小不等。

【急性肾盂肾炎—下焦湿热】

辨证要点：①符合急性肾盂肾炎诊断；②发热；③尿频；④尿急；⑤尿痛；⑥菌尿；⑦舌质红；⑧舌苔黄腻；⑨脉濡数。

临床决策：清热利湿。

治疗推荐：《太平惠民和剂局方》八正散：车前子、瞿麦、萹蓄、滑石、山栀子仁、炙甘草、木通、大黄。常规剂量，每日 2 次，水煎服。

常用药物：木通、车前子、萹蓄、瞿麦、滑石、山栀、黄芩、灯芯草、黄柏、金钱草、白茅根。

【慢性肾盂肾炎—湿热伤阴】

辨证要点：①符合慢性肾盂肾炎诊断；②起病隐匿；③病程日久；④病情反复；⑤尿频；⑥尿涩；⑦腰酸；⑧舌质红；⑨舌苔白；⑩脉沉细。

临床决策：育阴利水。

治疗推荐：①《伤寒论》猪苓汤：猪苓、茯苓、泽泻、阿胶、滑石。常规剂量，每日 2 次，水煎送服。②《兰室秘藏》通关丸：黄柏、知母各 30 克，肉桂 1.5 克，研为细末，热水为丸，如梧桐子大，每次 50 丸，每日 2 次。

常用药物：猪苓、茯苓、泽泻、阿胶、滑石、知母、黄柏、桂枝。

三十一、急性肾损伤

急性肾损伤是肾功能突然下降临床综合征，以往称急性肾衰竭。急性肾损伤临床特征为 24 小时内持续血清肌酐上升 $[44.2\ \mu mol/L(0.5\ mg/dl)]$、氮质血症、水电解质和酸碱平衡紊乱以及全身各系统症状，可伴有少尿或无尿。

【急性肾损伤肾小管坏死维持期—氮毒伤肾】

辨证要点：①符合急性肾损伤肾小管坏死维持期诊断；②尿少；③氮质血症；④酸碱平衡紊乱；⑤电解质平衡紊乱；⑥恶心或呕吐；⑦呼吸困难；⑧心律失常；⑨精神症状；⑩脉微细。

临床决策：泻毒保肾。

治疗推荐：《伤寒论》附子泻心汤：大黄、黄连、黄芩、附子。常规剂量，每日 2 次，水煎服。

常用药物：附子、大黄、黄连、黄芩。

三十二、再生障碍性贫血

再生障碍性贫血简称再障，是骨髓造血功能障碍临床综合征。以贫血及出血和感染为主要临床表现。病理特征为骨髓造血细胞增生减低和外周血全血细胞减少。根据骨髓衰竭的严重程度分为重型再障和非重型再障,根据临床病程进展分为急性再障和慢性再障。

【急性型再生障碍性贫血—气不生血】

辨证要点:①符合急性型再生障碍性贫血诊断;②起病急进展速;③发热;④贫血;⑤出血;⑥败血症;⑦神疲乏力;⑧舌质淡;⑨脉芤。

临床决策:益气生血。

治疗推荐:①《内外伤辨惑论》当归补血汤:黄芪 30 克、当归 6 克。常规剂量,每日 2 次,水煎送服。②《古今医统》全鹿丸:中鹿 1 只(用鹿肉加酒煮熟,将肉横切,焙干为末;取皮、肚杂洗净入原汤熬膏,和药末为丸;其骨须酥炙,为末,和肉末、药末一处;捣不成丸,加炼蜜)人参、白术、茯苓、炙甘草、当归、川芎、生地黄、熟地黄、蜜炙黄芪、天冬、麦冬、枸杞、杜仲、牛膝、山药、芡实、菟丝、五味子、锁阳、肉苁蓉、补骨脂、巴戟肉、葫芦巴、续断、覆盆子、楮实子、秋石、陈皮各 500 克,川椒、小茴香、沉香、青盐各 250 克,先精制诸药为末,和匀一处,候鹿膏制成,和捣为丸,梧桐子大。用黄绢作小袋 50 条,每袋约盛 500 克药丸,透置透风处,阴雨天须用火烘之。每次 80 丸,空腹及临卧时用姜汤、盐汤或白汤送下,冬月温酒亦可。

常用药物:黄芪、当归、鹿茸、人参、生地黄、熟地黄、枸杞、杜仲、肉苁蓉、巴戟肉、续断。

【慢性型再生障碍性贫血—脾不生血】

辨证要点:①符合慢性型再生障碍性贫血诊断;②起病缓慢;③贫血;④紫癜;⑤面色无华;⑥形寒肢冷;⑦气短懒言;⑧舌质淡;⑨脉沉细。

临床决策:益气养血。

治疗推荐:《太平惠民和剂局方》十全大补汤:人参、肉桂、川芎、地黄、茯苓、白术、炙甘草、黄芪、川芎、当归、白芍。常规剂量,每日 2 次,水煎送服。

常用药物:人参、茯苓、白术、炙甘草、川芎、当归、白芍、熟地、黄芪、肉桂。

三十三、白血病

白血病是造血干细胞恶性克隆性疾病。以不同程度的贫血、出血、感染发热以及肝、脾、淋巴结大和骨骼疼痛等为主要临床表现。病理表现为骨髓和其他造血组织中大量白细胞增殖累积,广泛浸润肝、脾、淋巴结等髓外非造血组织和器官。

【急性白血病—血毒炽盛】

辨证要点:①符合急性白血病诊断;②贫血;③出血;④发热;⑤淋巴结大;⑥肝脾大;⑦骨节疼痛;⑧斑疹;⑨烦躁;⑩头痛;⑪舌质红;⑫舌苔黄;⑬脉芤。

临床决策:解毒化斑。

治疗推荐:①《北京市中药成方选集》鹿胎膏:鹿胎 1 具、党参 7.5 千克、黄芪 5 千克、鹿肉 50 千克、生地 2.5 千克、当归 2.5 千克、紫河车 5 具、熟地 2.5 千克、升麻 600 克、桂元肉 1.2 千克,上药切碎,水煎 3 次,分次过滤去滓,滤液合并,用文火煎熬,浓缩至膏状,以不渗纸为度,另兑鹿角胶 5 千克,蜂蜜 5 千克装瓶,每次 15 克,每日 2 次。②《太平圣惠方》雄黄丸:雄黄 15 克、真珠末 15 克、麝香 3 克、牛黄 3 克、巴豆 20 枚,上药都研令匀,入枣瓤及炼蜜和丸,如粟米大,每次 3 丸,用薄荷汤送下。③《幼幼新书》青黛丸:青黛 30 克,胡黄连、天竺黄、宣连各 15 克,朱砂 0.3 克,麝香 3 克,肉豆蔻 2 个,牛黄 1.5 克,蟾酥 1 个,上药研末,绿豆粉煮糊为丸,如芥子大,每次 3 丸,空腹时用温汤送下。

常用药物：雄黄、信石、半夏、白矾、巴豆、青黛、胡黄连、宣连、朱砂、麝香、牛黄、蟾蜍、雄黄丸、青黛丸。

【慢性白血病—血毒伤气】

辨证要点：①符合慢性白血病诊断；②起病隐匿；③进展缓慢；④倦怠乏力；⑤发热；⑥肝脾大；⑦贫血；⑧出血；⑨舌苔白；⑩脉沉细。

临床决策：解毒扶正。

治疗推荐：①《寿世保元》人参化斑汤：人参、石膏、知母、当归、紫草、茯苓、甘草。常规剂量，每日2次，水煎送服。②《备急千金要方》雄黄丸：雄黄、雌黄、曾青、鬼臼、真珠、丹砂、虎头骨、桔梗、白术、女青、川芎、白芷、鬼督邮、芫荑、鬼箭羽、藜芦、菖蒲、皂荚各1两，蜜丸如弹子大，每次1丸，开水送服。

常用药物：人参、石膏、知母、当归、紫草、茯苓、甘草、雄黄丸、青黛丸。

三十四、真性红细胞增多症

真性红细胞增多症是造血干细胞的克隆性慢性骨髓增殖性疾病。出血和血栓是真性红细胞增多症的两个主要临床表现，少数患者可进展为急性白血病。真性红细胞增多症增殖期表现为红细胞增多，真性红细胞增多症增殖后期表现为全血细胞减少、髓外造血、肝脾大、脾功能亢进和骨髓纤维化。

【真性红细胞增多症—骨髓血滞】

辨证要点：①符合真性红细胞增多症诊断；②起病隐袭；③进展缓慢；④头晕；⑤疲乏；⑥皮肤红紫；⑦健忘；⑧肢体疼痛；⑨舌质暗红；⑩舌苔薄白；⑪脉细弦涩。

临床决策：活血解毒。

治疗推荐：《疡科纲要》蟾酥退毒丸：香附、羌活、当归、川断各三两，远志二两，腰黄、明矾各一两，地龙六钱，穿山甲、藏红花、上麒麟竭、鸭嘴胆矾各五钱，乳香、没药各八钱，真轻粉二钱，上西牛黄三钱，大梅花冰片三钱，当门麝香三钱。上各为细末，和匀，另用真杜蟾酥二两六钱，汾酒浸化，同杵为丸，如小绿豆大，辰砂为衣，每次5粒，每日2次。

常用药物：当归、白芍、熟地、天冬、麦冬、瓜蒌根、红花、桃仁、山栀仁。

三十五、霍奇金淋巴瘤

淋巴瘤是起源于淋巴造血系统的恶性肿瘤。按组织病理学改变分为霍奇金淋巴瘤和非霍奇金淋巴瘤两类。霍奇金淋巴瘤是淋巴结和淋巴组织淋巴细胞增殖分化的血液系统恶性肿瘤，以无痛性淋巴结大伴发热、盗汗、消瘦等为主要临床表现。病理特点：里德-斯泰伯格（Reed-Sternberg）细胞大小不一，形态极不规则，胞质嗜双色性。核染色质粗细不等，核仁大而明显，可达核的1/3。毛细血管增生及不同程度纤维化。

【经典型霍奇金淋巴瘤—三焦痰核】

辨证要点：①符合经典型霍奇金淋巴瘤诊断；②颈部淋巴结和锁骨上淋巴结或腋下淋巴结进行性大，饮酒后疼痛；③青年多见；④发热神疲乏力；⑤消瘦盗汗；⑥皮肤瘙痒；⑦结节硬化型霍奇金淋巴瘤里德-斯泰伯格细胞见双折光胶原纤维束分隔；⑧富于淋巴细胞型霍奇金淋巴瘤见大量成熟淋巴细胞而里德-斯泰伯格细胞少见；⑨混合细胞型霍奇金淋巴瘤腹腔淋巴结大及脾脏大多见；⑩淋巴细胞消减型霍奇金淋巴瘤见淋巴细胞显著减少而有大量里德-斯泰伯格细胞；⑪舌红苔厚脉滑。

临床决策：解毒散结。

治疗推荐：①《疡科心得集·家用膏丹丸散方》八反丸：桂心、甘遂、细辛、归身、半夏、甘草、白芷、芫花、海藻、红花、全蝎、牙皂、虎骨、白及、川乌、草乌。常规剂量，每日 2 次，水煎送服。②《圣济总录》矾黄散：矾石、雄黄。常规剂量，研为极细末，每日 2 次，每服 1 克。

常用药物：熟地、肉桂、白芥子、姜炭、生甘草、麻黄、鹿角胶、附子、桂心、甘遂、细辛、归身、半夏、甘草、白芷、芫花、海藻、红花、全虫、牙皂、虎骨、白及、川乌、草乌。

【结节性淋巴细胞为主型霍奇金淋巴瘤—三焦痰核】

辨证要点：①符合结节性淋巴细胞为主型霍奇金淋巴瘤诊断；②颈部淋巴结和锁骨上淋巴结或腋下淋巴结进行性大，饮酒后疼痛；③男性多见；④发热神疲乏力；⑤消瘦盗汗；⑥皮肤瘙痒；⑦病变通常累及周围淋巴结并见爆米花样淋巴细胞；⑧上皮细胞膜抗原阳性；⑨免疫球蛋白轻链和重链阳性；⑩舌红苔厚脉滑。

临床决策：解毒散结。

治疗推荐：①《证治准绳·疡医》海藻连翘汤：茯苓、陈皮、连翘、半夏、黄芩、黄连、南星、牛蒡子、柴胡、三棱、莪术、僵蚕、昆布、海藻、羌活、防风、桔梗、夏枯草、川芎、升麻。常规剂量，每日 2 次，水煎送服。②《医方大成》九龙控涎丹：乳香一钱，天竺黄二钱半，雄黄一钱，腊茶一钱，煅白矾一钱，炙甘草二钱，荆芥二钱，绿豆 100 粒，赤足蜈蚣 1 条。上为末，每次一钱，每日 2 次，开水冲服。

常用药物：熟地、肉桂、白芥子、姜炭、生甘草、麻黄、鹿角胶、附子、桂心、甘遂、细辛、归身、半夏、甘草、白芷、芫花、海藻、红花、全虫、牙皂、虎骨、白及、川乌、草乌。

三十六、非霍奇金淋巴瘤

非霍奇金淋巴瘤是淋巴结和淋巴组织淋巴细胞增殖分化的血液系统恶性肿瘤。以高热及各器官系统浸润受压为主要临床表现。病理特点：非霍奇金淋巴瘤大部分为 B 细胞性，病变淋巴结切面外观呈鱼肉样，结构破坏，淋巴滤泡和淋巴窦消失。增生或浸润的淋巴瘤细胞成分单一、排列紧密，易发生早期远处扩散。侵袭性非霍奇金淋巴瘤累及结外淋巴组织，发展迅速，常越过邻近淋巴结向远处淋巴结转移。

【非霍奇金淋巴瘤—三焦瘀毒】

辨证要点：①符合非霍奇金淋巴瘤诊断；②随年龄增长发病增多；③男性多发；④病情进展迅速；⑤高热；⑥肺部浸润或胸腔积液；⑦腹痛腹泻和腹部肿块；⑧消瘦盗汗；⑨黄疸；⑩舌红苔厚脉滑。

临床决策：解毒祛瘀。

治疗推荐：《集成良方三百种》红鸡膏：苏木、降香、当归、川芎、红花、海藻、海带、夏枯草、昆布、连翘、赤芍、三棱、莪术、槟榔、枳壳、木香、瓜蒌、山甲、皂刺、银花、元参、香附、橘红、川贝、南星、半夏、陈皮、青皮、桔梗、牡蛎，红公鸡，血竭、儿茶、乳香、没药、阿魏。常规剂量，每日 2 次，水煎送服。

常用药物：苏木、降香、当归、川芎、红花、夏枯草、昆布、连翘、赤芍、三棱、莪术、槟榔、枳壳、木香、山甲、皂刺、银花、元参、香附、半夏、牡蛎、昆布、海藻、大黄、僵蚕、青黛、南星。

三十七、多发性骨髓瘤

多发性骨髓瘤是恶性骨髓浆细胞病。以贫血伴多发性溶骨性损害及肾脏损害等为主要临床表现。病理特点：骨髓浆细胞异常增生伴单克隆免疫球蛋白或轻链 M 蛋白过度生成，极少数患者为 M 蛋白未分泌型多发性骨髓瘤。

【多发性骨髓瘤—骨髓毒瘤】

辨证要点：①符合多发性骨髓瘤诊断；②溶骨性损害；③骨髓中浆细胞＞0.30；④活组织检查证实为骨髓瘤；⑤血清中有 M 蛋白 IgG＞35 g/(L·24 h)，IgA＞20 g/(L·24 h)；⑥其他免疫球蛋白低于正常值的 50%；⑦贫血；⑧红细胞沉降率显著增快；⑨蛋白尿及本周蛋白；⑩舌红苔白脉细弱。

临床决策：解毒消瘤。

治疗推荐：①《赤水玄珠》追疔夺命丹：羌活、独活、青皮、防风、黄连、赤芍、细辛、甘草节、蝉蜕、僵蚕、金线重楼、泽兰、金银花。常规剂量，每日 2 次，水煎送服。②《魏氏家藏方》狼毒丸：雄黄(生)，狼毒，肉桂(去粗皮，不见火)四钱，大附子(炮，去皮脐)一两二钱，汉椒(去目，炒出汗)一两二钱，干漆(炒烟绝)一两二钱，甘遂(生用)一两二钱，当归半两(去芦)，芫花(醋炒)一两，川大黄(生)一两半，槟榔(生用)一两半，大戟(生)一两，桃仁(连皮炒)一两，茱萸(生)一两，厚朴(去皮，姜制)一两，干姜(炮，洗)一两，枳壳(生，去瓤)一两，犀角(生用)一两，鳖甲(炙)一两四钱，银川柴胡(生用)一两四钱。上为细末，炼蜜为丸，如梧桐子大(方中雄黄、狼毒用量原缺)。每次 5 丸。每日 2 次，开水送服。

常用药物：狼毒、附子、川椒、巴豆、雄黄、肉桂、干漆、甘遂、当归、芫花、川大黄、槟榔、大戟、桃仁、茱萸、厚朴、干姜、枳壳、犀角、鳖甲、银川柴胡、莽草、鬼臼、蜈蚣、山慈姑、三七、续断、制天南星、丹参、威灵仙、半枝莲。

三十八、中性粒细胞减少症

中性粒细胞减少症是周围血中粒细胞绝对值减少的临床综合征。成人及儿童的绝对值＜1.5×10^9/L，出生后 2 周至 1 周岁婴儿的绝对值＜1×10^9/L 时，即可诊断为中性粒细胞减少症。以头昏、疲乏等为主要临床表现。

【中性粒细胞中度减少—气血两虚】

辨证要点：①符合中性粒细胞中度减少症诊断；②起病缓慢；③间歇发作；④倦怠乏力；⑤头晕头昏；⑥面色萎黄；⑦低热；⑧舌质淡；⑨苔白；⑩脉细。

临床决策：补中益气。

治疗推荐：《内外伤辨惑论》补中益气汤：黄芪、炙甘草、人参、当归、橘皮、升麻、柴胡、白术。常规剂量，每日 2 次，水煎服。

常用药物：黄芪、白术、陈皮、升麻、柴胡、人参、甘草、当归、花生衣。

【中性粒细胞明显减少症—正虚邪盛】

辨证要点：①符合中性粒细胞明显减少症诊断；②中性粒细胞＜1.0×10^9/L；③严重感染；④发热；⑤单核细胞代偿性增加；⑥神疲乏力；⑦黏膜坏死性溃疡；⑧舌质淡；⑨舌

苔白;⑩脉沉细。

临床决策:扶正祛邪。

治疗推荐:《伤寒论》柴胡桂枝汤:桂枝、黄芩、人参、炙甘草、半夏、芍药、大枣、生姜、柴胡。常规剂量,每日 2 次,水煎服。

常用药物:柴胡、桂枝、黄芩、人参、甘草、半夏、芍药、大枣、生姜。

三十九、过敏性紫癜

过敏性紫癜是侵犯皮肤和其他器官细小动脉和毛细血管的血管变态反应性疾病。以皮肤紫癜为主要临床表现。

【过敏性紫癜单纯型—血分风热证】

辨证要点:①符合过敏性紫癜单纯型诊断;②反复成批皮肤紫癜;③皮肤水肿;④荨麻疹;⑤发病有全身不适或低热;⑥脾大;⑦血小板计数及功能正常;⑧舌红;⑨苔黄;⑩脉数。

临床决策:清热凉血。

治疗推荐:①《医宗金鉴》双解通圣散:防风、荆芥、当归、白芍、连翘、白术、川芎、薄荷、麻黄、栀子、黄芩、石膏、桔梗、甘草、滑石。常规剂量,每日 2 次,水煎送服。②《奇效良方》秦艽丸:秦艽、防己、松脂、枳壳、蒺藜、川芎、苦参、白术、防风、附子、蒴翟、干姜,上为细末,炼蜜和丸,如梧桐子大,每服 20 丸,早晚食前各 1 服。

常用药物:防风、荆芥、当归、白芍、连翘、川芎、薄荷、麻黄、黄芩、秦艽、蒺藜、苦参。

四十、特发性血小板减少性紫癜

特发性血小板减少性紫癜是原因不明的获得性出血性疾病。以血小板计数减少、骨髓巨核细胞正常或增多为主要临床表现。

【特发性血小板减少性紫癜补证型】

辨证要点:①隐匿起病;②散在皮肤出血点;③鼻衄及(或)齿衄;④颅内出血可能;⑤舌红;⑥苔白;⑦脉数。

治疗推荐:①《圣济总录》酸石榴丸方:酸石榴、梨、羌活、人参、防风、干薄荷叶、茺蔚子、白附子、苦参、犀角、乌喙。常规剂量,每日 2 次,水煎服。②《圣济总录》乌蛇散方:乌蛇、防风、羌活、人参、玄参、沙参、苦参、丹参、白附子、蒺藜子。常规剂量,每日 2 次,水煎服。

常用药物:商陆、鸡血藤、丹皮、茜草、当归、旱莲草、三七、仙鹤草、紫草、酸石榴、羊蹄根。

四十一、弥散性血管内凝血

弥散性血管内凝血是凝血功能障碍的临床病理综合征。由于血液内凝血机制被弥散性激活,促发小血管内广泛纤维蛋白沉着,导致组织和器官损伤;另一方面,由于凝血因子的消耗引起全身性出血倾向。两种矛盾的表现在 DIC 疾病发展过程中同时存在,并构成特有临床表现。

【弥散性血管内凝血—感染血凝证】

辨证要点：①符合弥散性血管内凝血诊断；②严重感染；③发热；④各种出血；⑤各种器官微血栓形成；⑥休克；⑦脏器功能损害；⑧意识模糊；⑨舌红绛；⑩脉细微绝。

临床决策：凉血散血。

治疗推荐：《外台秘要》犀角地黄汤：犀角、生地、芍药、丹皮。常规剂量，每日2次，水煎服。

常用药物：犀角、水牛角、生地、芍药、丹皮、玄参、紫草、三七、大黄、黄连。

【弥散性血管内凝血—内伤血凝证】

辨证要点：①符合弥散性血管内凝血诊断；②各种出血；③各种器官微血栓形成；④休克；⑤脏器功能损害；⑥意识模糊；⑦恶性肿瘤；⑧舌紫；⑨脉细微绝。

临床决策：活血通络。

治疗推荐：①《医林改错》血府逐瘀汤：桃仁、红花、当归、生地、牛膝、川芎、桔梗、赤芍、枳壳、甘草、柴胡。常规剂量，每日2次，水煎服。②《太平圣惠方》麒麟血散：麒麟血、败蒲、丹皮、蒲黄、当归、桂心、川芎、赤芍、没药、骨碎补。常规剂量，每日2次，水煎服。

常用药物：桃仁、红花、当归、生地、牛膝、川芎、桔梗、赤芍、枳壳、甘草、柴胡、麒麟血、败蒲、丹皮、蒲黄、桂枝、没药、乳香。

四十二、荨麻疹

荨麻疹是皮肤黏膜过敏性疾病。病理改变特征为皮肤、黏膜小血管扩张与渗透性增加及局限性水肿。以皮肤瘙痒性风团，发无定处，骤起骤退，消退后不留任何痕迹为主要临床表现。

【急性荨麻疹—风毒寒证】

辨证要点：①符合急性荨麻疹诊断；②荨麻疹短期内痊愈；③皮疹瘙痒；④皮毛囊口向下凹陷；⑤疹色白；⑥遇风加重；⑦舌质淡红；⑧苔薄白；⑨脉浮。

临床决策：消风散寒。

治疗推荐：①《伤寒论》麻黄桂枝各半汤：桂枝、芍药、生姜、炙甘草、麻黄、大枣、杏仁。常规剂量，每日2次，水煎服。②《圣济总录》五白散方：白附子、白僵蚕、白蒺藜、白藓皮、白花蛇。常规剂量，每日2次，水煎服。

常用药物：桂枝、芍药、麻黄、白附子、白僵蚕、白蒺藜、白藓皮、白花蛇。

【慢性荨麻疹—风毒热证】

辨证要点：①符合慢性荨麻疹诊断；②每周至少2次发作；③连续6周；④皮疹瘙痒；⑤风团灼热；⑥遇热加重；⑦舌质红；⑧舌苔薄黄；⑨脉浮数。

临床决策：消风清热。

治疗推荐：《外科正宗》消风散：当归、生地、防风、蝉蜕、知母、苦参、胡麻、荆芥、苍术、牛蒡子、石膏、甘草、木通。常规剂量，每日2次，水煎服。

常用药物：当归、生地、防风、蝉蜕、知母、苦参、胡麻、荆芥、苍术、牛蒡子、石膏、木通。

四十三、风湿热

风湿热是溶血性链球菌感染的全身性结缔组织的非化脓性疾病。以游走性多关节炎、心肌炎、皮下结节、环形红斑、舞蹈症等为典型临床表现。

【风湿热—关节痹证】

辨证要点：①符合风湿热诊断；②2个以上关节红肿热痛；③关节活动受限；④关节游走疼痛；⑤潮湿或寒冷加重；⑥关节炎随风湿活动消失而消失；⑦舌质红；⑧舌苔薄黄；⑨脉濡数。

临床决策：祛疏除痹。

治疗推荐：①《金匮要略》桂枝芍药知母汤：桂枝、芍药、甘草、麻黄、生姜、白术、知母、防风、附子。常规剂量，每日2次，水煎服。②《金匮要略》乌头汤：麻黄、芍药、黄芪、炙甘草、川乌。常规剂量，每日2次，水煎服。③《中华人民共和国药典》马钱子散：马钱子、地龙，研末，每次0.2克，每晚用黄酒或开水送服。如无反应，可增至0.4克，最大服量不超过0.6克。

常用药物：桂枝、芍药、麻黄、生姜、白术、知母、防风、附子、黄芪、川乌、马钱子。

【风湿热—心脏痹证】

辨证要点：①符合风湿热诊断；②发热；③关节痛；④心脏杂音；⑤烦热心乱；⑥皮肤瘀点；⑦脾大；⑧肺部啰音；⑨心律失常；⑩心力衰竭；⑪心源性休克；⑫舌质红；⑬舌苔黄腻；⑭脉数。

临床决策：益心除痹。

治疗推荐：《千金要方》三黄汤：麻黄、黄芪、黄芩、独活、细辛。常规剂量，每日2次，水煎服。

常用药物：麻黄、独活、细辛、黄芪、黄芩、大黄、枳实、人参、牡蛎、栝蒌根、附子、马钱子。

【风湿热舞蹈病—脑痹动风】

辨证要点：①符合风湿热诊断；②舞蹈样动作；③肌张力降低；④肌无力；⑤情绪不稳；⑥挤眉；⑦伸舌；⑧眨眼；⑨舌红少苔；⑩脉弦细。

临床决策：熄风除痹。

治疗推荐：《温病条辨》大定风珠：生白芍、干地黄、麦冬、麻仁、五味子、生龟板、生牡蛎、炙甘草、生鳖甲、阿胶、鸡子黄。常规剂量，每日2次，水煎服。

常用药物：白芍、地黄、麦冬、麻仁、五味子、龟板、牡蛎、鳖甲、阿胶、鸡子黄。

四十四、系统性红斑狼疮

系统性红斑狼疮是多脏器自身免疫性炎症性结缔组织病。在遗传因素、环境因素、雌激素水平等各种因素相互作用下T淋巴细胞减少及T抑制细胞功能降低，B细胞过度增生产生大量自身抗体。自身抗体与体内相应的自身抗原结合的免疫复合物沉积在皮肤、关节、小血管、肾小球等部位，在补体参与下引起急性和慢性炎症及组织坏死，或抗体直接与组织细胞抗原作用引起细胞破坏导致机体的多系统损害。因累及组织及脏器不同而临床表现各有差异。

【系统性红斑狼疮皮肤黏膜型—皮肤风毒】

辨证要点：　①符合系统性红斑狼疮诊断；②发热；③蝶形红斑；④盘状红斑；⑤光过敏；⑥脱发；⑦口腔溃疡；⑧紫癜；⑨色素沉着；⑩网状青斑；⑪月经失调；⑫舌质红；⑬舌苔薄；⑭脉细数。

临床决策：　祛风解毒。

治疗推荐：《圣济总录》防风汤：防风、麻黄、半夏、秦艽、独活、当归、远志、炙甘草、防己、人参、黄芩、升麻、芍药、石膏。常规剂量，每日2次，水煎服。

常用药物：防风、麻黄、半夏、秦艽、独活、当归、远志、防己、人参、黄芩、升麻、芍药、雷公藤、红藤、忍冬藤、寄生、羌活。

【系统性红斑狼疮心脏受累型—心脏风毒】

辨证要点：　①符合系统性红斑狼疮诊断；②心包压塞；③心力衰竭；④心内膜炎；⑤心肌酶升高；⑥面颊红斑；⑦肌肉关节酸痛；⑧烦躁；⑨舌质红；⑩舌苔黄；⑪脉数。

临床决策：　祛风保心。

治疗推荐：《幼幼新书》秦艽汤：秦艽、菖蒲、桂枝、当归、蔓荆实、人参、附子、黄芩、炙甘草、远志、防风、龙骨、赤石脂、茯苓、白芍、川芎、防己。常规剂量，每日2次，水煎服。

常用药物：秦艽、桂枝、当归、人参、附子、黄芩、防风、龙骨、茯苓、白芍、川芎、防己。

【系统性红斑狼疮肾脏受累型—肾脏风毒】

辨证要点：　①符合系统性红斑狼疮诊断；②蛋白尿；③尿毒症；④全身水肿；⑤胸腔和心包积液；⑥人血白蛋白降低；⑦高脂血症。

临床决策：　祛风保肾。

治疗推荐：《外台秘要》羊肾1具，黄芪、干姜、当归、炙甘草、黄芩、远志、五味子、芍药、泽泻、人参、茯苓、大枣、桂心、防风、麦冬、干地黄。常规剂量，每日2次，水煎服。

常用药物：黄芪、干姜、当归、黄芩、芍药、泽泻、人参、茯苓、桂心、防风、麦冬、地黄。

【系统性红斑狼疮神经受累型—脑络风毒】

辨证要点：　①符合系统性红斑狼疮诊断；②抽搐；③精神异常；④遗忘；⑤认知障碍；⑥脑膜炎；⑦脑卒中；⑧横贯性脊髓炎；⑨外周神经病变；⑩舌质红；⑪脉弦。

临床决策：　祛风安脑。

治疗推荐：《羊毛温证论》大辟瘟丹：桔梗、陈皮、麻黄、藿香、升麻、香附、半夏、川乌、滑石、紫苏、雄黄、雌黄、大黄、赤小豆、丹参、忍冬藤、山慈姑、千金子、广木香、苍术、山豆根、五倍子、细辛、麝香、大戟。常规剂量，每日2次，水煎服。

常用药物：麻黄、藿香、升麻、香附、川乌、紫苏、雄黄、雌黄、大黄、丹参、忍冬藤、山慈姑、千金子、木香、苍术、山豆根、五倍子、细辛、麝香、大戟。

四十五、类风湿关节炎

类风湿关节炎是慢性炎性滑膜炎为主的系统性疾病。以晨僵、关节疼痛、畸形及功能丧失等为主要临床表现。

【类风湿关节炎关节受累型—风湿寒痹】

辨证要点：①符合类风湿关节炎诊断；②多小关节对称性侵袭性关节炎症；③血清类

风湿因子阳性；④关节畸形及功能丧失；⑤体重减轻；⑥低热；⑦疲乏感；⑧遇寒加剧；⑨舌质淡红；⑩脉沉紧。

临床决策：散寒除湿。

治疗推荐：《医学心悟》蠲痹汤：羌活、独活、肉桂、秦艽、海风藤、桑枝、当归、川芎、乳香、木香、甘草。常规剂量，每日 2 次，水煎服。

常用药物：羌活、独活、桂枝、秦艽、寄生、海风藤、雷公藤、桑枝、川芎、当归、防风、防己、络石藤、红藤、大活络丹。

【类风湿关节炎多系统受累型—风湿热痹】

辨证要点：①符合类风湿关节炎诊断；②关节热痛；③心脏受累；④呼吸受累；⑤肾脏受累；⑥神经受累；⑦贫血；⑧眼睛受累；⑨舌质红；⑩脉沉数。

临床决策：清热除痹。

治疗推荐：《古今医鉴》防风至宝汤：当归、川芎、白芍、防风、羌活、天麻、僵蚕、白芷、青皮、陈皮、乌药、牛膝、南星、半夏、黄连、黄芩、栀子、连翘、麻黄、甘草、防己、蚕沙、薏苡仁、赤小豆、连翘、苍术。常规剂量，每日 2 次，水煎服。

常用药物：当归、川芎、白芍、羌活、独活、防风、防己、僵蚕、白芷、牛膝、南星、黄连、黄芩、栀子、连翘、麻黄、蚕沙、薏苡仁、连翘、苍术。

四十六、成人斯蒂尔病

成人斯蒂尔病是介于风湿热与幼年型类风湿性关节炎之间的变应性疾病。以长期间歇性发热、一过性多形性皮疹、关节炎或关节痛、咽痛、淋巴结大、白细胞计数总数和中性粒细胞计数增多以及血小板计数增多，严重者伴系统损害为临床特征。

【成人斯蒂尔病皮疹型—风湿痹证】

辨证要点：①符合成人斯蒂尔病诊断；②皮疹；③发热；④关节肿痛；⑤咽痛；⑥淋巴结大；⑦腹痛；⑧舌红；⑨苔薄；⑩脉浮。

临床决策：疏风散热。

治疗推荐：《千金翼》风痹散：附子、干姜、白术、石斛、蜀椒、天雄、细辛、蹏躅、白蔹、乌头、石南、桂心。常规剂量，每日 2 次，水煎服。

常用药物：麻黄、附子、干姜、天雄、细辛、乌头、石南、桂枝、桑枝、荆芥、地龙、防风、防己、秦艽、牛膝。

【成人斯蒂尔病多系统受累型—五脏痹证】

辨证要点：①符合成人斯蒂尔病诊断；②心包病变；③心肌炎；④心律失常；⑤心力衰竭；⑥咳嗽咯痰；⑦胸膜病变；⑧呼吸困难；⑨舌质红；⑩脉结代。

临床决策：除痹安脏。

治疗推荐：《圣济总录》巴戟天散：巴戟天、川芎、附子、白蔹、黄芪、桂枝、细辛、桔梗、人参、芍药、牡荆实、天雄、肉苁蓉、萆薢、赤茯苓、牛膝、山芋、菊花、秦艽、乌喙、远志、山茱萸、黄芩、白术、石斛、白矾、五味子、龙胆、蜀椒、厚朴、菖蒲。常规剂量，每日 2 次，水煎服。

常用药物：巴戟天、川芎、附子、白蔹、黄芪、桂枝、细辛、桔梗、人参、芍药、天雄、肉苁蓉、赤茯苓、牛膝、秦艽、乌喙、远志、山茱萸、黄芩、五味子、龙胆、蜀椒、厚朴、菖蒲。

四十七、皮肌炎

皮肌炎是以皮肤或肌肉损害为突出表现的自身免疫性结缔组织病。病理改变为横纹肌淋巴细胞浸润为主的非化脓性炎症伴或不伴多种皮肤损害。以受累皮肤水肿性红斑、肌肉疼痛、肌无力等为主要临床特征。

【皮肌炎—湿热肌痹】

辨证要点： ①符合皮肌炎诊断；②隐袭起病；③皮疹；④肌肉疼痛；⑤发热；⑥肢体无力；⑦肌球蛋白尿；⑧舌质红；⑨苔黄腻；⑩脉濡数。

临床决策： 清热化湿。

治疗推荐：《圣济总录》天麻丸：天麻、独活、人参、防风、附子、桂枝、麻黄、细辛、当归、白术、羚羊角、白僵蚕、牛黄、麝香、乌蛇肉、丹砂、龙脑。常规剂量，每日 2 次，水煎服。

常用药物： 天麻、独活、羌活、人参、防风、附子、桂枝、当归、麻黄、白术、僵蚕、乌蛇。

四十八、巨细胞动脉炎

巨细胞动脉炎是系统性血管炎。又称颞动脉炎，最严重的并发症是不可逆的视觉丧失。主要累及 50 岁以上患者颈动脉的颅外分支。

【巨细胞动脉炎—脑风证】

辨证要点： ①符合巨细胞动脉炎诊断；②头痛；③疼痛部位皮肤红肿触痛；④间歇性咀嚼运动停顿；⑤复视；⑥视力障碍；⑦耳痛；⑧眩晕；⑨听力下降；⑩舌苔白；⑪脉紧。

临床决策： 入络搜风。

治疗推荐：《圣济总录》桂心羌活丸：桂枝、茯苓、麻黄、僵蚕、防风、枳壳、乌蛇、苦参、酸枣仁、乌头、犀角、羌活、独活、龙骨、郁李仁、人参。常规剂量，每日 2 次，水煎服。

常用药物： 桂枝、麻黄、僵蚕、防风、蔓荆子、乌蛇、乌头，羌活、独活、龙骨、川芎、白芷。

四十九、原发性中枢神经系统血管炎

原发性中枢神经系统血管炎是中枢神经系统的血管炎性改变疾病。该病局限在中枢神经系统，又称中枢神经系统肉芽肿性血管炎或孤立性中枢神经系统血管炎。

【原发性中枢神经系统血管炎—脑风证】

辨证要点： ①符合原发性中枢神经系统血管炎诊断；②急性或亚急性起病；③头痛；④偏瘫；⑤截瘫；⑥偏身感觉障碍；⑦偏盲；⑧抽搐；⑨精神症状；⑩认知障碍；⑪舌红；⑫脉弦。

临床决策： 入络搜风。

治疗推荐：《鸡峰普济方》白附子散：麻黄、乌头、天南星、干姜、全蝎、白附子、朱砂、麝香。常规剂量，每日 2 次，水煎服。

常用药物： 麻黄、桂枝、防风、羌活、天南星、全蝎、蜈蚣、白附子、僵蚕。

五十、白塞病

白塞病是多系统受累的全身性自身免疫疾病。以小血管炎性改变为病理基础，可侵犯

皮肤、黏膜、关节、胃肠、心血管、泌尿、生殖、神经等。临床典型表现为眼-口-生殖器三联症，即反复发作性口腔溃疡、眼色素膜炎及生殖器溃疡。

【白塞病—湿热狐惑】

辨证要点：①符合白塞病诊断；②反复口腔溃疡；③反复生殖器溃疡；④眼部疾患；⑤皮肤病变；⑥关节炎；⑦反复神经系统损害；⑧口苦口臭；⑨舌红苔黄腻；⑩脉滑数。

治疗策略：清热利湿。

治疗推荐：①《圣济总录》半夏汤：半夏、木通、桃仁、附子、桂枝、葛根、枳壳、黄芩、羚角、升麻、麻黄。常规剂量，每日2次，水煎服。②《圣济总录》雄黄导气散：雄黄、青葙子、苦参、黄连、桃仁。常规剂量，每日2次，水煎服。

常用药物：雄黄、半夏、桃仁、附子、羚角、防风、黄芩、升麻、麻黄、苦参、黄连、桃仁。

五十一、干燥综合征

干燥综合征是外分泌腺体慢性炎症性自身免疫疾病。临床以唾液腺和泪腺受损功能下降而出现口干、眼干为主要表现，尚有其他外分泌腺及腺体外其他器官的受累而出现多系统损害的症状。

【干燥综合征—燥热犯肺】

辨证要点：①符合干燥综合征诊断；②口干燥症；③干燥性角结膜炎；④低热乏力；⑤过敏性紫癜样皮疹；⑥关节疼痛；⑦肾脏损害；⑧白细胞和（或）血小板计数减少；⑨舌红少津；⑩脉细。

临床策略：清肺润燥。

治疗推荐：①《脾胃论》清燥汤：黄连、黄柏、柴胡、麦冬、当归、生地、炙甘草、猪苓、建曲、人参、茯苓、升麻、橘皮、白术、泽泻、苍术、黄芪、五味子。常规剂量，每日2次，水煎服。②《奇效良方》当归润燥汤：当归、熟地、生地、大黄、桃仁、麻仁、甘草、升麻、红花。常规剂量，每日2次，水煎服。

常用药物：桑叶、麻仁、阿胶、麦冬、沙参、升麻、当归、熟地、生地、大黄、桃仁、红花、五味子、葛根、乌梅。

五十二、混合型结缔组织病

混合型结缔组织病是同时或不同时具有系统性红斑狼疮、多发性肌炎、硬皮病、类风湿关节炎等混合表现的结缔组织疾病。以雷诺现象、手指肿胀、皮疹、关节及多器官损害症状为主要临床表现。血中有高滴度效价的斑点型抗核抗体和高滴度抗U1核糖核蛋白抗体。

【混合型结缔组织病—恶风湿痹】

辨证要点：①符合混合型结缔组织病诊断；②发热；③关节痛；④雷诺现象；⑤手指肿胀或硬化；⑥肺部炎性改变；⑦肌痛及肌无力；⑧食管功能障碍；⑨淋巴结大；⑩皮疹；⑪脱发；⑫舌苔白；⑬脉浮。

临床决策：祛风除痹。

治疗推荐：①《千金翼方》风痹散：附子、干姜、白术、石斛、蜀椒、天雄、细辛、踯躅、白鼓、乌头、石南、桂心。常规剂量，每日2次，水煎服。②《千金要方》大八风散：巴戟天、黄芪、桂心、细辛、天雄、草薢、苁蓉、牡荆子、薯蓣、菊花、葳蕤、山茱萸、秦艽、黄芩、石斛、白术、礜石、厚朴、龙胆、人参、蜀椒、附子、五味子、菖蒲、茯苓、牛膝、乌喙、远志、桔梗、川芎、白敛、芍药。常规剂量,每日 2 次,水煎服。

常用药物:附子、天雄、细辛、踯躅、白菀、乌头、石南、桂心、黄芪、天雄、草薢、苁蓉、葳蕤、秦艽、人参、蜀椒、牛膝、乌喙、川芎。

五十三、痛风

痛风是单钠尿酸盐沉积所致的晶体相关性关节病。以关节严重疼痛、水肿、红肿和炎症为主要临床表现。

【痛风—恶风痛痹】

辨证要点:①符合痛风诊断;②发作性关节剧痛;③肥胖;④高三酯甘油血症;⑤饮酒多发;⑥高血压;⑦高血糖;⑧舌苔白;⑨脉弦紧。

临床决策:祛风除痹。

治疗推荐:①《医宗金鉴》蠲痛无忧散:番木鳖、当归、甘草、麻黄、穿山甲、川乌、草乌、苍术、半夏、威灵仙。常规剂量,每日 2 次,水煎服。②《是斋百一选方》灵效丸:锡磷脂、白胶香、五灵脂、当归、白附子、没药、白芷、草乌头、糯米、桑柴灰。常规剂量,每日 2 次,水煎服。

常用药物:番木鳖、川乌、草乌、桃仁、红花、当归、川芎、威灵仙、穿山甲、胆南星、全蝎、蜈蚣、苍术、黄柏、牛膝、薏苡仁、海桐皮、桑枝、秦艽。

五十四、糖尿病

糖尿病是慢性高血糖代谢性疾病。以多饮、多尿、多食和消瘦为临床主要表现。严重高血糖时出现典型的"三多一少"症状,酮症或酮症酸中毒时"三多一少"症状更为明显。疲乏无力,肥胖多见于 2 型糖尿病。

【1 型糖尿病—肺胃消渴】

辨证要点:①年轻急骤起病;②口渴;③多饮;④多尿;⑤多食;⑥消瘦;⑦酮症酸中毒;⑧胰岛素依赖;⑨舌红;⑩苔少;⑪脉细。

临床决策:滋液通津。

治疗推荐:《阎氏小儿方论》甘露饮子(别名甘露饮、大甘露饮):生干地黄、熟干地黄、天门冬、麦门冬、枇杷叶、黄芩、石斛、枳壳、甘草、茵陈。常规剂量,每日 2 次,水煎服。

常用药物:黄连、桑叶、葛根、生地、熟地、天冬、麦冬、黄芩、石斛。

【2 型糖尿病—肾虚消渴证】

辨证要点:①符合 2 型糖尿病诊断;②中年缓慢起病;③轻度乏力;④口微渴;⑤大血管并发症;⑥微血管并发症;⑦饮食治疗和口服降糖药多可有效。另一部分患者以胰岛素分泌缺陷为主,临床上需要补充外源性胰岛素。

临床决策:滋肾通津。

治疗推荐:①《医学衷中参西录》滋膵饮:生黄芪、生地、山药、萸肉、生猪胰子。常规剂量,每日 2 次,水煎服。②《女科百问》辰砂聚宝丹:铁粉、牡蛎、辰砂、瓜蒌根、黄连、金箔、银箔、知母、新罗参、扁豆。常规剂量,每日 2 次,水煎服。

常用药物：牡蛎、瓜蒌根、黄连、知母、新罗参、扁豆、生黄芪、生地、山药、萸肉、生猪胰子。

五十五、甲状腺功能亢进症

甲状腺功能亢进症是甲状腺释放过多甲状腺激素引起的甲状腺毒症。甲状腺毒症以神经、循环、消化等系统兴奋性增高和代谢亢进为主要表现的临床综合征。

【弥漫性甲状腺肿甲状腺功能亢进症—毒结瘰疬】

辨证要点：①符合弥漫性甲状腺肿甲状腺功能亢进症诊断；②心悸；③多汗；④多食；⑤便次增多；⑥体重减少；⑦突眼；⑧舌质红；⑨苔薄黄；⑩脉数。

临床决策：解毒消瘰。

治疗推荐：①《疡科心得集·家用膏丹丸散方》八反丸：桂心、甘遂、细辛、归身、半夏、甘草、白芷、芫花、海藻、红花、全虫、牙皂、虎骨、白及、川乌、草乌。常规剂量，每日2次，水煎服。②《普济方》斑乌散：斑蝥、何首乌、糯米。常规剂量，每日2次，水煎服。③《圣惠》斑蝥丸：斑蝥、猪牙皂、蛇蜕皮、乌蛇、天南星、露蜂房、大黄、麝香、威灵仙。常规剂量，每日2次，水煎服。

常用药物：斑蝥、黄药脂、蜣螂、水红花子、夏枯草、红花、全虫、牙皂、天南星、大黄。

五十六、甲状腺功能减退症

甲状腺功能减退症是甲状腺激素合成或分泌不足引起的全身性低代谢临床综合征。甲状腺功能减退始于胎儿期或新生儿称克汀病。成人甲状腺功能减退严重者称黏液性水肿。

【甲状腺功能减退症—真阳衰惫】

辨证要点：①符合甲状腺功能减退症诊断；②起病缓慢；③表情呆滞；④反应迟钝；⑤动作缓慢；⑥面色苍白；⑦体温偏低；⑧畏寒肢冷；⑨皮肤粗厚；⑩非凹陷性水肿；⑪舌质淡；⑫脉沉迟。

临床决策：阴中求阳。

治疗推荐：《景岳全书》右归丸：熟地、附子、肉桂、山药、萸肉、菟丝子、鹿角胶、枸杞、当归、杜仲。常规剂量，每日2次，水煎服。②《圣济总录》鹿茸丸：鹿茸、肉苁蓉、巴戟天、茯苓、附子、远志、桂枝、干姜、地骨皮、黄芪、熟地、牛膝、柏子仁、覆盆子、防风、磁石。常规剂量，每日2次，水煎服。

常用药物：鹿茸、紫河车、人参、熟地、附子、肉桂、山药、萸肉、菟丝子、鹿角胶、枸杞、当归、杜仲、黄芪。

五十七、甲状腺炎

甲状腺炎是甲状腺的异质性疾病。部分患者最终发展为永久性甲状腺功能减退症。

【亚急性甲状腺炎—热痰瘰疬】

辨证要点：①符合亚急性甲状腺炎诊断；②中年妇女；③夏季高发；④病毒感染病史；⑤甲状腺大、疼痛和压痛；⑥早期可见状腺功能亢进；⑦中期可见甲状腺功能减退；⑧可能复发；⑨舌质红；⑩脉数。

临床决策：清热消瘰。

治疗推荐：①《外台秘要》除热三黄丸：大黄、黄芩、黄连、当归、茯苓、桂心、干姜、芍药、栀子、柴胡。常规剂量，每日2次，水煎服。②《青囊秘传》阿魏软坚散：阿魏、蜗牛、贝母、月石、桃仁、僵蚕、南星、腰黄、冰片。常规剂量，每日2次，水煎服。

常用药物：大黄、黄芩、黄连、当归、芍药、栀子、柴胡、阿魏、蜗牛、贝母、月石、桃仁、僵蚕、南星、腰黄、冰片。

【慢性自身免疫性甲状腺炎—肝郁瘰疬】

慢性自身免疫性甲状腺炎又称慢性淋巴细胞性甲状腺炎或桥本甲状腺炎。

辨证要点：①符合慢性自身免疫性甲状腺炎诊断；②发病缓慢病程长；③无痛性硬性甲状腺弥漫性肿大；④抗甲状腺抗体滴度明显升高；⑤咽部不适；⑥舌质红；⑦舌苔黄；⑧脉弦数。

临床决策：疏肝消瘰。

治疗推荐：《太平圣惠方》大垂云膏：当归、附子、川芎、防风、升麻、槐子、细辛、侧柏、桃仁、杏仁、甘草、桑根白皮、白及、黄芪、僵蚕、垂柳、黄丹、雄黄、朱砂、硫黄、麝香、白芷、没药、麒麟竭、龙脑。常规剂量，每日2次，水煎服。

常用药物：当归、川芎、防风、升麻、桃仁、僵蚕、黄丹、雄黄、白芷、没药、麒麟竭、龙脑。

五十八、原发性肝癌

原发性肝癌是肝细胞或肝内胆管细胞恶性肿瘤。以肝区疼痛、乏力消瘦、食欲减退、肝大，后期可出现黄疸、腹水、恶病质、出血、昏迷、全身衰竭等为主要临床表现。

【原发性肝癌—肝癥阴虚】

辨证要点：①符合原发性肝癌诊断；②肝区疼痛；③进行性肝大；④疲劳乏力；⑤消瘦；⑥腹胀；⑦发热；⑧黄疸；⑨腹水；⑩昏迷；⑪上消化道出血；⑫舌质红；⑬舌苔少；⑭脉细弦。

临床决策：养阴抗癌。

治疗推荐：①《柳州医话》一贯煎：北沙参、麦冬、当归、生地、枸杞、川楝子。常规剂量，每日2次，水煎送服。②《备急千金要方》蜥蜴丸：蜥蜴、蜈蚣、地胆、䗪虫、杏仁、蜣螂、虻虫、朴硝、泽漆、桃奴、犀角、鬼督邮、桑赤鸡、芍药、虎骨、甘草、巴豆、款冬花、甘遂、干姜，上20味，末之，别制巴豆、杏仁如膏，纳药末研调，下蜜，捣二万杵，丸如麻子，一贯煎送服。先食饮，服3丸，日一，不知加之。不敢吐下者，1丸，日1服。③厦门中药厂八宝丹：牛黄、蛇胆、羚羊角、珍珠、三七、麝香，每次1粒，每日1次。

常用药物：紫金锭（山慈姑、红大戟、千金子霜、五倍子、麝香、朱砂、雄黄）、鳖甲煎丸（鳖甲胶、阿胶、蜂房、鼠妇虫、土鳖虫、蜣螂、硝石、柴胡、黄芩、半夏、党参、干姜、厚朴、桂枝、白芍、射干、桃仁、牡丹皮、大黄、凌霄花、葶苈子、石韦、瞿麦）、蟾蜍、蜂毒。

五十九、原发性支气管肺癌

原发性支气管肺癌是支气管黏膜或腺体的肺部原发性恶性肿瘤。以咳嗽、咯血、胸闷、气急等为主要临床表现。

【原发性支气管肺癌—肺癌阴虚】

辨证要点：①符合原发性支气管肺癌诊断；②咳嗽；③咯血；④痰中带血；⑤胸痛；⑥气短；⑦发热；⑧消瘦；⑨舌红少苔；⑩脉细数。

临床决策：养阴抗癌。

治疗推荐：①《温病条辨》沙参麦冬汤：沙参、玉竹、生甘草、冬桑叶、麦冬、生扁豆、花粉。常规剂量，每日2次，水煎送服。②《圣济总录》黑金丸：沉香、附子、木香、青皮、干姜、细墨、三棱、莪术、桂枝、大黄、干漆、麝香、硇砂，上为末，将三棱、莪术、大黄、硇砂四味用米醋煮烂，研作糊，入众药末为丸，如梧桐子大，每次20丸，每日2次。③《太平圣惠方》紫参丸：紫参、人参、半夏、藜芦、代赭、桔梗、白薇、肉苁蓉、石膏、大黄、牡蛎、丹参、虾蟆、乌头、狼毒、附子、巴豆。常规剂量为末，炼蜜为丸，如小豆大，每次20丸，每日2次。

常用药物：沉香、木香、青皮、三棱、莪术、桂枝、大黄、干漆、紫参、人参、桔梗、白薇、丹参、虾蟆、乌头、狼毒、巴豆、沙参、麦冬、五味子、女贞子、桑白皮、生地。

六十、胰腺癌

胰腺癌是腺管上皮导管腺恶性肿瘤。以腹痛、黄疸、消瘦、乏力、症状性糖尿病等为主要临床表现。

【胰腺癌—膵癌湿热】

辨证要点：①符合胰腺癌诊断；②病情进展迅速；③腹痛；④黄疸；⑤发热；⑥消瘦；⑦乏力；⑧大便不爽；⑨舌红苔黄腻；⑩脉濡数。

临床决策：清热燥膵抗癌。

治疗推荐：①《验方选编》灵仙龙草汤：威灵仙、龙葵、夏枯草、土茯苓、栝楼、黄药子、山慈姑、了哥王。常规剂量，每日2次，水煎送服。②《备急千金要方》耆婆万病丸：牛黄、麝香、犀角、桑白皮、茯苓、干姜、桂心、当归、川芎、芍药、甘遂、黄芩、蜀椒、细辛、桔梗、巴豆、前胡、紫菀、蒲黄、葶苈、防风、人参、朱砂、雄黄、黄连、大戟。研为细末，牛黄、麝香、犀角、朱砂、雄黄、禹余粮、巴豆别研，余者合捣，重绢下筛，以白蜜和，更捣三千杵，密封之，破除日，平旦空腹酒服3丸，如梧子大，取微下3升恶水为良。若卒暴病，不拘平旦早晚皆可服，但以吐利为度。若不吐利，更加1丸，或至3丸、5丸，须吐利为度，不得限以丸数。病强药少即不吐利，更非他故。若其发迟以热饮汁投之。若吐利不止，即以酢饭两三口止之。服药忌陈臭生冷酢滑粘食，大蒜、猪鸡鱼狗马驴肉、白酒、行房，七日外始得。

常用药物：柴胡、黄芩、茵陈、栀子、大黄、威灵仙、龙葵、土茯苓、黄药子、山慈姑、了哥王。

六十一、大肠癌

大肠癌是结肠和直肠恶性肿瘤。以便血、排便习惯改变、肠梗阻、腹痛、贫血为主要临床表现。

【大肠癌—湿热蕴结】

辨证要点：①符合大肠癌诊断；②腹痛；③里急后重；④便血；⑤食欲不振；⑥消瘦；⑦口渴；⑧舌质红；⑨舌苔黄腻；⑩脉滑数。

临床决策：清热燥肠抗癌。

治疗推荐：①《伤寒论》白头翁汤：白头翁、黄连、黄柏、秦皮。常规剂量，每日 2 次，水煎送服。②《寿世保元》紫金丸：血竭、沉香、青皮、陈皮、枳壳、厚朴、百草霜、皂矾、蓬术、香附、针砂、干漆、槟榔、黄石榴矾、秦艽、三棱、甘草，上药研为细末，用大枣煮烂，去皮核打糊为丸如梧桐子大，每次 20 枚，每日 2 次。

常用药物：血竭、沉香、青皮、陈皮、枳壳、厚朴、百草霜、蓬术、香附、槟榔、三棱、藿香、升麻、半夏、紫苏、雄黄、雌黄、大黄、鬼箭羽、丹参、山慈姑、千金子、广木香、苍术、山豆根、五倍子、大戟、白头翁、黄连、黄柏、秦皮、马齿苋、红藤、败酱菜、白花蛇舌草、地榆、槐花。

六十二、胃癌

胃癌是起源于胃黏膜上皮的恶性肿瘤。早期无明显症状或出现上腹不适、嗳气等非特异性症状，常与胃炎、胃溃疡等胃慢性疾病症状相似。

【胃癌—胃癌气虚】

辨证要点：①符合胃癌诊断；②胃脘疼痛；③体重减轻；④上腹饱胀；⑤呕血；⑥便血；⑦吞咽困难；⑧贫血；⑨消瘦；⑩舌质淡；⑪舌苔白；⑫脉沉细。

临床决策：益胃抗癌。

治疗推荐：①《古今名医方论》香砂六君子汤：人参、白术、茯苓、甘草、陈皮、半夏、砂仁、木香。常规剂量，每日 2 次，水煎送服。②《太平圣惠方》大通丸：雄黄、雌黄、密陀僧、紫石英、朱砂、黄丹、定粉、曾青、铅霜、水银、金箔、银箔、生金屑、生银屑、磁石、滑石、绿矾、白矾、硫黄、猪牙皂角、伏龙肝、丁香、槟榔、木香、僵蚕、蝉壳、干蝎、白花蛇、蛇蜕皮、龙脑、麝香，上为末，入龙脑、麝香，并前石药，都研令匀，以面糊为丸，如楝实大，每次 20 丸，每日 2 次。③《仁术便览》金露丸：草乌、黄连、人参、防风、柴胡、川椒、桔梗、甘草、川芎、枳壳、干姜、贝母、生地、官桂、吴茱萸、茯苓、菖蒲、浓朴、甘松、紫菀、鳖甲、巴豆，上为末，面糊丸如梧桐子大，每次 20 丸，每日 2 次。

常用药物：草乌、黄连、人参、防风、柴胡、川椒、川芎、枳壳、干姜、官桂、吴茱萸、厚朴、甘松、丁香、木香、鳖甲、巴豆、灵脂、当归、桃仁、乌药、元胡、香附、红花、枳壳、雄黄、雌黄、密陀僧、紫石英、朱砂、黄丹、曾青、铅霜、水银、金箔、银箔、生金屑、生银屑、磁石、绿矾、白矾、硫黄、猪牙皂角、僵蚕、干蝎、白花蛇、蛇蜕皮、龙脑。

【胃癌—胃癌阴虚】

辨证要点：①符合胃癌诊断；②胃脘疼痛；③体重减轻；④上腹饱胀；⑤呕血；⑥便血；⑦吞咽困难；⑧贫血；⑨消瘦；⑩舌质红；⑪舌苔光剥；⑫脉沉细。

临床决策：益胃抗癌。

治疗推荐：《温病条辨》益胃汤：沙参、麦冬、冰糖、细生地、玉竹。常规剂量，每日 2 次，水煎送服。

常用药物：僵蚕、蝉壳、全蝎、白花蛇、蛇蜕皮、龙脑、沙参、麦冬、冰糖、生地、玉竹、人参、川芎、贝母、生地、茯苓、紫菀、鳖甲、巴豆、灵脂、当归、桃仁、丹皮、赤芍、元胡、香附、红花。

六十三、乳腺癌

乳腺癌是乳腺腺上皮组织恶性肿瘤。

【乳腺癌—乳癖气郁】

辨证要点：①符合乳腺癌诊断；②乳房肿块；③乳房隐痛或刺痛；④乳头溢液；⑤乳房酒窝征；⑥乳房橘皮样改变；⑦乳头回缩；⑧腋窝淋巴结大；⑨舌暗苔薄；⑩脉弦细。

临床决策：理气抗癌。

治疗推荐：①《太平惠民和剂局方》逍遥散：炙甘草、当归、茯苓、白芍、白术、柴胡。常规剂量,每日 2 次,水煎送服。②《恽铁樵全集》丙种宝月丹：白薇、泽兰、当归、白芷、卷柏、桂心、藁本、川芎、石膏、桃仁、麦冬、人参、蜀椒、茯苓、橘皮、车前、蒲黄、赤石脂、紫石英、庵子、蛇床子、覆盆子、地黄、干姜、龙骨、远志、太乙余粮、细辛,蜜为丸,如梧桐子大,每次 2 粒,每日 2 次,不可间断。②《证治宝鉴》阿魏积块丸：三棱、莪术、雄黄、蜈蚣、自然铜、蛇含石、木香、铁华粉、辰砂、沉香、冰片、芦荟、阿魏、天竺黄、全蝎,上为末,入猪胆汁,炼蜜为丸如梧桐子大,每次 20 粒,每日 2 次。

常用药物：白薇、泽兰、当归、白芷、川芎、桃仁、麦冬、人参、赤石脂、紫石英、蛇床子、覆盆子、地黄、三棱、莪术、雄黄、蜈蚣、蛇含石、木香、沉香、冰片、芦荟、阿魏、天竺黄、全蝎、柴胡、白芍、青皮、郁金、黄芩、瓜蒌、蒲公英、夏枯草、山慈姑。

六十四、肾细胞癌

肾细胞癌是起源于肾实质泌尿小管上皮系统的恶性肿瘤,简称肾癌。以往称肾癌为 Grawitz 瘤或肾上腺样瘤。1960 年,Oberling 根据电子显微镜观察提出肾癌起源于肾的近曲小管,纠正了以往错误。有症状的肾癌患者最常见的是腰痛和血尿。10%～40%的患者出现副瘤综合征,表现为高血压、贫血、体重减轻、恶病质、发热、红细胞增多症、肝功能异常、高钙血症、高血糖、红细胞沉降率增快、神经肌肉病变、淀粉样变性、溢乳症、凝血功能异常等。

【肾细胞癌—肾癥湿热】

辨证要点：①符合肾细胞癌诊断；②血尿；③腰痛；④肾脏癥瘕；⑤发热；⑥高血压；⑦贫血；⑧肝功能异常；⑨疲劳乏力；⑩舌苔白腻；⑪脉滑数。

临床决策：利湿抗癌。

治疗推荐：①《疡科心得集·补遗》萆薢渗湿汤：萆薢、薏苡仁、黄柏、赤苓、丹皮、泽泻、滑石、通草。常规剂量,每日 2 次,水煎送服。②《古今医统》穿山甲散：穿山甲、鳖甲、赤芍、大黄、干漆、桂心、川芎、芫花、当归、麝香。常规剂量为末,再入麝香研匀,每次 3 钱,每日 2 次,开水冲服。

常用药物：穿山甲、鳖甲、赤芍、大黄、干漆、木通、大黄、栀子、白术、滑石、萹蓄、马鞭草、白花蛇舌草、瞿麦、草河车、薏仁、车前子、知母、丹皮、泽泻、墨旱莲、生地、大蓟、小蓟、黄柏。

六十五、膀胱癌

膀胱癌是膀胱黏膜的恶性肿瘤。约 90%以上膀胱癌患者最初的临床表现是血尿,通常表现为无痛性、间歇性、肉眼全程血尿,有时也可为镜下血尿。

【膀胱癌—湿热癥瘕】

辨证要点：①符合膀胱癌诊断；②尿血；③尿频；④尿急；⑤尿痛；⑥排尿困难；⑦口

苦口干；⑧舌苔黄腻；⑨脉滑数。

临床决策：利湿抗癌。

治疗推荐：①《太平惠民和剂局方》八正散：车前子、瞿麦、萹蓄、滑石、山栀子仁、甘草、木通、大黄。常规剂量，每日 2 次，水煎送服。②《御药院方》流气丸：木香、茴香、菖蒲、青皮、蓬莪术、橘皮、槟榔、萝卜子、补骨脂、荜澄茄、砂仁、神曲、麦芽、枳壳、牵牛，上为细末，面糊为丸，如梧桐子大，每次 20 丸，每日 2 次，开水冲服。

常用药物：石韦、瞿麦、竹叶、薏仁、猪苓、白茅根、丹皮、乳香、没药、蒲黄、赤芍、元胡。

（杨云柯　张琦祺　项忆瑾　厉天瑜　蔡定芳）

第三节　中国医药学神经病学

一、三叉神经痛

三叉神经痛是一侧面部三叉神经分布区内反复发作的阵发性剧烈痛的脑神经疾病。以头面部三叉神经分布区域内骤发难以忍受的剧烈性疼痛为临床主要表现。疼痛历时数秒或数分钟，疼痛呈周期性发作，发作间歇期同正常人。符合三叉神经痛诊断但无合病与发病有关的器质性疾病者称原发性三叉神经痛。

【三叉神经痛发作期—面络风毒】

辨证要点：①符合三叉神经痛诊断；②发作性疼痛；③电击样疼痛；④大便秘结；⑤舌质红；⑥舌苔黄；⑦脉弦。

临床决策：祛风止痛。

治疗推荐：①《太平惠民和剂局方》蝉花散：蝉蜕、谷精草、白蒺藜、菊花、防风、草决明、密蒙花、羌活、黄芩、蔓荆子、山栀子、甘草、川芎、木贼草、荆芥穗。常规剂量，每日 2 次，水煎送服。②《妇人大全良方》蝎附散：附子、川乌、麻黄、僵蚕、南星、防风各三钱，雄黄、朱砂、全蝎各钱半，白芷、藁本各半两，上为细末，每次半钱，每日 2 次，葱茶调下。

常用药物：蝉蜕、白蒺藜、菊花、防风、羌活、黄芩、蔓荆子、栀子、甘草、川芎、木贼草、荆芥、生地、栀子、僵蚕、全蝎、地龙。

二、坐骨神经痛

坐骨神经痛是以坐骨神经径路及分布区域疼痛为主的临床综合征。继发于坐骨神经局部及周围结构病变的称继发坐骨神经痛，原发性坐骨神经痛又称坐骨神经炎。

【坐骨神经痛—寒湿痹】

辨证要点：①符合坐骨神经痛诊断标准；②坐骨神经分布区疼痛；③疼痛剧烈呈特有姿势；④咳嗽或用力时疼痛加重；⑤坐骨神经支配肌肉肌力减退；⑥坐骨神经牵拉征；⑦跟腱反射减退或消失；⑧轻微感觉障碍；⑨阴雨加剧；⑩舌苔白；⑪脉沉紧。

临床决策：散寒通络。

治疗推荐：《金匮要略》乌头汤：麻黄、芍药、黄芪、炙甘草、川乌。常规剂量，每日 2 次，水煎服。

常用药物：麻黄、川乌、草乌、桂枝、黄芪、炙甘草、独活、牛膝。

【继发坐骨神经痛—络瘀骨痹证】

辨证要点：①腰椎间盘突出症状；②腰椎骨性关节病症状；③腰骶椎先天畸形症状；④骶髂关节炎症状；⑤舌苔白；⑥脉沉细。

临床决策：除痹通络。

治疗推荐：《伤科补要》健步虎潜丸：龟板胶、鹿角胶、虎胫骨、何首乌、牛膝、杜仲、锁阳、威灵仙、当归、黄柏、人参、羌活、白芍、白术、熟地、附子。常规剂量，每日2次，水煎服。

常用药物：龟板胶、鹿角胶、牛膝、杜仲、威灵仙、当归、人参、羌活、白术、熟地、附子。

三、面神经麻痹

面神经麻痹是面部表情肌群运动功能障碍疾病。根据损害发生部位可分为中枢性面神经麻痹和周围性面神经麻痹两种。

【周围性面神经麻痹—风客面络】

辨证要点：①符合周围性面神经麻痹诊断；②口眼歪斜；③病侧颜面麻木；④不能抬眉；⑤闭眼露白；⑥不能鼓嘴；⑦味觉障碍；⑧听觉过敏；⑨舌苔白；⑩脉浮缓。

临床决策：祛风牵正。

治疗推荐：《杨氏家藏方》牵正散：白附子、白僵蚕、全蝎。常规剂量，每日2次，水煎服。

常用药物：白芍、白芷、白附子、僵蚕、蝉蜕、地龙、全蝎、防风、川芎、蜈蚣、全蝎、羌活。

【中枢性面神经麻痹—风中脑络】

面神经核上行通路任何部位受损都可以引起中枢性面瘫，最常见的受损处是内囊。颈内动脉系统闭塞，尤以大脑中动脉主干及分支闭塞更为多见，也可因血管瘤或高血压性血管病变所致颅内出血以及颅内肿瘤所致。

辨证要点：①病变对侧睑裂以下的颜面表情肌瘫痪；②睑裂以上能皱眉、提眉、闭眼、眉毛高度与睑裂大小均与对侧无异；③额皱深度与对侧相等；④面瘫同侧肢体瘫痪；⑤腱反射异常；⑥巴宾斯基征阳性；⑦舌红；⑧苔白；⑨脉弦。

临床决策：祛风通络。

治疗推荐：《医学正传》蠲风饮子：防风、杜仲、羌活、白芷、当归、川芎、生地、白芍、牛膝、秦艽、何首乌、草薢、苍术、白术、木通、大枫子肉、威灵仙、血藤、防己、丁松藤、荆芥、海桐皮、五加皮、天南星、半夏、橘红、赤茯苓、桑寄生、天麻、僵蚕、钓藤钩、薄桂、草乌头、甘草、川乌、猪牙皂角、两头尖、阴地蕨、大蓟、小蓟、理省藤、桑络藤、生姜。上药切细，用无灰好酒2斗5升，以瓷罐1个盛酒浸药，以皮纸十数重包封罐口，冬半月，夏7日，秋、春10日。每日清晨、午前、午后、临卧各服一大白盏。

常用药物：防风、羌活、白芷、当归、川芎、生地、白芍、牛膝、秦艽、苍术、白术、大枫子肉、威灵仙、血藤、防己、丁松藤、荆芥、海桐皮、五加皮、天南星、半夏、橘红、桑寄生、天麻、僵蚕、钓藤钩、薄桂、草乌头、甘草、川乌、猪牙皂角、桑络藤。

四、急性炎症性脱髓鞘性多发性神经病

急性炎症性脱髓鞘性多发性神经病是体液免疫和细胞免疫共同介导的单相性神经系统自身免疫性疾病,是经典型吉兰-巴雷综合征。临床表现为急性对称性弛缓性肢体瘫痪、腱反射消失和周围性感觉障碍,常有颅神经损害,严重者出现吞咽障碍和呼吸肌麻痹而危及生命。

【急性炎症性脱髓鞘性多发性神经病—经络风痹】

辨证要点:①符合急性炎症性脱髓鞘性多发性神经病诊断;②四肢对称性弛缓性瘫痪;③全身腱反射消失;④对称性肢体末端感觉减退;⑤双侧运动性颅神经受累;⑥真性球麻痹;⑦呼吸麻痹;⑧舌质淡;⑨舌苔白;⑩脉阴阳俱微。

临床决策:祛风通痹。

治疗推荐:①《医方类聚》引《神巧万全方》大铁弹丸:大乌头、五灵脂、没药、乳香、朱砂、无名异、血竭、牛黄、麝香、龙脑。常规剂量,每日 2 次,水煎服。②《圣济总录》枳壳羌活丸:枳壳、羌活、牡荆实、人参、防风、芍药、茯苓、白芷、细辛、当归、甘草、丹皮、川芎。常规剂量,每日 2 次,水煎服。

常用药物:乌头、五灵脂、没药、乳香、血竭、枳壳、羌活、防风、荆芥、人参、芍药、白芷、细辛、当归、丹皮、川芎。

五、慢性炎性脱髓鞘性多发性神经根神经病

慢性炎性脱髓鞘性多发性神经根神经病是周围神经近端慢性脱髓鞘为主要病变的自身免疫性运动感觉性周围神经病。慢性炎性脱髓鞘性多发性神经根神经病呈慢性进展或缓解-复发病程,大部分患者对免疫治疗反应良好。

【经典型慢性炎性脱髓鞘性多发性神经根神经病—经络血痹】

辨证要点:①符合慢性炎性脱髓鞘性多发性神经根神经病诊断;②慢性起病;③脑神经运动障碍症状;④对称性肢体无力;⑤四肢麻木;⑥腱反射减弱或消失;⑦直立性低血压;⑧霍纳综合征;⑨尿失禁;⑩舌红;⑪苔白;⑫脉沉。

临床决策:养血通痹。

治疗推荐:①《金匮要略》黄芪桂枝五物汤:黄芪、桂枝、芍药、生姜、大枣。常规剂量,每日 2 次,水煎送服。②《是斋百一选方》大圣一粒金丹:川乌头、大附子、白附子各一两,白僵蚕、朱砂各半两,研末拌匀,用前墨汁和药,每两分作 6 丸,阴干,用金箔为衣,每次 1 丸,每日 2 次。

常用药物:黄芪、桂枝、当归、白芍、寄生、秦艽、羌活、独活、川乌、附子、白附子、僵蚕。

【变异型慢性炎性脱髓鞘性多发性神经根神经病—经络风痹】

辨证要点:①纯运动型选择性累及运动纤维,传导阻滞较常见,对静脉免疫球蛋白反应较激素好;②慢性感觉性脱髓鞘性神经病以肢体末端感觉障碍起病,甚至出现感觉性共济失调,虽然只有感觉症状,但电生理提示神经传导速度存在典型 CIDP 的运动纤维受损,随着病程进展可出现运动受累的症状;③轻型肌力通常是正常的,症状包括远端麻木、麻刺或无力,随着病程延长可进展;④多灶性获得性脱髓鞘性感觉运动神经病临床表现为多灶性

神经病,受累神经存在传导阻滞,存在感觉损害的证据,激素反应好;⑤远端获得性脱髓鞘性对称性神经病以近端肌力不受累,未发现单克隆蛋白,且治疗反应与经典型 CIDP 类似;⑥慢性免疫性感觉性多发性神经根病临床表现为感觉性共济失调和大纤维性感觉缺失。电生理检查躯体感觉诱发电位提示感觉神经根受累,但神经传导速度正常。其组织学模式与 CIDP 类似。

临床决策:祛风通痹。

治疗推荐:《千金要方》八风散:菊花、石斛、天雄、人参、附子、甘草、钟乳、薯蓣、续断、黄芪、泽泻、麦冬、远志、细辛、龙胆、秦艽、石韦、菟丝子、牛膝、菖蒲、杜仲、茯苓、地黄、柏子仁、蛇床子、防风、白术、干姜、萆薢、山茱萸、五味子、乌头、苁蓉。上药治下筛,酒服方寸匕,每日 3 次。

常用药物:天雄、人参、附子、薯蓣、续断、黄芪、泽泻、麦冬、远志、细辛、龙胆、秦艽、菟丝子、牛膝、杜仲、茯苓、地黄、蛇床子、防风、白术、山茱萸、五味子、乌头、苁蓉。

六、急性脊髓炎

急性脊髓炎是自身免疫反应所致的急性横贯性脊髓炎性疾病。主要病理改变为髓鞘肿胀、脱失、周围淋巴细胞显著增生、轴索变性、血管周围炎症细胞浸润。以病损水平以下肢体瘫痪、传导束性感觉障碍和尿便障碍为临床特征。

【急性脊髓炎—外感髓痹】

辨证要点:①符合急性脊髓炎诊断;②急性起病;③发热;④肢体麻木;⑤病变节段束带感;⑥运动障碍;⑦感觉障碍;⑧二便潴留;⑨总体反射;⑩舌红;⑪苔黄;⑫脉数。

临床决策:祛风通髓。

治疗推荐:①《金匮要略》侯氏黑散:菊花、白术、细辛、茯苓、牡蛎、桔梗、防风、人参、矾石、黄芩、当归、干姜、川芎、桂枝。常规剂量,每日 2 次,水煎送服。②《圣济总录》大圣黑神丸:木香、踯躅花、紫薇花、乌头、乌蛇、干蝎、苍术、防风、白芷、麻黄、厚朴、川芎、芫花、桂枝、芍药、橘皮、天南星、吴茱萸、自然铜。上 19 味常规剂量,捣罗 18 味为末,入自然铜末,和匀,炼蜜为丸,如鸡头子大,每服 1 丸,温酒化下,一日 3 次;不饮酒者薄荷汤送下。

常用药物:乌头、乌蛇、干蝎、苍术、防风、麻黄、厚朴、川芎、桂枝、芍药、天南星、大青叶、紫花地丁、金银花、蒲公英、丹皮、紫草、黄芩。

七、脊髓空洞症

脊髓空洞症是脊髓内形成管状空腔及胶质增生的脊髓慢性进行性疾病。常好发于颈部脊髓,病变累及延髓时称延髓空洞症。早期脊髓空洞症最先影响上肢,临床症状多呈节段性分布,当空洞进一步扩大时髓内灰质和白质传导束也被累及,空洞腔以下出现传导束功能障碍。晚期症状则表现广泛甚至出现截瘫。

【脊髓空洞症—髓络瘀阻】

辨证要点:①符合脊髓空洞症诊断;②进展缓慢;③节段性分离性感觉障碍;④一侧或两侧上肢肌无力及肌张力下降;⑤两手鱼际肌或骨间肌萎缩;⑥霍纳综合征;⑦出汗异常;⑧排便障碍;⑨反复性泌尿系感染;⑩舌紫暗;⑪苔白;⑫脉涩。

临床决策：祛瘀通髓。

治疗推荐：①《古今医鉴》防风至宝汤：当归、川芎、白芍、防风、羌活、天麻、僵蚕、白芷、青皮、陈皮、乌药、牛膝、南星、半夏、黄连、黄芩、山栀仁、连翘、麻黄、甘草。常规剂量，每日2次，水煎服。②《胎产秘书》虎骨鹿茸丸：虎胫骨、鹿茸、枸杞、小茴、菟丝子、巴戟、刺蒺藜、破故纸、肉桂、陈皮、威灵仙、防风、淫羊藿、杜仲、全蝎、当归、草薢、龟甲，研末，炼蜜为丸如梧桐子大，每次20丸，每日2次。

常用药物：桃仁、红花、当归、川芎、秦艽、羌活、没药、牛膝、地龙、桑枝、姜黄。

八、运动神经元病

运动神经元疾病是运动神经系统进行性变性疾病。病理特征为是脊髓前角细胞、脑干运动神经元、皮层锥体细胞及锥体束的慢性进行性神经变性疾病。多数患者出现症状后3～5年死亡。临床表现为不同组合的肌无力、肌肉跳动、肌萎缩、延髓麻痹及锥体东征，感觉完全正常。本病属中国医药学"痿病"范畴。

【肌萎缩侧索硬化症肢体起病型—虚羸脾痿】

肌萎缩侧索硬化是上运动神经元和下运动神经元退行性疾病。

辨证要点：①符合肌萎缩侧索硬化症诊断；②隐匿起病；③早期症状轻微；④肢体无力；⑤肌肉萎缩；⑥肉跳；⑦吞咽困难；⑧呼吸衰竭；⑨面色少华；⑩少气懒言；⑪舌质淡；⑫苔薄白；⑬脉细。

临床决策：健脾振痿。

治疗推荐：①《脾胃论》清燥汤：黄连、黄柏、柴胡、麦冬、当归、生地、炙甘草、猪苓、建曲、人参、茯苓、升麻、橘皮、白术、泽泻、苍术、黄芪、五味子。常规剂量，每日2次，水煎送服。②《集验良方》保真丸：鹿胶、杜仲、山药、茯苓、五味子、菟丝子、熟地、萸肉、鹿茸、牛膝、益智仁、远志、小茴、川楝子、巴戟肉、补骨脂、葫芦巴、柏子仁、山甲片、沉香、人参。常规剂量为细末，用肉苁蓉肉四两，好酒二两煮成膏，同炼蜜为丸，如梧桐子大，每次20丸，每日2次。

常用药物：鹿胶、人参、黄芪、苁蓉肉、杜仲、茯苓、菟丝子、熟地、鹿茸、牛膝、巴戟肉、补骨脂、山甲片。

【肌萎缩侧索硬化症延髓起病型—虚羸肾痿】

辨证要点：①吞咽困难；②言语困难；③呼吸衰竭；④肌肉萎缩；⑤肢体无力；⑥面色少华；⑦少气懒言；⑧舌质淡；⑨苔薄白；⑩脉细。

临床决策：补肾振痿。

治疗推荐：①《衷中参西录》升陷汤：生黄芪、知母、柴胡、桔梗、升麻，常规剂量，每日2次，水煎送服。②《中华人民共和国卫生部药品标准》黑锡丹：黑锡、硫黄、川楝子、葫芦巴、木香、附子、肉豆蔻、补骨脂、沉香、小茴香、阳起石、肉桂，每100粒重3.75 g，每次50粒，每日2次。

常用药物：人参、黄芪、蛤蚧、沉香、黑锡、升麻、桔梗、附子、硫黄、五味子、鹿茸、紫河车。

九、短暂性脑缺血发作

短暂性脑缺血发作是突发的局灶脑缺血导致短暂性神经功能障碍疾病。临床分颈内动脉系统短暂性脑缺血发作与基底动脉系统短暂性脑缺血发作两大类型。

【颈内动脉系统短暂性脑缺血发作—风袭脑络】

辨证要点：①符合颈内动脉系统短暂性脑缺血发作诊断；②高血压病史；③糖尿病；④反复发作；⑤偏身无力；⑥偏身麻木；⑦语言不利；⑧舌质不红绛；⑨苔薄白；⑩脉弦。

临床决策：祛风通络。

治疗推荐：《普济方》引庞安常小续命汤：麻黄、木香、砂仁、人参、川芎、甘草、杏仁、汉防己、桂心、防风、附子、川乌、白芍、黄芩、独活。常规剂量，每日2次，水煎服。

常用药物：麻黄、桂枝、防风、防己、秦艽、黄芩、川芎、地龙、寄生、白芍、熟地黄

【基底动脉系统短暂性脑缺血发作—肝阳化风】

辨证要点：①符合基底动脉系统短暂性脑缺血发作诊断；②高血压病史；③糖尿病；④反复发作；⑤眩晕；⑥语言謇涩；⑦舌质红；⑧舌苔薄黄；⑨脉弦。

临床决策：镇肝熄风

治疗推荐：《医学衷中参西录》镇肝熄风汤：怀牛膝、生赭石、生龙骨、生牡蛎、生龟板、生杭芍、玄参、天冬、川楝子、生麦芽、茵陈、甘草。常规剂量，每日2次，水煎服。

常用药物：怀牛膝、生赭石、生龙骨、生牡蛎、生龟板、生杭芍、玄参、天冬。

十、急性病毒性脑炎

病毒性脑炎是病毒直接侵犯脑实质引起的原发性脑炎，又称散发性脑炎。以发热、头痛、呕吐、抽搐、昏迷等脑实质损害症状和颅内高压为主要临床表现。

【急性病毒性脑炎—热毒入脑】

辨证要点：①符合急性病毒性脑炎诊断；②急性或亚急性起病；③发热；④头痛；⑤呕吐；⑥淡漠；⑦嗜睡；⑧谵妄；⑨昏迷；⑩抽搐；⑪瘫痪；⑫脑膜刺激征；⑬舌质红；⑭舌苔黄；⑮脉洪数。

临床决策：解毒开窍。

治疗推荐：①《暑病证治要略》芳香逐秽汤：广藿香、全青蒿、佩兰、白蔻仁、薄荷、苦杏仁、广郁金、扁豆花、金银花、西瓜翠衣、荷花瓣。常规剂量，每日2次，水煎送服。②《华佗神医秘传》辟瘟丹：雄黄、雌黄、曾青、鬼臼、珍珠、丹砂、虎头骨、桔梗、白术、女青、川芎、白芷、鬼督邮、芜荑、鬼箭羽、藜芦、菖蒲、皂荚各一两。上为末，蜜丸如梧桐子1丸，每次1丸，每日2次。

常用药物：黄连、黄芩、银花、连翘、羚羊角粉、石菖蒲、郁金、大青叶、板蓝根、竹叶、石膏安宫牛黄丸、至宝丹、紫雪散、牛黄解毒丸。

十一、癫痫

癫痫是大脑神经元反复突发性异常放电导致短暂大脑功能障碍的慢性疾病。以发作性运动、感觉、自主神经、意识及精神等功能障碍为主要临床表现，具有发作性、短暂性、重复性、刻板性共同临床特征。

【癫痫简单局灶性发作—风痫】

辨证要点：①符合癫痫简单局灶性发作诊断；②意识清楚；③持续时间短暂；④运动

神经性发作症状；⑤感觉神经性发作症状；⑥自主神经性发作症状；⑦精神神经性发作症状；⑧舌质红；⑨舌苔白；⑩脉弦躁。

　　临床决策：祛风定痫。

　　治疗推荐：①《金匮要略》风引汤：大黄、干姜、龙骨、桂枝、甘草、牡蛎、寒水石、滑石、赤石脂、白石脂、紫石英、石膏。常规剂量，每日 2 次，水煎送服。②《圣济总录》丹砂丸方：丹砂、腻粉、蛇蜕、兔头灰、铜青、砂、老鸦灰、发灰、金箔、铁粉、银箔、人参、茯神、秦艽、升麻、黄芩、白鲜皮、麦门冬、龙齿、木香、枳实、甘草。常规剂量研末，炼蜜为丸，每次 20 粒，每日 2 次。

　　常用药物：丹砂、腻粉、蛇蜕、铜青、乌鸦、金箔、铁粉、银箔、人参、秦艽、升麻、龙齿。

【癫痫复杂局灶性发作—痰痫】

　　辨证要点：①符合癫痫复杂局灶性发作诊断；②意识障碍；③强直抽搐；④痰声辘辘；⑤口吐涎沫；⑥舌淡红；⑦苔白腻；⑧脉弦滑。

　　临床决策：涤痰定痫。

　　治疗推荐：①《备急千金要方》龙胆汤：龙胆、钩藤皮、柴胡、黄芩、桔梗、芍药、茯苓、甘草、蜣螂、大黄。常规剂量，每日 2 次，水煎送服。②《医宗金鉴》礞石滚痰丸：礞石、沉香、黄芩、大黄、朱砂。原方剂量水泛为丸，每瓶 6 克，每次 3 克，每日 2 次。③《医学心悟》定痫丸：天麻、贝母、半夏、茯苓、茯神、胆南星、石菖蒲、全蝎、僵蚕、琥珀、陈皮、远志、丹参、麦冬、辰砂。常规剂量，炼蜜为丸如梧桐子大，每次 20 粒，每日 2 次。

　　常用药物：礞石、南星、半夏、贝母、菖蒲、郁金、竹沥、天麻、钩藤、僵蚕、全蝎、蜈蚣。

【癫痫全面强直阵挛性发作—肝痫】

　　辨证要点：①符合癫痫全面强直阵挛性发作诊断；②意识障碍；③全身强直；④抽搐；⑤尿失禁；⑥窒息；⑦舌质红；⑧舌苔黄；⑨脉弦数。

　　临床决策：安神定痫。

　　治疗推荐：①《医宗金鉴》大青膏：天麻、白附子、青黛、蝎尾、朱砂、天竺黄、麝香、乌梢蛇。常规剂量，每日 2 次，水煎送服。②《医宗金鉴》镇惊丸：茯神、麦冬、辰砂、远志、石菖蒲、枣仁、牛黄、黄连、珍珠、胆星、钩藤、天竺黄、犀角、甘草。常规剂量，炼蜜为丸如梧桐子大，每次 20 粒，每日 2 次。

　　常用药物：天麻、白附子、青黛、蝎尾、朱砂、天竺黄、麝香、乌梢蛇、麦冬、辰砂、远志、石菖蒲、牛黄、黄连、珍珠、胆星、钩藤、天竺黄、犀角、姜黄、僵蚕。

【癫痫全面失神发作—心痫】

　　辨证要点：①符合癫痫全面失神发作诊断；②突发突止；③动作中止；④凝视；⑤叫之不应；⑥眨眼；⑦自动症状；⑧肌群收缩；⑨强直发作；⑩失肌张力发作；⑪舌质淡；⑫舌苔白；⑬脉细。

　　临床决策：养心定痫。

　　治疗推荐：①《青囊秘传》开关散：闹洋花，牙皂，细辛，荆芥，麝香，灯芯炭。常规剂量，每日 2 次，水煎送服。②《圣济总录》保魂丸：黑锡、铅丹、丹砂、桑螵蛸、铅白霜、王瓜、乌梅。常规剂量，炼蜜为丸如梧桐子大，每次 20 粒，每日 2 次。

　　常用药物：黑锡、铅丹、丹砂、桑螵蛸、乌梅、明矾、党参、茯苓、半夏、制南星、远志。

【癫痫持续状态—五痫】

辨证要点： ①癫痫发作持续 30 分钟以上；②连续发作之间意识未完全恢复；③脑水肿；④颅压增高；⑤高热；⑥循环衰竭；⑦舌质红；⑧舌苔黄；⑨脉洪数。

临床决策： 急救定痫。

治疗推荐： ①《圣济总录》钩藤子芩汤：钩藤、黄芩、沙参、知母、升麻、犀角、蝉蝉、蛇蜕皮、柴胡、炙甘草、白术。常规剂量,每日 2 次。水煎送服。②《古今医统大全》五痫神应丹：南星、半夏、乌蛇肉、蜈蚣、全蝎、生白矾、僵蚕、朱砂、雄黄、麝香、白附子、皂角。常规剂量,炼蜜为丸如梧桐子大,每次 20 粒,每日 2 次。③《医垒元戎》返魂丹：乌犀、水银、天麻、槟榔、僵蚕、硫黄、独活、川乌、干蝎、荜菝、肉桂、防风、沉香、槐胶、当归、细辛、天南星、阿胶、藿香、乌蛇、白花蛇、羌活、白附子、麻黄、半夏、羚羊角、陈皮、天竺黄、木香、人参、干姜、茯苓、蔓荆子、晚蚕纸、藁本、桑螵蛸、白芷、何首乌、虎骨、砂仁、丁香、白术、枳壳、厚朴、蝉壳、川芎、附子、石斛、肉豆蔻、龙脑、牛黄、朱砂、雄黄、麝香、乌鸡、狐肝、金箔。上炮制如法,杵令细,炼蜜和酥为丸,如梧桐子大,金箔为衣,每次 20 粒,每日 2 次。

常用药物： 南星、半夏、乌蛇肉、蜈蚣、全蝎、白矾、僵蚕、朱砂、雄黄、麝香、白附子、皂角、姜黄、礞石、菖蒲、朱砂、天麻。

十二、急性缺血性卒中

急性血管狭窄或闭塞所致的脑部血液供应不足,引起相应部位脑组织缺血、缺氧而坏死、软化的疾病称为急性缺血性卒中。

【急性缺血性卒中溶栓后—风中脑络瘀血】

辨证要点： ①突然起病；②神经功能缺损症状或体征；③CT 或 MRI 检查提示颅内有新发缺血责任病灶；④意识清晰；⑤舌质不红绛。

临床决策： 祛风通络。

治疗推荐： 《千金翼方》续命汤：麻黄、桂枝、防己、防风、人参、附子、茯苓、黄芩、生姜、半夏、枳实、甘草。常规剂量,每日 2 次,水煎服。

常用药物： 麻黄、桂枝、防风、防己、秦艽、寄生、地龙、僵蚕、姜黄。

【急性缺血性卒中未溶栓—风中脑络瘀血】

辨证要点： ①突然起病；②神经功能缺损症状或体征；③CT 或 MRI 检查提示颅内有新发缺血责任病灶；④意识清晰；⑤舌质不红绛；⑥脉弦。

临床决策： 祛风通络。

治疗推荐： 《医林改错》补阳还五汤：黄芪、地龙、当归、川芎、赤芍、桃仁、红花。常规剂量,每日 2 次,水煎服。

常用药物： 黄芪、地龙、当归、川芎、赤芍、桃仁、红花、丹参、水蛭、蜈蚣、地鳖虫。

【急性缺血性卒中—风中脑络阴虚】

辨证要点： ①突然起病；②神经功能缺损症状或体征；③CT 或 MRI 检查提示颅内有新发缺血责任病灶；④意识清晰；⑤舌质红绛；⑥脉细弦。

临床决策： 养阴熄风。

治疗推荐：《圣济总录》地黄饮子。

常用药物：地黄、玄参、麦冬、天冬、萸肉、龟板、鳖甲、羚羊角、钩藤、菊花、枸杞、白芍。

【急性缺血性卒中—风中脑络型】

药物选择如下。

祛风类药物：麻黄、桂枝、羌活、独活、防风、防己、秦艽、寄生等。

活血类药物：当归、川芎、赤芍、丹参、桃仁、红花、牛膝、三七等。

虫蚁类药物：水蛭、蜈蚣、地龙、全蝎、地鳖、僵蚕、斑蝥、牛虻等。

补虚类药物：黄芪、党参、地黄、石斛、天冬、麦冬、蒺藜、玄参等。

十三、多发性硬化

多发性硬化是中枢神经系统白质炎性脱髓鞘自身免疫性疾病。以中枢神经系统白质散在多病灶与病程缓解复发以及症状体征的空间多发性为主要临床特点。病理特点：中枢神经系统白质内多发性脱髓鞘斑块，多位于侧脑室周围，伴反应性胶质增生，也可有轴突损伤。病变可累及大脑白质、脊髓、脑干、小脑和视神经。脑和脊髓冠状切面肉眼可见较多粉灰色分散的形态各异的脱髓鞘病灶，大小不一，直径 1～20 mm，以半卵圆中心和脑室周围，尤其是侧脑室前角最多见。镜下可见急性期髓鞘崩解和脱失，轴突相对完好，少突胶质细胞轻度变性和增生，可见小静脉周围单核、淋巴和浆细胞炎性细胞浸润。病变晚期轴突崩解，神经细胞减少，代之以神经胶质形成的硬化斑。部位常累及脑室周围白质、视神经、脊髓、脑干和小脑。

【多发性硬化急性期—经络风痹】

辨证要点：①符合多发性硬化急性期诊断；②亚急性起病；③病灶空间多发；④病程时间多发；⑤症状体征空间多发；⑥肢体无力或不对称瘫痪；⑦感觉异常；⑧视神经炎等眼部症状；⑨共济失调；⑩舌红；⑪苔白；⑫脉浮。

临床决策：祛风通络。

治疗推荐：①《千金要方》独活汤：独活、防风、秦艽、桂心、白术、甘草、当归、附子、葛根、生姜、防己。常规剂量，每日 2 次，水煎送服。②《圣济总录》辰砂天麻丸：丹砂、天麻、半夏、天南星、蝎梢、白附子、僵蚕、牛黄、硼砂、麝香。上为末，水煮面糊为丸如梧桐子大，每次 20 粒，每日 2 次。③《直指小儿方》白僵蚕丸：制南星、半夏、僵蚕、地龙、五灵脂、全蝎。上为末，水煮生半夏，糊丸如梧桐子大，每次 20 粒，每日 2 次。

常用药物：天麻、丹砂、半夏、天南星、蝎梢、白附子、僵蚕、牛黄、地龙、五灵脂。

【多发性硬化缓解期—经络血痹】

辨证要点：①符合多发性硬化缓解期诊断；②病灶空间多发；③症状空间多发；④苔白；⑤脉缓。

临床决策：祛风和血。

治疗推荐：①《冯氏锦囊秘录》大秦艽汤：秦艽、石膏、甘草、川芎、当归、羌活、生地、防风、黄芩、白芍、白芷、白术、独活、熟地、细辛、茯苓。常规剂量，每日 2 次，水煎送服。②《卫生宝鉴》八白散：白丁香、白及、白僵蚕、白牵牛、杜蒺藜、新升麻、三赖子、白蔹、白芷、白附子、茯苓。常规剂量研末，每次三钱，每日 2 次，开水送服。

常用药物：僵蚕、牵牛、蒺藜、升麻、三赖子、白附子、牛黄、天南星、全蝎、天麻、龙脑。

十四、正常压力脑积水

正常颅压脑积水是慢性交通性脑积水临床综合征。脑室扩大颅内压力不＜180～200 mmHg，以进行性认知减退、步态障碍、尿失禁为临床三主征。

【正常压力脑积水—血瘀脑水证】

辨证要点：①符合正常压力脑积水诊断；②神志呆滞；③步态不稳；④小便失禁；⑤不耐思索；⑥舌质紫；⑦舌苔白；⑧脉涩。

临床决策：祛瘀利水。

治疗推荐：①《仁术便览》真人活命饮：穿山甲、天花粉、甘草、乳香、白芷、赤芍、贝母、防风、没药、皂角刺、归尾、陈皮、金银花。常规剂量，每日 2 次，水煎服。②《圣济总录》槟榔丸：槟榔、桂枝、当归、赤芍、桃仁、诃黎勒、莪术、青皮。常规剂量为末，炼蜜为丸如梧桐子大，每次 20 粒，每日 2 次，开水送服。③《卫生宝鉴》清震汤：荷叶、升麻、苍术。常规剂量，每日 2 次，水煎送服。

常用药物：穿山甲、乳香、白芷、赤芍、防风、没药、皂角刺、归尾、荷叶、升麻、苍术。

【正常压力脑积水—气滞脑水】

辨证要点：①符合正常压力脑积水诊断；②神识呆滞；③行走不稳；④小便失禁；⑤不耐思索；⑥疲倦乏力；⑦头晕；⑧舌质淡；⑨舌苔白；⑩脉沉细。

临床决策：行气利水。

治疗推荐：①《伤寒论》五苓散：猪苓、茯苓、白术、泽泻、桂枝。常规剂量，每日 2 次，水煎送服。②《圣济总录》大戟丸：大戟、芫花、巴豆、甘遂、陈皮、姜黄、桂枝。常规剂量为末，于银石器内炒令极热，勿令焦，炼蜜为丸，如梧桐子大，每次 20 粒，每日 2 次，开水送服。

常用药物：泽泻、泽兰、茯苓、桂枝、附子、猪苓、白术、大戟、芫花、巴豆、甘遂、姜黄。

十五、帕金森病

帕金森病是神经系统进行性变性疾病。主要病理改变是中脑黑质多巴胺能神经元变性死亡，由此引起纹状体多巴胺（DA）含量显著性减少而致病。主要临床表现为静止性震颤、运动迟缓、肌强直和姿势步态障碍。帕金森病研究难点有 3 个：一是病因不明，二是病程的进行性进展无法阻止，三是缺乏有效措施应对长期服用左旋多巴制剂出现的疗效递减与运动异常。我们认为：延缓变性减慢帕金森病病程进行性进展是中国医药学优势。因此，现阶段中国医药学治疗帕金森病的总体策略是：现代医学正规抗帕金森病治疗基础上的中国医药学延缓病程进展研究。除早期患者不需左旋多巴制剂干预外，不主张单独使用中医中药治疗帕金森病。

【帕金森病—肝肾不足】

辨证要点：①符合帕金森病诊断；②静止性震颤；③肌张力增高；④腰膝酸软；⑤头晕；⑥耳鸣；⑦形体消瘦；⑧大便艰涩；⑨睡眠障碍；⑩舌红苔少；⑪脉弦细。

临床决策：补肾养肝。

治疗推荐：①《圣济总录》苁蓉丸：肉苁蓉、熟地、人参、牛膝、麦冬、萸肉、枳壳、五味子、远志、石斛。常规剂量，每日 2 次，水煎服。②《鸡峰普济方》肉苁蓉散：肉苁蓉、鹿茸、牛膝、石斛、远志、菟丝子、石龙芮、蚕蛾、五味子、蛇床子、天雄、巴戟。常规剂量，每日 2 次，水煎服。

常用药物： 肉苁蓉、生地、熟地、鹿茸、天冬、麦冬、枸杞、巴戟、白芍、当归、菟丝子。

【帕金森病—肝风内动】

辨证要点： ①符合帕金森病诊断；②异动症；③开关现象；④剂末现象；⑤舌质红；⑥脉弦细。

临床决策： 柔肝熄风。

治疗推荐： ①《温病条辨》大定风珠：白芍、地黄、麦冬、麻仁、五味子、龟板、牡蛎、炙甘草、鳖甲、阿胶、鸡子黄。常规剂量，每日 2 次，水煎送服。②《仁斋直指小儿方论》撮风散：蜈蚣、钩藤、朱砂、僵蚕、全蝎、麝香。常规剂量为末，炼蜜为丸如梧桐子大，每次 20 粒，每日 2 次，开水送服。

常用药物： 羚羊角、钩藤、全蝎、蜈蚣、白芍、僵蚕、当归、生地、龟板、牡蛎、炙甘草、鳖甲。

十六、遗传性共济失调

遗传性共济失调是神经系统共济失调的遗传变性疾病。以平衡障碍、步态不稳、构音障碍、眼球运动障碍等为主要临床表现。可伴有复杂的神经系统损害，如锥体系、锥体外系、视觉、听觉、脊髓、周围神经损害，亦可伴大脑皮质功能损害如认知功能障碍和精神行为异常等。

【弗里德赖希遗传性脊髓共济失调—脊髓空虚】

辨证要点： ①符合弗里德赖希遗传性脊髓共济失调诊断；②成年前起病；③步态不稳及步态蹒跚；④动作笨拙；⑤构音含糊；⑥反应迟钝；⑦弓形足；⑧水平眼震；⑨舌苔白；⑩脉沉细。

临床决策： 强脊补髓。

治疗推荐： ①《杨氏家藏方》保命延龄丸：巨胜子、补骨脂、牛膝、甘菊花、天冬、菟丝子、枸杞子、人参、肉苁蓉、茯苓、巴戟、酸枣仁、柏子仁、山药、覆盆子、五味子、楮实、天雄、肉桂、生地，胡桃肉。常规剂量，每日 2 次，水煎送服。②《赤水玄珠》五子全鹿丸：金樱子、枸杞子、菟丝子、黄柏、茯苓、牛膝、杜仲、车前子、五味子。上药俱研粗末，用角鹿 1 只，取血拌药，晒干，其角煎胶，肉与五脏煮极烂，将药末拌匀，捣成饼，焙干，骨用油炙酥，皮煮成胶，将前饼复磨为细末，用鹿角胶及鹿皮胶加酒拌匀，再加陈蜜为丸，如梧桐子大，每次 20 粒，每日 2 次，开水送服。③《医学碎金录》坤髓膏：黄牛骨髓八两，山药八两，炼白蜜八两。上捣匀，入瓷器内。隔汤煮 1 炷香，每服鸡子大 1 块，空心白汤调下。

常用药物： 虎胫骨、牛膝、熟地、龟板、当归、白芍、人参、鹿茸、补骨脂、巴戟天、杜仲、菟丝子、黄芪。

【遗传性小脑共济失调—小脑空虚】

辨证要点： ①符合遗传性小脑共济失调诊断；②成年后起病；③常染色体显性遗传家族史；④行走不稳及步态蹒跚；⑤动作笨拙；⑥吞咽困难；⑦构音障碍；⑧认知减退；⑨舌苔白；⑩脉沉细。

临床决策：填脑补髓。

治疗推荐：①《北京同仁堂》人参鹿茸丸：人参、鹿茸、补骨脂、巴戟天、当归、杜仲、牛膝、茯苓、菟丝子、黄芪、龙眼肉、五味子、黄柏、香附、冬虫夏草。常规剂量，每日2次，水煎送服。②《丹溪心法》虎潜丸：虎胫骨、牛膝、陈皮、熟地、锁阳、龟板、干姜、当归、知母、黄柏、白芍。研末，羊肉煮烂，捣和为丸，每次9g，每日2次。

常用药物：人参、鹿茸、补骨脂、巴戟天、当归、杜仲、牛膝、菟丝子、黄芪、冬虫夏草、熟地、萸肉、龟板胶、鹿角胶。

十七、肝豆状核变性

肝豆状核变性是常染色体隐性遗传的铜代谢障碍性疾病，又称威尔逊（Wilson）病。以铜代谢障碍引起的肝硬化、基底节损害脑变性疾病为主要临床特点。病理改变主要累及肝脑肾角膜等。肝脏表面和切片均可见大小不等的结节或假小叶，逐渐发展为肝硬化，肝小叶由于铜沉积而呈棕黄色。脑的损害以壳核最明显，苍白球、尾状核、大脑皮质、小脑齿状核也可受累，显示软化、萎缩、色素沉着甚至腔洞形成。光镜下可见神经元脱失和星形胶质细胞增生。角膜边缘后弹力层及内皮细胞质内有棕黄色的细小铜颗粒沉积。

【肝型肝豆状核变性—铜毒瘀肝】

辨证要点：①符合肝型肝豆状核变性诊断；②持续性血清转氨酶增高；③急性或慢性肝炎；④肝硬化；⑤暴发性肝功能衰竭；⑥角膜K-F环；⑦黄疸；⑧舌质有瘀斑；⑨苔黄腻；⑩脉弦。

临床决策：疏肝驱铜。

治疗推荐：①杨任民肝豆汤：大黄、黄芩、黄连、穿心莲、半枝莲、草薢。常规剂量，每日2次，水煎送服。②《太平圣惠方》当归煎：当归、没药、麝香、乳香、桂心、朱砂、黄芪、漏芦、丁香、木香、川芎、麒麟竭、槟榔、云母粉、沉香、甘草、白蔹、白芷、密陀僧、赤芍、野驼脂、黄犬脂、生地。上除脂，并为末，银锅内，先用好酒5升，以慢火煎去2升，即下地黄汁，更煎渐浓，次入野驼脂，不住手以柳木莀搅如膏，即下药末，更搅令匀，以瓷盒盛。

常用药物：当归、没药、麝香、乳香、桂心、漏芦、丁香、木香、川芎、麒麟竭、槟榔、沉香、白蔹、白芷、密陀僧、赤芍、生地、大黄、黄芩、黄连、穿心莲、半枝莲、草薢。

【脑型肝豆状核变性—铜毒瘀脑】

辨证要点：①符合脑型肝豆状核变性诊断；②帕金森综合征；③运动障碍；④扭转痉挛；⑤手足徐动；⑥舞蹈症状；⑦步态异常；⑧共济失调；⑨口-下颌肌张力障碍；⑩吞咽障碍；⑪构音障碍；⑫精神症状；⑬苔白；⑭脉弦。

临床决策：清脑驱铜。

治疗推荐：①杨任民肝豆汤：大黄、黄芩、黄连、穿心莲、半枝莲、草薢。常规剂量，每日2次，水煎送服。②《奇效良方》赤箭丸：赤箭、天雄、丹参、川乌、南星、独活、防风、五加皮、桂心、白花蛇肉、川芎、白附子、牛膝、淫羊藿、僵蚕、桑螵蛸、槟榔、细辛、酸枣仁、干蝎、野狐肝、蒺藜、草薢、麻黄、牛黄、朱砂、麝香、龙脑。上并生用，捣罗为末，入别研药，和令匀，炼蜜和捣五七百杵，炼蜜为丸如梧桐子大，每次20粒，每日2次，开水送服。

常用药物：蓖麻、木鳖子、苍耳、雄黄、狗脊、赤箭、天雄、丹参、川乌、南星、独活、防风、川芎、白附子、牛膝、蒺藜、萆薢、牛黄、龙脑、大黄、黄芩、黄连、穿心莲、半枝莲。

十八、重症肌无力

重症肌无力是神经-肌肉接头传递功能障碍引起的自身免疫性疾病。以晨轻暮重的部分或全身骨骼肌无力为主要临床表现。

改良 Osserman 分型：①Ⅰ眼肌型：局限于眼外肌受累。②Ⅱ全身型：上肌群受累。其中Ⅱa型为轻度全身型，四肢肌群轻度受累，伴或不伴眼外肌受累，通常无咀嚼、吞咽和构音障碍；Ⅱb型为中度全身型，四肢肌群中度受累，伴或不伴眼外肌受累，通常表现有咀嚼、吞咽和构音障碍，自理生活困难。③Ⅲ重度激进型：发病急、病情进展迅速，发病数周或数月内即可累及咽喉肌，6个月内累及呼吸肌，伴或不伴眼外肌受累，生活不能自理。④Ⅳ迟发重度型：呈隐袭发病，缓慢进展，2年内逐渐由Ⅰ、Ⅱa、Ⅱb型累及呼吸肌。⑤Ⅴ肌萎缩型：发病6个月内即可出现骨骼肌萎缩。

【重症肌无力眼肌型—肝虚累极】

辨证要点：①符合重症肌无力眼肌型诊断；②眼外肌受累；③眼皮下垂；④视力模糊；⑤复视；⑥斜视；⑦眼球转动不灵活；⑧晨轻暮重；⑨舌淡苔白；⑩脉虚。

临床决策：补肝强肌。

治疗推荐：①《兰室秘藏》补肝汤：黄芪、炙甘草、升麻、猪苓、茯苓、葛根、人参、柴胡、羌活、陈皮、连翘、当归、黄柏、泽泻、苍术、曲末、知母、防风、制马钱子。常规剂量，每日2次，水煎送服。②《普济方》杜仲丸：杜仲、牛膝、菟丝子、续断、木瓜、萆薢、金毛狗脊。常规剂量为细末，用好醋煮糊为丸如梧桐子大，每日2次，开水送服。

常用药物：黄芪、升麻、葛根、人参、柴胡、羌活、陈皮、连翘、当归、苍术、防风、制马钱子。

【重症肌无力轻中度全身型—脾虚肌弱】

辨证要点：①符合重症肌无力轻中度全身型诊断；②四肢肌群伴眼肌受累；③无呼吸困难等假性球麻痹表现；④生活不能自理；⑤晨轻暮重；⑥神疲乏力；⑦舌质淡；⑧舌苔薄白；⑨脉细无力。

临床决策：健脾益气。

治疗推荐：①《衷中参西录》补脑振痿汤：生箭耆、当归、龙眼肉、萸肉、胡桃肉、䗪虫、地龙、乳香、没药、鹿角胶、制马钱子。常规剂量，每日2次，水煎送服。②《普济方》杜仲丸：杜仲、防风、附子、石菖蒲、桔梗、秦艽、细辛、肉桂、厚朴、半夏、沙参、熟地、蜀椒、干姜。常规剂量为末，炼蜜为丸如梧桐子大，每次20粒，每日2次，开水送服。

常用药物：党参、黄芪、当归、白芍、白术、茯苓、陈皮、半夏、炙甘草、制马钱子。

【重症肌无力晚期重症型—肾不作强】

辨证要点：①符合重症肌无力晚期重症型诊断；②病程缠绵2年以上；③四肢肌群伴眼肌受累；④呼吸困难等假性延髓性麻痹表现；⑤生活不能自理；⑥晨轻暮重；⑦神疲乏力；⑧舌质淡；⑨舌苔薄白；⑩脉沉细。

临床决策：补肾纳气。

治疗推荐：①《圣济总录》补气黄芪汤：黄芪、人参、茯神、麦门冬、白术、五味子、桂枝、熟地、陈皮、阿胶、当归、白芍、牛膝、炙甘草。常规剂量，每日2次，水煎送服。②《太平圣惠方》

补肾腽肭脐丸:腽肭脐、补骨脂、牛膝、天雄、茯苓、桑螵蛸、楮实、五味子、石斛、覆盆子、桂心、菟丝子、鹿茸、巴戟、熟地、肉苁蓉、磁石。常规剂量为末,炼蜜为丸如梧桐子大,每次 20 粒,每日 2 次,开水送服。

常用药物:制马钱子、生箭耆、当归、黄肉、胡桃肉、蟅虫、地龙、鹿角胶、腽肭脐、补骨脂、牛膝、天雄、茯苓、桑螵蛸、五味子、桂心、菟丝子、鹿茸、巴戟、熟地、肉苁蓉。

【重症肌无力危象—升降衰竭】

辨证要点:①符合重症肌无力危象诊断;②肌无力症状突然加重;③呼吸肌进行性无力或麻痹;④吞咽肌进行性无力或麻痹;⑤喘息;⑥声低气弱;⑦形瘦神惫;⑧舌质淡;⑨舌苔白;⑩脉沉细。

临床决策:补肾纳气。

治疗推荐:①《太平圣惠方》定命一字散:干虾蟆、葶苈子、五灵脂、杏仁。常规剂量,每日 2 次,水煎送服。②《中华人民共和国卫生部药品标准》黑锡丹:黑锡、硫黄、川楝子、葫芦巴、木香、附子、肉豆蔻、补骨脂、沉香、小茴香、阳起石、肉桂。每 100 粒重 3.75 克,每次吞服 1.5 克。

常用药物:黑锡丹、人参、蛤蚧、麦冬、五味子、地黄、黄肉、山药、丹皮、茯苓、泽泻。

十九、动眼神经麻痹

动眼神经麻痹是动眼神经及其支配组织功能丧失的临床综合征。后天性动眼神经麻痹在与眼球运动有关的三对脑神经中较少发生。临床上,动眼神经的分支麻痹较动眼神经麻痹多见,动眼神经上支麻痹较下支麻痹为多见。动眼神经核位于中脑被盖部,大脑导水管腹面灰质内,相当于四叠体上丘的部分,沿中线两侧排列成 2 行,全长约 10 mm,前端为第三脑室底的后部,后端与滑车神经核相连。从神经核发出的纤维自外侧核离开核区,行至大脑导水管的腹面,由大脑脚间的动眼神经沟穿出中脑,进入脚间池。神经干由后颅凹向前外走行,位于大脑后动脉和小脑上动脉之间,居后交通动脉的下外方,穿出硬脑膜到颅中凹,进入海绵静脉窦,经眶上裂进入眼眶。动眼神经在眼眶内分为上支和下支。上支较小,支配提上睑肌和上直肌,下支较大,支配内直肌、下直肌和下斜肌。

【红核综合征动眼神经麻痹—风痹堕睛】

基底动脉脚间支及(或)大脑后动脉阻塞。

辨证要点:①符合动眼神经麻痹诊断;②同侧动眼神经瘫痪伴瞳孔散大;③对侧触觉、振动觉、位置觉及辨别觉减退;④对侧意向性;⑤对侧舞蹈样动作;⑥舌质红;⑦舌苔黄;⑧脉弦数。

临床决策:祛风清热。

治疗推荐:①《圣济总录》犀角散:犀角、羚羊角、青羊胆、槐实、五味子、青葙子、恶实、茺蔚子、芦荟、胡黄连、地骨皮、兔肝。常规剂量,每日 2 次,水煎服。②《圣济总录》凉膈天门冬汤:天门冬、大黄、车前子、茺蔚子、黄芩。常规剂量,每日 2 次,水煎服。

常用药物:葳蕤、犀角、羚羊角、青葙子、茺蔚子、芦荟、胡黄连、地骨皮、天门冬、大黄、车前子、黄芩。

【大脑脚综合征动眼神经麻痹—瘀血堕睛】

辨证要点：①符合动眼神经麻痹诊断；②病侧动眼神经除外支肌和上斜肌外所有眼球外肌运动麻痹；③对侧上下肢瘫痪；④对侧面神经和舌下神经核上瘫痪；⑤舌质红；⑥舌苔白；⑦脉弦。

临床决策：祛风活血。

治疗推荐：①《圣济总录》羌活散：羌活、蛇蜕、防风、木贼、附子、蝉壳、荆芥、甘草、菊花、蒺藜、旋覆花、石决明。常规剂量，每日2次，水煎送服。②《活幼口议》保命丹：茯苓、朱砂、白附子、牛黄、天南星、全蝎、天麻、甘草、硼砂、龙脑、麝香。上为末，和匀，薄糊为丸如梧桐子大，每次20粒，每日2次，开水送服。

常用药物：羌活、蛇蜕、防风、木贼、附子、蝉壳、荆芥、菊花、蒺藜、川芎、当归、桂枝。

二十、阿尔茨海默病

阿尔茨海默病是进行性神经系统退行性疾病。以记忆障碍、失语、失用、失认、视空间技能损害、执行功能障碍以及人格和行为改变等全面性认知障碍为主要临床特征。病因未明。

【早期阿尔茨海默病—脑髓不足】

辨证要点：①符合早期轻度阿尔茨海默病诊断；②记忆减退；③近事遗忘；④判断能力下降；⑤社交困难；⑥情感淡漠；⑦定向障碍；⑧命名困难；⑨舌苔白；⑩脉沉细。

临床决策：补脑定智。

治疗推荐：①《观聚方要补》返魂汤：莲肉、当归、麦冬、熟地、杜仲、远志、芍药、甘草。常规剂量，每日2次，水煎送服。②《圣济总录》巴戟天丸：巴戟天、山茱萸、龙骨、肉苁蓉、韭子、附子、补骨脂、茴香子。上8味捣罗为末，渐次入苁蓉含内研匀，炊枣肉为丸，如梧桐子大，每次20粒，每日2次，开水送服。

常用药物：巴戟天、山茱萸、龙骨、肉苁蓉、韭子、补骨脂、当归、麦冬、熟地、杜仲、远志。

【中期阿尔茨海默病—脑髓亏虚】

辨证要点：①符合中期中度阿尔茨海默病诊断；②远近记忆严重受损；③视空间能力下降；④计算不能；⑤不能独立室外活动；⑥急躁不安；⑦定向障碍；⑧尿失禁；⑨失语失用失认；⑩舌苔白；⑪脉沉细。

临床决策：补脑益智。

治疗推荐：①《古今医统》金银定志汤：当归、人参、益智仁、甘草、石菖蒲、茯神、五味子、琥珀、羚羊角。常规剂量，每日2次，水煎送服。②《诸证辨疑》河车大造丸：人参、黄芪、白术、当归、枣仁、远志、白芍、山药、茯苓、枸杞、熟地、河车、鹿角、龟板。常规剂量，以龟鹿胶和药，加炼蜜为丸如梧桐子大，每次20粒，每日2次，开水送服。

常用药物：人参、鹿茸、熟地、河车、龟板、益智仁、黄芪、当归、枣仁、远志、枸杞、石菖蒲、茯神、五味子、琥珀。

【晚期阿尔茨海默病—脑髓耗竭】

辨证要点：①符合晚期重度阿尔茨海默病诊断；②严重记忆力丧失；③不能独立生活；④大小便失禁；⑤缄默；⑥肢体僵直；⑦强握；⑧尿失禁；⑨锥体束征阳性；⑩舌苔白；

⑪脉沉细。

临床决策：补脑填精。

治疗推荐：①《古今医鉴》聪明汤：茯神、远志、甘草、石菖蒲。常规剂量,每日 2 次,水煎送服。②《中国药典》龟鹿补肾丸：菟丝子、淫羊藿、续断、锁阳、狗脊、酸枣仁、制何首乌、炙甘草、陈皮、鹿角胶、熟地、龟甲胶、金樱子、炙黄芪、山药、覆盆子。上药制成大蜜丸,每丸重 6 g,每次 6 g,每日 2 次。

常用药物：肉苁蓉、鹿角胶、龟甲胶、人参、益智仁、菟丝子、淫羊藿、枸杞、续断、狗脊、酸枣仁、何首乌、熟地、金樱子、黄芪、覆盆子、茯神、远志、石菖蒲。

二十一、偏头痛

偏头痛是原发性发作性头面疼痛疾病。

【偏头痛—头风发作】

辨证要点：①符合偏头痛发作期诊断；②反复发作搏动性头痛；③常伴恶心或呕吐；④畏光；⑤畏声；⑥月经期易发；⑦舌苔白；⑧脉弦紧。

临床决策：祛风镇痛。

治疗推荐：①《此事难知》九味羌活汤：羌活、防风、苍术、细辛、川芎、白芷、生地、黄芩、甘草。常规剂量,每日 2 次,水煎服。②《张氏医通》九龙丸：当归、苦参、防风、荆芥、羌活、蝉蜕、川芎、全蝎、大枫仁。常规剂量,每日 2 次,水煎服。

常用药物：羌活、防风、苍术、细辛、川芎、白芷、黄芩、当归、荆芥、蝉蜕、全蝎、大枫仁。

【偏头痛—头风缓解】

辨证要点：①符合偏头痛缓解期诊断；②每月头痛发作 2 次以上并有 3 天以上丧失工作能力；③1 周内采取终止发作 2 次以上；④偏瘫型偏头痛；⑤月经期偏头痛；⑥发作期治疗无效；⑦发作期治疗药物有禁忌证；⑧对发作期治疗药物有难以耐受的不良反应；⑨舌苔白；⑩脉缓。

临床决策：预防发作。

治疗推荐：①《丹溪心法》左金丸：黄连六两、吴茱萸一两,为末水泛为丸,每服 3 克,每日 2 次,开水送服。②《中华人民共和国药典》都梁丸：川芎、白芷。每次 2 片,每日 2 次。

常用药物：黄连、吴茱萸、川芎、白芷、僵蚕、蔓荆子。

二十二、多发性肌炎

多发性肌炎是四肢近端肌肉疼痛无力的自身免疫性疾病。病理改变特点是骨骼肌纤维变性、坏死、肌萎缩与再生,肌纤维间质淋巴细胞浸润,小血管阻塞,毛细血管内皮增生等。肌电图呈肌源性损害。多发性肌炎伴发典型皮疹者称皮肌炎。

【多发性肌炎发作期—风毒肌痹】

辨证要点：①符合多发性肌炎发作期诊断；②急性或亚急性起病；③对称性四肢近端肌肉无力伴压痛；④颈肌无力伴压痛；⑤肌酶增高；⑥吞咽困难；⑦构音障碍；⑧舌质红；⑨舌苔黄；⑩脉弦。

临床决策：祛风解肌。

治疗推荐：①《陈素庵妇科补解》秦艽寄生汤：秦艽、寄生、白芍、当归、熟地、蒲黄、川断、独活、广皮、红花、山楂、香附、乌药。常规剂量，每日 2 次，水煎服。②《外台秘要》泽兰丸：泽兰叶、桂枝、白芷、川椒、芜荑仁、藁本、细辛、白术、柏子仁、人参、防风、厚朴、丹参、川芎、炙甘草、当归、地黄。常规剂量为末，炼蜜为丸如梧桐子大，每次 20 粒，每日 2 次，开水送服。

常用药物：泽兰、桂枝、海风藤、海桐皮、白芷、芜荑、白术、人参、防风、丹参、川芎、当归、地黄、秦艽、寄生、白芍、独活、红花、香附、乌药。

【多发性肌炎缓解期—气虚肌痹】

辨证要点：①符合多发性肌炎缓解期诊断；②肌萎缩萎无力；③疲劳倦怠；④舌质淡；⑤舌苔白；⑥脉沉细。

临床决策：益气解肌。

治疗推荐：①《太平圣惠方》黄雌鸡汤：黄雌鸡、当归、人参、桂心、炙甘草、熟地、川芎、白芍、麦冬、黄芪。常规剂量，每日 2 次，水煎送服。②《太平圣惠方》独活丸：独活、苍耳子、羌活、五味子、菟丝子、山茱萸、防风、白花蛇肉、黄芪、白蒺藜。常规剂量为末，白粱米饭为丸如梧桐子大，每次 20 粒，每日 2 次，开水送服。

常用药物：白术、黄芪、人参、萆薢、防葵、诃黎勒、巴戟天、秦艽、牛膝、木瓜。

二十三、抑郁障碍

抑郁障碍是显著而持久的心境低落精神障碍疾病。临床可见心境低落与其处境不相称，情绪的消沉可以从闷闷不乐到悲痛欲绝，自卑抑郁，甚至悲观厌世，可有自杀企图或行为；甚至发生木僵；部分病例有明显的焦虑和运动性激越；严重者可出现幻觉、妄想等精神病性症状。每次发作持续至少 2 周以上，长者甚或数年，多数病例有反复发作的倾向，每次发作大多数可以缓解，部分可有残留症状或转为慢性。

【抑郁障碍急性期—肝郁气滞】

辨证要点：①符合抑郁障碍急性期诊断；②情绪低落；③兴趣下降；④疲劳乏力；⑤体重减轻；⑥默默不欲饮食；⑦失眠健忘；⑧多疑善虑；⑨烦躁易怒；⑩舌质红；⑪舌苔白；⑫脉弦涩。

临床决策：疏肝解郁。

治疗推荐：①《医学统旨》柴胡疏肝散：陈皮、柴胡、川芎、香附、枳壳、芍药、甘草。常规剂量，每日 2 次，水煎送服。②《太平惠民和剂局方》巴戟丸：巴戟天、良姜、紫金藤、青盐、桂枝、吴茱萸。常规剂量为末，炼蜜为丸如梧桐子大，每次 20 粒，每日 2 次，开水送服。③《医醇剩义》解郁合欢汤：合欢花、郁金、沉香、当归、白芍、丹参、柏子仁、山栀、柴胡、薄荷、茯神、红枣、橘饼。常规剂量，每日 2 次，水煎送服。

常用药物：柴胡，白术，茯苓，当归，白芍，栀子，木香，香附，刺五加，巴戟天，贯叶连翘。

【抑郁障碍巩固期—肝郁肾虚】

辨证要点：①符合抑郁障碍巩固期诊断；②情绪低落，忧愁善感；③兴趣索然；④善忘；⑤胁肋胀痛，喜太息；⑥腰酸背痛；⑦性欲低下；⑧舌质淡；⑨舌苔薄白；⑩脉沉细弱或沉弦。

临床决策：补肾疏肝。

治疗推荐：①《医宗己任篇》滋水清肝饮：熟地、当归、白芍、枣仁、萸肉、茯苓、山药、柴胡、山栀、丹皮、泽泻。常规剂量，每日 2 次，水煎送服。②《医统》巴戟天丸：巴戟天、石菖蒲、地骨皮、茯苓、远志、茯神、人参。常规剂量为末，粘米粉同茯苓末作糊，以菖蒲汤调为丸如梧桐子大，每次 20 丸，每日 2 次。

常用药物：生地、丹皮、茯苓、山药、萸肉、泽泻、柴胡、白术、当归、白芍、栀子、刺五加、巴戟天、贯叶连翘。

【抑郁障碍维持期—心脾两虚】

辨证要点：①符合抑郁障碍维持期诊断；②情绪低落，忧愁善感；③兴趣索然；④善忘；⑤胁肋胀痛，喜太息；⑥腰酸背痛；⑦性欲低下；⑧舌质淡；⑨舌苔薄白；⑩脉沉细弱或沉弦。

临床决策：养心健脾。

治疗推荐：①《医宗己任篇》滋水清肝饮。常规剂量，每日 2 次，水煎送服。②《医学六要·治法汇》归脾丸：党参、白术、炙黄芪、炙甘草、当归、茯苓、远志、酸枣、龙眼肉、木香、大枣，水蜜丸。每次 6 g，每日 2 次。

常用药物：党参、白术、炙黄芪、当归、茯苓、远志、酸枣仁、龙眼肉、木香、大枣、生地、丹皮、茯苓、山药、萸肉、泽泻、柴胡、白芍、刺五加、贯叶连翘、巴戟天。

二十四、焦虑障碍

焦虑障碍是显著焦虑情绪体验的精神障碍疾病。焦虑障碍包括分离性焦虑障碍、选择性缄默、恐惧症、社交焦虑障碍、惊恐障碍、广场恐惧症和广泛性焦虑障碍。

【慢性广泛焦虑障碍—心神不安】

辨证要点：①符合广泛性焦虑障碍诊断；②与现实情境不符的过分担心；③紧张害怕；④胸闷呼吸急促；⑤坐立不安烦躁；⑥出汗；⑦尿频尿急；⑧震颤；⑨口干口苦；⑩舌红苔黄；⑪脉弦数。

临床决策：安神定志。

治疗推荐：①《辨证录》宽缓汤：柴胡、茯苓、当归、白芍、甘草、苏叶、黄芩、竹叶。常规剂量，每日 2 次，水煎送服。②《万病回春》辰砂宁志丸：辰砂、远志、石菖蒲、酸枣仁、乳香、当归、人参、茯神、茯苓。常规剂量为细末，用猪心 1 个研如泥，搅匀为丸如梧桐子大，每服 20 丸，每日 2 次。

常用药物：辰砂、远志、酸枣仁、乳香、当归、人参、茯神、茯苓、柴胡、茯苓、白芍、紫苏。

【急性惊恐焦虑障碍—心神不宅】

辨证要点：①符合急性惊恐焦虑障碍诊断；②突然极度恐惧；③濒临死亡感或失控感；④胸闷；⑤心慌出汗；⑥呼吸困难；⑦全身发抖；⑧舌质淡；⑨舌苔白；⑩脉动数。

临床决策：安神定魂。

治疗推荐：①《金匮要略》桂枝加龙骨牡蛎汤：桂枝、芍药、生姜、甘草、大枣、龙骨、牡蛎。常规剂量，每日 2 次，水煎送服。②《证治准绳》琥珀养心丹：琥珀、龙齿、远志、石菖蒲、茯神、人参、酸枣仁、当归、生地、黄连、柏子仁、朱砂、牛黄。上药共为细末，猪心血为丸如梧桐子大，金箔为衣，每次 20 丸。③《墨宝斋集验方》琥珀安神丸：黄连、当归、玄参、远志、生地、甘草、琥珀、犀角、酸枣仁、茯神、辰砂。常规剂量为末,莲子、灯芯汤为丸,如梧桐子大,辰砂为衣,每次 20 粒,每日 2 次。

常用药物：琥珀、龙齿、远志、人参、酸枣仁、当归、生地、黄连、朱砂、牛黄、玄参、茯神、桂枝、芍药、龙骨、牡蛎。

（孙　燕　朱旭莹　俞晓飞　蔡定芳）

第四节　　　中国医药学外科医学　>>>

一、肠梗阻

肠梗阻是肠内容物通过障碍疾病。以阵发性腹痛,伴恶心、呕吐、腹胀及停止排气排便等为主要临床表现。

【肠梗阻—热结腑实】

辨证要点：①符合肠梗阻诊断；②腹痛拒按；③大便闭结；④呕吐；⑤舌质红；⑥苔黄腻；⑦脉洪大或滑数。

临床决策：泻热通腑。

治疗推荐：《太平圣惠方》甘遂散：甘遂一分,槟榔一分,大黄一分,牵牛子半两,甜葶苈一分。上为细散,每服一字,以温水调下,不拘时候,以利为效。

常用药物：生大黄、枳实、芒硝、厚朴、甘遂、牵牛子。

【肠梗阻—寒凝腑实证】

辨证要点：①符合肠梗阻诊断；②腹中绞痛；③疼痛拒按；④恶寒；⑤舌质淡暗；⑥舌苔白润；⑦脉沉紧。

临床决策：散寒通腑。

治疗推荐：《医学衷中参西录》赭遂攻结汤：生赭石二两,朴硝五钱,干姜二钱。水煎送服甘遂末一钱半,不拘时候,以利为效。

常用药物：甘遂、大黄、附子、干姜、细辛、枳实、厚朴、芒硝。

二、急性胰腺炎

急性胰腺炎是胰酶激活引起的引起胰腺组织自身消化、水肿、出血甚至坏死的炎症反应疾病。以急性上腹痛、恶心、呕吐、发热和血胰酶增高等为主要临床表现。

【急性胰腺炎—腑实热结】

辨证要点：①符合急性胰腺炎诊断；②腹满硬痛拒按；③大便干结不通；④日晡潮热；⑤胸脘痞塞；⑥舌质红；⑦舌苔黄厚腻或燥；⑧脉洪大或滑数。

临床决策：清热通腑。

治疗推荐：《伤寒论》大柴胡汤：柴胡、黄芩、芍药、半夏、枳实、生姜、大枣、大黄。常规剂量,每日 2 次,水煎服。

常用药物：柴胡、枳实、半夏、黄芩、生大黄、桃仁、厚朴、黄连。

【急性胰腺炎—内闭外脱】

辨证要点：①符合急性胰腺炎诊断；②意识模糊不清；③大便不通；④肢冷抽搐；⑤呼吸喘促；⑥小便量少甚或无尿；⑦舌质干绛；⑧舌苔灰黑而燥；⑨脉微欲绝。

临床决策：回阳救逆。

治疗推荐：《伤寒论》四逆汤：附子、干姜、炙甘草。常规剂量，每日2次，水煎送服。②《太平惠民和剂局方》备急丸：干姜一两，巴豆、大黄各二两。为末，炼蜜为丸如梧桐子大，每次3丸，温水下，不拘时。

常用药物：生大黄、厚朴、枳实、熟附子、干姜、生晒参。

三、胆石症

胆石症是指胆道系统包括胆囊和胆管内发生结石的疾病。临床以轻度上腹或右上腹不适，甚则疼痛、发热寒战、黄疸等为主要表现。

【胆石症—气滞胆石】

辨证要点：①符合胆石症诊断；②右胁胀痛；③遇怒加重；④食欲不振；⑤口苦咽干；⑥舌质红；⑦舌苔薄白；⑧脉弦涩。

临床决策：疏肝理气。

治疗推荐：①《赤水玄珠》木香导滞汤：木香、白芍、当归、枳壳、槟榔、大黄、黄连。常规剂量，每日2次，水煎送服。②《万病回春方》柴胡汤：柴胡、黄芩、半夏、苍术、厚朴、陈皮、青皮、枳壳、神曲、山楂肉、三棱、莪术、甘草。常规剂量，每日2次，水煎服。

常用药物：金钱草、广木香、柴胡、香附、枳实、川芎、白芍、半夏、黄芩、厚朴、鸡内金。

【胆石症—湿热胆石】

辨证要点：①符合胆石症诊断；②右胁或上腹部疼痛拒按；③恶寒发热；④口苦口干；⑤身目发黄；⑥舌质红；⑦舌苔黄腻；⑧脉弦滑数。

临床决策：清热祛湿。

治疗推荐：《外科正宗》黄连除湿汤：黄连、黄芩、川芎、当归、防风、苍术、厚朴、枳壳、连翘、甘草、大黄、朴硝。常规剂量，每日2次，水煎服。

常用药物：柴胡、黄芩、广木香、厚朴、枳实、金钱草、茯苓、茵陈、郁金、大黄。

四、肾石症

肾石症是人体晶体物质和有机基质在肾脏的异常聚积疾病。以腰部酸胀不适或活动增加时隐痛或钝痛甚则绞痛等为主要临床表现。

【肾石症—湿热肾石】

辨证要点：①符合肾石症诊断；②腰腹绞痛；③尿中带血或排尿中断；④大便干结；⑤舌质红；⑥舌苔黄腻；⑦脉滑数。

临床决策：清热利湿。

治疗推荐：《太平惠民和剂局方》八正散：车前子、瞿麦、萹蓄、滑石、山栀子仁、甘草、木通、大黄。常规剂量，每日2次，水煎服。

常用药物：车前子、瞿麦、萹蓄、滑石、栀子、木通、大黄、金钱草、冬葵子、海金沙。

五、脉管炎

脉管炎是慢性复发性中小动脉和静脉的节段性炎症性疾病，又称血栓闭塞性脉管炎，以患肢缺血疼痛及间歇性跛行与足背动脉搏动减弱或消失等为主要临床表现。

【脉管炎—经脉寒凝】

辨证要点：①符合脉管炎诊断；②患肢麻木疼痛；③遇冷则甚；④舌质淡；⑤舌苔薄白；⑥脉沉细或迟。

临床决策：温经散寒。

治疗推荐：《外科全生集》阳和汤：熟地、肉桂、白芥子、姜炭、生甘草、麻黄、鹿角胶。常规剂量，每日 2 次，水煎服。

常用药物：熟地、鹿角胶、干姜、肉桂、赤芍、白芥子、红花、丹参、当归、桂枝、附子、川乌、草乌、牛膝、红藤、忍冬藤、海风藤、络石藤。

【脉管炎—经脉热毒】

辨证要点：①符合脉管炎诊断；②患肢红肿热痛，甚则坏疽；③昼轻夜重；④舌质红；⑤舌苔黄腻；⑥脉弦数或滑数。

临床决策：清热解毒。

治疗推荐：《验方新编》四妙勇安汤：金银花、玄参、当归、甘草。常规剂量，每日 2 次，水煎服。

常用药物：金银花、元参、当归、赤芍、黄芩、黄柏、连翘。

（向　军　蔡定芳）

第五节　中国医药学儿科医学

一、抽动秽语综合征

【发声性抽动秽语综合征—心风】

辨证要点：①符合发声性抽动秽语综合征诊断；②单纯性发声性抽动；③18 岁前发病；④1 天发生多次；⑤1 年内几乎每日都有发作或间歇出现；⑥从未有连续超过 3 个月的无发声性抽动发作；⑦躁动不安；⑧学习能力下降；⑨注意力缺乏；⑩舌红苔黄脉弦。

临床决策：清心熄风。

治疗推荐：①《千金要方》防风汤：防风、麻黄、川芎、人参、芍药、当归、茯苓、半夏、甘草、鳖甲、生姜、桂心、杏仁、赤小豆、贝子、乌梅、大枣、吴茱萸、犀角、羚羊角、橘皮、薤白。常规剂量，每日 2 次，水煎送服。②《奇效良方》牛黄清心丸：羚羊角、麝香、龙脑、人参、蒲黄、茯苓、川芎、柴胡、杏仁、桔梗、防风、白术、白芍、麦冬、黄芩、神曲、当归、阿胶、大豆黄卷、肉桂、干姜、牛黄、犀角、雄黄、金箔、甘草、山药、白蔹、大枣。常规剂量，炼蜜为丸如梧桐子大，每次 20 粒，每日 2 次，开水送服。

常用药物：全蝎、僵蚕、牛黄、朱砂、冰片、黄连、胆南星、远志、白芍、羚羊角、钩藤、防风。

【动作性抽动秽语综合征—筋风】

辨证要点：①符合动作性抽动秽语综合征诊断；②迅速反复刻板不规则抽动；③18岁前发病；④1天发生多次；⑤1年内几乎每日都有发作或间歇出现；⑥从未有连续超过3个月的无发声性抽动发作；⑦躁动不安；⑧学习能力下降；⑨注意力缺乏；⑩舌红；⑪苔黄；⑫脉弦。

临床决策：平肝熄风。

治疗推荐：①《万病回春》千金散：全蝎、僵蚕、牛黄、朱砂、冰片、黄连、胆南星、天麻、甘草。常规剂量，每日2次，水煎送服。②《奇效良方》牛黄清心丸20粒。

常用药物：全蝎、僵蚕、牛黄、黄连、天麻、白芍、羚羊角、犀角、钩藤、蜈蚣、当归、鳖甲。

二、儿童性早熟

性早熟是女童在8岁前，男童在9岁前呈现第二性征发育的内分泌系统疾病。

【儿童性早熟—相火躁动】

辨证要点：①符合性早熟诊断；②性腺增大；③第二性征；④女孩在10周岁以前出现月经；⑤X线检查提示骨龄超越年龄1年或1年以上；⑥B超检查提示女童卵巢容积>1 ml并见多个直径>4 mm的卵泡；⑦男童睾丸容积≥4 ml并进行性增大；⑧血清促性腺激素水平升高达青春期水平；⑨身高线性生长加速；⑩舌红；⑪苔白；⑫脉细数。

临床决策：滋阴制阳。

治疗推荐：①《寿世保元》清离滋坎汤：生地、熟地、麦冬、当归、白芍、山药、丹皮、炙甘草、天冬、茯苓、山茱萸、白术、泽泻、黄柏、知母。常规剂量，每日2次，水煎送服。②《医学入门》龙虎济阴丹：黄柏、知母、龟板、熟地、陈皮、白芍、锁阳、虎骨、龙骨。常规剂量为末，蜜和猪脊髓为丸如梧桐子大，每次10粒，每日2次，开水送服。

常用药物：生地、熟地、麦冬、白芍、丹皮、天冬、山茱萸、黄柏、知母、龟甲、猪脊髓。

三、儿童单纯性肥胖症

肥胖病或单纯性肥胖是皮下脂肪积聚过多疾病。体重超过身长计算的平均标准体重20%或者超过按年龄计算的平均标准体重时即为肥胖病。

【儿童单纯性肥胖症—痰湿蕴盛】

辨证要点：①符合儿童单纯性肥胖症诊断；②食欲旺盛；③皮下脂肪累积；④骨龄正常或超过同龄小儿；⑤智力良好；⑥性发育正常或较早；⑦活动不便；⑧极少运动；⑨舌红；⑩苔白；⑪脉沉濡。

临床决策：燥湿祛痰。

治疗推荐：①《惠直堂方》利生丸：苍术、乌药、香附、藿香、苏叶、厚朴、陈皮、青皮、赤芍、砂仁、小茴、木香、草果、川芎、当归、黄芩、枳壳、茯苓、木通、鸡心、槟榔、甘草。常规剂量，每日2次，水煎送服。②《太平惠民和剂局方》半硫丸：半夏、硫黄各等分，研令极细，用柳木槌子杀过，以生姜自然汁同熬，入干蒸饼末搅和匀，入臼内杵数百下，丸如梧桐子大，每次5丸，每日2次，空腹时用生姜汤送下。

常用药物：苍术、乌药、香附、藿香、苏叶、厚朴、陈皮、青皮、砂仁、小茴、木香、草果、川芎、当归、黄芩、枳壳、茯苓、槟榔、半硫丸。

四、蛋白质能量营养不良

蛋白质能量营养不良是膳食中蛋白质和热能摄入不足引起的营养缺乏病。以消瘦、水肿等为主要临床表现。

【蛋白质能量营养不良—脾虚疳积】

辨证要点：①符合蛋白质能量营养不良诊断；②消瘦；③水肿；④烦躁；⑤表情淡漠；⑥皮肤暗红；⑦面色微黄；⑧舌红苔白；⑨脉细弱。

临床决策：健脾消积。

治疗推荐：①《成方便读》启脾散：党参、白术、莲肉、楂炭、五谷虫炭、陈皮、砂仁。常规剂量，每日 2 次，水煎送服。②《万病回春》肥儿丸：人参、白术、茯苓、黄连、胡黄连、使君子、神曲、麦芽、山楂肉、炙甘草、芦荟。常规剂量为末，黄米糊为丸，如黍米大，每次 20 丸，每日 2 次，米汤化下。

常用药物：党参、白术、莲肉、楂炭、陈皮、茯苓、黄连、胡黄连、肉豆蔻、三棱、莪术、当归、白芍、芜荑、使君子、肥儿丸。

五、维生素 D 缺乏性佝偻病

维生素 D 缺乏性佝偻病是新形成的骨基质钙化障碍慢性营养缺乏病。以骨骼钙化障碍等为主要临床表现。

【维生素 D 缺乏病—肾虚疳积】

辨证要点：①符合维生素 D 缺乏病诊断；②睡眠不安；③好哭；④多汗；⑤皮痒；⑥枕部秃发；⑦颅骨内陷；⑧鸡胸或漏斗胸；⑨语言发育迟缓；⑩舌红；⑪苔白；⑫脉沉细。

临床决策：补肾消积。

治疗推荐：①《临症验舌法》附子养荣汤：附子、白芍、远志、归身、五味子、熟地、肉桂、陈皮、人参、黄芪、白术、茯神、炙甘草、煨姜、红枣。常规剂量，每日 2 次，水煎送服。②维生素 D 滴剂。

常用药物：牡蛎、龙骨、栀子、胡黄连、红花、远志、当归、五味子、肥儿丸。

六、维生素 A 缺乏症

维生素 A 缺乏症是种维生素 A 缺乏所致的营养障碍性疾病，又称蟾皮病。以皮肤干燥粗糙和四肢伸侧圆锥形毛囊角化性丘疹等为主要临床表现。

【维生素 A 缺乏症—肝虚疳积】

辨证要点：①符合维生素 A 缺乏症诊断；②皮肤干燥粗糙；③丘疹；④夜盲；⑤眼角膜干燥软化；⑥牙齿釉质剥落；⑦生长发育障碍；⑧血浆维生素 A 水平$<0.35\ \mu\text{mol/L}$。

临床决策：养肝消积。

治疗推荐：①《仁术便览》猪肝散：猪肝 1 具，不用铁器，竹刀劈破，米泔水洗净；苍术五钱，米泔浸一日夜，切晒为末；白术三钱为末，牡蛎火煅二钱，3 味一处，合黄蜡五钱化开，入药末在内,搅匀,倾在青布内,包住两脚,踏在地下,冷定取出为末。每用三钱,入猪肝内,新布包,砂锅中米泔水煮食之。一方用苍术、白术、栀子、黄连、水红花子各等为末,入猪肝,如上法煮食。②维生素 A 胶丸 1 次 1 粒,每日 1 次。

常用药物:猪肝、苦葶苈、土夏枯草、谷精草、夜明砂、密蒙花。

七、神经性厌食

神经性厌食是个体通过节食等手段有意造成并维持体重明显低于正常标准的进食障碍性疾病。以强烈害怕体重增加和发胖为主要临床表现。

【神经性厌食—肝郁脾虚证】

辨证要点:①符合神经性厌食诊断;②体重明显减轻比正常平均体重减轻 15％以上;③进食后抠吐或呕吐;④过度体育锻炼;⑤滥用泻药或减肥药;⑥间歇发作的暴饮暴食;⑦抑郁心境;⑧疲乏无力;⑨胃脘不适;⑩舌红;⑪苔白;⑫脉弦。

临床决策:疏肝健脾。

治疗推荐:《太平惠民和剂局方》逍遥散:柴胡、当归、茯苓、白芍、白术、炙甘草。常规剂量,每日 2 次,水煎服。

常用药物:柴胡、当归、茯苓、白芍、白术、木香、香附、紫苏、厚朴。

(李祥婷 蔡定芳)

第六节 > 中国医药学妇科医学 >>>

一、子宫内膜异位症

子宫内膜异位症是活性内膜细胞种植子宫内膜以外位置的妇科疾病。以痛经与慢性盆腔痛和月经异常及不孕等为主要临床表现。病理特点:异位内膜周期性出血及其周围组织纤维化形成异位结节。病变可以波及所有的盆腔组织和器官,也可发生于腹腔、胸腔、四肢等处。

【子宫内膜异位症—肝郁血瘀】

辨证要点:①符合子宫内膜异位症诊断;②痛经;③月经过多;④月经周期紊乱;⑤不孕;⑥性交疼痛;⑦癌抗原125(CA125)升高;⑧抗子宫内膜抗体阳性;⑨妇科检查盆腔内有不活动包块或痛性结节;⑩舌红;⑪苔黄;⑫脉弦数。

临床决策:疏肝祛瘀。

治疗推荐:①《陈素庵妇科补解》当归芍药散:当归、白芍、川芎、茯苓、泽泻、陈皮、砂仁、白术、甘草、香附、木香、乌药、紫苏、葱白。常规剂量,每日 2 次,水煎服。②《温病条辨》化症回生丹:人参 180 克,安南桂 60 克,两头尖 60 克,麝香 60 克,片姜黄 60 克,公丁香 90 克,川椒炭 60 克,虻虫 60 克,京三棱 60 克,蒲黄炭 30 克,藏红花 60 克,苏木 90 克,桃仁 90 克,苏子霜 60 克,五灵脂 60 克,降真香 60 克,干漆 60 克,当归尾 120 克,没药 60 克,白芍 120 克,杏仁 90 克,香附米 60 克,吴茱萸 60 克,元胡索 60 克,水蛭 60 克,阿魏 60 克,小茴炭 90 克,川芎 60 克,乳香 60 克,良姜 60 克,艾炭 60 克,益母膏 240 克,熟地黄 120 克,鳖甲胶 500 克,大黄 240 克以高米醋 750 克熬浓,晒干研末,再加醋熬,如是 3 次,晒干研末。以鳖甲、益母、大黄三胶和匀,再加炼蜜为丸,重 4.5 克,蜡皮封护。每次 1 丸,每日 2 次,开水送服。

常用药物:当归、白芍、川芎、陈皮、香附、木香、乌药、紫苏、桂枝、姜黄、公丁香、三棱、蒲黄、红花、苏木、桃仁、五灵脂、降香、没药、元胡索、水蛭、小茴香、益母草、鳖甲胶、大黄。

【子宫内膜异位症—寒凝血瘀】

辨证要点:①符合子宫内膜异位症诊断;②痛经;③月经过多;④月经周期紊乱;⑤不孕;⑥性交疼痛;⑦CA125 升高;⑧抗子宫内膜抗体阳性;⑨妇科检查盆腔内有不活动包块或痛性结节;⑩舌淡;⑪苔白;⑫脉迟。

临床决策:温经祛瘀。

治疗推荐:①《金匮要略》温经汤:吴茱萸、当归、白芍、川芎、人参、桂枝、阿胶、丹皮、生姜、甘草、半夏、麦冬。常规剂量,每日 2 次,水煎服。②《温病条辨》化症回生丹。

常用药物:附子、乌头、吴茱萸、当归、白芍、川芎、香附、木香、乌药、桂枝、姜黄、公丁香、三棱、蒲黄、红花、苏木、桃仁、五灵脂、降真香、没药、元胡索、水蛭、小茴香、益母草、大黄。

二、功能失调性子宫出血

功能失调性子宫出血是神经内分泌失调引起的子宫出血疾病,以无规律子宫出血与血量时多时少等为主要临床表现。

【黄体功能不足无排卵型功能失调性子宫出血—肾虚不固】

辨证要点:①符合黄体功能不足无排卵型功能失调性子宫出血诊断;②月经周期不规则;③痛经;④崩漏或点滴淋漓;⑤持续时间与间隔时间长短不一;⑥贫血;⑦单相基础体温;⑧双侧卵巢对称性轻度增大;⑨疲倦畏寒;⑩舌淡苔白脉细。

临床决策:温阳固经。

治疗推荐:①《伤寒论》真武汤:附子、生姜、白术、茯苓、白芍。常规剂量,每日 2 次,水煎送服。②《重订严氏济生方》镇宫丸:代赭石、紫石英、禹余粮、附子、阳起石、川芎、鹿茸、茯神、阿胶、蒲黄、当归、血竭,为细末,用艾煎醋汁,打糯米和丸,如梧桐子大,每次 50 丸,每日 2 次,空腹时用米饮送下。

常用药物:附子、生姜、白术、白芍、代赭石、紫石英、禹余粮、阳起石、川芎、鹿茸、阿胶、蒲黄、当归、血竭、升麻、白芷、血余炭。

【子宫内膜脱落不全功能失调性子宫出血—肝郁气滞】

辨证要点:①符合子宫内膜脱落不全功能失调性子宫出血诊断;②月经周期正常;③经期延长;④痛经;⑤崩漏;⑥淋漓数日;⑦贫血;⑧双侧卵巢对称性轻度增大;⑨焦虑烦躁;⑩舌淡苔黄脉弦。

临床决策:疏肝举经。

治疗推荐:《博济方》大圣散:泽兰、白术、白芷、人参、川椒、厚朴、藁本、桔梗、芜荑、阿胶、细辛、丹参、肉桂、生地、吴茱萸、黄芪、川乌头、卷柏、茯苓、炙甘草、石膏、五味子、柏子仁、防风、当归、芍药、川芎、干姜、白薇。常规剂量,每日 2 次,水煎服。

常用药物:肉桂、白芍、红花、人参、熟地、川芎、独活、附子、羌活、藁本、防风、白术、当归、黄芪、柴胡、桃仁、升麻、白芷、血余炭。

【黄体萎缩不全功能失调性子宫出血—脾不统血】

辨证要点：①符合黄体萎缩不全功能失调性子宫出血诊断；②月经周期正常；③月经期持续时间延长；④痛经；⑤崩漏；⑥点滴淋漓；⑦血块；⑧经色暗红；⑨疲倦畏寒；⑩舌淡；⑪苔白；⑫脉细。

临床决策：升阳举经。

治疗推荐：《兰室秘藏》升阳举经汤：肉桂、白芍、红花、细辛、人参、熟地、川芎、独活、附子、炙甘草、羌活、藁本、防风、白术、当归、黄芪、柴胡、桃仁。常规剂量，每日 2 次，水煎服。

常用药物：肉桂、白芍、红花、人参、熟地、川芎、独活、附子、羌活、藁本、防风、白术、当归、黄芪、柴胡、桃仁、升麻、白芷、血余炭。

【排卵期功能失调性子宫出血—肝郁血热】

辨证要点：①符合排卵期功能失调性子宫出血诊断；②月经周期正常；③月经周期第12～16 天子宫出血；④下腹不适；⑤腰部酸痛；⑥血量点滴淋漓；⑦历时数小时或 2～3天，不超过 7 天；⑧出血可自行停止；⑨可在 4～5 个月经周期都出现排卵期出血；⑩焦虑烦躁；⑪舌红；⑫苔薄黄；⑬脉弦。

临床决策：疏肝凉血。

治疗推荐：《竹林女科》凉血汤：当归、生地、黄连、黄芩、黄柏、知母、防风、荆芥、细辛、蔓荆子、羌活、藁本、甘草、升麻。常规剂量，每日 2 次，水煎服。

常用药物：肉桂、白芍、红花、人参、熟地、川芎、独活、附子、羌活、藁本、防风、白术、当归、黄芪、柴胡、桃仁、升麻、白芷、血余炭。

三、盆腔炎

盆腔炎是指女性生殖器官或子宫周围结缔组织及盆腔腹膜的感染性疾病。主要包括子宫内膜炎、输卵管炎、输卵管卵巢脓肿、盆腔腹膜炎。炎症可局限于一个部位，也可同时累及几个部位，以输卵管炎，输卵管卵巢炎最常见。盆腔炎有急性和慢性之分。急性盆腔炎主要包括急性子宫内膜炎、急性输卵管炎、急性输卵管卵巢脓肿、急性盆腔腹膜炎、急性盆腔结缔组织炎。慢性盆腔炎是指女性内生殖器及其周围结缔组织、盆腔腹膜的慢性炎症。

【急性盆腔炎—血室湿热】

辨证要点：①符合急性盆腔炎诊断；②阴道分泌物增多；③持续性下腹胀痛；④发热恶寒；⑤黄带臭气；⑥经期延长；⑦排尿困难；⑧头痛；⑨里急后重；⑩舌红；⑪苔黄腻；⑫脉数。

临床决策：清热燥湿。

治疗推荐：①《外科医镜》地榆败毒散：生地榆、羌活、独活、柴胡、前胡、甘草、茯苓、枳壳、川芎、桔梗、紫竹根、党参、生姜。常规剂量，每日 2 次，水煎服。②《圣济总录》牡丹皮汤：丹皮、熟地、槲叶脉、艾叶、禹余粮、川芎、龙骨、炙柏柏叶、芍药、厚朴、白芷、伏龙肝、竹茹、地榆、阿胶。常规剂量，每日 2 次，水煎服。

常用药物：地榆、椿根皮、苍术、黄柏、金银花、蒲公英、丹皮、桃仁、紫花地丁、紫竹根。

【慢性盆腔炎—血室瘀热】

辨证要点：①符合慢性盆腔炎诊断；②下腹部坠胀疼痛；③白带增多有气味；④月经紊乱；⑤经血量多；⑥痛经；⑦不孕；⑧异位妊娠；⑨舌质暗红；⑩苔黄腻；⑪脉弦滑。

临床决策：清热化瘀。

治疗推荐：①《金匮要略》当归芍药散：当归、芍药、茯苓、白术、泽泻、川芎。常规剂量，每日2次，水煎服。②《金匮要略》桂枝茯苓丸：桂枝、茯苓、丹皮、赤芍、桃仁。常规剂量，每日2次，水煎服。

常用药物：当归、赤芍、茯苓、白术、泽泻、川芎。

四、不孕症

不孕症是女性一年无避孕，性生活正常而没有成功妊娠的疾病。

【输卵管性不孕症—肾气郁滞】

辨证要点：①符合输卵管性不孕症诊断；②输卵管炎；③输卵管粘连；④输卵管扭曲；⑤输卵管通而不畅；⑥输卵管畸形；⑦慢性腹痛；⑧子宫后倾活动性差；⑨经量多经期延长；⑩舌红；⑪苔黄；⑫脉弦。

临床决策：理气解瘀。

治疗推荐：①《太平圣惠方》当归煎：当归、没药、麝香、乳香、桂枝、朱砂、黄芪、漏芦、自然铜、丁香、木香、川芎、麒麟竭、槟榔、云母粉、沉香、甘草、白蔹、白芷、密陀僧、赤芍、野驼脂、黄犬脂、生地。常规剂量，每日2次，水煎服。②《太平惠民和剂局方》逍遥散：柴胡、当归、茯苓、白芍、白术、炙甘草。常规剂量，每日2次，水煎服。

常用药物：玫瑰花、当归、没药、乳香、桂枝、丁香、木香、川芎、麒麟竭、槟榔、沉香、白蔹、白芷、密陀僧、赤芍、生地、柴胡、益母草。

【排卵障碍性不孕症—命门衰惫】

辨证要点：①符合排卵障碍性不孕症诊断；②无排卵；③月经周期紊乱或闭经；④卵巢发育不良；⑤腰膝酸软；⑥性欲淡漠；⑦畏寒肢冷；⑧舌质淡暗；⑨舌苔淡白；⑩两脉沉细。

临床决策：温补命门。

治疗推荐：①《集验良方》长春至宝丹：炙鹿茸茸、炒蚕蛾、鹿角胶、炒巨胜子、人参、枸杞子、当归、肉苁蓉、楮实子、杜仲、牛膝、金樱子、巴戟、锁阳、葱子、韭子、补骨脂各四两，熟地八两，鸡蛋7个，鸽子蛋5个，何首乌一斤，上为粗末，将鸽蛋捣烂，入药拌匀，晒干为末，蜜和后白中杵千余下为丸，如梧桐子大，每次三钱，每日2次，开水送服。

常用药物：熟地、附子、肉桂、山药、山茱萸、菟丝子、鹿角胶、枸杞子、当归、杜仲。

【免疫性不孕症—命门风湿证】

辨证要点：①符合免疫性不孕症诊断；②女性抗精子抗体阳性；③女性抗子宫抗体阳性；④女性抗卵子抗体阳性；⑤性交过频；⑥腰膝酸软；⑦五心烦热；⑧舌红；⑨苔少；⑩脉细数。

临床决策：滋肾除痹。

治疗推荐：《圣济总录》海桐皮汤：海桐皮、桂枝、木香、天麻、人参、羌活、独活、牛膝、金毛狗脊、石斛、黄芪、防风、鳖甲、萆薢、麻黄。常规剂量，每日2次，水煎服。

常用药物：熟地黄、菟丝子、牛膝、龟板胶、鹿角胶、山药、山茱萸、枸杞子。

五、流产

流产是妊娠不足28周及胎儿体重不足1000克而终止妊娠者称流产。以妊娠期间阴道流血和腹痛等为主要临床表现。流产发生于妊娠12周前者称早期流产，发生在妊娠12周至不足28周者称晚期流产。自然流产发病率占全部妊娠的15％左右，多数为早期流产。

【早期习惯性流产—脾肾气虚】

辨证要点：①符合早期习惯性流产诊断；②连续自然流产3次或3次以上；③每次流产多发生于同一妊娠月份；④妊娠12周以前发生自然流产；⑤母体有内分泌失调或免疫学异常表现；⑥阴道少量出血或轻微下腹隐痛；⑦腰膝酸软；⑧疲倦乏力；⑨面色无华；⑩舌淡；⑪苔薄；⑫脉沉弱。

临床决策：补肾健脾。

治疗推荐：①《古今医统大全》泰山磐石散：人参、黄芪、白术、炙甘草、当归、川芎、白芍、熟地黄、续断、糯米、黄芩、砂仁。常规剂量，每日2次，水煎服。②《古今名方》引罗元恺补肾固冲丸：菟丝子、续断、白术、鹿角霜、巴戟天、枸杞、熟地、砂仁、党参、阿胶、杜仲、当归、大枣。常规剂量，每日2次，水煎服。

常用药物：人参、黄芪、当归、续断、黄芩、熟地、川芎、白芍、白术、炙甘草、砂仁、糯米。

【晚期习惯性流产—胎气不固】

辨证要点：①符合晚期习惯性流产诊断；②连续自然流产3次或3次以上；③每次流产多发生于同一妊娠月份；④妊娠12周以后发生自然流产；⑤宫颈内口松弛；⑥刮宫或扩宫史；⑦先天性子宫发育异常或畸形；⑧阴道出血及下腹隐痛；⑨疲倦乏力；⑩舌淡；⑪苔薄；⑫脉沉弱。

临床决策：安胎固气。

治疗推荐：①《陈素庵妇科补解》保命安胎汤：砂仁、香附、陈皮、紫苏、秦艽、川芎、当归、白芍、黄芪、白术、杜仲、艾叶、黄芩、童便。常规剂量，每日2次，水煎服。②《寿世新编》安胎补火汤：熟地、枸杞、菟丝子、正关鹿膏、补骨脂、续断、当归、川芎、白芍、山药、茯神、乌药、桂圆肉、西洋参。常规剂量，每日2次，水煎服。

常用药物：人参、白术、大枣、砂仁、当归、熟地、枸杞子、阿胶、鹿角霜、杜仲、菟丝子、巴戟天、续断。

六、异位妊娠

异位妊娠是孕卵在子宫腔外着床发育的异常妊娠疾病，以停经后阴道出血伴腹痛等为主要临床表现。根据种植部位不同又分为输卵管妊娠、卵巢妊娠、腹腔妊娠、阔韧带妊娠、宫颈妊娠和宫角妊娠。其中，以输卵管妊娠最多见。

【异位妊娠—血室瘀胚】

辨证要点：①符合异位妊娠标准；②停经6～8周或无明显停经史；③阴道出血；④反

复急性剧烈腹痛；⑤休克；⑥绒毛膜促性腺激素水平升高；⑦孕酮水平降低；⑧阴道 B 超检查示混合包块；⑨舌质青暗；⑩舌苔白厚；⑪脉弦滑。

　　临床决策：活血消胚。

　　治疗推荐：①《妇人大全良方》黑神散：桂枝、当归、芍药、炙甘草、干姜、生地、黑豆、附子。常规剂量，每日 2 次，水煎服。②《妇人大全良方》催生汤：苍术、桔梗、陈皮、白芷、桂心、甘草、川芎、川乌、当归、干姜、厚朴、芍药、茯苓、半夏、附子、南星、枳壳、木香、杏仁、阿胶。常规剂量，每日 2 次，水煎服。

　　常用药物：桂枝、当归、芍药、干姜、生地、附子、川芎、川乌、厚朴、附子、南星、枳壳、木香、阿胶、赤芍、丹参、桃仁、三棱、莪术、大黄、冬葵子。

七、产后出血

　　产后出血是胎儿娩出后 24 小时内出血量≥500 mL 的早期产后出血疾病。晚期产后出血是指分娩 24 小时后至产褥期内子宫出血量≥500 ml。

　　【产后出血—气脱血崩】

　　辨证要点：①符合产后出血诊断；②产后 24 小时内出血量≥500 mL；③继发性贫血；④失血性休克；⑤弥散性血管内凝血；⑥心率增快；⑦面色苍白；⑧四肢不温；⑨疲倦乏力；⑩舌淡；⑪苔白；⑫脉细数。

　　临床决策：补气固脱。

　　治疗推荐：①《医方类聚》独参汤：人参二两，水煎顿服。②《重庆堂随笔》参香八珍膏：丹参、香附、熟地、黄芪、白芍、白术、当归、茯苓。常规剂量，每日 2 次，水煎服。

　　常用药物：人参、附子、丹参、香附、熟地、黄芪、白芍、白术、当归、茯苓。

　　【晚期产后出血—血室瘀阻】

　　辨证要点：①符合晚期产后出血诊断；②分娩 24 小时后产褥期内子宫出血量≥500 ml；③红色恶露时间延长；④反复出血；⑤宫口松弛；⑥恶露不尽；⑦下腹疼痛；⑧发热；⑨舌紫暗；⑩苔白；⑪脉涩。

　　临床决策：活血止血。

　　治疗推荐：①《傅青主女科》生化汤：当归、川芎、桃仁、干姜、炙甘草。常规剂量，每日 2 次，水煎服。②《太平惠民和剂局方》黑神散：黑豆、熟地、当归、肉桂、干姜、炙甘草、芍药、蒲黄。常规剂量，每日 2 次，水煎服。

　　常用药物：当归、川芎、桃仁、干姜、蒲黄、五灵脂、益母草、丹参、肉桂。

（蔡　敏　蔡定芳）

第五章 Chapter 5

中西结合医学

一、中医理论研究思路

中国医药学基础可分两个部分,一是中国医药学的基本哲学,二是长期同疾病作斗争的丰富经验。哲学与经验结合并由此逐步形成和上升为一套独特的完整的理论体系,这就是中国医药学基础理论。中国医药学基础是哲学与经验的结合,以及这两者结合的理论。西医有基础学科,如解剖、生理、病理,而生化、物理等也是基础;在这些基础之上建立临床课。中国医药学的基础也应该是临床的基础,它不是指哪一个学科,从它的内容实质来说是哲学、经验、理论的结合物。但过去中国医药学没有基础学科,也没有临床课之名,就是把《内经》《伤寒论》《金匮要略》《神农本草经》《难经》几部书学好了就算打好基础。其中《内经》《难经》主要是哲学基础,也包含经验和理论;《伤寒论》《金匮要略》则以经验为主,也有哲学思想,六经、八纲是经验与哲学结合的概括性理论,《神农本草经》则是纯经验的记录。60年前各地始创的中医院校,也曾仿效西医的基础课,设有《内经》《伤寒》《诊断》《药物》;还另设中医生理、病理课的(摘取《内经》中藏象、病机等有关原文为内容)。1949年后与过去相仿,把《内经》《伤寒》作了节要;近年来又设了《中医学基础》,内容主要包括阴阳五行、脏腑及其辨证、病因及其辨证、诊断、药物、方剂等方面的基础知识。临床课则包括内、妇、儿、伤、外、针灸、推拿等科。如今全国对中医基础学科应有哪些内容,哪些为主要,哪些属次要,还未取得一致的意见。我们的看法:基础医学应该作为临床的基础,打好基础,临床课才能学得好、用得好。基础与临床不管怎样分,《内经》的阴阳、五行、藏象、治则、病机等,既是哲学又兼经验,而且是两者上升的中医理论体系;《伤寒》《金匮》既是古代治疗经验的总结,又是与哲学部分结合的理论;《难经》的哲学虽继承了《内经》,但又增加了汉代"五行纬说"家之言,作为与诊断、藏象、病机结合的理论,这些都是中医的基础。而药物、方剂、治则,亦应归入这个基础。至于内、外、妇、儿等学科,应划入临床医学的范畴。中国哲学长期以来与临证实践经验结合而形成医学理论,直到现在还是这样。为什么中国医药学能够始终和哲学结下不解之缘呢? 一是《内经》《伤寒论》等中国医药学典籍的哲学思想,基本上是朴素的唯物辩证法思想,它们具有整体观,动态观,不孤立、片面、静止地看问题,所以能够有效地指导医疗实践。二是过去我们长期处于封建社会,没有新兴的科学作为基础。然而在千百年的医疗实践中,经过长期积累、久经考验、行之有效的经验是颠扑不破的。由于一方面缺少与现代科学结合的新条件,一方面旧条件有其优越性,所以不能像西方医学那样,随着现代科学的发展而不断深化与提高。因历代中医继承了哲学,也继承了经验和理论,在实践中丰富了经验,经验与哲学结合又发展了中医理论。为了具体说明上述问题,现将哲学与经验相结合,促进中国医药学理论发展的概况扼要归纳如下。

（1）周秦时期流行的阴阳、五行、气、精、神等哲学思想,当时曾渗入医学领域。由于医学为实用学科,从实践中发展了这些哲学思想,使它超越了同时期各家的哲学范畴。

（2）自汉代至晋唐,道教盛行神仙术与炼丹。葛洪、陶弘景、孙思邈等均属道家,其方术与经验派略有差异。唐代崇道,王冰亦道家,以道家思想阐发《内经》,注解中掺入了不少道家内容。宋、元医家亦均崇尚道家,如刘河间、张洁古等,受道家影响较大。其后明代张景岳,也深受道家影响,最明显的是取道经的丹田相当于命门。

（3）魏晋六朝为佛教盛行时期,然其教义与医家不相近,虽不少医著引用一二释家语言但无实际影响。如陶弘景百一方、孙思邈四百四病,均从佛教的地水风火四大而来,陈无择偶用唯识之语,赵献可略提佛教之义,但佛学对其并无重大影响,亦可说未起作用。

（4）宋代理学亦称道学对于中国医药学影响颇大。如朱丹溪阴常不足阳常有余论,力主以道心克制人欲,保养阴精。此后用宋儒太极无极之说,解释宇宙一切事物,在医学上形成另一理论,影响不小。

总之,历代哲学与中国医药学均有所结合。而道家、理学的学,以及其中的玄学,对中医基础理论的发展起着很大作用,这一方面很少有人注意。虽然如此,但中医原有的阴阳五行学说并未因历代哲学思想的影响而降低其应有的作用,相反却更加丰富扩大了它的内容,这说明了它在医学各个领域的辩证法观点是符合实践需要的。

原始经验是从偶然实践得来的,不是先有认识而后有经验而是先有实践然后才有认识。此后又在临床中反复使用,经验不断地扩大增多;经验与哲学结合,又进一步上升成为理论。正因为中医经验不是纯经验,还杂有哲学中的玄学,因此中国医药学经验中的不纯是理所当然的。如果我们的经验不但与哲学结合而更能随着现代科学的发展而不断深化与提高,则中医面貌早已改观。西方医学自文艺复兴后建筑在自然科学应用科学之上,而成为西医学。但是正因为它是微观的、直线的发展,又受机械唯物论的影响,所以其哲学思想远不如中医合乎辩证法。而中国医药学虽有全面的、宏观的辩证法思想,但如果脱离了现代科学的新成就,要把它提高到现代化的水平上来,也是不可能的。总的说来,由于我们中医一直停留在哲学和经验上,而理论又是在这个基础上产生的,所以历代中国医药学虽有发展而没有重大的突破,其原因就在于此。如果我们用现代科学对其经验和理论进行系统的研究,分离其中的玄学部分,使之转移到现代化的轨道,这才是发扬光大中国医药学的广阔大道。中国医药学的经验十分丰富,可概括如下。

1. 药物:我们的祖先发现药物颇早。甲骨文、《诗经》《山海经》中,均有多种药物名称,人们在生活中无意发现某种物品对人体能起何种治疗作用,由偶然成为必然。所谓藕节止血出于庖丁,牵牛利水传自野老,这些治疗经验原在民间交流,后来为从事于医疗者广为搜罗。如《神农本草经》即秦汉间所集民间经验。随着交通的发展,文化交流范围扩大,于是药物品种不断增加,经验日益增多,然当时所收载的也不过三百多种。近年经各省调查,南方有的一省即有中草药两三千种之多;其中有许多具有特殊疗效,而无西药之不良反应。中药是中国医药学的基本武器,是一个宝库。中药的发展前景广阔,如果能用现代药理学将其一一研究清楚,则过去的用药经验即能得到现代科学的验证,使之更好地为中医现代化服务。

2. **方剂**:方剂是由药物组成,原始也是偶然的配伍,后来有用纯经验的组合、纯哲学的组合,也有用哲学、经验、理论组合的第三者,以第三者为多。大体说来,由经验组合、无理可说的,功效可靠,由哲学组合、有理由可说的,有的疗效不一定可靠;由经验、哲学、理论组合起来的,疗效也可靠。仲景与《外台》方,都是经验方;金元诸家,如刘河间、李东垣、张洁古,多自立方,兼采古验方,虽然他们都采用了哲学作指导思想,但实际上方与证还是相适应的,不过混杂了一部分玄学。我们如果把玄学外衣除掉,其中有很多实际东西可取。方剂的配伍作用有很大道理,药化、药理、生化,都有很多工作可做。

3. **治则**:治疗法则是临床总结所得出的方法和原则。有的一个方法用于多种病症而有效,但在病理、药理上起何作用尚不理解。如培土健脾、活血化瘀治则,为什么不同的病症,用同一方法而获得疗效? 其中有同名异实者,如大黄、桃仁都为活血化瘀药,而实际作用不同,要加以分别。这些都有研究前途。

4. **藏象**:藏象与脏腑有区别,藏象原意是藏之于内,显现于外,不是指一个脏器,而是指一群有联系有系统的生理现象的综合单位,每个单位又有它的特定内容。现在一个单位一个单位的研究(如脾、肾、肺等)正在进行,其中某些特定作用已有所阐明,但兼有多方面的作用尚待探索。如果能把一个单位真正弄清楚,则各单位之间的相互关系即容易说明;再进一步作综合分析,与现代生理病理结合贯通,其中有些可以补充现代的生理病理,提高西医学水平。

5. **病因病理**:巢元方《诸病源候论》以症候为主,包括病因病理。中医的病理可能代表了某些致病因素,或是主因或是副因;它也代表一些综合征,这些综合征有另外未知的真实因素。中医的有些病因和病理仿佛是想象出来的,但它所说的往往与治疗有关。比如,湿病有除湿的药,火邪有降火的药。要研究它们的真实内涵,也可倒过来做,即从治疗湿证等的效果上看中药的药理作用,探讨湿证是什么因素造成;再把两者联系起来研究。不能认为有些病因病理是臆测之论,而嗤之以鼻。

6. **诊断**:它是长期临床观察体验累积起来的经验,有非常可贵的内容;但也难免掺杂了某些故弄玄虚、夸大其词和繁琐哲学等成分,譬如脉诊这类就较多;舌诊虽比较少,不过还是比较烦琐的。这要通过临床反复检验和现代科学的验证,既不能轻易否定,又要在去伪存真上多下功夫。

中国医药学理论的形成,除医疗经验与传统哲学的结合外,还把人们日常观察到的事物,生活中的体验,联系到医疗中进行推理。由于文化生活的逐渐进步,又把各方面有关的知识综合在一起,成为中国整个历史文化的一个特殊理论系统。举瘀血为例,淤是积水,是自然界的现象,用它来形容人体中血淤,于是把淤改成瘀。再如将血置于容器中加热则凝块,人体受寒则生冻疮,所以寒热都会成瘀。血为液体属阴,血之运行赖气,气属阳。水淤使之行,则淤除;污泥凝聚,使之化消,则源通;豆油、猪油受寒则凝,加热则溶解。推衍到人体血瘀,亦使之流、使之溶解,因此瘀的形成和治疗理论便由此成立。再加上户枢不蠹,流水不腐,成为血液运行的理论。又如古人见刑场犯人被斩首后,颈部血流入于膈,便形成膈上为血府之说。可见人们要说明事物的道理,必然从生活中多方面吸取可用的资料,由于观察体验不够精密,难免夹有不切实际的内容。但中国医药学理论主要的源泉为经验,经验是实实在在的,即便杂有偶然的经验,但经过长期反复实践的检验,不正确的部分不断被扬弃。这样上升的理论,是可以信赖的。

二、阴阳常阈调节论

中国医药学肾的学说发展到明代,出现了命门学说,其中将肾阴与肾阳(即真阴与真阳),作为人的生命根源。阴阳是人体中两组对立而统一的物质,它们相互转化,相互依存,维持着人体的动态平衡。阴阳理论来源于 2 000 年前的《内经》,发展到命门学说加以阐发也近 400 年了。其中心是如何对机体进行正确的阴阳调节。目前,西医已把机体内如何调节控制的问题提到很重要的地位,列为世界医学尚待解决的几大问题之一,各种学科正在探索正确的理论指导和有效的调控手段。赛里 1936 年提出的应激学说,把机体对损伤性刺激的反应归结为警戒反应、适应阶段、衰竭阶段,由垂体-肾上腺轴来调节适应。在调节失败而不能适应时,则产生“适应性综合征”。以后的学者们都肯定了赛里发现垂体-肾上腺轴是重要的调节适应性激素这一很有意义的贡献,但也评价了这一学说的缺点是试图简单地用垂体-肾上腺轴功能过盛来解释一切疾病的病因,而忽视了整个神经-体液调节功能的重要性,缺少对临床应用的指导。直到今天,垂体-肾上腺轴的疾病,基本上还是采取缺少什么激素就补给什么激素,或者在各种疾病中,错用滥用激素(片面加大剂量,延长疗程,在体内提高一方,消耗压制另一方),最后摧残了人体本身分泌激素、调节激素的能力,亦就是破坏了人体自动维持稳定和平衡的能力(称为 Homeostasis,有译为“稳态”或“体内环境恒定”)。其实机体的协调是惊人的,在神经-体液各个层次上高度的自动控制与精确的反馈系统交织在一起,大量的调节控制维持着各层次(包括分子水平)与层次间的动态平衡。恩格斯说到相对平衡是生命的根本条件,但是这种平衡可以是积极的处于健康水平的平衡(正常阈),也可以是维持在消极的处于病态水平的平衡。通过近 20 年对中国医药学肾阴、肾阳的研究,发现“肾阳虚”患者的垂体与肾上腺的稳态常被打破,有时表面看来是平衡的,其实处于低水平的平衡,因此初步提出阴阳常阈调节论。这一论点立足于提高人体内固有的调节能力。按照阴阳学说来指导调节人体内对立的双方,使之平衡(低水平的平衡仍属病理现象),以达到正常阈(正常水平的平衡才属生理状态)为目的。

(一)阴阳常阈调节论的由来

在对中医学“肾”的研究中,逐步发现以下事实。

(1) 各种疾病,按照中医学辨证标准,凡是符合“肾阳虚”条件者,他们的肾上腺皮质功能(由 24 小时尿 17 羟测定来反映)80%～90%是低于正常的。按照西医学对内分泌功能低下患者的治法应补充激素,这种患者(如支气管哮喘、慢性气管炎、红斑性狼疮等)若使用激素也多半有效。但为什么在日常治疗有些患者却又不敢轻易用激素呢?因为这种外源性激素,根据垂体与肾上腺之间的反馈关系会抑制垂体,垂体分泌减少则人体本身的肾上腺皮质功能更为降低,不能应付日常需要,以致人体会对外源性激素产生依赖,日久成瘾,这就破坏了垂体与肾上腺的平衡。艾迪生病属内分泌疾病患者的肾上腺皮质已毁坏 90%以上,由于毁坏太多无法复原,因此失去了对垂体的制约能力,于是垂体分泌大量的促肾上腺皮质激素(ACTH),造成垂体和肾上腺皮质的关系不平衡。“肾阳虚”病人肾上腺皮质功能偏低,应由垂体分泌大量的 ACTH 来提高肾上腺皮质以达到新的平衡,但对“肾阳虚”患者经过进一步检查(采用 ACTH 静脉两日滴注兴奋试验间接观察垂体功能、SU-4885 探测垂体储备功能试验、直接用放射免疫法测定血浆 ACTH 浓度),发现"肾阳虚"病人的垂体并没有大量分泌 ACTH,相反其功能是低下的。这就说明"肾阳虚"患者的垂体与肾上腺的分泌都是低的,两者之间虽然处于平衡,但是处于一个低水平的平衡。

(2)垂体与肾上腺皮质处于相互制约的反馈关系,当两者失去平衡时,单扶植一面若有过分、必然影响到另一面。正如中医学所说阴阳是对立而统一的,若有偏胜,就会阳胜则阴病,阴胜则阳病,阳盛耗阴,阴盛耗阳,阳损及阴,阴损及阳。久病后阴阳一方的偏胜或偏衰,必然要影响到另一方,故而若看到"肾阳虚",而单用温热药扶植,往往会因温热药太过而消耗体内原已不足之阴,从而走向另一个偏向,甚至出现阴虚火旺的现象。在我们研究肾阴肾阳的早期工作中,也发现这种偏激用药会造成阴阳转化现象:阳虚会因过用温热药而转为阴虚,阴虚会因过用泻火药而转为阳虚。若采用"阴阳互根"的观点用药,即在充分补阴的基础上温补肾阳,就能使阴阳两方面基础同时提高。明代张景岳的左归丸(育阴以涵阳)、右归丸(扶阳以配阴)就是一个最好的范例。我们用温补肾阳法(内容是扶阳以配阴的方式)治疗肾阳虚患者(ACTH 试验呈延迟反应者)17 例,结果不但不再出现阴阳转化现象,而且疾病症状缓解,复查 15 例,ACTH 兴奋试验由不正常转为正常。说明垂体与肾上腺皮质低水平的平衡只能由正确的阴阳调节治法而获得纠正。

(3)在动物实验中,给大白鼠连续灌喂 1 个月的激素,可以使大白鼠的胸腺萎缩(胸腺萎缩反映了激素的作用),同时也使肾上腺萎缩。灌喂温补肾阳中药(药物内容属于阴阳并补法)同样使大白鼠的胸腺萎缩,只是萎缩的程度稍轻些,但却不影响肾上腺,说明温补肾阳药具有像激素样的作用,而没有激素的抑制肾上腺的不良反应。另一个实验是预先将大白鼠的肾上腺切掉,再灌喂温补肾阳药,就不再出现胸腺萎缩。说明温补肾阳药一定要通过动物本身的肾上腺发挥作用。这告诉我们,温补肾阳中药是提高动物固有的调节能力,而不是像人工合成的西药激素是外源的、替代的,不但不能提高动物固有的调节能力,相反抑制动物固有的调节能力。

根据以上垂体-肾上腺轴关系中所见事实,逐步形成了阴阳常阈调节论的雏形。

(二)阴阳常阈调节论的意义

(1)人体是一个复杂的有机体,各个脏腑器官之间处于经常变化的关系中,但是有强力的神经体液调节,使它们处于相对平衡的状态。我们发现垂体与肾上腺皮质可以处于低水平的平衡,这虽不影响生命,但并不健康。正像中国医药学临床常提到的"气阴两虚""气血两虚"等,就是一种低水平的平衡。平衡是维持生命的手段,达到常阈才是健康的特征。因此,在治病时要有个高瞻远瞩的观点,不能以低水平的暂时平衡为满足,更不能以症状缓解而迷惑。

(2)人类在进化过程中,获得了固有的包括维持机体与外环境的统一、维持生命过程的对立统一的调节能力,垂体-肾上腺轴(其实垂体-肾上腺轴还受到下丘脑的调节,这里略而不谈)是其中重要的调节能力之一。阴阳常阈调节论就是立足于这种调节能力上的。通过垂体-肾上腺轴可能看到在细胞(靶细胞)水平或分子水平上的调节作用。但分子水平的物质基础,有的具有特异性,有的是非特异的,而非特异性受到多方面影响。如何就整体或脏器水平与细胞或分子水平的调节作出有机的联系(也就是宏观与微观的辨证统一),必将为体内环境恒定与阴阳常阈调节论作出进一步的阐明。

（3）大多数疾病都表现有脏器的阴阳失调现象，但调节阴阳成功并不一定都能治好病，因此要辨证地处理好治病和调节阴阳的关系。例如，慢性气管炎，中国医药学称痰饮病，治痰饮病重点应放在"温法"，《金匮要略》里说"病痰饮者温药以和之"。但在我们实践中，发现有些患者常有热性症状，从调节阴阳考虑不敢用温阳药，而长期用滋阴药，结果远期疗效就不如用温阳药的患者。忽视脏器的阴阳调节所造成的弊端常常遗患无穷，滥用激素就是一个最好的例子。

（4）这里所提出论点的依据，只是"肾"的研究中垂体-肾上腺轴这么一角。上海中医学院观察了阴虚火旺者尿 17-羟排泄量偏高，经滋阴泻火法治疗，症状改善，尿 17-羟值趋于正常，这正与我们以前所观察到的肾阳虚者尿 17-羟值偏低，经温补肾阳法治疗，尿 17-羟值亦趋正常这一情况相辅相成。但我们在垂体-肾上腺轴以外，还有许多方面没有触及，而且人体也不仅是"肾"在起调节作用，各个脏腑器官之间也存在调节的问题。中国医学科学院发现活血化瘀药既可使结缔组织增生的瘢痕疙瘩软化，同时又可使结缔组织萎缩的外阴硬萎改善。由电子显微镜和放射性核素示踪方法观察到的纤维细胞与胶原纤维之间的调整作用，实质上也是阴阳调节趋向于常阈的表现。复旦大学上海医学院（原上海第一医学院）传染病教研组对体液免疫功能亢进、细胞免疫功能低下的急性重症肝炎，用环磷酰胺抑制体液免疫，用转移因子提高细胞免疫，使两例患者得以存活，这也是阴阳常阈调节的例子。现国内外都注意到某些药物如人参、刺五加、五味子、当归等，具有适应原样作用，就是说当机体处于不正常情况下，这些药物可起双向性调整作用；而对于正常的机体就没有明显反应。这是从药理角度来观察药物的特点，而更重要的是如何了解体内对立的两组物质功能偏高或偏低于正常水平（正常阈）的规律。中药的药效与"证"密切相关，故必须从阴阳两证着手，像《内经》所说："调节阴阳，以平为期"。阴阳在中医理论中本是广义的，人体内阴阳对立面比比皆是，正与邪也是阴阳的对立面，因此把阴阳常阈调节论作为广义的论点来说，是面对着各个领域的。因此，阴阳常阈调节论具有其普遍意义，但还需要作大量的工作来探索阴阳常阈调节论的规律性及其物质基础。

三、中西结合神经内分泌免疫网络研究

现代医学对生命规律的认识逐步由整体器官水平向细胞分子乃至基因水平深入。在不断发现新事物、新现象的同时，越来越重视机体整合调控机制的探索。最近大量研究资料表明，机体各细胞、器官、系统的功能活动不仅依靠神经内分泌系统的调节，而且有赖于免疫系统的参与。神经内分泌免疫（NEI）三大系统在自身保持平衡协调的同时完成对内环境稳态及循环、呼吸、消化、泌尿、造血、生殖等系统的调节整合，中国医药学的全部体系都是建立在整体宏观现象的联系方法之上。中医生理学非常重视各脏腑功能活动的动态平衡，强调"阴平阳秘，精神乃治""亢则害，承乃制，制则生化"。在病理认识上突出脏腑阴阳气血失调在疾病发生、发展过程中的重要作用，因而在治疗上顺理成章地主张"谨察阴阳所在而调之，以平为期"这种非特异性的调节手段通过"同病异治""异病同治"原则得到充分体现。中国医药学对人体调控机制的认识有独特的理论体系和行之有效的调节手段。这种整体的非特异性的调节理论与现代医学神经内分泌免疫网络学说有着很多联系之处。两者相互渗透、相互结合，不仅非常有利于中西医结合研究，而且可能产生突破性发展。神经内分泌免疫的深入研究将对中国医药学发展产生极其深远的影响。

（一）神经内分泌免疫网络简介

多细胞生物的细胞间存在着信息传递系统。其形式大约有：①细胞与细胞直接的或介于基质的联系；②某一细胞产生的物质作用于近旁细胞的旁分泌调节（paracrine control）及作用于自身的自身分泌调节（autocrine control）；③信息传递物质通过血液运输到各靶细胞发挥作用的内分泌调节（endocrine control）；④通过生物电及突触神经递质传递信息的神经调节（neuron control）。神经细胞有很长的突起，其兴奋性膜的电流传递极其迅速，所以神经细胞以快速传递信息为特征突触间的胺、氨基酸、肽等物质与神经系统产生的前列腺素、细胞因子、生长因子等都参与信息的传递。内分泌系统的信息传递物质是激素，其信息传递速度虽比神经系统慢，但以作用范围广泛为特征。激素的化学种类有肽、类固醇、胺、氨基酸。内分泌系统也能产生前列腺素、细胞因子、生长因子等。免疫系统也具有感觉功能，能给机体的各种组织传递信息。免疫系统最重要的信息物质是细胞因子。细胞因子不仅是免疫细胞增殖的重要物质，而且能向各脏器传递信息，此外免疫细胞也能产生胺、氨基酸、肽、前列腺素、生长因子等。神经内分泌系统感受情绪、物理、化学等刺激产生相应病理生理反应的同时，通过递质、激素将信息传递到免疫系统；免疫系统的淋巴细胞似一"移动大脑"（mobile brain）巡游各处，感受各种刺激，特别是感受中枢不能感知的刺激（如细菌、病毒），在引起免疫应答的同时通过分泌细胞因子及免疫递质（激素）将信息传递给神经内分泌系统。神经内分泌免疫三者之间除直接的神经联络和细胞间的直接接触外，其密切而复杂的信息联系主要通过彼此间的产物——递质、激素、细胞因子等而构成 NEI 功能性环路的作用基础是细胞膜受体及细胞内信息传递系统。神经、内分泌、免疫 3 类细胞都能产生递质、激素及细胞因子，并且都有这些物质的受体。膜受体是糖蛋白，在结构上有多种分类：①受体与离子通道直接结合，引起快速反应的神经递质受体如尼古丁受体，N‑甲基‑D‑天门冬氨酸（NMDA）受体、γ 氨基丁酸（GABA）受体等；②受体有 7 次贯穿于膜的结构，通过三磷酸鸟苷（GTP）的介导激活或抑制腺苷酸环化酶，激活磷脂酶 C 开合离子通道等而传递信息，多数递质及激素属此类型；③以胰岛素及细胞增殖因子受体为代表，细胞内有蛋白激酶，引起细胞内蛋白磷酸化；④受体有 1 次贯穿于膜的结构，由细胞内鸟苷酸环化酶引起 cGMP 的增加；⑤虽有 1 次贯穿于膜的受体结构，但细胞内没有蛋白激酶、白细胞介素（IL‑2、IL‑4、IL‑5）等属之。目前有关神经内分泌免疫网络的膜受体和细胞内信息传递的研究发展很快。神经与内分泌存在着密切联系，神经内分泌学是这方面的专门研究领域，兹不赘述。神经系统对抗原识别阶段的影响尚未见报道，因而多数学者认为神经系统对淋巴细胞的影响发生在增殖、移动、吞噬等阶段，而且伴有下丘脑的介入，各种感觉刺激进入丘脑后，一部分直接到达下丘脑，另一部分被大脑皮质感知，在联合区被认识，进而在边缘系与情动功能相关，然后进入下丘脑。下丘脑直接或通过垂体系统对免疫产生影响。最近研究表明，新生期大鼠给予谷氨酸单钠（MsG）损坏下丘脑弓状核，成年后大鼠的自然杀伤细胞细胞毒性（NKCC），淋巴细胞增殖反应，脾细胞诱生 IL‑2、干扰素（IFN）的能力下降，支持下丘脑直接参与免疫调节的观点。此外，自主神经也对免疫有重要影响。交感神经兴奋引起免疫反应抑制，切断支配脾脏的神经则相反；脾脏等淋巴组织内的去甲肾上腺素（NE）的减少程度与抗体生成程度负相关。内分泌对免疫的影响首推糖皮质激素，其抗感染与免疫抑制作用则更是临床使用该药的最主要目的；性激素也能抑制免疫系统，胸腺的萎缩始于青春期，而睾丸或卵巢摘除的大鼠胸腺则增生肥大;在垂体水平,垂体摘除大鼠的细胞免疫与体液免疫抑制,NKCC 及 γ-IFN 诱生下降等,这种现象可被生长激素(GH)和泌乳素(PRL)等所改善;阿片类物质如 β-内啡肽等有刺激 T 细胞活动的作用。免疫系统对神经内分泌的影响主要有两种形式:免疫系统产生的细胞因子可以直接作用在神经内分泌系统,如干扰素可作用在中枢,垂体及内分泌各个靶系,离体或在体都见到同样效应;免疫细胞产生的神经内分泌激素如促肾上腺皮质激素(ACTH)和促甲状腺素(TSH)、GH、PRL、精氨酸加压素(AVP)、小肠活性肽(VIP)、生长抑素(SS)、P 物质(SP)、促黄体生成素(LH)、促卵泡成熟素(FSH)等则直接参与神经内分泌的调节。目前神经学科、内分泌学科、免疫学科等都从不同角度进行神经内分泌免疫网络研究,内容极其丰富,限于篇幅恕不一一介绍,仅对下丘脑-垂体-靶腺-免疫之间的反馈联系略述如下。

1. **下丘脑-垂体-肾上腺皮质-胸腺轴**(HPAT):HPAT 轴的反馈调节有如下步骤组成:①肾上腺皮质分泌过高的皮质醇和皮质酮;②抑制下丘脑促肾上腺皮质激素释放激素(CRH)的分泌;③抑制垂体 ACTH 的分泌;④继上述 3 项之后,使肾上腺皮质激素降低,低水平的循环皮质激素刺激各种成熟淋巴细胞的活性,加速未成熟前淋巴细胞发育为效应淋巴细胞;⑤低水平糖皮质激素还能增加胸腺激素的分泌,胸腺激素能影响淋巴细胞的成熟;⑥高水平的胸腺激素通过对下丘脑和垂体的正反馈调节,升高肾上腺皮质的糖皮质激素,刺激淋巴细胞和单核细胞分泌 IL-1、糖皮质激素增高因子(GIF),IL-1 和 GIF 分别作用在下丘脑-垂体使糖皮质激素升高。

2. **下丘脑-垂体-性腺-胸腺轴**(HPGT):HPGT 轴的反馈调节由如下步骤组成。①性腺分泌过高的性类固醇激素(雌二醇和睾酮);②抑制下丘脑促性腺激素释放激素(GnRH)的分泌;③抑制垂体 LH 和 FSH 的分泌;④上述 3 项之后,使性类固醇醇水平降低;⑤性类固醇激素的降低可能导致胸腺素的升高,胸腺素直接刺激淋巴细胞功能。胸腺素增加下丘脑 GnRH 的分泌和增加垂体 LH、FSH 的分泌;⑥继而性腺分泌类固醇升高,再进行调节循环。性类固醇激素也能通过类固醇受体直接影响淋巴细胞。虽然未成熟的淋巴细胞不具有这样的受体,但是研究表明在经过发育成熟后的淋巴细胞则具有类固醇受体。提示性类固醇激素影响未成熟的淋巴细胞发育为成熟的效应淋巴细胞。

3. **下丘脑-垂体-甲状腺-胸腺轴**(HPTT):HPTT 轴的反馈联系目前还不甚明确,特别是有甲状腺素对免疫系统影响的报道甚少。TSH 促进免疫应答的作用已比较明确。离体实验证明,脾细胞在促甲状腺素释放激素(TRH)作用下能产生 TSH 及出现信使核糖核酸(TSH mRNA)的表达,这种作用可由 T_3(3-碘甲腺原氨酸)负反馈抑制。提示淋巴细胞不仅有 TRH 受体而且具有垂体样功能;TRH 能促进 T 辅助细胞的功能,这种效应为 GHRH(生长激素释放激素)、AVP、CRH 等所不具备;TRH 能促进抗体应答,这一作用可被 TSH 抗体所阻断,说明 TRH 对免疫的作用可能通过 TSH。桥本病是典型的自身免疫性疾病,给小鼠长期注射 γ-IFN 可产生甲状腺内淋巴细胞浸润,抗甲状腺球蛋白抗体升高,血甲状腺激素降低等类似桥本病变及甲状腺功能减退;给小鼠短期注射 IL-1、三碘甲状腺原氨酸(T_3),反三碘甲状腺原氨酸(γT_3)等均下降,长期注射使血 T_3、T_4 下降而 TSH 升高,推测其作用部位可能在甲状腺水平。相信随着神经内分泌免疫网络的深入研究,HPTT 的反馈联系规律必将得到进一步阐明。

（二）中国医药学调控理论体系探讨

藏象学说是中国医药学生理学与病理学的集中体现,在整个中医理论体系中占有极其重要的地位。"藏居于内,形见于外,故曰藏象"。藏,是藏于体内的脏腑;象,是形见于外的生理病理现象。心、肝、脾、肺、肾五脏和小肠、胆、胃、大肠、膀胱、三焦六腑及脑、髓、骨、脉、胆,女子胞奇恒之腑各有专职,产生并维持机体的生命现象。这种脏腑名称虽与现代解剖医学的脏器名称相同,但其生理学与病理学意义则不能等同。如心主血脉而藏神明,除与现代医学循环之心相合外显然还包括部分神经系统功能。其他如肝主疏泄而藏血,肺主呼吸而通调水道,脾主运化而统血,肾主水而藏精等等也是如此。暂且不论中国医药学一个脏腑包括西医学几十器官或系统的功能,如果站在现代医学角度,将五脏分成五大系统,那么五脏之中是否存在着像西医神经内分泌免疫网络那样的调控中心? 回答应该是肯定的。如果没有则五脏之间盛不得抑衰不得扶,怎能维持机体的动态平衡及与自然界的统一? 各脏腑、组织、器官的功能活动不是孤立地各司其职,而是相互依赖、相互制约,以气血阴阳为共同物质相互传递信息,保持整体的协调和统一,问题是:五脏之中谁主调控? 自《素问·灵兰秘典论》与《灵枢·邪客》提出"心者君主之官神明出也"及"心者五脏六腑之大主"的观点后,历代医家大多认为心是五脏调控中心。但是明代医家赵献可、张景岳则指出机体的调控中心不在心而在肾(命门),《医贯》曰:"人身别有一主非心也。"命门为真君真主,乃一身之太极无形可见,两肾之中是其安宅。命门为十二经为主,肾(指主水之肾)无此则无以作强而技巧不出矣,膀胱无此三焦之气不化而水道不行矣,脾胃无此则不能蒸腐水谷而五味不出矣,肝胆无此则将军无决断而谋虑不出矣,大小肠无此则变化不行而二便闭矣,肺无此则相傅不能而治节乱矣,心无此则神明昏而万事不能应矣,正所谓主不明则十二官危也;在明确肾中命门调控十二官功能活动的主导地位后,赵献可进一步强调命门之火的重要性:譬之元宵之鳌山走马灯,拜着舞者飞者走者无一不具,其中间惟是火耳! 火旺则动速,火微则动缓,火熄则寂然不动。余所以谆谆必散明此论者,欲世之养生者治病者,命门为君主而加意与火之一字。张景岳对肾(命门)调控中心的认识更加全面,所著《三焦包络命门辨》《大宝论》《真阴论》《命门余义》等详尽阐述了肾(命门)水火对机体各脏腑的重要调节作用:命门之火谓元气,命门之水谓元精,五脏之本,本在命门;命门之水火即十二脏之化源,五脏之阴气非此不能滋,五脏之阳气非此不能发。非常清楚地阐明了五脏乃至全身阴阳受控于肾(命门)阴阳的学说。针对肾(命门)阴阳是元阴元阳宜补不宜泻的特点,张氏发展前人"壮水之主以制阳光,益火之源以消阴翳"的理论,提出著名的"善补阴者必于阳中求阴,善补阳者必于阴中求阳"观点,有极其重大理论与临床意义。他创制的左归饮丸与右归饮丸不仅在理论上发展了六味地黄丸与桂附八味丸,更重要的是在治疗上将肾(命门)调节理论落到实处,阙功甚伟。我们认为,心为人身之主的观点虽然来自《内经》,但是从现代神经内分泌免疫网络学说看,这种理论似乎缺少临床实践指导意义。古往今来,很少看到学者专家主张调理心阴心阳治疗五脏阴阳失衡的。相反,肾(命门)调控中心学说尽管得到某些医家(如姚止庵,徐灵胎)的反对,但由于其本身的科学价值与确切的临床疗效,被越来越多的学者所接受。滋水涵木的杞菊地黄丸与滋水清肝饮,补肾纳气的黑锡丹与七味都气丸,补北泻南的黄连阿胶汤与知柏地黄丸,温肾健脾的四种丸与附子理中汤等等,临床实践的广泛应用都证明肾(命门)理论有现实的科学价值。"万病穷必及肾"因而温补肾阳方药在临床应用相当广泛。肾病综合征、支气管哮喘、再生障碍性贫血、甲状腺功能减退症、系统性红斑狼疮、小肠吸收不良、冠心病、心功能不全、骨质疏松综合征、早老学痴呆、功能性子宫出血及不孕不育等都可通过补肾(命门)达到较好的治疗效果;从中国医药学肾(命门)角度看,既然肝心脾肺肾之阴阳受控于肾(命门)之阴阳,那么通过调节肾(命门)阴阳就能有效改善肝心脾肺的不足之阳,从而达到治疗目的;从西医学神经内分泌免疫角度看,调节肾(命门)阴阳可能改善了紊乱的神经内分泌免疫网络而对各系统疾病发挥治疗作用。中国医药学肾(命门)与西医神经内分泌免疫网络存在着本质联系,为此提出肾(命门)-神经内分泌免疫网络学说,见图 5-1。

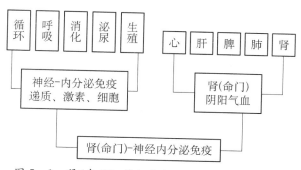

图 5-1　肾(命门)-神经内分泌免疫网络示意图

为了从实验角度科学论证肾(命门)与神经内分泌免疫网络相关的事实,阐明肾-神经内分泌免疫网络学说的新观点、新理论,我们以外源性糖皮质激素复制中国医药学肾阳虚大鼠模型,观察右归饮及根据右归饮组方原则自拟的命门合剂的调节作用。结果表明,外源性糖皮质激素在反馈抑制下丘脑-垂体-肾上腺轴的同时,激活下丘脑单胺类递质的生物合成和代谢,NE、多巴胺(DA)、3,4-二羟基苯乙酸(DOPAC)、5羟色胺(5-HT)、5-羟基吲哚乙酸(5-HIAA)等含量增高;体重下降,每日饮食摄水量减少,垂体、肾上腺、胸腺重量减轻;室旁核的 CRH 神经元与正中隆起的 CRH 神经纤维、垂体前叶的 ACTH 细胞等明显减少;下丘脑 CRH mRNA 表达明显抑制;血浆 ACTH、皮质酮(CORT)含量下降,肾上腺及胸腺萎缩;脾脏淋巴细胞数减少,T 淋巴细胞增殖反应及自然杀伤细胞活性下降,T 淋巴细胞诱生 IL-2 和 r-IFN 能力减退,与对照组比较差异显著($P<0.05\sim0.001$)。温补肾阳组上述各项指标得到明显改善,与模型组比较,$P<0.05\sim0.001$。结论:温补肾阳能有效调节皮质酮大鼠肾阳虚模型的神经内分泌免疫网络的功能与形态异常,支持肾与神经内分泌免疫网络存在本质联系的观点。

四、肾本质研究

1959 年,原上海第一医学院成立藏象研究组,姜春华与沈自尹参照 Jones 风湿热诊断标准,邀请上海著名中医专家夏仲方、夏理彬、黄文东、张跃卿等共同制定肾虚诊断标准。肾虚主症:①腰酸;②肢软;③发脱;④齿摇;⑤二尺脉弱。肾阳虚证主症:①畏寒;②水肿。肾阳虚次症:①面色㿠白;②便溏或溺清长;③气虚;④阳痿;⑤舌胖而润;⑥脉沉迟。肾阴虚证主症:①五心烦热升火;②舌红苔少或裂或剥。肾阴虚证次症:①口干或舌面干而不多饮;②头晕目眩耳鸣;③面色憔悴;④盗汗;⑤失眠;⑥遗精;⑦便干溺赤;⑧脉数细。肾阴证虚或肾阳虚证诊断标准:①必须兼有肾虚中 2 项;②至少有 1 项主症与 1 项次症;

③或有 3 项次症。肾虚证候辨证标准经 1978、1982、1986 年略加修改,沿用迄今,为全国广泛采用和引用。藏象研究组将功能性子宫出血、支气管哮喘、红斑狼疮、冠心病等 6 种疾病符合上述诊断标准患者入组,进行生理生化等指标观察,探索肾虚证候共同物质基础。结果发现:①肾阳虚证患者的神经体液系统反应性过低;②肾阴虚证患者神经血管反应性较高但不持久,容易疲劳衰退,呈现不稳定性;③肾阴阳两虚证患者神经系统与体液系统表现过高反应,但也不持久,呈现更明显的调节机制脆弱。不同疾病肾阳虚证患者都有不同程度的尿 17 -羟皮质类固醇低下,提示不同疾病肾阳虚证存在共同物质基础。20 世纪 60 年代至 70 年代,根据外源性糖皮质激素反馈抑制肾上腺皮质功能原理,研制皮质酮大鼠-拟肾阳虚证动物模型,在证候模型上开展淫羊藿等补肾方药疗效与机制研究;20 世纪 80 年代至 90 年代采用分子生物学等先进手段进一步阐明肾阳虚证定位在下丘脑;21 世纪以来应用系统生物学方法绘制肾阳虚证的神经-内分泌-免疫网络基因调控路线图谱。将归纳的科学理论指导临床实践,提高中国医药学防病治病能力。根据肾阳虚证现代科学原理指导临床获得巨大成功:先滋阴降火后温肾填精临床方案治疗 106 例儿童真性性早熟疗效显著,该项研究获上海市科技进步二等奖及发明专利;补肾法治疗 133 例多囊卵巢综合征、310 例自然流产疗效优于西医对照组,该项研究获国家教委科技进步二等奖及发明专利;温补肾阳方药防治哮喘季节性发作显效率为 57%,优于西药组 22%;补肾调节阴阳有效撤减激素 118 例,成功率从 30%左右提高到 70%,该项研究获卫生部科技成果二等奖;补肾法延缓衰老及延缓神经变性疾病获十一五国家重大疑难疾病项目资助。一年疗效表明补肾方药能有效降低 58 例帕金森病患者 UPDRS 4~5 分。项目得到国家"973",国家"七五""八五""十一五"国家自然科学基金重大项目及中日合作,卫生部、教育部、中管局、上海市等 20 多个基金资助。项目总投入经费达 1 500 万。肾本质研究结果对中西医结合及中医现代化产生重大而深远影响,极大地推动了中医国际化。沈自尹教授主编出版肾的研究专著 3 部:姜春华、钟学礼、顾天爵、沈自尹主编《肾的研究》(第一版)(上海科学技术出版社,1964 年),姜春华、钟学礼、顾天爵、沈自尹主编《肾的研究》(第二版)(上海科学技术出版社,1981 年),沈自尹主编《肾的研究续集》(上海科学技术出版社,1990 年)。《肾的研究》被日本两次翻译出版并广为发行。肾虚证候研究累计发表含 SCI 收集论文 200 多篇;肾虚辨证标准为国家《中药新药临床指导原则》采用。获国家科学技术奖及卫生部重大科技成果奖与教育部科技进步二等奖等奖项 23 项,先后在 10 余个国家和地区讲学推广应用,极大地促进发展了中西医结合与中医国际化进程。至今为止的所有中医证候研究都沿用或参考了本证候研究模式。

1. 肾主调节研究:《素问·灵兰秘典论》首次阐明心主十二藏之相使:心者,君主之官也,神明出焉。肺者,相傅之官,治节出焉。肝者,将军之官,谋虑出焉。胆者,中正之官,决断出焉。膻中者,臣使之官,喜乐出焉。脾胃者,仓廪之官,五味出焉。大肠者,传道之官,变化出焉。小肠者,受盛之官,化物出焉。肾者,作强之官,伎巧出焉。三焦者,决渎之官,水道出焉。膀胱者,州都之官,津液藏焉,气化则能出矣。凡此十二官者,不得相失也。故主明则下安,主不明则十二官危,形乃大伤。此后历代医家皆以心为人身之主,统制五脏六腑。但是明代医家赵献可则认为机体的调控中心不在心而在肾(命门)。赵献可《医贯·内经十二官论》云:"人身别有一主非心也。此一主者,气血之根,生死之关,十二经之纲维",《内经》曰:"七节之旁有小心是也,名曰命门,是为真君真主,乃一身之太极,无形可见,两肾之中,是其安宅也。其右旁有一小窍,即三焦,禀命而行,周流于五脏六腑之间而不息,名曰相火。其左旁有一小窍,乃真阴真水气也,上行夹脊,至脑中为髓海,泌其津液,注之于脉,以荣四支,内注五脏六腑。命门为十二经之主,肾无此则无以作强,而技巧不出矣;膀胱无此则三焦之气不化,而水道不行矣;脾胃无此则不能蒸腐水谷,而五味不出矣;肝胆无此则将军无决断,而谋虑不出矣;大小肠无此则变化不行,而二便闭矣;心无此则神明昏,而万事不能应矣。正所谓主不明则十二官危也。"余有一譬焉:譬之元宵之鳌山走马灯,拜者舞者飞者走者,无一不具,其中间惟是一火耳。火旺则动速,火微则动缓,火熄则寂然不动,而拜者舞者飞者走者,躯壳未尝不存也。余所以谆谆必欲明此论者,欲世之养身者治病者,以命门为君主,而加意于火之一字。赵献可宵之鳌山走马灯这一形象比喻启发沈自尹教授研究肾主调节的灵感,他开始构思肾(命门)水火阴阳全身调控作用与西医垂体功能的联系。首先,沈自尹教授认为,七节之旁有小心可能指垂体,小心右旁有一小窍,左旁有一小窍,可能指垂体调控的靶腺轴。垂体为卵圆形内分泌腺体,位于下丘脑腹侧,成人垂体大小约为 $1\ cm \times 1.5\ cm \times 0.5\ cm$,重约 0.5 克。神经垂体由神经部和漏斗部组成,释放抗利尿激素和催产素。腺垂体包括远侧部、结节部和中间部,分泌释放生长激素、催乳素、促甲状腺激素、促性腺激素、促肾上腺皮质激素、卵泡刺激素、黄体生成素、黑色素细胞刺激素等。脑垂体是人体最重要的内分泌腺,调节身体健康平衡的总开关,控制多种对代谢、生长、发育和生殖等有重要作用激素的分泌。其次,沈自尹教授通过大量科学实验证实肾阳虚证下丘脑-垂体-肾上腺皮质轴、下丘脑-垂体-甲状腺轴、下丘脑-垂体-性腺轴功能低下,温补肾阳可以有效地改善或恢复上述 3 个轴的功能。由此推论肾阳虚证主要病位及与温补肾阳的调节点在下丘脑或更高中枢。20 世纪 80~90 年代,陆续观察到下丘脑双氢睾酮受体的亲和力明显下降,温补肾阳方药明显提高正常老年人的血清睾酮水平及老龄大鼠下丘脑双氢睾酮受体的亲和力,而四君子汤则无此作用,提示温补肾阳直接作用于下丘脑。再以外源性皮质酮造成大鼠下丘脑-垂体-肾上腺-胸腺轴功能抑制模型,温补肾阳的右归饮及自拟命门合剂提高模型大鼠去甲肾上腺素、多巴胺、二羟苯丙胺酸、5-羟色胺、5-羟吲哚乙酸水平,增加垂体、肾上腺、胸腺重量,增多下丘脑室旁核促肾上腺皮质激素释放激素神经元与正中隆起促肾上腺皮质激素释放激素(CRH)神经纤维,提高 T 淋巴细胞增殖反应与自然杀伤细胞活性及白细胞介素 2 与 γ-干扰素活性,进一步支持温补肾阳方药调节下丘脑-垂体-肾上腺-胸腺轴、抑制肾阳虚证模型的功能与形态。经过长达半个多世纪的研究,沈自尹教授阐明中国医药学肾主调节的现代本质是肾阴肾阳通过下丘脑水平实行对全身阴阳的调节,有效的调节方药以左归、右归为代表。

2. 肾主衰老研究:衰老是机体对环境的生理和心理适应能力进行性降低、逐渐趋向死亡的现象。生理性衰老是成熟期后出现的生理性退化过程,病理性衰老是由于各种外来因素包括各种疾病所导致的老年性变化。衰老时机体适应能力下降,下丘脑对靶腺激素感受的阈值不断升高,其反馈调节能力不断降低。沈自尹教授阐明肾主衰老即肾阴肾阳主导人类生殖发育成长衰老。中国医药学肾主藏精的另一层重要含义肾精是人类生殖发育成长衰老的物质基础,《素问·上古天真论》指出:"女子七岁,肾气盛,齿更发长;二七而天癸至,任脉通,太冲脉盛,月事以时下,故有子;三七,肾气平均,故真牙生而长极;四七,筋骨坚,发长极,身体盛壮;五七,阳明脉衰,面始焦,发始堕;六七,三阳脉衰于上,面皆焦,发始白;七七,任脉虚,太冲脉衰少,天癸竭,地道不通,故形坏而无子也。丈夫八岁,肾气实,发长齿更;二八,肾气盛,天癸至,精气溢泻,阴阳和,故能有子;三八,肾气平均,筋骨劲强,故真牙生而长极;四八,筋骨隆盛,肌肉满壮;五八,肾气衰,发堕齿槁;六八,阳气衰竭于上,面焦,发鬓斑白;七八,肝气衰,筋不能动,天癸竭,精少,肾藏衰,形体皆极;八八,则齿发去。"肾者主水,受五脏六腑之精而藏之,故五藏盛乃能泻,今五藏皆衰,筋骨解堕,天癸尽矣。这是人类最早关于生命衰老曲线的准确描述。受此启发,沈自尹教授将肾本质研究引向肾主衰老以及补肾方药延缓生理性衰老的探索。《老年人与肾阳虚患者的甲状腺轴功能对比观察》《肾阳虚患者和男性老年人的性腺轴功能初步观察》两篇研究发现,正常老年组与肾阳虚证组下丘脑-垂体-甲状腺轴功能改变有许多相似之处:老年组血清甲状腺素水平明显低于成年组,肾阳虚证组血清三碘甲状腺原氨酸水平低于成年组。促甲状腺素释放激素(TRH)兴奋试验老年组80%呈低弱反应,肾阳虚证50%呈延迟反应。正常老年组与肾阳虚证组下丘脑-垂体-性腺轴功能改变也有许多相似之处:血清促性腺激素基值都有明显升高,促黄体生成激素释放激素兴奋试验均为延迟反应。老年组以血清睾酮(T)水平降低为主,肾阳虚证组以血清雌二醇(E_2)水平升高为主,这两者变动的结果使 E_2/T 值趋于上升。据此推论:肾阳虚证属病理性肾虚,正常老年属生理性肾虚。如果认为肾阳虚证的特征之一是下丘脑-垂体-靶腺轴功能提前老化而温补肾阳可以有效改善这一病理性变化,那么,补肾方药有可能延缓老年生理性衰减。虽然二八之前儿童稚阴稚阳肾气未充,也可称为生理性肾虚,但随着年龄增长肾气自然由弱而强,故无须补益肾阴肾阳。老年生理性肾虚是肾气由强而弱,若不干预无法延缓肾气衰老。正如虞搏《医学正传》所谓肾气盛则寿延,肾气衰则寿夭。《补肾法延缓衰老的形态学研究》《补肾药改善老年肾上腺皮质功能的临床与实验研究》《补肾法改善老年性腺轴作用的临床和实验研究》《补肾对下丘脑神经递质-性腺轴及甲状腺轴作用的观察》《衰老-生理性肾虚证的 HPAT 轴分子网络调控研究》等实验证实补肾药物有效改善生理性肾虚下丘脑-垂体-靶腺轴各项指标,延缓衰老。神经-内分泌-免疫功能的衰老无疑是全身性衰老的重要因素。1997 年开始,肾主衰老研究由神经内分泌衰老研究聚焦免疫衰老研究,由补肾复方抗衰老研究聚焦补肾单药淫羊藿抗衰老研究。《补肾法延缓免疫衰老的研究》《补肾延缓免疫衰老从单基因到多基因的调控研究》表明:生理性衰老 T 淋巴细胞凋亡敏感性增高,老龄大鼠 T 淋巴细胞凋亡及 *Fas*、*FasL* 基因表达明显高于年轻对照组,补肾方药减少老龄大鼠 T 淋巴细胞凋亡,下调 *FasL*、*TNFR1* 基因表达,提示补肾方药通过多基因调控延缓免疫衰老。引进高通量基因芯片进行淫羊藿总黄酮及淫羊藿苷抗衰老基因表达谱研究表明:不同月龄大鼠下丘脑、垂体、肾上腺、淋巴细胞、肝、肾 7 个组织的基因表达随增龄而降低,淫羊藿总黄酮的主流基因表达显著升高,与 10 月龄大鼠表达水平接近。NF-κB 调控免疫衰老的功能随着年龄增长而显著下降,NF-κB 信号通路随着增龄芯片平均荧光强度显著下降,淫羊藿总黄酮可将其通路基因表达水平从 24 月龄逆转到 10.5 月龄水平。神经网络模型结果显示淫羊藿总黄酮可将 12 个代谢物从 24 月龄逆转到 18 月龄水平。淫羊藿总黄酮及淫羊藿苷是补肾延缓衰老的代表药物。由此描绘生理性肾虚基因表达谱:生长激素轴、性腺轴、免疫系统 3 方面基因网络功能低下,调控中心在下丘脑的基因表达谱,补肾药能全面逆转肾虚证基因网络的异常,显现其对网络的调控机制。

3. 肾主纳气研究:呼吸是机体与外界环境之间气体交换的过程。外呼吸指肺通气和肺换气以及气体在血液中的运输,内呼吸指组织细胞与血液间的气体交换。中医藏象学说认为肺主呼气,肾主纳气,一呼一吸,一吐一纳,吐故纳新,共同完成气体呼吸。《素问·六微旨大论》曰:"出入废则神机化灭,升降息则气立孤危。故非出入则无以生长壮老已,非升降则无以生长化收藏。"《景岳全书·传忠录》曰:"肺出气也,肾纳气也,故肺为气之主,肾为气之本也。"沈自尹教授肾主纳气研究中医的肾是人体呼吸生理的重要组成部分,补肾治疗支气管哮喘、慢性支气管炎等呼吸系统疾病的科学原理。《素问·经脉别论》云:"夜行则喘出于肾,淫气病肺。"《类经》16卷疾病类注曰:"喘属气,病在阳也。肾者至阴也,阴受气于夜,夜行则劳骨伤阴故喘出于肾。阴伤则阳胜,气逆为患也。肺肾为母子之脏,而少阴之脉上入肺中,故喘出于肾则病苦于肺。若命门阳虚,不能纳气,则参姜桂附之类亦所必用,否则气不化水,终无济于阴也。"《素问·咳论》曰:"肾咳之状,咳则腰背相引而痛,甚则咳涎。即阳虚金不生水,水泛为痰,阴虚则真阴枯竭,肾火刑金。"《诸病源候论·咳嗽病诸候》曰:"肾咳则耳聋无所闻,引腰脐中是也。"罗美《内经博议》曰:"肾水与肺金为子母,则病每相关为本末,于是有寒热水火两症。如肾火虚水泛则侮肺溢肺而为寒痰上壅之咳,肾水虚火沸则挟肝刑金而为肺痿喉痹之咳。治之之法,阴虚于下则阳浮于上,水涸金枯治宜甘以养阴、润以养肺而兼治根本之真阴则肺自宁矣。而命门阳虚不能纳气者则亦当温气以化水,不然无济也。肺肾相生,呼吸协调:肺主一身之气居上,肾主一身之水居下。"高士宗、章虚谷把肺肾的关系譬之如盖如底如水如天。水化为气,气凝为水,尤在泾尝谓:"金水有相涵之益,不特金能生水,而水亦能生金,如洙之在渊。"唐容川指出气水可相互为病,即气生水亦能病水,水化为气亦能病气。故补肺气常能收滋肾水之功,参蛤散是矣;填肾精常能奏温肺气之效,都气丸是矣。又肺主出气,肾主纳气,上下相关,气归权衡。肺肾出纳失司,咳喘等证即起。病在肺者以呼气困难为主,病在肾者以吸气困难为主。故治肺重在肃降,治肾着眼摄纳。然而肺气壅塞则呼吸不利,日久必病肾之纳气;肾气亏损则纳气失职,日久亦累肺之出气。因此,对许多呼吸道疾病,往往要肺肾同治。《太平惠民和剂局方》黑锡丹治肾虚气喘,上实下虚,目瞪昏眩,百药不愈者。使五脏安宁,六腑调畅,百病不侵:沉香、附子、葫芦巴、阳起石、茴香、肉桂、黑锡、硫黄。支气管哮喘是由多种细胞及细胞组分参与的慢性气道炎症,导致气道反应性增高出现反复发作的喘息、气促、胸闷和咳嗽等症状。《景岳全书·喘促》:"喘有夙根,遇寒即发,或遇劳即发者,亦名哮喘。未发时以扶正气为主,既发时以攻邪气为主,扶正气须辨阴阳,阴虚者补其阴,阳虚者补其阳。"沈自尹教授及其团队用温补肾阳方药治疗缓解期支气管哮喘,减少或预防支气管哮喘季节性发作获得成功。《温肾法防治老年慢性支气管炎原理探讨》《补肾健脾法在防治重症哮喘中的作用探讨》《温阳片预防支气管哮喘季节性发作及其原理研究》《呼吸系统疾病的虚证研究》等18篇肾主纳气研究论文,阐述基于肾主纳气理论的补肾法治疗呼吸系统疾病的科学原理。该研究从1957～1992年共计选择1 008例连续3年有季节性发作史的支气管哮喘患者,其中16批共722例用温补肾阳法,11批共286例为对照组。结果温补肾阳法组的显效率为57.7%～86.9%,对照组为5%～22.6%,$P<0.01$。内分泌学研究发现哮喘患者有潜在性的下丘脑-垂体-肾上腺皮质轴功能减退,即所谓隐性肾阳虚。调整肾上腺轴的功能可改善哮喘的发作,犹如皮质激素能有效地控制哮喘发作。免疫学研究发现温补肾阳法组治疗后的血清IgE水平下降,抑制性T细胞(Ts)水平升高。提示温补肾阳法预防哮喘季节性发作的机制可能是通过补肾纳气整体作用改善神经-内分泌-免疫网络。慢性支气管炎多见肾阳虚型,《景岳全书·新方八阵》金水六君煎(当归、熟地、陈皮、半夏、茯苓、炙甘草)治肺肾虚寒,水泛为痰,或年迈阴虚,血气不足,外受风寒,咳嗽呕恶,多痰喘急等证,神效。沈自尹教授及其团队在肾主纳气理论指导下,在金水六君治疗咳喘启发下,运用温补肾阳法(必用紫河车、巴戟肉)治疗慢性支气管炎获得成功。进一步的疗效机制

研究表明,慢性支气管炎肾阳虚患者尿 17 -羟类固醇值低下,ACTH 试验呈延迟反应,血浆 ACTH 浓度低下,血浆皮质醇昼夜节律紊乱,反映肾阳虚患者有下丘脑-垂体-肾上腺轴功能的紊乱。温补肾阳法通过改善下丘脑-垂体-肾上腺皮质轴功能防治慢性支气管炎。

4. 肾主水液研究:肾主水液研究从微观辨证角度阐述输尿管结石梗阻肾积水与肾阳虚弱气不行水的内在联系。肾或输尿管结石又称为上尿路结石,梗阻时发生肾积水。泌尿系统梗阻导致肾盂与肾盏扩张,潴留尿液,肾内尿液积聚,压力升高,使肾盂与肾盏扩大和肾实质萎缩。肾积水患者往往长期无症状,包块有囊性感。间歇性肾积水可出现肾绞痛,多伴有恶心、呕吐、腹胀、尿少,检查时可触到增大的肾。胀大的肾积水较易受到外伤的影响,轻微损伤即可能引起破裂和出血。尿液流入腹膜后间隙或腹膜腔即引起严重反应,包括疼痛、压痛和全身症状。根据中国医药学宏观辨证,肾积水的临床表现并不属于中国医药学水肿范畴。根据中西医结合微观辨证,沈自尹教授认为肾积水属于中国医药学微观水肿。《素问·逆调论》曰:"夫水者循津液而流也。肾者水藏,主津液。"《素问·经脉别论》曰:"饮食入胃,游溢精气,上输于脾,脾气散精,上归于肺,通调水道,下输膀胱,水精四布,五经并行。"盖脾主运化,为水谷之海;肺主清宣,为津液之源;肾主水液,职司开合。人体水液代谢以肾为本,肺为标,脾为中流砥柱。张景岳说:"水为至阴其本在肾。"《金匮要略·血痹虚劳病》云:"虚劳腰痛,少腹拘急,小便不利者,八味肾气丸主之。"肾气丸为温肾利水第一方,赵献可曰:"君子观象于坎,而知肾中具水火之用。今人入房而阳易举者,阴虚火动也;阳事先痿者,命门火衰也。"真水竭则隆冬不寒,真火熄则盛夏不热。是方也,熟地、山药、泽泻、丹皮、茯苓、山萸皆濡润之品,所以能壮水之主;肉桂、附子辛润之物,能于水中补火,所以能益火之原。水火得其养,则肾气复矣。喻嘉言曰:"《金匮》用八味丸虚劳腰痛,少腹拘急,小便不利,则因过劳其肾,阴气逆于少腹,阻遏膀胱之气化,小便不能通利,故用之温养下焦,以收肾气也。肾气不能摄水,小便恣出,源泉有立竭之势,故急用以逆折其水也。夫肾水下趋之消证,肾气不上升之渴证,非用是以蛰护封藏,蒸动水气,舍此曷从治哉!柯韵伯曰:"命门之火,乃水中之阳。夫水体本静,而川流不息者,气之动、火之用也,非指有形者言也,然火少则生气,火壮则食气,故火不可亢,亦不可衰。所云火生土者,即肾家之少火游行其间,以息相吹耳。若命门火衰,少火几于熄矣。欲暖脾胃之阳,必先温命门之火,此肾气丸纳桂、附于滋阴剂中十倍之一,意不在补火,而在微微生火,即生肾气也。故不曰温肾,而名肾气,斯知肾以气为主,肾得气而土自生也。"陈修园《金匮要略浅注》曰:"八味肾气丸为温肾气化良方。"沈自尹教授及其团队《温肾利水法治疗输尿管结石嵌顿性肾积水症 100 例临床观察》《温肾利水法治疗输尿管结石嵌顿性肾积水症的疗愈原理探讨》《温阳利水法治疗肾盂积水》3 篇论文,阐述温肾利水法治疗肾积水临床疗效并探索其疗效机制。沈自尹教授指出:"尿石症属于淋证范畴,通用清热通淋法,但用于肾积水症时疗效欠佳。"根据微观辨证,温肾利水法治疗输尿管结石梗阻肾积水 100 例,治愈率达 71%。温肾利水法疗效优于通淋分利法。温肾利水方药可以加强肾脏功能,克服阴寒凝滞,提高肾内压力,从而推动结石使之移动下行而积水消失。13 例积水消失于结石排出之前,提示温肾利水方药并非单纯通过冲洗性排石,而是增强肾脏排泌功能,推动输尿管蠕动,使结石下移,积水消失。此项研究不仅是沈自尹教授成功运用微观辨证的范例,也是沈自尹教授深邃的中西医结合思路折射。

5. 肾主骨髓研究:骨骼是人体的坚硬组织,支持和保护身体运动功能。骨髓存于骨腔内,由多种类型的细胞和网状结缔组织构成,制造红细胞和白细胞,储藏矿物质。中国医药学认为骨与髓皆为奇恒之腑,《素问·阴阳应象大论》曰:"北方生寒,寒生水,水生咸,咸生肾,肾生骨髓。在天为寒,在地为水,在体为骨,在藏为肾。肾精化生骨髓,肾充则髓实。"沈自尹教授遵循中国医药学肾主骨髓理论,研究补肾通络方药治疗类风湿关节炎,思路新颖,足资启迪。类风湿关节炎是以炎性滑膜炎为主的系统性疾病。其特征是手足小关节的多关节对称性、侵袭性炎症,经常伴有关节外器官受累及血清类风湿因子阳性,可以导致关节畸形及功能丧失。《类风关合剂治疗类风湿性关节炎的临床及实验研究》鉴于雷公藤治疗类风湿关节炎有效但不良反应较大,沈自尹教授应用补肾通络方药淫羊藿、生地、黄芪、雷公藤、乳香、没药、蜈蚣、威灵仙、益母草、鸡血藤等治疗类风湿关节炎获得疗效。缓解关节疼痛、肿胀、晨僵方面起效快,作用明显,不良反应明显少于青霉胺。治疗组自体混合淋巴细胞反应(AMLR)水平上升,HLA-DR＋细胞下降,CD4＋细胞减少,CD8＋细胞增多,CD4＋/CD8＋比值下降,T淋巴细胞对自身抗原的识别和应答能力提高,加速清除变性细胞。实验结果表明,雷公藤组免疫器官萎缩明显,免疫细胞应答能力减弱,补肾通络方药有效减轻雷公藤不良反应。骨质疏松症是骨密度和骨质量下降的全身性骨病,骨微结构破坏,骨脆性增加,容易骨折。骨质疏松症本身包括3大类症状:患者可有腰背酸痛或周身酸痛,负荷增加时疼痛加重或活动受限,严重时翻身、起坐及行走有困难。脊柱变形、骨质疏松严重者可有身高缩短和驼背。椎体压缩性骨折会导致胸廓畸形、腹部受压,影响心肺功能等。在中国医药学肾主骨髓理论指导下,沈自尹教授带领团队开展补肾治疗骨质疏松症及其机制研究,《补肾法对雌性老年大鼠骨质疏松作用的探讨》阐述雌激素下降骨吸收增加导致骨质疏松,由熟地、枸杞子、菟丝子、黄芪、党参、山药、丹参等组成的健骨冲剂,在提高雌二醇水平的同时,腰椎和股骨骨密度及最大载荷与断裂载荷等明显升高。《健骨冲剂对去势大鼠骨质疏松作用的研究》阐述,补肾健骨方药能有效改善10月龄雌性卵巢切除大鼠骨密度、屈服强度、最大载荷、断裂负荷、血钙等指标。《三种补肾中药有效成分对去卵巢骨质疏松大鼠骨髓间充质干细胞的调控作用》《三种补肾中药有效成分对皮质酮致骨质疏松大鼠骨髓间充质干细胞基因表达谱的作用》《淫羊藿苷介导MAPK信号通路促进间充质干细胞株C3H10T1/2成骨分化的体外研究》3篇论文,进一步阐述淫羊藿苷、补骨脂素、齐墩果酸3个补肾中药有效组分有效调控去卵巢大鼠或皮质酮大鼠的间充质干细胞共同作用基因,增加间充质干细胞外基质,促进生长因子相关信号通路,增加蛋白质合成,为肾主骨髓理论指导骨质疏松症治疗提供坚实可信的现代科学依据。肾主骨髓理论在中医骨伤科得以广泛运用,沈自尹教授参加施杞教授与王拥军教授团队的"973"项目,为该课题注入强劲的原创动力。

五、病证结合研究

(一)辨证论治

辨证论治是根据多方面的因素,结合疾病过去和现在的情况,找出解决当前病情且有利于今后的方法。辨证之证,不是一个症状或一个综合征,而是概括了产生疾病的各方面因素,不但包括人体内的不同因素,也包括了宇宙间各种事物影响于人体的因素,这些因素因不同体质类型的人体而表现出各种不同的证。当人体受到某些因素的影响,以致失去生理常态而出现病理改变时它所显示的现象往往并不单纯。即使同一致病因素,不同的人体也可出现不同的症状,或主要症状相同而次要症状常有不同,这是由于人的禀赋、季节、环境、生活状况等不同的关系。此外,每个人的嗜好癖爱、生活习惯等,一切都能对疾病的表现与经过发生影响。不仅如此,即使同一疾病,在同一个人身上,因时间的不同,发病情况也会有所不同,今年所发的未必就同于去年,因为今年的身体情况、生活状况、社会环境等已经不同于去年。由于病因不同,反映于人体的现象也就不同,所以中国医药学在治疗上就不是"一个病用一张方",而是不同情况予以不同处理,这就是辨证论治的特色。治疗须先定法,有法才有方,方是由药物组成的,即所谓"组药而为方,定治而为法"。定法时,必须识先后顺逆,从主客各方面来考虑。在治症、治病、治人上,识何者为急,何者为先。有时治症,症减而病减;有时治病,病愈而症除,有时治人,体强而病退。如症状剧烈,治症以解痛苦,由于痛苦减轻,患者抵抗力得以加强。治病也可以除症,如感风寒而头痛,只须发散风寒,风寒除,头痛自止。有时症病都不治而治人,如由体质差或失血而致的血虚头痛,可用补血方法,使血旺而头痛自除。临床中常见到由于身体虚弱而产生的许多病症,如果用药使身体好转病症就能改善。如单治病或治症,则病症此起彼伏,这个病刚好些,那个症又加重。有因病而造成体质衰弱的,则又须治病为主,病去以后体质才有恢复的可能。所以当病引起体弱时,以治病为主;当体弱引起疾病时,则以治人为主。在治疗上必须分清矛盾的主次,才能解决问题,否则徒劳无功。由于一种病可以显现不同的情况,为了针对不同情况进行治疗,因此产生了一病多方,又由于多种病可以显现同一类型的情况,在治疗上只需按一个类型施治,因此就产生了多病一方,这是中国医药学辨证论治的特点,它的基本条件是根据客观情况,以变应变,而且是有预见性的,是非常灵活的。对于同一种疾病,可以采用同一种治疗方法,这就是同病同治;同一种疾病在各个患者身上表现不同,根据每个患者不同的病情进行治疗,称为同病异治;各种不同的疾病,针对各种不同的病情进行治疗,称为异病异治;还有不同的病种在病理机制上相同,可以采用相同的治疗方法,称为异病同治。

(二)同病异治和异病同治

1960 年,我们将有关研究辨证论治的各个小组组织起来,试图用现代科学方法从多种疾病中找寻共同规律,发现功能性子宫出血、妊娠毒血症、神经衰弱、支气管哮喘、红斑性狼疮和冠状动脉粥样硬化 6 种疾病,现代医学认为是全然不同的疾病,当发展至某一阶段时,都可运用补肾、调整肾阴肾阳的方法提高疗效,而且所用的方法亦都类同。这一现象反映中国医药学同病异治与异病同治辨证论治科学内涵。同病异治就是一病多方,患者体质强弱不同,性别、年龄、生活环境不同,病前健康情况不同,因而病情也不相同。例如,同一感冒,在老年人和壮年人之间,在体质强壮和体质虚弱的人之间,会有不同的表现;即使同龄人,又同是体质虚弱的人,如素来呼吸道不健康与素来胃肠道不健康的人之间,其表现亦会不同。此外,严寒的冬天与酷热的夏天,潮湿的长夏和干燥的秋天,亦会使感冒的类型各异。这样,治疗原则和方药亦就不同,成为一病多方、同病异治。再从疾病的个性来看,每种病都有一定的经过和转归,在发展的过程中,又有其阶段性,阶段又各具有特殊性,因此在治疗上必须针对各个阶段的特点采用不同的治疗原则和方药,这亦是一病多方,同病异治。当支气管哮喘发作时,应该治肺以止喘;功能性子宫出血在开始出血时,应予止血。所以从病的本质和发展来说,有它同病异治的规律性;而且由于患者的本体及其他因素影响下产生了不同的特征,所以从患者来说,也有同病异治的必然性。不同的疾病在发展过程中有它各自的特征,但也有相同的阶段。病虽不同,只要它表现的特征相同,就可用同样的方法处理。尽管证候千差万殊,但都是通过人体反映出来的,它们之间必有共同类型和规律。所以,在不同疾病处于同一类型时,或当不同疾病发生于同一脏器时,或当不同阶段上显现同一脏器症状时,可以用同一种方法治疗。

(三) 辨病与辨证相结合

辨病是西医学的病,辨证是中国医药学的证。脏腑受某些病因而致病,如病因已去,针对脏腑症状治疗是有效的。如病因持续存在则单纯针对脏腑症状治疗往往无效。肺结核辨证多为肺阴虚,伴有低热、内热、咯血、舌红、脉细等,采用补肺阴、清肺热使症状好转,但对于改善结核病灶则帮助不大。吸取西医学辨病之长,从传统用于补肺、祛瘀、镇咳,如白及、黄精、丹参、百部等药物中寻找针对结核杆菌的有效成分,补充脏腑辨证的不足,这就是辨病与辨证相结合。证不只是一个症状或一个综合征,而是概括了产生疾病的各方面因素和条件,这些因素结合不同体质表现出各种不同的证。中国医药学的辨证虽从症状着手,但由于分析了症状的部位、原因、性质,如脏腑、病因、八纲、卫气营血、六经等,归纳成比症状更接近于疾病本质的证,因此区别于见痰治痰、见血止血、见热退热的对症治疗。中国医药学也有病的名称,如痢疾、消渴、黄疸,但中国医药学认识疾病基本上从证入手,辨病则是西医学的特长,因此辨证是中国医药学的证,辨病是西医学的病。辨病是西医学之长,辨证是中国医药学之长,但是它们都是从人体各个不同侧面来认识疾病的本质,因此在临床实践中往往注意了一个侧面而忽视了另一个侧面,表现为认识上的片面性与形而上学,这就是中西医各自的短处。病由于不同的条件往往表现为不同的现象,要对各种现象进行分析,找出那些真实的反映疾病特殊本质的现象,作为我们认识疾病本质的入门。辨病与辨证都要通过对各种现象的对比、分析、辨别、判断,才能抓住本质;辨病与辨证有机地结合必能达到目前中医或西医单独所不能达到的疗效。关键在于如何"辨别"现象与本质,如何把两者之长"结合"起来。在临床实践中辨病与辨证的具体步骤似以先辨病、后辨证为妥。这样做除了便于扩大思路,为患者选择以中国医药学治疗,或以西医学治疗,或以中西医结合的方法治疗,而且因为明确病理变化常带来不同的治法。如胃的癌性溃疡与良性溃疡,其症状往往差异不明显,在辨病上的出入(也就是辨别的正确与否)可以带来论治上的巨大区别。辨病与辨证相结合对于某一个病种或某一个患者,在深入了解其原因、病理、生理、生化方面的特殊变化,以及其疾病发展中证的演变,从中西医两方面的理论高度进行辨别剖析,辨病与辨证相同处找结合点,不同处取长补短。

(四) 微观辨证与辨证微观化

微观辨证是引用现代西医微观指标充实中国医药学证候辨别内容,微观地认识中国医药学辨证论治物质基础。辨证微观化是探寻中国医药学证候的微观指标,建立中国医药学辨证的微观标准。微观辨证与辨证微观化是辨病和辨证相结合认识上的一次飞跃和突破。哮喘缓解期有隐性肾虚特点,通过内分泌微观研究,哮喘即使无肾虚证的外象,也有类似于肾阳虚证的隐潜性变化——肾上腺皮质功能偏低,这是初步的辨证微观化;温阳片预防哮喘季节性发作疗效显著,免疫学微观研究发现温阳片可能有效调节细胞免疫(Ts)与体液免疫(IgE)。微观辨证是在辨证微观化基础上不断获得新的辨证内容。微观辨证不能取代宏观辨证,微观辨证弥补肉眼宏观辨证的不足,是发展提高宏观辨证水平的重要方法。微观辨证与宏观辨证相结合,必然提高传统中国医药学辨证论治能力,提高辨病和辨证相结合水平。

微观辨证在中医宏观无证可辨时显得尤为重要,辨证微观化则是将不断积累的微观辨证指标逐步充实到中国医药学宏观证候辨证,建立新的中国医药学症候标准。辨病是西医学之长,辨证是中国医药学之长,取西医学辨病之长与中医学辨证之长,古为今用,洋为中用。辨病确立病名诊断,辨其生理、生化、病理的基础;辨证也必须充实医学生理、生化、病理内容,逐步建立中国医药学证候辨证科学化,将辨证论治提高到一个新的水平。

(五)机能辨证与形态辨证相结合

从辨病与辨证相结合到宏观辨证与微观辨证相结合,在研究层次不断深入的同时,我们深刻体会到中国医药学对人体形态结构的重要性未予足够重视。不解决形态缺如这一极为重要而且根本性的问题,难以想象会有真正意义上的中国医药现代化或中西医结合医学。为此蔡定芳教授提出机能辨证与形态辨证相结合,作为继辨病与辨证相结合、宏观辨证与微观辨证相结合后的又一中西医结合研究新观点。机能辨证是指以中国医药学生理活动为依据的临床症状辨证,形态辨证是指以西医学正常解剖为依据的病理结构辨证。机能辨证与形态辨证相结合是指将传统中国医药学的证候辨证方法与现代西医病理形态变化结合起来,在针对中国医药学机能变化处方的基础上,再联系西医学形态病理用药。宏观辨证与微观辨证相结合和机能辨证与形态辨证相结合并非同一概念。前者论述的是中国医药学辨证要结合现代微观的实验室指标,虽然也包括部分形态变化,但其核心仍然在微观的机能变化。后者阐明的是中国医药学机能辨证要结合现代形态结构变化,微观的形态自不必说,宏观的形态改变如甲状腺大、关节变形、肌肉萎缩等也包括在内,其意图直指形态结构,目的是逐步将中国医药学建立在人体形态结构之上。因此,可以说是前者的补充与发展,也可以看成是中西医结合的又一思路与方法。根据机能辨证属"肝气郁结",在用柴胡疏肝饮等方基础上,应该进一步作形态辨证,若属于肝细胞肿胀坏死等则要加麻黄、桑叶、泽泻等(假设);若属于胆囊炎性改变等则应加桂枝、防风、山茱萸等(假设);若属于肝纤维化改变则应加地龙、蝉蜕、防风等(假设);若属于肝细胞癌则应加雷公藤、大黄、白术等(假设)。到底应该加什么,要通过实验与临床研究。有一点必须强调,根据形态辨证所选之药的功效再不局限此药原先范围。如加麻黄,并不是取其辛温解表、宣肺平喘、利尿消肿的作用,而仅仅是基于其有改善肝细胞肿胀坏死作用的新认识(假设)。中药的功效原本也是古人在长期的临床过程中被不断摸索、体验而认识的。为什么我们就不能在科学技术现代化的今天予以不断地充实与发展。西方医学饱尝重视形态的甜头,细胞病理学的问世,将诊断、治疗牢牢扣在形态变化之上,使临床千变万化的外在表现都成为有形可证;细菌、病毒、微生物的发现,有效地控制了危害人类的天花、鼠疫、霍乱等烈性传染病;微循环的阐明,使休克治疗得以突破性发展;器官移植、基因转录,等等,无不深深得益于形态结构的研究。中国医药学则吃尽忽视形态的苦头,过去的自不必说,就是目前许多历时长久、投资较大的中医或中西医结合研究成果,由于没有充分注意这个至关重要的问题,因而始终在变动的无形态基础的功能状态上游移,无法将成果纳入中国医药学理论体系。为了做到机能辨证与形态辨证相结合,针对形态学异常进行中西医结合临床与实验研究,不断积累,寻找规律,逐步建立中国医药学形态辨证学。

(六)论病证结合临床诊疗模式

近代中西医学论争起始于中西两个医学体系对疾病诊断的认识冲突。1931 年 3 月 17

日，中央国医馆成立大会在南京举行，陈立夫为理事长，彭养光、陆渊雷、谢利恒等 10 人为常务理事，焦易堂为馆长，陈郁、施今墨为副馆长。1933 年，中央国医馆学术整理委员会颁布《中央国医馆整理国医药学术标准大纲》《统一病名凡例》《审定病名录》，将中国医药学病名统一在西医学病名下，招致多数中国医药学人士的反对。上海中西汇通开山鼻祖恽铁樵认为：统一病名当以中名为主。中西医学基础不同，外国以病灶或细菌定名，中国以脏腑证候定名，此因中西文化不同之故。当时许多学者认为：天下事物只有一个真是，西医病名既立于科学基础上，新造病名必不能异于西医，能异于西医即不能合于科学。铁樵先生认为科学是进步的，昨日之是可能是今日已非。天下之真是原只有一个，但究此真是之方法则殊途同归，方法却不是一个。譬之算学，用数学求得得数，用代数亦求得得数，方法不同，得数同也。西方科学不是学术唯一之途径，东方医术自有立脚之点。若以西名为主名，不废中国学说，则名实不相符；若废中国学说则中医即破产，不于此则于彼，更无回旋余地。是故用中医学病名为统一病名。恽铁樵主张：中国医药学发展要引进西医学，合化产生新中国医药学。病名诊断也一样。

上海中西汇通中流砥柱陆渊雷与乃师恽铁樵相左。陆渊雷代中央国医馆拟定的《国医药学术整理大纲草案》，认为西医学病名揭示疾病本质，中国医药学以证候为病名，诸病无明确之界说，故统一病名应以西统中。要知一种疾病，只是一种事物，只许有一个理解真是，不容有两个以上俱是。故医学上古今中外种种不同之理解当从实验证明，定其一是，去其众非。例如，霍乱，中国医药学书言治法者，或主泻心等黄连剂，或主四逆、白通等姜附剂。夷考其实，则姜附剂所治者虎列拉真性霍乱，黄连剂所治者夏秋间流行之急性胃肠炎耳。又如白喉，或言白喉忌表宜养阴清肺汤，或言白喉当表宜麻杏甘石汤。夷考其实，则麻杏甘石汤所治者为实扶的里，养阴清肺汤所治者为急性喉黏膜炎、急性咽炎、扁桃腺炎等病，亦即《伤寒论》之少阴病咽痛。若二方误用，其病不死即剧。仲景之所谓伤寒，即时师之所谓湿温。仲景之所谓心下痞，即时师之所谓伤食，亦即西医之所谓胃肠扩张、胃肠炎等病。时师之所谓大头瘟，即西医之所谓丹毒。若此者不胜枚举。若要识病必须研读西医书，识了病有种种便利。例如对预后之断定，非识病则不能明确，有时识病既确，治疗上亦大有裨益。渊雷先生曾经认为中国医药学不能识病却能治病：张仲景治病的方法，只须识证，无须识病。本来识证很容易，识病却很难，中国医药学但求满足治病的需要，那难而无用的识病方法就不很注重。张仲景所著的书只教人对证用药，那些神妙的识病方法简直不提。随着中西汇通思想的深入，渊雷先生认识到，表里虚实寒热上下既辨，气血水既分，据以施治，有时而不能必效也；预后转归，有时而不能决定无差忒也。单就某一个疾病来说，病比证更接近本质。仅辨证不识病满足不了中国医药学临床需要。在意识到自己观点有失偏颇后，渊雷先生在所著《诊断治疗学》自我修正曰："诊断所以识病，治疗所以愈病。医之于病，有识之甚真而无法以施治者，西医是也。有居然治愈，实未识其为何病者，中医是也。故谓中医不识病而能愈病可也，谓中医愈病必不须识病不可也，此吾迩日之知见主张，微异乎向日者也。今后之中医亦须学识病。"中医欲识病不可不兼学西医之诊断。《苏州国医学校研究院演讲录》又曰："识了病有种种便利，例如预后之断定，非识病则不能明确。有时识病既确，治疗上亦大有裨益。"通过自纠，先生的重视西医病名诊断观点得到升华完善。

恽铁樵的以中统西不能被西医接受，陆渊雷的以西统中不能被中医接受。这是一个学术难题。

　　中华人民共和国成立后,中国医药学临床诊疗思路再次摆在全国中医中西医结合学者面前。在认真学习分析恽铁樵与陆渊雷有关病名统一问题的学术思想后,创造性地提出西医病名诊断与中医辨证施治相结合即辨病与辨证相结合学说,为中医辨证论治注入现代医学科学新鲜血液,为中国医药学发展做出重大贡献。姜春华深刻指出:"所有不同病种辨别是虚是实、是寒是热,又辨别是哪一脏哪一腑的寒热虚实,不管什么病,不是阴虚就是阳虚,不是心阴虚就是心气虚,或者肾阳虚、肾阴虚,或者肝阳旺、胃府热,或者肝脾两虚,或肺肾两虚。以此二三十个框框统治千百种不同的疾病,可谓至简至易。如果单按脏腑辨证施治是不够全面的。"西医学重视疾病诊断突出有特性治疗,中国医药学重视疾病辨证突出共性治疗,姜春华认为两者不能偏废,既要为病寻药,又要辨证论治。主张掌握运用现代科学包括现代西医知识,克服中国医药学辨证论治的局限性,提高中国医药学的临床疗效。这就是姜春华辨病与辨证相结合思想。沈自尹《论微观辨证与辨证微观化》发表在《中医杂志》1986年第2期,文章指出:"微观辨证是引进现代科学特别是现代医学的先进技术,微观地认识机体的结构、代谢和功能的特点,更完整、更准确、更本质地阐明证的物质基础,即用微观指标认识与辨别证。辨证微观化是综合多方面微观辨证信息,探寻各种证的微观标准。从微观辨证到辨证的微观化,是辨病和辨证相结合认识上的一次飞跃和突破。"蔡定芳《论机能辨证与形态辨证相结合》发表在《中国中西医结合杂志》1999年第4期。文章指出:"从辨病与辨证相结合到宏观辨证与微观辨证相结合,在研究层次不断深入的同时,提出机能辨证与形态辨证相结合,作为继辨病与辨证相结合、宏观辨证与微观辨证相结合后的又一中西医结合研究新观点。机能辨证是指以中国医药学生理活动为依据的临床症状辨证,形态辨证是指以西医学正常解剖为依据的病理结构辨证。机能辨证与形态辨证相结合是指将传统中医的证候辨证方法与现代西医病理形态变化结合起来,在针对中国医药学机能变化处方的基础上联系西医学形态病理用药。"

　　随着中西结合医学研究的深入,在陈小野《实用中医证候动物模型学》及刘建勋《病证结合动物模型拟临床研究思路与方法》两书启发下,我们提出病证结合是中西医结合临床诊疗科学模式。病证结合的病是指现代西方医学的某一疾病,病证结合的证是指中国医药学的某一证候。现代西方医学认为疾病是病因作用下人体形态或功能的异常,是损伤与抗损伤的病理生理过程。中国医药学认为证候是病因作用下阴阳失衡某一阶段的特定类型。辨病与辨证相结合观点重视了疾病的中国医药学证候特性,忽视了疾病的西医学病理生理特性。如下丘脑-垂体-肾上腺轴功能低下的"肾阳虚证"、慢性肾炎的"肾阳虚证"、支气管哮喘的"肾阳虚证"等,中国医药学辨证有某些共同之处,但它们之间的区别之处应该是主要的,特别是它们之间的病理形态改变是完全不同的。如果只着眼共性而不全力寻找其个性,只注意它们外在的机能变化现象而不把握它们内在的形态变化本质,要想达到真正认识疾病、治疗疾病是困难的。病证结合可以克服辨病与辨证相结合的局限性。西医学的不同疾病有各自特异性,某一疾病的特异性是这个疾病的本质,是西医学定义这一疾病的科学依据。西方医学极其重视疾病的诊断,有正确的诊断,才有正确的治疗,才有可能真正征服这个疾病。1817年,英国医生詹姆斯·帕金森(James Parkinson)报道一组以静止性震颤与肌张力增高并存的临床现象,1919年,Tertiakoff证实这组临床患者的病理改变特征是为黑质致密部变性,从此这种震颤麻痹定义为帕金森病正式被医学界接受。陈可冀在《珠江论坛》召开病证结合临床研究专题,阐述病证结合科学内涵,影响颇大。病证结合理论认为,恶性肿瘤在发生、发展过程中都可表现为阴虚,但是胃癌-阴虚与肝癌-阴虚及肺癌-阴虚三者之间由于病理变化不同,治疗方法及治疗推荐随之而异。胃癌是起源于胃黏膜上皮的恶性肿瘤,原发性肝癌是起源于肝脏上皮的恶性肿瘤,支气管肺癌是起源于支气管黏膜或腺体的恶性肿瘤。3种肿瘤虽然都为阴虚,都可养阴扶正,但是胃癌-阴虚应以《景岳全书》玉女煎为治疗推荐,支气管肺癌-阴虚应以《温病条辨》沙参麦冬汤为治疗推荐,原发性肝癌-阴虚应以《柳州医话》一贯煎为治疗推荐。病证结合理论进一步认为,抑郁障碍-肝气郁结与慢性胆囊炎-肝气郁结及慢性胃炎-肝气郁结三者之间虽然都为肝气郁结,都可以疏肝理气,但是抑郁障碍是中枢 5-羟色胺再摄取亢进,慢性非结石性胆囊炎是由细菌病毒感染或胆盐与胰酶引起的慢性胆囊炎性病变,慢性胃炎是不同病因引起的各种慢性胃黏膜炎性病变,病名不同,病证虽同,中国医药学治疗也应不同。抑郁障碍-肝气郁结证应以《医学统旨》柴胡疏肝散为治疗推荐,慢性非结石胆囊炎-肝气郁结证应以《伤寒论》小柴胡汤为治疗推荐,慢性胃炎-肝气郁结证应以《太平惠民和剂局方》逍遥散为治疗推荐。

1959 年原上海第一医学院成立藏象研究组,姜春华、沈自尹团队提出的辨病与辨证相结合理论指导我国中西医结合临床诊疗已经走过 60 个年头。病证结合临床诊疗模式是辨病与辨证相结合理论的突破与发展,必将继续引领我国中西结合医学临床诊疗取得更加辉煌成绩。

(姜春华 沈自尹 王文健 蔡定芳 董竞成)

第二节 中西结合内科医学

一、中西结合心血管疾病研究

(一)活血化瘀防治心血管病的进展

心血管疾病是一种中老年常见的多发性疾病,其病死亡率已居我国城市及农村病死率的首位。现代医学对于冠心病以扩冠、降脂、抗凝等为主要治疗手段,尤其介入治疗近年发展迅速,但仍未能有效解决术后再狭窄的发生。而具有中国特色的中西医结合治疗在心血管疾病的防治中起了重要的作用,在中医"血瘀证"(blood stasis syndrome, BSS)研究的基础上运用活血化瘀药物(active blood circulation herbs, ABC herbs)防治心血管疾病被认为是现代中西医结合领域所取得的最重要的成就之一。活血化瘀药物治疗冠心病心绞痛,陈可冀团队对冠心Ⅱ方(川芎、红花、丹参、赤芍、降香)进行多中心、随机双盲对照的临床研究以评价其疗效研究结果表明,此方有显著减少冠心病心绞痛发作、改善心肌缺血和血液流变性异常等作用,开创了活血化瘀药物治疗冠心病的先例。进一步的研究发现,冠心病心绞痛中国医药学病机以血瘀为主,多兼有气虚证候,根据中国医药学气血相关理论,研制出具有益气活血、通脉止痛作用的愈心痛方(延胡索、红参、三七)。基础研究表明,愈心痛胶囊具有保护血管内皮功能、减少内皮素释放、抑制血小板活化和血栓形成抗脂质过氧化损伤扩张动脉和改善心肌灌注等药理作用。临床研究显示,愈心痛胶囊可缓解冠心病心绞痛,减少硝酸甘油消耗量。通络活血干预介入术后冠心病。吴以岭团队在总结中国医药学络病理论的基础上创制的通心络(人参、全蝎、水蛭、土鳖虫、蜈蚣、蝉蜕、赤芍、冰片等)具有益气活血、通络止痛的功效,主治冠心病心气虚乏、血瘀络阻者。以通心络干预经皮冠状动脉介入治疗(PCI)术后出现缺血事件评价其在血小板高反应性(HPR)的急性冠脉综合征(ACS)患者中的疗效。该研究共入选了 136 例 HPR 的 ACS 患者,并在行 PCI 后接受双联抗血小板治疗并随机加用通心络或安慰剂。研究结果提示,在传统使用阿司匹林和氯吡格雷基础上加用通心络胶囊可以进一步降低 PRU 和高敏 C 反应蛋白水平,尤其是在携带一个 CYP2C19 无功能基因的患者中。该研究为使用活血化瘀药物治疗介入术后血小板药物抵抗提供了依据。

活血解毒降低冠心病稳定期心血管事件。陈可冀等采用病证结合方法,把心血管血栓性疾病的病理改变及临床特点与中国医药学毒邪致病起病急骤、传变迅速、直中脏腑和腐肌伤肉等特点相结合,提出心血管血栓性疾病"瘀毒"中国医药学病因学说,认为稳定型冠心病阶段其病因病机以血脉瘀阻为主。瘀久化热、酿生毒邪,瘀毒互结内蕴,日久正消邪长,毒瘀搏结、痹阻心脉,发生急性冠脉事件。临床应用清心解瘀方(黄芪、丹参、川芎、藿香、黄连)可显著减少急性心肌梗死患者 6 个月内卒中及因心绞痛等引起的再入院,改善冠心病心绞痛患者临床症状,降低血清胆固醇(TC)水平。进一步研究发现清心解瘀方可降低稳定型冠心病患者心源性死亡、非致死性心肌梗死、卒中复合终点事件的发生率,并可降低稳定型冠心病患者全因死亡、卒中及因不稳定型心绞痛、心力衰竭、恶性心律失常再入院次要终点结局的发生率,是应用活血化瘀理论改善稳定型心绞痛预后的进一步深化和发展(参考:刘玥,高铸烨,付长庚,等. 活血化瘀防治冠心病回顾与展望. 中国中医药报,2018 年 11 月 28 日 8 版)。

(二)加载野山参粉治疗慢性心力衰竭

心力衰竭的治疗经历了从改善血流动力学到抑制神经内分泌系统的经历,经过抑制交感神经系统的 β 受体阻滞剂、抑制肾素血管紧张素醛固酮系统(RASS)的血管紧张素转换酶抑制剂和醛固酮受体拮抗剂的治疗后,心力衰竭的病死率已经明显下降,而那些改善症状的强心、利尿、扩血管药物则退居二线。慢性心力衰竭患者的核心临床问题是心脏功能的下降,具体表现在射血分数(EF)的下降(舒张功能减退除外),西医学的治疗措施如肾素血管紧张素醛固酮系统(RAS)抑制剂、β 受体阻滞剂、心脏再同步化治疗(CRT),均能够提高 EF 值,改善患者症状,延长生命。然而,在西医学标准治疗下,慢性心力衰竭的患者病死率仍然较高,在 PARADIGM-HF 研究中 LCZ696 组的一级终点(心血管死亡或因心力衰竭入院)事件发生率仍高达 21.8%,治疗 12 周后的舒张功能不全心力衰竭患者 15% 有严重的不良反应。因此,最优化的标准西医学治疗仍然不能取得满意疗效,且存在一定的安全隐患。如何进一步安全有效地提高心力衰竭疗效,是个值得探索的方向和热点。上海市中西医结合学会牵头组织了慢性稳定型心力衰竭患者进行野山参粉和生晒参粉的对照研究,发现野山参和生晒参对慢性心力衰竭均有良好的作用,均可以提高 EF 值,降低生活质量评分,延长 6 分钟步行距离。慢性心力衰竭患者在标准西医治疗基础上加用野山参粉后,患者的生活质量、射血分数、6 分钟步行距离均得到显著的提高。使用野山参粉可以使生活质量积分平均降低 7.1 分,EF 值提高 5%,而 6 分钟步行距离延长 40.3 米。女性的疗效要好于男性;年龄≤65 岁的患者效果好于年龄>65 岁的患者;体质指数(BMI)低的患者射血分数和 6 分钟步行距离改善更明显,BMI 高的患者生活质量评分的改善更好。在舒张压<70 mmHg 组的心力

衰竭患者中,野山参组在改善射血分数的疗效上优于生晒参组。

(三) 柏艾胶囊治疗代谢综合征合并高血压的临床研究

高血压是最常见的严重危及人类身体健康的疾病之一,而伴有代谢综合征(MS)患者的血压达到标准的概率则更低。因此,MS 患者是高血压防控的重点。目前,临床治疗代谢综合征高血压,使用抗高血压药物主要是通过抑制 RAS 系统、调节水和盐的代谢、阻滞 β 受体、阻滞钙离子和抑制交感神经等机制起到降压作用。针对治疗代谢综合征引起的其他内分泌紊乱并发症,尚缺乏既能从改善胰岛素敏感性来治疗血压,又有较好地控制血压、维持血压稳定性、改善内分泌代谢的化学药物。因而导致代谢综合征的部分高血压患者,只能单纯地降压,而较难影响患者伴有的其他心血管危险因子,不能实现血压达标和保护靶器官的目的。复旦大学附属华山医院傅晓东教授团队开展柏艾胶囊治疗代谢综合征合并高血压的临床研究。从中国医药学的角度分析高血压病最主要的病机是肝肾阴阳失去平衡,病因主要受情志影响比较大,肝郁化火伤阴,饮食不当、劳累过度等也可伤及肝肾之阴,机体先天禀赋异常、年老耗伤阴液等均可导致该病的发生。病位主要在肝、肾,兼及脾、经络。辨证当分虚实,实证多见肝阳上亢,兼夹瘀血、痰浊、水湿等;虚证主要是肝肾阴虚。所以治当滋阴通络、活血利水、平肝潜阳、祛痰降浊。而柏艾胶囊组方中以生侧柏叶为君药,其性寒,味苦涩,归肺、肝、脾经,能清热凉血。生地黄为臣药,性寒,味甘,归心、肝、肾经,助君药加强清热活血之效,并能养阴生津,兼防血热伤阴。生荷叶其性平,味苦,归肝、脾、胃经,平肝清热,专清上焦热邪,升清健脾;生艾叶其性温,味辛、苦,归肝、脾、肾经,能通经活络。4 药共奏泻火养阴、活血化瘀之功。团队一项随机双盲多中心安慰剂对照临床试验研究提示柏艾胶囊在改善代谢综合征合并高血压患者的血压、血糖、血脂及形体学指标有效。可见柏艾胶囊具有辅助降压、降糖、降脂作用,从而有效降低了代谢综合征合并高血压患者的心血管疾病风险。其机制可能与纠正胰岛素受体缺陷、改善外周组织对胰岛素敏感性有关。

(傅晓东　王大英)

二、中西结合呼吸疾病研究

(一) 补肾益气方治疗 COPD 的研究

慢性阻塞性肺疾病(COPD),简称慢阻肺,是一种破坏性的肺部疾病,是以不完全可逆的气流受限为特征的疾病,气流受限通常呈进行性发展并与肺对有害颗粒或气体的异常炎症反应有关。COPD 不仅仅是一个单纯的肺部疾病,而且是具有广泛肺外效应的全身性疾病,包括心血管事件发生风险增高、骨骼肌耗损、骨质疏松、抑郁和焦虑、营养不良等。COPD 属于中国医药学"喘证""肺胀"的范畴。此病是多种慢性肺系疾患迁延日久不愈,肺气壅滞,痰瘀阻结,气道不畅,胸膺胀满不能敛降的一种病证。COPD 的致病因素有外感和内伤两方面。外感是风、寒、暑、湿、燥、火六淫之邪通过口鼻皮毛侵袭肺卫,肺卫不固引起肺气宣肃,通调水道功能失常而致津液凝聚成痰,壅阻肺气。内伤主要是情志不遂,肝郁化火,思虑太过,脾失健运,久病肾亏等演变为木火刑金,痰湿蕴脾、肾不纳气等证,最终累及肺、脾、肾三脏发生本病。此病多因久病肺虚,痰浊潴留,痰浊、水饮、血瘀互相影响下,再感外邪,诱使病情发作,所以本病属本虚标实证。董竞成团队经过 60 多年研究发现 COPD 临床证型往往以肺气虚、肺肾气虚、肺肾阳虚等多见,又以肺肾气虚最常见,不论发作期与缓解期,均有肺肾气虚,只是发病时肺虚明显,平时肾虚为要。肺肾气虚证是 COPD 等气道慢性炎症性疾病的常见证型,其中以肺为标,以肾为本,以气、阳为要。因此,补肾益气是治疗 COPD 的大法。

本团队于 2010 年组织大规模的多中心、随机对照临床研究对补肾益气法治疗 COPD 的疗效进行了验证,研究结果(1 级循证医学证据)表明:补肾防喘片、补肾益气方与安慰剂对照,有延缓患者肺功能 1 秒种用力呼气量(FEV₁%)下降、减少急性加重次数、降低 BODE 指数、升高 6MWT 评分的趋势。相对于安慰剂组和补肾益气方组,补肾防喘片 SGRQ 评分下降幅度最大。补肾益气方组血清中致炎因子 IL-17 显著下降,补肾防喘片组 IL-17 也有下降趋势。与安慰剂对照,补肾益气方、补肾防喘片血清 IL-1β、TGF-β 等致炎因子水平均有下降趋势。补肾益气方组比补肾防喘片组致炎因子 IL-6、IL-8 水平下降更为明显,抑炎因子 IL-10 上升趋势更为明显,血浆皮质醇升高趋势更为明显,说明补肾益气方可改善 HPA 轴功能,提高机体内在抗感染能力,重塑机体致炎/抑炎平衡机制。本团队进一步的基础研究证实,补肾(淫羊藿、熟地)、益气药(黄芪)及其复方均能抑制 COPD 大鼠气道炎症,改善气道重构,延缓或阻止 COPD 疾病的发展。其作用机制可能与激活 HPA 轴和刺激内源性激素的分泌、促进肺组织中糖皮质激素受体的表达、抑制 NF-κB 活化、恢复 HDAC2 的作用等相关。

(二)清热活血方干预 COPD 气道重塑的研究

COPD 患者支气管肺组织的炎症、损伤、修复及重构是一个不断重复进展的病理过程。气道炎症是 COPD 发病的主要原因,气道重塑是气流阻塞的主要病理基础。COPD 的气道平滑肌细胞(ASMC)在气道重塑中的作用是近年来的研究热点。ASMC 的活化和增殖是气道高反应和气道重塑的主要原因。在对 ASMC 气道重塑的作用研究中发现,Rho/ROCK 信号通路能够通过调节细胞肌动蛋白骨架的聚合状态,参与调控细胞形态维持、细胞黏附与迁移、细胞增殖与凋亡、基因转录、平滑肌收缩等多种生物学行为,介导多种平滑肌与非平滑肌功能异常相关疾病的发生机制。Rho/ROCK 信号通路是机体各组织细胞普遍存在的一条信号转导通路。Rho 激酶通过激活 ROCK 作用于气道的 ASMC,或调节细胞因子和炎性因子等的产生,从而影响气道重塑的发生和进展。COPD 属于中国医药学的"肺胀"。中国医药学认为,肺胀的本质是标实本虚,一般感邪发作时偏于标实,平时偏于本虚,标实为痰浊、瘀血,本虚以肺肾气虚为主。前人对于肺胀的治疗,多采用"平时治本,发时治标"。恽氏中西医汇通派认为 COPD 在疾病发展的某个阶段,可能偏重于标实或本虚,然而其基本病机仍是虚实夹杂,故在治疗此病时,往往采取标本同治,将补肾益气和清热活血两者有机结合起来运用于 COPD 的防治,倡导"发时治肺兼顾肾,平时治肾兼顾肺"的新治则,即 COPD 发作期以清肺活血、平喘、止咳化痰等为主,重用黄芩、赤芍、当归等,亦兼顾补肾益气,适量运用淫羊藿、黄芪等,以提高机体固有抗感染能力;COPD 缓解期注重补肾益气、健脾益气等,重用淫羊藿、黄芪等,亦兼顾清肺活血,适量运用黄芩、赤芍、当归等以持续拮抗 COPD 炎症、重塑等病理改变。清热活血法兼顾了血瘀、痰热两个方面。大量的研究表明,具有清热活血作用的中成药方剂能有效改善患者的临床症状及肺功能,一定程度上抑制大鼠炎症反应,减少肺组织细胞外基质成分的降解,改善气道重塑。本团队的相关研究发现,补肾益气药如淫羊藿、黄芪等不仅能有效纠正 COPD 引起的 HPA 轴紊乱,提高机体内在的抗感染、免疫能力、重塑机体致炎/抑炎机制平衡，而且有抗纤维和气道重构的作用，能及时截断、逆转疾病的发展，减少并发症的出现；同时亦发现清热活血药如黄芩、赤芍等均有较强的抗气道重塑作用。进一步研究表明，黄芩苷、芍药苷等组分可以通过影响 Nrf2-Keap1-ARE、RhoA/ROCK 等信号通道而抗重塑。根据这些研究成果，并结合中国医药学治肺之标不忘补肾（扶正）之本，补肾之本不忘治肺（祛邪）之标的思想，本团队在干预 COPD 急性发作期时重用黄芩等清热化痰以治标，同时给淫羊藿、黄芪等补肾益气以治本；而缓解期则重用淫羊藿、黄芪等治本，同时兼以黄芩等清热化痰药物治标，疗效显著。

（三）补肾益气方治疗支气管哮喘的研究

支气管哮喘简称哮喘，是全球范围内最常见的慢性呼吸道疾病，它是由多种细胞及细胞成分参与的气道慢性炎症性疾患。哮喘的发病率在世界范围内呈上升趋势。目前认为哮喘的发生不但受遗传因素，而且受环境因素的影响，其基本病理改变为气道炎症和气道重塑。哮喘是由多种细胞和细胞组分参与的气道慢性炎症性疾患。哮喘气道炎症形成的机制十分复杂，经典理论认为辅助性 T 细胞 1 型（Th1）/辅助性 T 细胞 2 型（Th2）细胞失衡是哮喘发病的关键机制，哮喘患者出现以干扰素为标志的 Th1 型免疫反应减弱和以 IL-4 为标志的 Th2 型免疫反应异常增强，导致 IgE 增加和气道嗜酸性粒细胞浸润，从而形成气道慢性炎症和气道高反应性。近年来又证实 Th17 细胞和调节性 T 细胞（Treg）及其代表性细胞因子 IL-17、IL-10 等与哮喘密切相关，提出 Th17/Treg 的免疫失衡也是哮喘发病机制之一。除了 Th1/Th2、Th17/Treg 等失衡以外，哮喘患者往往存在 HPA 轴功能紊乱，一方面是内源性糖皮质激素分泌相对或绝对不足，另一方面是激素分泌的昼夜节律紊乱，而所谓机体致炎/抑炎平衡机制在哮喘发病机制中的作用也越来越受到关注。目前，在哮喘治疗中，抗感染治疗是首要的，也是最基本的治疗措施。GINA 推荐采用吸入糖皮质激素控制哮喘，但其不良反应明显，经济负担较重，且停药后易复发。中医药在防治哮喘上积累了很多经验，尤其从整体上改善患者的体质，缓解症状，与现代医药合用增强疗效，减轻现代医药的不良反应等方面具有很大的优势。肺肾两虚证是哮喘、COPD 等气道慢性炎症性疾病的常见证型，其中以肺为标，以肾为本，以气、阳为要。从 20 世纪 60 年代初起，上海第一医学院藏象研究室在姜春华教授的领导下，认为哮喘"其本在肾"，在临床上采用中医补肾的药物治疗往往取得较好疗效。随后在沈自尹院士的带领下，对补肾法治疗哮喘的疗效和机制进行了进一步的研究。先后研制开发了急支糖浆（国药准字 Z50020615）、补肾防喘片（国药准字 Z50020405）、补肾益寿胶囊（国药准字 Z50020569），用于治疗支气管炎、支气管哮喘等疾病，其疗效受到广泛的认可。20 世纪 80 年代作为学科带头人的董竞成教授是我国首个认识到支气管哮喘气道炎症理论的专家之一，把激素吸入作为抗气道炎症首选治疗方法，并为普及这种理论和方法贡献了力量。在继承和发扬沈院士补肾法防治哮喘的经验基础上，经过多年临床研究发现，采用"补肾"和"益气"相结合的方法治疗支气管哮喘可提高疗效和提高撤减激素成功率。同时将宣肺法和补肾益气法有机结合，既注重改善气道局部炎症，又注重调动整体抗感染能力；提出了人类炎症性疾病时，调节"致炎/抑炎平衡机制"的重要性；提倡"发时治肺兼顾肾，平时治肾兼顾肺"，较传统"发时治肺，平时治肾"的认识有所深入；还提出了"以肾治肺""以肺治肾"等新治则与新治法。开发了院内制剂气道稳定剂。2010 年开始组织大规模的多中心、随机对照临床研究对补肾益气法治疗支气管哮喘的疗效进行了验证。

并科学阐释了补肾益气法治疗支气管哮喘的疗效、作用机制以及物质基础。

（四）维药罗欧咳祖帕治疗支气管哮喘的研究

罗欧咳祖帕在维吾尔医民间广泛应用于异常黏液质证型所引起的呼吸系统疾病，具有温肺平喘、止咳化痰作用，主要用于哮喘、咳嗽及顽痰。该复方由神香草、鸢尾根、蜂蜜组成，组成简易、效果显著。《拜地依药书》（维吾尔译文）记载："该方由神香草、鸢尾根组成，有止咳化痰、消炎平喘之效，用于胸膜炎、肺炎、哮喘、百日咳等疾病。"《药物宝库大全》记载："该方由硬尖神香草、喜碱鸢尾根组成，用小茴香露剂同服，有益肺止咳、通畅呼吸、平喘除哮等效，用于异常黏液质所引起的哮喘、咳嗽、顽痰等疾病。为验证罗欧咳祖帕的临床疗效，本团队联合国内 5 家单位开展了多中心、随机、双盲、安慰剂对照的临床研究，共纳入支气管哮喘病例 218 例，服用罗欧咳祖帕 8 周后，与安慰剂相比较，罗欧咳祖帕组可显著减少患者急性发作次数，改善患者的哮喘控制水平，改善维医证候评分，改善肺功能 PEF，改善患者日间哮喘症状，提高哮喘生活质量。罗欧咳祖帕组对 IL - 2、IL - 4、IL - 5、IL - 13、IL、17、IL - 33 等致炎因子的产生具有较明显的抑制作用，与罗欧咳祖帕模拟剂组比较，有下降水平趋势，而 IFN - γ、IL - 10 则有升高趋势，其作用机制推测可能与恢复 Th1/Th2 平衡有关。这是维药罗欧咳祖帕治疗支气管哮喘的首个随机对照试验（RCT）研究，为维药防治支气管哮喘提供了充分的循证医学依据。

（董竞成　吕玉宝）

三、中西结合消化系统疾病研究

（一）旋覆代赭汤治疗反流性食管炎研究

反流性食管炎（reflux esophagitis, RE）属于胃食管反流病（gastroesophageal reflux disease, GERD）的范畴，是指由于胃、十二指肠内容物反流入食管引起食管黏膜损伤的疾病。典型症状表现为反酸、胃灼热、胸骨后不适，非典型症状表现为咽喉炎、哮喘、咳嗽等。胃镜下表现为食管黏膜不同程度的损伤。天津中医药大学袁红霞教授团队开展旋覆代赭汤治疗反流性食管炎临床与实验研究。多个随机对照试验研究表明：①旋覆代赭汤加减可以改善 RE 患者的临床积分和内镜积分、胃镜改变、病理学改变，且长期疗效（复发率）稳定；②旋覆代赭汤加减能够有效降低食管 pH 值，调节血浆胃动素和血清胃泌素水平的作用；③旋覆代赭汤加减联合泮托拉唑可以改善脾虚湿阻证重度反流性食管炎患者的症状积分、胃镜积分，降低复发率。动物实验研究表明旋覆代赭汤具有以下作用：①增强胃窦黏膜胃泌素的表达，可促进食管下端括约肌（LES）功能的恢复，增加 LES 的压力；②提高血浆胃动素水平，从增加 LES 的压力，促进胃排空，防止反酸；③通过影响食管组织及血浆舒缩神经递质合成酶如 ChAT 及一氧化氮合成酶（NOS）活力，改善食管组织的舒缩功能；④通过提高 RE 模型大鼠血清 FT_4、TSH 浓度，促进大鼠食管肌条的收缩幅度、收缩频率；⑤通过调节食管及血浆 TNF - α 水平，干预炎症反应过程，改善食管组织的炎症反应和舒缩功能；⑥通过提高 RE 大鼠食管黏膜细胞膜 $Na^+ - K^+ - ATP$ 酶及 $Ca^{2+} - Mg^{2+} - ATP$ 酶活性，从而保持食管黏膜细胞完整性，减轻黏膜损伤；⑦提高食管组织线粒体中 SDH 的活性，促进线粒体能量代谢，增加线粒体数量，减少线粒体结构及食管黏膜损伤；⑧降低增殖细胞核抗原

(PCNA)在食管黏膜中的表达,从而抑制食管黏膜上皮的过度增殖;⑨降低 RE 模型大鼠食管黏膜细胞周期蛋白(cyclin 增值细胞核抗原 D1 的表达);⑩提高 RE 模型大鼠内源性抗感染因子 IL-10 的含量。

（二）化浊解毒和胃方治疗慢性萎缩性胃炎胃癌前病变研究

慢性胃炎是由多种原因引起的胃黏膜的慢性炎性反应,是消化系统常见病之一,我国目前一般分为非萎缩性胃炎(浅表性胃炎)和萎缩性胃炎两大类。慢性萎缩性胃炎(chronic atrophic gastritis, CAG)是消化系统常见病与疑难病,指胃黏膜上皮遭受反复损害导致固有腺体的减少,伴或不伴纤维替代、肠腺化生和(或)假幽门腺化生的一种慢性胃部疾病。一般认为,慢性萎缩性胃炎列为胃癌的癌前状,伴有中重度肠上皮化生及不典型增生者称为癌前病变,与胃癌发生有明显的关系。河北省中医院李佃贵教授团队开展化浊解毒和胃方治疗慢性萎缩性胃炎胃癌前病变临床与实验研究。多个随机对照试验研究表明化浊解毒和胃方具有以下作用:①明显缓解患者的临床症状;②促进胃黏膜的修复,有效逆转肠化生和胃黏膜萎缩;③刺激慢性萎缩性胃炎胃癌前病变患者胃黏膜的分泌功能,提高胃液总酸度和游离酸的含量,恢复和促进胃的分泌、运动和消化功能;④有效控制幽门螺杆菌(Hp)感染;⑤通过降低胃液中乳酸及亚硝酸盐的含量和胃液及血清中癌胞抗原(CEA)、CA19-9、CA72-4、CA125 的含量,阻止胃癌前病变的进一步发展。动物实验研究表明化浊解毒方具有以下作用:①明显提高慢性萎缩性胃炎大鼠胃动素含量,改善胃排空和小肠推进作用;②通过调节胃黏膜组织 CyclinD1、PTEN mRNA 的表达,从而改善和逆转癌前病变大鼠胃黏膜的病理改变;③降低胃黏膜病变组织 HIF-1α、血管内皮生长因子(VEGF)、环氧酶-2(COX)-2 等的表达来抑制新生血管生成,从而控制肿瘤的生成和生长速度。

（三）清肝活血方治疗酒精性肝病研究

酒精性肝病是因长期过量饮酒导致的肝细胞结构异常和(或)功能障碍性疾病。初期通常表现为脂肪肝,可发展成酒精性肝炎、酒精性肝纤维化和酒精性肝硬化,严重酗酒时可诱发广泛肝细胞坏死甚至肝衰竭。上海中医药大学附属龙华医院季光教授研究团队开展清肝活血方治疗酒精性肝病临床及实验研究。多项随机对照研究表明清肝活血方具有以下作用:①可以改善酒精性肝病患者食欲减退、恶心、呕吐、黄疸等症状和体征;②改善酒精性肝病患者 ALT、AST、GGT 等肝功能指标;③改善酒精性肝病患者降低 TG、VLDL 等血脂指标;④改善酒精性肝病患者 LN、PⅢP、HA 等肝纤维化标志物指标;⑤改善酒精性肝病患者 IL-1、IL-6、TNF 等细胞因子。动物实验研究表明清肝活血方对酒精性肝病模型大鼠的作用机制:①提高 ADl 活性及 ADH 与 YPIIlE1 mRNA 的表达;②抑制 IL-1、IL-6、TNF-α、TGF-α 的升高;③抑制肝组织 P-ERK、NF-κB 表达。动物实验研究表明清肝活血方可以改善酒精性肝纤维化模型大鼠肝功能,减轻纤维化程度,其作用机制可能是:①抑制酒精性肝纤维化大鼠肝星状细胞(HSC)的增殖,促进活化 HSC 凋亡;②上调基质金属蛋白酶-2,9(MMP-2,9)、下调 1 型基质金属蛋白酶抑制物(TIMP-1),从而促使纤维组织降解,而阻止肝纤维化的形成和进展;③提高尿激酶型纤溶酶原激活物(urokinase-type plasminogen activator, uPA),降低纤溶酶原激活物抑制物-1(plasminogen activator inhibitor-1, PAI-1)表达,促进细胞外基质降解,从而阻止肝纤维化的形成和进展。

(四) 补肾方(颗粒/冲剂)治疗慢性乙型肝炎研究

肝发生炎症及肝细胞坏死持续 6 个月以上称为慢性肝炎,可由乙型、丙型及丁型肝炎病毒感染引起。由乙型肝炎病毒(HBV)引起的慢性肝炎称为慢性乙型肝炎(chronic hepatitis B, HVB),既往有乙型肝炎病史或 HBsAg 阳性超过 6 个月,现 HBsAg 和(或)HBV DNA 仍为阳性者,可诊断为慢性 HBV 感染。在我国,慢性乙型肝炎是引起肝硬化、原发性肝癌的重要原因。青壮年男性居多,起病隐匿或缓慢,病情起者可无明显症状。常见症状为全身不适、乏力、食欲不振、肝区不适中疼痛,体检可有面色晦暗、巩膜黄染、肝掌及蜘蛛痣、肝大、脾大,还会出现皮肤病变、关节炎、胸膜炎、肾小球肾、结肠炎、血管炎等肝外表现。病情严重时,可有腹水、下肢水肿、出血、肝性脑病等。慢性乙型肝炎治疗主要包括抗病毒、免疫调节、抗感染和抗氧化、抗纤维化、对症治疗,其中抗病毒治疗是关键。上海中医药大学附属曙光医院高月求教授团队开展补肾方治疗慢性乙型肝炎的临床及实验研究。多项随机对照试验研究表明,补肾方(颗粒/冲剂)具有以下作用:①可以改善慢性乙型肝炎患者胁肋疼痛、腹胀、恶心、纳呆、腰膝酸软、便溏等症候;②可使 HBeAg、HBV DNA 阴转,联合干扰素对于慢性乙型肝炎患者的 HBV DNA 具有更好的抑制作用;③通过降低外周血 T 细胞表达的免疫效应分子,减少对肝细胞的细胞毒作用,保护受损的肝脏;④减少 NK 细胞表达的免疫效应分子,减少其对肝脏的细胞杀伤作用;⑤增强 IL-2、IFN-γ 等 Th1 型细胞因子的表达,抑制 IL-6、IL-10 等 Th2 型细胞因子的表达,从而调控 Th1/Th2 的平衡;⑥可以上调 RIG-I、MDA-5 和 MAVS 的表达,下调 LPG2 的表达,进而上调并活化 IRF-3,诱发和促进 IFN-β、TNF-α 的表达,从而发挥抗病毒作用。动物试验研究表明,补肾方具有以下作用:①能降低刀豆素 A(ConA)诱导的慢性肝损伤小鼠模型肝功能血清学指标、减轻肝脏病理改变,降低肝细胞的炎性坏死程度,减少肝组织炎性细胞的浸润;②通过调整模型小鼠中肝脏内浸润的 Th1、Th2 细胞数目,提高 Th1/Th2 的比值。

(五) 疏肝健脾方治疗肠易激综合征研究

肠易激综合征(irritable bowel syndrome, IBS)是肠道动力学与内脏感觉异常的胃肠功能性疾病,是指一组包括有腹部不适或疼痛,同时伴有排便习惯改变(腹泻、便秘)、粪便性状异常(稀便、黏液便或硬结便)等临床表现的综合征,症状持续存在或间歇发作。按罗马Ⅲ标准,IBS 分为腹泻型(IBS-D)、便秘型(IBS-C)、腹泻便秘交替型(IBS-A)、不确定型(IBS-U),其中以腹泻型最为常见。首都医科大学附属北京中医医院张声生教授团队开展疏肝健脾方治疗肠易激综合征的临床及实验研究。多项随机对照试验研究表明健脾疏肝方具有以下作用:①可以改善 IBS-D 患者腹痛、腹胀、便急迫、倦怠等症状;②能提高 IBS-D 患者生活质量。如汉化版《IBS-QOL 专用量表》中焦虑不安、行为障碍、躯体意念、挑食、健康忧虑、社会反应、性行为、人际关系等 8 个维度评分方面均有不同程度的改善;《SF-36 量表》中生理功能、生理职能、躯体疼痛、活力、社会功能、情感职能、精神健康、总体健康等 8 个维度评分均有不同程度的改善。动物实验研究证实疏肝健脾方具有以下作用:①降低 IBS-D 模型大鼠粪便含水量;②降低内脏敏感性,如可以降低直结肠球囊扩张刺激时腹壁撤退反射(abdominal withdrawal reflex, AWR)评分及腹外斜肌肌电(electromyography, EMG)积分变化率;③通过调节 IBS-D 模型大鼠结肠神经生长因子(NGF)及其受体 TrkA、P75 表达,改善内脏敏感性;④调节胃肠激素,如明显降低 IBS-D 模型大鼠血浆胆囊收缩素

(CCK)、生长抑素(SS)、5-HT 含量；⑤降低 IBS-D 模型大鼠结肠肥大细胞数目，P 物质(SP)、5-羟色胺(5-HT)的含量，5-HT3AR 及 5-HT3BR 的表达，提高 5-HT4R 的表达；⑥通过对位于 IBS-D 模型大鼠结肠上皮顶膜的囊性纤维化跨膜调控性 Cl^- 通道，以及位于基底膜的 Na^+-K^+ 泵、钠钾氯共转运体、钠碳酸氢根共转运体、Cl^-/HCO_3^- 交换器和基底膜 K^+ 通道的作用，调节大鼠结肠黏膜由 5-HT 引起的跨上皮电活动。

(张天嵩)

四、中西结合肾脏疾病研究

(一)益气活血化湿方案治疗膜性肾病多中心前瞻性临床研究

膜性肾病属难治性肾病，是成人肾病综合征中最常见的原因之一，膜性肾病患者中75%～85%有肾病程度的蛋白尿，40%～60%的患者在 5～20 年内发展为终末期肾衰竭。对膜性肾病的治疗，现代医学仍缺乏较为公认且行之有效的治疗方案，目前国际上普遍采用的激素＋免疫抑制剂的方案，但相应疗效不稳定、不良反应大，且治疗成本昂贵。

上海中医药大学附属龙华医院肾病科自 20 世纪 80 年代起，在陈以平教授的"微观辨证"理论的指导下，通过对 20 余年临床经验的提炼以及课题组反复临床验证与总结，在国家十一五科技支撑计划的资助下，采用多中心、随机、1：1 平行对照的临床研究方法观察中国医药学"益气活血化湿"综合方案治疗表现为肾病综合征的原发性膜性肾病的临床疗效。该方案可以降低膜性肾病患者尿蛋白，提升血浆白蛋白，在保护和改善膜性肾病患者功能方面，该方案明显优于激素＋CTX 方案。"益气活血化湿"方案抓住膜性肾病的主要证型——脾虚湿蕴兼夹血瘀，设立主方——参芪膜肾颗粒，同时又兼顾到常见的兼证——湿热证、肾气虚证、肾阳虚证加减用药，该方案简单明了，可实施性强，有效降低膜性肾病患者血清肌酐水平，提高肾小球滤过率(GFR)，且这种对肾功能的保护作用是独立于降蛋白尿作用之外的，延缓膜性肾病(MN)患者进入终末期肾衰竭的进程。

(二)中西医结合特色的重症 IgA 肾病规范化治疗方案

肾风(IgA 肾病)是世界范围内最常见的原发性肾小球肾炎，由 IgA 肾病引起的慢性肾衰竭是临床上常见的原因，现代医学对 IgA 肾病尚无理想的治疗方案，中医药治疗分单方、分型论治、分期施治及中西医结合治疗，但目前尚缺有效的治疗手段。2007 年，上海中医药大学附属龙华医院肾病科的《IgA 肾病气阴两虚证多中心临床研究及其分子机制》获得中国中西医结合学会科学技术一等奖。在此基础上，2008 年，上海中医药大学附属龙华医院肾病科团队观察了 114 例肾穿刺明确诊断为 Lee 分级≥Ⅲ级、血肌酐≤265 μmol/L 的原发性IgA 肾病，其中 Lee 分级Ⅲ级的患者 42 例，Ⅳ级的患者 38 例，Ⅴ级的患者 34 例。全部患者在接受中医药治疗后均按病情变化对激素及免疫抑制剂进行不同程度分阶段性地减药、停药。结果表明该诊疗方案对中、重症 IgA 肾病患者的肾功能有一定的保护，但其保护作用的大小亦取决于患者的肾活检病理分级轻重以及其开始治疗时的肌酐水平情况。2010 年起，上海中医药大学附属龙华医院肾病科牵头开展了"中西医结合治疗重症 IgA 肾病规范化方案的研究"。该课题的研究目的在于形成具有中西医结合特色的重症 IgA 肾病规范化治疗方案。2010 年 6～8 月期间，在完成重症 IgA 肾病的古今文献检索工作的基础上，采用德尔菲法评价中医肾科专业专家对于重症 IgA 肾病的中医证型规范化研究的观点,并在回收调查表后进行分析利用。同时还在既往研究基础上,通过文献调研,吸收国内外各种治疗方案的长处,采用多中心、双盲随机对照法进行重症 IgA 肾病的规范化治疗研究。通过流行病学调查方式和统计分析,进行中国医药学辨证的规范化研究,以提高中国医药学辨证的统一性与客观性。应用尿液蛋白质组学和代谢组学技术,寻找可判断疗效的更敏感的生物标志物,建立更科学的疗效判断标准。通过该课题的研究最终将形成易于推广且具有高级别循证医学证据的中西医结合治疗重症 IgA 肾病的规范化方案。

(三) 黄芪牛蒡子系列方治疗糖尿病肾病

消渴肾(糖尿病肾病)是糖尿病常见而难治的微血管并发症,由糖尿病肾病引起的肾衰竭已成为糖尿病患者的主要死因之一。患者一旦进入糖尿病 IV 期即临床糖尿病肾病期,治疗极为困难,西医缺乏有效的治疗方法,肾功能往往快速恶化并很快进入终末期而需要肾脏替代治疗,病程呈现不可逆性。上海中医药大学附属龙华医院肾病科在“十一五”重点专科建设期间针对 IV 期糖尿病性肾病(DN)的治疗与疗效展开了观察,回顾性分析了 63 例 IV 期 DN 患者,治疗 8 周后,24 小时尿蛋白定量及血肌酐降低;71 例 V 期 DN 患者(治疗前血肌酐＞110 $\mu mol/L$ 者),治疗 8 周后血肌酐也降低,均有统计学意义。2009 年,根据上海中医药大学附属龙华医院肾病科陈以平教授的经验方——肾 8 方(黄芪牛蒡子系列方)治疗 IV 期糖尿病肾病的疗效,该研究采用前瞻性队列研究方法,将 67 例 IV 期糖尿病肾病病例分为治疗组(35 例)与对照组(32 例),对照组给予西医常规疗法治疗,治疗组在西医常规疗法基础上予陈氏糖肾方口服,两组疗程均为 12 周;观察两组西医疗效、中医证候疗效以及治疗后 24 小时尿蛋白定量、血浆白蛋白、血清肌酐、糖化血红蛋白等指标的变化情况。结果发现:治疗组治疗后 24 小时尿蛋白定量、血清肌酐明显降低($P<0.05$),血浆白蛋白明显升高($P<0.05$);对照组治疗后血清肌酐水平较治疗前明显升高($P<0.05$),其余指标无明显变化($P>0.05$);组间治疗后比较,24 小时尿蛋白定量和血清肌酐(Scr)差异有统计学意义($P<0.05$)。由此证实,陈氏肾 8 方结合西医常规疗法能够有效延缓 IV 期糖尿尿肾病进入终末期肾病(ESRD)的进程。《黄芪牛蒡子系列方治疗糖尿病肾病的临床与基础研究》获得中国中西医结合学会科学技术奖一等奖。

(四) 斡旋三焦法治疗慢性肾病的临床应用与机制研究

膜性肾病(MN)、IgA 肾病(IgAN)及糖尿病肾病(DN)是影响慢性肾脏病(CKD)预后的 3 大难治性肾病。MN 属难治性肾病综合征,有 30%～40% 的患者会发展成为尿毒症,激素及免疫抑制治疗毒性和不良反应大,效果不理想;IgAN 是我国导致尿毒症的首位病因,目前缺乏良好的治疗手段;DN 是导致尿毒症的第二位病因,早期诊断易被忽视,而一旦进入临床蛋白尿期,病变呈不可逆性进展,中晚期糖尿病肾病治疗难度大,成为临床治疗的难点。

中国医药学理论认为,三焦是水液代谢之通道,与肺、脾、肾三脏相关。一旦三焦气化失司,升降失常,导致湿、热、痰、瘀等病理产物,可造成肾络受损,促进 CKD 的发生与发展。基于这一认识,上海中医药大学附属龙华医院肾病科陈以平教授团队在数十年临床实践基础之上,通过累计 3 006 例系列临床研究,总结提炼出“斡旋三焦”理论;根据不同疾病的病机特点,形成了系列专方专药,极大提高了难治性肾病的临床疗效,丰富了中医肾病学的理论体系。历时 30 余年,陈以平教授团队先后采用多种临床研究方法,累计完成 929 例临床研究,证实了中药治疗膜性肾病(MN)的安全性及有效性,构建了中医综合方案,并确立了核心处方——"参芪膜肾方",为后续研究及新药开发奠定了坚实的基础。其开展的参芪膜肾颗粒治疗 MN 的随机、对照、多中心临床研究,受试者来自全国 7 个临床研究中心,共计 190 例。研究结果证明,参芪膜肾颗粒与西药经典治疗方案一年的疗效相当,但具有不良反应小、可改善肾功能的优势。该成果发表于《美国肾脏病杂志》,成为国内首篇在国际肾病权威杂志发表的中药复方治疗 CKD 临床研究报道,为中医药治疗难治性 CKD 获得国际认可做出了重大贡献。陈以平教授团队创建了"疏利三焦法"论治中重症 IgA 肾病,形成了系列专方,累计完成 1 136 例临床研究,证实可显著提高临床疗效。利用系统生物学手段,该团队发现了阴虚证 IgAN 的遗传背景,证实滋补肝肾法可以上调 S1P 受体表达,抑制 CTGF 表达,最终实现肾脏保护的目的。

(陈　煜)

五、中西结合神经疾病研究

(一)祛风通络方药治疗急性缺血性脑卒中研究

急性缺血性脑卒中(acute cerebral ischemic stroke,ACIS)是脑动脉急性闭塞导致的脑组织梗死。脑组织因缺血、缺氧导致局限性神经功能缺损,主要症状如头痛、头昏、头晕、眩晕、恶心、呕吐、运动性或感觉性失语甚至昏迷。脑神经症状如双眼向病灶侧凝视、中枢性面瘫及舌瘫、假性延髓性麻痹(如饮水呛咳和吞咽困难)。躯体症状如肢体偏瘫或轻度偏瘫、偏身感觉减退、步态不稳、肢体无力、大小便失禁等。中国医药学治疗脑卒中(中风)有悠久历史与丰富经验。《黄帝内经》《伤寒杂病论》《神农本草经》3 大经典著作及历代中国医学文献都认为中风病是风中脑络,因此,祛风通络方药是治疗急性缺血性卒中的主流方药。

复旦大学附属中山医院蔡定芳教授团队长期以来开展祛风通络方药治疗急性缺血性卒中临床与实验研究。一项随机双盲多中心安慰剂对照临床试验研究表明:小续命汤有效提高急性缺血性卒中发病第 90 天改良 Ranking 0~2 级 3 个百分点。实验研究提示祛风通络方药具有以下作用:①改善脑缺血大鼠神经功能缺损评分;②减少脑缺血大鼠梗死体积;③改善脑缺血大鼠血-脑屏障;④保护脑缺血损伤大鼠神经元;⑤减少脑缺血损伤大鼠星形胶质细胞凋亡;⑥减少脑缺血损伤大鼠血管内皮细胞凋亡。进一步作用机制研究提示:祛风通络方药可能通过线粒体 P53 通路保护脑缺血大鼠神经元;可能通过 STAT3 信号通路保护胶质细胞;可能通过 HMGB1 - TLR4 - NF - κB 通路保护血管内皮。祛风通络方药保护脑缺血大鼠神经血管单元确切机制目前正在深入研究中。

(二)生地大黄汤治疗急性出血性卒中研究

急性出血性脑卒中(acute cerebral hemorrhagic stroke)是非外伤性脑实质内血管破裂出血,占全部脑卒中的 20% 左右。高血压性脑出血常发生于 50~70 岁,男性略多,冬春季易发,通常在活动和情绪激动时发病,出血前多无预兆,半数患者出现头痛并很剧烈,常见呕吐,出血后血压明显升高,临床症状常在数分钟至数小时达到高峰,临床症状体征因出血部位及出血量不同而异,基底核、丘脑与内囊出血引起轻偏瘫是常见的早期症状;少数病例出现病性发作,常为局灶性;重症者迅速转入意识模糊或昏迷。发生的原因主要与脑血管的病变有关，即与高血脂、糖尿病、高血压、血管的老化、吸烟等密切相关。急性期病死率为30％～40％，幸存者多数留有不同程度的运动障碍、认知障碍、言语吞咽障碍等后遗症。无论阻止继续出血，还是清除血肿或促进血肿吸收，现代医学各种治疗措施在过去的 20 年里并没有改善脑出血病死率与致残率。

复旦大学附属中山医院蔡定芳教授团队开展生地大黄汤治疗急性出血性卒中临床与实验研究。脑出血后机体为了清除血肿必然启动纤溶系统。继发纤溶亢进是机体重要的抗损伤过程。然而这种抗损伤本身又造成中枢神经的损伤。脑出血后继发纤溶亢进是一把双刃剑：单纯地抑制纤溶可能导致血液的高凝状态进而影响血肿的吸收；一味地促进纤溶可能造成脑组织更大程度的损伤。理想的治疗方法应该是在不影响血肿溶解的基础上减少继发纤溶带来的脑损伤。单味大黄或生地大黄汤治疗急性出血性卒中有较好的临床疗效。孙思邈《千金翼方》曰："药用生地黄、生大黄二味，治疗各种出血性疾病，谓疗十十瘥，神验不传方。"《济生方·血证门》曰："夫血之妄行也，未有不因热之所发，盖血得热则淖溢，"提示急性出血性卒中病理机制为火热迫血妄行。而清热以凉血，止血不留瘀的急性出血性卒中治疗原则成为中西医结合领域专家的共识。生地大黄汤不仅是治疗血证的经世名方，而且还是治疗血证的著名药对。生地黄甘寒凉血散血，止血不留瘀；生大黄苦寒清热活血，祛瘀不动血。地黄得大黄，凉血以散血，止血而不留瘀；大黄得地黄，清热以安血，祛瘀而不耗血。生地大黄汤治疗急性脑出血，共奏清热祛瘀、凉血止血之功用。临床上，大黄是治疗急性脑出血的常用药物，其泻热毒、破积滞、行瘀血，可改善血液循环，降低颅内压，减轻脑水肿。而清热凉血止血的生地也被证实可有效降低急性出血性卒中患者病死率及致残率。张锡纯《医学衷中参西录》以单味大黄治疗脑出血，我们用单味大黄及生地大黄汤治疗急性出血性卒中机制的研究结果表明：大黄及生地大黄汤改善急性脑出血大鼠血脑屏障，抑制 $AQP-4$ 基因转录和翻译，抑制 tPAmRNA 及 PLGmRNA 表达，改善血肿周围神经元线粒体超微结构的病理变化。

（三）补肾养肝方药延缓帕金森病病程进展研究

帕金森病（Parkinson's disease，PD）是黑质-纹状体变性引起的退行性运动障碍疾病。主要病理特征是脑黑质、蓝斑及迷走神经背核等处色素细胞退行变性，多巴胺递质生成障碍，多巴胺能与胆碱能系统平衡失调。以静止性震颤、运动迟缓、肌张力增高及姿势维持障碍为主要临床特征。帕金森病研究难点之一是无法阻止病程进行性进展。复旦大学附属中山医院蔡定芳教授团队开展补肾养肝方药延缓帕金森病病程进展临床与实验研究。随机双盲多中心安慰剂对照临床研究表明：补肾养肝方药可以有效延缓早中期帕金森病病程进展。进一步研究补肾养肝方药延缓帕金森病病程进展作用机制发现：补肾养肝方药及单味肉苁蓉有效改善 6 羟多巴-帕金森病大鼠模型、MPTP-帕金森病小鼠模型、MPP^+ SH-SY5Y-帕金森病细胞模型行为学，酪氨酸羟化酶、酪氨酸羟化酶 mRNA、黑质致密部多巴胺能神经元数量、α-突触核蛋白表达，脑纹状体酪氨酸羟化酶阳性纤维表达以及黑质 TH 神经元数量，帕金森病细胞模型的细胞生存率与 $GADD$153 基因与蛋白表达，TH 与小胶质细胞特异表达补体 C3 受体，胶质细胞源性神经营养因子受体 α1，等等。提示补肾养肝方药能有效延缓帕金森病的神经变性，并与左旋多巴具有协同作用，可减轻长期应用左旋多巴引起的运动并发症。通过上述研究，明确将帕金森病定位于中国医药学肝肾，病机是肝肾不足，治疗策略是补肾养肝,治疗推荐是地黄饮子,有效药物是肉苁蓉及其提取物。国际著名神经病学专家水野美邦教授指出 21 世纪帕金森病的研究重点是如何缓减帕金森病进行性进展。我国中西结合帕金森病研究应该沿着这一国际目标不懈努力。

（四）滋水清肝饮治疗抑郁障碍研究

抑郁障碍是心境障碍疾病,以显著而持久的心境低落为主要临床特征。抑郁发作诊断标准:发作至少持续 2 周。核心症状:①抑郁心境;②兴趣丧失或缺乏乐趣;③精力不足或过度疲劳。附加症状:①自信心丧失和自卑;②无理由的自责或过分和不适当的负罪感;③反复出现想死或自杀念头或自杀行为;④思维或注意力降低如犹豫不决或踌躇;⑤精神运动性改变如激越或迟滞;⑥任何类型的睡眠障碍;⑦食欲减退或增加伴体重变化。躯体综合征:①兴趣丧失或失去乐趣;②情感反应缺乏;③比通常早醒 2 小时以上;④早晨抑郁加重;⑤明显的精神运动性抑制或激越的客观证据;⑥食欲明显丧失;⑦过去 1 个月内体重减轻 5％以上;⑧性欲明显丧失。抑郁障碍患者 75％～80％多次复发。抑郁复发是指发作期抑郁障碍经治疗后临床症状完全缓解痊愈进入巩固期或维持期后,抑郁症状再次复发。抑郁复燃是指发作期抑郁障碍经治疗后临床症状尚未完全缓解而发作期抑郁症状再次加重。抑郁障碍痊愈后 6 个月,有 20％患者可能复发,50％～85％的抑郁症患者在一生中至少有一次复发,抑郁复发时间不定,通常为 2～3 年。复发复燃是抑郁障碍的治疗难点。上海中医药大学附属曙光医院蔡定芳教授团队开展滋水清肝饮治疗抑郁障碍研究。滋水清肝饮见高鼓峰《医宗己任篇》,由生地、丹皮、茯苓、山药、萸肉、泽泻、柴胡、枣仁、当归、白芍、栀子、甘草组成。抑郁障碍巩固期治疗一般为 4～9 个月,在此期间患者病情不稳定,复燃风险较大。抑郁症慢性化和(或)反复发作的患者,完成了巩固治疗期并且没有复发,就进入维持治疗期,维持期治疗目的是防止敏感患者再次出现抑郁症发作。蔡定芳教授团队修订撰写的《抑郁症中医治疗指南》指出:抑郁障碍巩固治疗期治疗或维持治疗期属中医肾虚肝郁证型为主,推荐滋水清肝饮随证加减,有望减少抑郁障碍的复发或复燃。目前,在我国获得国家食品药品监督管理总局正式批准治疗抑郁症的药物还包括中草药,主要治疗轻中度抑郁症。贯叶连翘又名圣约翰草,圣约翰草提取物片是从中草药圣约翰草提取的一种天然药物,其主要药理成分为贯叶金丝桃素和贯叶连翘,适用于治疗轻中度抑郁症。疏肝解郁胶囊由贯叶金丝桃与刺五加制成的中成药胶囊制剂,治疗轻中度单相抑郁症属肝郁脾虚证者。巴戟天寡糖胶囊是中药巴戟天提取的天然药物,治疗轻中度抑郁障碍中国医药学辨证属于肾阳虚证者。

（蔡定芳）

六、中西结合内分泌疾病研究

基于"同病类证"理论的代谢综合征组分疾病中西医结合防治策略:代谢综合征以中心性肥胖、血压、血糖升高以及血脂异常等心脑血管病高危因子集聚一身为特点,因其患病率高、心血管风险高而成为全球性的重大公共卫生问题。目前,西医治疗的薄弱环节:①对代谢综合征基本病理环节胰岛素抵抗和肥胖缺乏安全有效的治疗药物。②降压、降糖和调脂药物有重要治疗作用,但主要针对单一疾病,缺乏对多重危险因子综合干预的力度;且在肥胖和胰岛素抵抗未控制的情况下,患者对药物治疗反应差。③缺乏提高纤溶活性药物来改善代谢综合征的高凝状态;对伴随的炎症反应他汀类虽有作用,但长期服用可能引起血糖升高。

复旦大学附属华山医院王文健教授团队长期以来开展代谢综合征组分疾病中西医结合防治研究。

(1)创新性地提出"同病类证"的病证关系理论和"同病类治"的中西医结合治疗思路,借鉴现代医学对疾病的科学认识来探索中医的临床路径:从西医学的发病机制挖掘中国医药学的"核心病机",从疾病的基本病理改变及临床表现辨析其中国医药学主证,并确定治疗主方;对患者个体间的差异,辨为共同主证下的类证(亚型),以主方加减组成类方治疗,这一思路改变了以往中西医治疗各自为政的状况。

(2)借鉴西医学的发病机制,率先提出代谢综合征的中国医药学核心病机为"脾虚不化";并首先论述了"脾虚不运"和"脾虚不化"是脾的运化失常的两种证候,其病因、临床表现及治疗有所不同,丰富和发展了中国医药学藏象理论。

(3)首次提出代谢综合征主证为"积聚"门下的"聚证",乃由正虚基础上邪实留滞而成,应以攻补兼施为治则,益气化聚为治法;明确了聚证的独立证候地位,丰富了中国医药学的证候理论。

(4)研制了治疗代谢综合征主证的基本方益气化聚方及针对各个组分疾病的类方:在"同病类证"和"同病类治"理论指导下,项目分别对符合代谢综合征诊断标准的中心性肥胖、非酒精性脂肪肝、糖尿病、高血压和微量白蛋白尿症 5 种组分疾病患者开展 RCT 研究。单用西药组合计 177 例,西药加载益气化聚方的中西医结合组合计 190 例。5 种组分疾病患者加载中药治疗后有许多共同改变:①腰围明显缩小;②胰岛素敏感性明显增加;③纤溶活性明显提高;④炎症因子水平明显降低。以上各项指标在西药组均无显著改变,说明加载中药能填补原有治疗空白,特别是在中心性肥胖和胰岛素抵抗的治疗方面。

除了以上共同的改变外,5 种组分疾病加载中药治疗后与自身疾病有关的改变有:①中心性肥胖患者腰围减小的同时餐后的脂肪廓清能力明显提高。②非酒精性脂肪肝患者的 ALT、AST 显著下降,反映肝脏脂肪浸润的肝脾 CT 比值明显改善。③糖尿病患者在西药治疗血糖明显降低的基础上,加载中药后空腹、餐后 2 小时血糖和 HbA1c 有进一步的显著下降。④对高血压患者的 24 小时动态血压监测显示,中西医结合组不仅平均血压降低更明显,而且作为血压对靶器官损害的另一参数——变异性也显著降低,目前尚无降压药物有明确的降低血压变异性的报道。⑤单用西药对微量白蛋白尿症患者有较好的疗效,而加载中药后尿微量白蛋白与尿肌酐比值、24 小时尿总蛋白和尿 β^2-微球蛋白下降更为明显。此外,5 种组分疾病治疗后,加载中医中药的血清脂质谱改善更加明显,患者的平均组分疾病数量下降也更显著。以上结果说明,在"同病类证"理论指导下加载中医中药,能协同西药起到增效作用。

进一步的机制研究表明:

(1)中药组分对 3T3L-1 脂肪细胞葡萄糖摄取、游离脂肪酸(FFA)溢出和抵抗素(resistin)分泌的影响的影响:将高糖和高胰岛素培养的 3T3L-1 脂肪细胞作为胰岛素抵抗的细胞模型,其葡萄糖摄取率较正常条件培养的脂肪细胞明显降低。将益气化聚方中小檗碱、黄芪多糖、蒲黄总黄酮等中药组分分别加入胰岛素抵抗细胞,结果显示葡萄糖的摄取率均有不同程度的提高,与模型组比较均有显著差异。减少脂肪细胞 FFA 溢出是改善胰岛素抵抗的重要环节。高糖和高胰岛素培养造成胰岛素抵抗,可导致对脂肪细胞脂解作用的抑制减弱,在葡萄糖摄取率下降的同时伴有 FFA 的溢出增多。将各中药组分分别加入培养的胰岛素抵抗脂肪细胞后,FFA 的溢出均明显地减少。抵抗素主要由巨噬细胞分泌,与肥胖有密切关系,可以加重组织,特别是肝脏的胰岛素抵抗。实验结果显示,模型组细胞的抵抗素水平升高,而黄芪多糖和蒲黄总黄酮可使其水平显著下降。此外,实验还观察到小檗碱有升高内脂素的作用,内脂素是一种具有激活并结合胰岛素受体,模拟胰岛素作用的肽类激素。

(2) 中药组分对 3T3L-1 脂肪细胞胰岛素信号转导通路的观察:胰岛素作用主要有 PI3K 和 Cbl/CAP 两条信号转导通路,为了进一步了解各种中药有效成分的作用途径,在 3T3L-1 脂肪细胞培养体系中加入 PI3K 通路的阻滞剂渥曼青霉素(wortmannin),结果见黄芪多糖葡萄糖摄取率虽仍明显高于模型组,但与不加渥曼青霉素时比较有显著下降,提示它可能对两条转导信号通道都有作用,阻断 PI3K 通路,可部分减弱其胰岛素增敏作用;而小檗碱和蒲黄总黄酮的作用在加入渥曼青霉素后无明显改变,提示后两者可能主要通过 Cbl/CAP 信号通道发挥作用,阻断 PI3K 通路对其影响不大。

(3) 中药组分对 3T3L-1 脂肪细胞 PPARγmRNA 和 C/EBPαmRNA 表达的影响:罗格列酮作为 PPARγ 的激动剂而发挥胰岛素增敏作用,PPARγ 激活后,与 C/EBPα 结合作为核转录因子发挥作用,促进脂肪细胞的分化。通过观察药效成分对 PPARγmRNA 和 C/EBPαmRNA 表达的影响,可以了解中药成分与罗格列酮作用的异同。在正常培养的 3T3L-1 脂肪细胞(对照组)中分别加入小檗碱、黄芪多糖、蒲黄总黄酮等中药组份,结果显示黄芪多糖与蒲黄总黄酮与罗格列酮的作用相似,上调 PPARγmRNA 和 C/EBPαmRNA 的表达,而小檗碱则下调 PPARγmRNA 和 C/EBPαmRNA 的表达,说明不同中药组分的作用机制有所不同。反映脂肪细胞分化程度的脂肪细胞油 O 红染色也显示了同样的变化趋势。此外,实验还观察到蒲黄总黄酮能激活 PPARα,PPARα,在三酰甘油代谢中具有重要影响。

(4) 中药组分对 3T3L-1 脂肪细胞磷酸化 Akt、磷酸化 Cbl 和磷酸化 IR-β 亚基蛋白的影响:采用 Western-印迹法对小檗碱、黄芪多糖、蒲黄总黄酮中药组分作用于 3T3L-1 脂肪细胞后的磷酸化 Akt、磷酸化 Cbl、和磷酸化 IR-β 亚基蛋白做了半定量测定。磷酸化 Akt、磷酸化 Cbl 分别是 PI3K 和 Cbl 信号转导通路的关键酶,磷酸化 IR-β 亚基是胰岛素受体面向膜内的结构,它们都在胰岛素生理效应中起关键作用。模型组这 3 项指标显著降低,在细胞培养体系中加入中药组分后,酶和受体的蛋白表达明显提高。

(5) 中药组分蒲黄总黄酮对骨骼肌细胞葡萄糖摄取率的影响:以正常条件培养的 C2C12 骨骼肌细胞作为对照组,高浓度棕榈酸酯(palmitate)培养的 C2C12 骨骼肌细胞作为胰岛素抵抗的骨骼肌细胞模型,模型组的葡萄糖摄取率与对照组比较明显下降。在模型组培养体系中分别加入蒲黄总黄酮后,胰岛素抵抗的 C2C12 骨骼肌细胞的葡萄糖摄取率明显提高,显示蒲黄总黄酮不但对脂肪细胞,对骨骼肌细胞也有胰岛素增敏作用,同时能抑制炎症因子 IL-6 mRNA 表达和上清液 IL-6。

(6) 蒲黄总黄酮对 β-arrestin-2 胰岛素信号通路的影响:β-arrestin-2-Src 是近年来新发现的一条胰岛素信号通路,其转导障碍同样是产生胰岛素抵抗的重要机制之一。在胰岛素的刺激下,抑制蛋白 β-arrestin 2 发挥其支架蛋白的作用与上游的 InsR 及其下游酪氨酸激酶 Src 和 Akt 相结合形成信号复合物,然后信号由 InsR 传递到 Src,并通过 Src 磷酸化 Akt,从而影响下游的糖原合酶激酶 3(GSK3)、转录因子 Foxo1 和 GLUT4,促进葡萄糖的转运、糖原的合成和抑制葡萄糖的异生。课题组研究发现,蒲黄总黄酮(PTF)呈剂量和时间依赖性改善 C2C12 骨骼肌细胞葡萄糖摄取,拮抗棕榈酸诱导的胰岛素抵抗。PTF 还能促进 Src 和 Akt2 基因及 β-arrestin-2、Src 和 Akt 蛋白表达,提高 InsR-β 和 Akt 磷酸化水平,促进 β-arrestin-2 募集 InsR、Src 和 Akt 形成信号复合物,提高复合物中 InsR 和 Akt 磷酸化水平。Src 的抑制剂 PP2 能限制 PTF 诱导的 Akt 磷酸化和葡萄糖摄取,故可以认为,PTF 是通过 β-arrestin-2 依赖性胰岛素信号通路改善 C2C12 骨骼肌的葡萄糖摄取。这一结果首次证实,益气化聚方的有效成分可以通过 β-arrestin-2 信号途径改善胰岛素抵抗。

(汪天湛 傅晓东)

七、中西结合血液疾病研究

(一) 补髓生血颗粒治疗再生障碍性贫血研究

再生障碍性贫血(aplastic anemia),简称再障,是一组由多种病因所致的骨髓造血功能衰竭性综合征,以骨髓造血细胞增生减低和外周血全血细胞减少为特征,主要临床表现为贫血、出血和感染。本病确切病因尚未明确,发病可能与化学药物、放射线、病毒感染及遗传因素有关。本病以青壮年居多,男性多于女性。按临床表现分为急性型再障和慢性型再障,前者起病急,进展迅速,常以出血及感染为首起及主要症状;后者发病缓渐,多以贫血为首起和主要表现。黑龙江中医药大学附属第一医院孙伟正教授团队开展补髓生血颗粒治疗再生障碍性贫血临床与实验研究。该团队进行的多个随机对照试验研究表明:补髓生血颗粒可以提高临床疗效、改善中医症状平均积分和骨髓增生程度的改变。其机制可能为:①可以下调 IL-6 和 TGF-β1 等造血负调控因子;②调节骨髓基质细胞黏附分子 VLA-4、HCAM/CD44、ICAM-1/CD54 等表达,改善慢性再障造血细胞与造血微环境的黏附功能状;③上调 Rho A、CDC42、Rac 等的表达水平,调节细胞骨架形成,改善迁移与归巢的生物学行为;④调节蛋白激酶 B 的表达水平,从而抑制蛋白激酶 B 促凋亡作用;⑤上调 P/ERK1/2 的表达,抑制基质细胞凋亡,改善骨髓造血微环境;⑥上调干预信号转导中 NF-κB/p65 表达,抑制细胞凋亡;⑦调节 PI3K 介导的异常信号转导途径,抑制骨髓造血干/祖细胞的凋亡;⑧调节细胞因子 bFGF 与 bFGFR mRNA 表达水平,调控骨髓基质细胞的增殖和定向分化以及促进骨髓新生血管的形成,改善了造血微环境;⑨下调 P-JNK、P-P38 蛋白表达水平,改善造血干细胞/祖细胞的归巢、移行,增强造血黏附信号转导;⑩下调 IL-17、IL-7mRNA 和 RORγtmRNA 表达水平,恢复因免疫损伤而导致的骨髓造血功能障碍。动物试验研究表明:可刺激造血祖细胞的增殖,促进再障大鼠骨髓骨髓红细胞集落形成单位(colony-forming unit-erythroid,CFU-E)、粒-巨噬细胞集落形成单位(colony-forming unit-granulocyte macrophage,CFU-GM)等集落的形成,对改善再障大鼠骨髓抑制状态有显著促进作用。

(二) 健脾益气摄血颗粒治疗免疫性血小板减少症研究

免疫性血小板减少症(immune thrombocytopenia,ITP)是血液系统一种获得性自身免疫性疾病,又称为自身免疫性血小板减少性紫癜、特发性血小板减少性紫癜。本病可发生在任何年龄阶段,主要以持续的血小板计数减少为特征,临床表现为皮肤、黏膜自发性出血、内脏出血,甚至颅内出血,严重影响人类健康。一般分为急性型和慢性型,急性型多见于儿童,临床上出血重,但常呈自限性,或经积极治疗,常在数周内逐渐恢复或痊愈,部分患者可迁延并发展为慢性型;慢性型较常见,以女性青年为多,出血症状一般较轻,易反复发作,经治疗后患者可或痊愈或缓解。北京中医药大学东直门医院陈正伟教授团队开展健脾益气摄血颗粒治疗免疫性血小板减少症的临床与实验研究。一项多中心、随机对照试验研究表明:健脾益气摄血颗粒在改善"脾不统血"ITP患者的脾(气)虚症状及出血症状方面,疗效优于且早于单用泼尼松;联合泼尼松则优势更加明显,并且对泼尼松可能潜在的不良反应有一定的缓解作用。进一步动物实验研究表明健脾摄血方具有以下作用:①可以明显改善ITP模型小鼠不耐劳力、食欲不振等脾气虚症状;②调控ITP小鼠血清中分泌型免疫球蛋白A、β-内啡肽等作用;③对辛伐他汀诱导的斑马鱼出血有良好的止血效果,并能够改善出血斑马鱼血流量与提高运动速度;④高浓度药物可以改善辛伐他汀诱导斑马鱼心脏出血模型血流速度和血流量。

(三) 清毒饮治疗急性白血病研究

急性白血病(acute leukemia)是造血干细胞的克隆性恶性疾病,导致骨髓中异常的原始细胞及幼稚细胞大量增殖,蓄积于骨髓并抑制正常造血,或广泛浸润肝、脾、淋巴结等髓外脏器,主要临床表现有肝脾和淋巴结大、贫血、出血及继发感染,可分为急性淋巴细胞白血病(acute lymphoblastic leukemia, ALL)和急性非淋巴细胞白血病(acute non-lymphoblastic leukemia, ANLL)。广州中医药大学陈志雄教授团队开展清毒饮治疗急性白血病研究。一项随机对照研究表明:①在国内外公认有效的联合化疗方案基础上,按辨证分型,结合化疗前、中、后不同阶段,分期、序贯联合应用清毒饮,可以取得较好的生存质量或较长的生存期,获得较长时间的临床缓解;②可以改善患者因化疗导致的毒性和不良反应、改善白血病患者的生存质量。动物试验研究表明清毒饮具有以下作用:①能诱导L_{7212}小鼠白血病细胞凋亡,并可促进化疗的诱导凋亡作用;②能抑制K562细胞增殖、促进细胞分化、诱导细胞凋亡;③能提高Fas的表达水平,可降低L_{7212}小鼠增高了的sFas水平;④可以提高L_{7212}小鼠脾细胞上清中IL-2、IL-6、TNFα活性及mRNA的表达,具有免疫调节作用;⑤提高外周血白细胞数、骨髓有核细胞数,能不同程度的降低化疗药物所致的骨髓抑制。

(四) 复方浙贝颗粒治疗难治性急性白血病研究

急性白血病(acute leukemia, AL)是血液系统常见的恶性肿瘤,其主要特点是进展快、病情重、病死率高,其中部分患者对化疗反应差,诱导缓解率低,病死率高,称为难治性急性白血病(refractory acute leukemia, RAL)。北京中医药大学东直门医院陈新义教授团队开展复方浙贝颗粒治疗难治性急性白血病临床研究。多中心、随机对照试验研究表明,在不同RAL化疗方案基础上联合应用复方浙贝颗粒联合具有:①提高难治性急性白血病的化疗缓解率,与国内外文献记载的标准化疗方案CAG、MAE、FLAG、CsA与加化疗方案疗效相比,亦具有优势;②延长RAL患者持续缓解时间,提高患者生存时间,降低患者复发率以及病死率等趋势;③能够改善难治性急性白血病患者的临床症状如发热等,骨痛、癥块、痰核、乏力、头晕、纳差等症状和体征有减少的趋势等。动物试验证明:①复方浙贝颗粒可以抑制肿瘤细胞增殖;②抑制抗癌药物的外排;③诱导肿瘤细胞凋亡;④逆转耐药等。

（五）复方参鹿颗粒治疗骨髓增生异常综合征研究

骨髓增生异常综合征（myelodysplasticsyndromes，MDS）是一组起源于造血干细胞的异质性克隆性疾病,发病机制至今未明,特征性病理改变是克隆性造血干/祖细胞的病态造血和无效造血,导致外周血细胞减少,易于向急性白血病转化。主要临床表现为难治性贫血、反复感染和出血,可伴有肝脾大,目前临床上尚无确切有效的治疗方法。上海中医药大学附属曙光医院邱仲川教授团队开展复方参鹿颗粒治疗骨髓增生异常综合征的临床及实验研究。多个临床对照试验研究表明,复方参鹿颗粒具有以下作用:①可以提高血红蛋白、血小板数量;②能够调节 T 细胞亚群,如上调 $CD4^+$、下调 $CD8^+$,从而使 $CD4^+/CD8^+$ 比值提高;提高 NK 数量;③使低危组 MDS 患者骨髓造血细胞阻滞于 G0/G1 期,DNA 复制受阻,从而抑制 MDS 造血克隆增殖;④能减少低危 MDS 患者体内 $TNF-\alpha$、$IFN-\gamma$ 等造血抑制因子的产生,促进骨髓造血干/祖细胞的正常增殖和分化;⑤能通过抑制骨髓 P38 丝裂原活化蛋白激酶（P38 mitogenactivated protein kinase，P38MAPK）信号转导通路的磷酸化,减少 $CD34^+$ 细胞凋亡,从而有效改善低危 MDS 患者骨髓的无效造血;⑥可使低危 MDS 患者骨髓造血干/祖细胞 CD33、CD34、CD13、CD117 表达减低、CD15 表达升高,通过促进骨髓造血干/祖细胞的正常增殖分化,从而改善 MDS 患者病态造血。动物实验研究表明,复方参鹿颗粒含药血清可有效抑制 $TNF-\alpha$ 诱导的正常骨髓 $CD34^+$ 细胞凋亡,下调 p-P38 和 p-P53 蛋白表达上调 Bcl-xl 表达,推测其机制可能与 P38MAPK 通路介导的凋亡途径有关。

（张天嵩）

第三节　　中西医结合外科疾病研究　　>>>

（一）通下攻里治疗肠梗阻研究

肠梗阻（intestinal obstruction）是不同病因导致肠内容物通过受阻而出现的一组症候群,是常见急腹症之一。起病初梗阻肠段先有解剖和功能性改变,继则发生体液和电解质的丢失、肠壁循环障碍、坏死和继发感染,最后可致毒血症、休克、死亡。天津市中西医结合急腹症研究所以通下攻里大承气汤为主中西医结合治疗各型肠梗阻取得满意疗效。单纯性肠梗阻:采用大承气汤（大黄、枳实、厚朴、芒硝）为主治疗单纯性肠梗阻,非手术率、非手术治疗成功率等取得满意效果。通过在体肠管碳末推进率和离体肠管收缩实验等观察发现,大承气汤能促进胃肠蠕动,增强推进功能和增加肠道容积。而其增强肠蠕动的作用机制既不是吸收后作用于自主神经系统,也不是通过刺激肠壁反射器,而可能是直接作用于肠壁所致。大承气汤可直接增强肠管平滑肌细胞的电兴奋性,从而促进肠道收缩运动。此外,大承气汤对胃肠运动功能的促进作用还与其促进胃肠组织血液供应和降低毛细血管通透性、减轻组织水肿密切有关,互相促进,起到相辅相成的作用。急性粘连性小肠梗阻是由各种原因的肠粘连或腹腔内粘连带导致的肠内容物不能正常运行,无法顺利通过肠道。采用中西医结合 3

阶段治疗急性粘连性小肠梗阻,第一阶段:鼻胃镜辅助经鼻型肠梗阻导管置入;第二阶段:经肠梗阻导管小肠深部减压 24 小时后,向导管注入中药大承气冲剂(厚朴、枳实、大黄、芒硝),关闭导管 4 小时;第三阶段:手术治疗。经过一、二阶段治疗 120 小时,肠梗阻仍未解除者,实施手术治疗。结果腹痛、腹胀缓解时间,排气、排便恢复时间,非手术治愈率等各项指标均优于常规治疗。从中医理论角度认为粘连性肠梗阻属于积聚病痞结型。大承气冲剂是通里攻下的治疗推荐,具有通里攻下、荡涤肠胃、攻实祛瘀、泻热逐邪的疗效。现代药理学研究表明其具有调节胃肠运动功能,改善胃肠道血供,保护肠屏障,抑制细菌内毒素易位及排除肠道菌素的功能。在充分小肠深部减压 24 小时后,使肠内容物明显减少,膨胀的肠管恢复正常,肠壁水肿消退,恢复肠道吸收功能。而中药经肠梗阻导管注入,直接作用于梗阻部位,避免中药被大量的肠内容物稀释,是有效的给药方法。

(二)疏肝柔肝治疗胆石症研究

胆石症(cholelithiasis)是指胆道系统(包括胆囊与胆管)的任何部位发生结石的疾病,以右胁下疼痛为主要临床表现。上海中医药大学朱培庭教授团队提出"胆病从肝论治"是中医药治疗胆道疾病的基本原则。通过大规模临床研究认为胆石症静止期以肝胆气郁和肝阴不足两型为主,治疗上分别采用疏肝利胆和养肝柔肝,代表方为胆宁片和养肝利胆冲剂,取得较好临床疗效,并通过一系列基础研究阐明其作用机制。胆宁片在防治胆色素结石中调节肝胆汁代谢的研究,该研究应用豚鼠胆色素结石模型对疏肝理气方药胆宁片(大黄、虎杖、青皮、白茅根、陈皮、郁金、山楂)进行防石作用、对致石性胆汁影响的观察,证实胆宁片能显著降低肝脏、胆汁 β-葡萄糖醛酸酶活力,降低胆汁中游离胆红素与钙离子含量,逆转成石趋势,使实验动物的成石率由 86.66% 下降至 26.66%,有明显的防石作用。胆宁片能作用于肝细胞水平,使变性的肝细胞超微结构恢复正常,肝脏脂肪变性由 93.21% 下降至 35.72%,有非常显著的抗脂变能力;可增加胆囊上皮细胞吞饮活动,使细胞肿胀变性消退;能显著提高肝 Na^+-K^+-ATP 活性与显著降低 $Ca^{2+}-Mg^{2+}-ATP$ 酶活性。

养肝利胆冲剂防治胆色素结石的研究:该研究通过对豚鼠肝质膜 ATP 酶活性改变与肝组织病理及超微结构观察,发现其能作用于肝细胞水平,具有抗肝细胞脂肪变性和逆转肝细胞超微结构异常变化的作用。在豚鼠胆色素结石模型中证实肝细胞水平是胆石症发生和发展的枢纽环节。养肝柔肝方药养肝利胆冲剂(白芍、何首乌、枸杞子、陈皮、甘草),可显著降低 β-葡萄糖醛酸酶活力、胆汁中游离胆红素百分比与胆汁中钙离子含量,防止胆色素结石的形成。

(三)分期辨证治疗重症急性胰腺炎

重症急性胰腺炎(severe acute pancreatitis)是一种病情凶险,进展迅速,临床病理变化复杂,可累及多脏器的外科急腹症,病死率高达 20%～30%。自 20 世纪 60 年代,天津医科学大学吴咸中院士团队开始探索 SAP 的诊治,形成了较为完整理论体系和日趋成熟的治疗方案,在临床中取得了满意的疗效。通过系统研究 SAP 病机病理,根据中医脏腑辨证、病因病机辨证,将 SAP 的临床病期分为 3 期:初期(结胸里实期、全身炎性反应期)、进展期(热毒炽盛期、全身感染期)和恢复期(邪祛正虚期),分别采用通里攻下、活血化瘀、清热解毒、益气养阴、健脾和胃等治则,再适时配合手术治疗,缩短 SAP 的病程,降低 SAP 的病死率,体现中西医结合治疗 SAP 的优势。

1. 初期-阳明腑实甚则结胸里实：从发病初期开始，延续10天至2周。其病理生理学表现为胰腺胰周渗液及血液中血管活性毒性物质引起的全身性损害，具体表现为血容量减低、末梢循环不全、肺功能障碍、肠麻痹及肾功能损害，是急性胰腺炎的第一个多器官功能障碍（multiple organ dysfunction syndrome，MODS）高峰，治疗以防止非感染性 MODS 为主。患者入院后首先给予积极的全身支持治疗，包括吸氧，静脉输液，纠正酸碱平衡失调，禁食，胃肠减压等。常规给予抑制胃酸分泌药物，预防应激性溃疡的发生。中医辨证多属于少阳阳明合证或阳明腑证，严重患者亦可表现为结胸里实证。重用中医通里攻下药物，消除腹胀，保持大便通畅，以大承气（大黄、枳实、厚朴、芒硝）或清胰陷胸汤（大黄、芒硝、甘遂、柴胡、黄芩、木香、胡连、川楝、元胡）为主方，根据患者情况随症加减。抓紧入院后前3天的治疗，每日中药2剂，分4次服。以保持每日排便3次以上，腹胀明显减轻，肠鸣音基本恢复正常，呼吸明显好转，氧分压维持在满意水平等为努力争取的目标，如治疗得当，在初期既控制了 MODS 的恶化，又防止了胰腺及胰周坏死组织的感染。实验研究表明，通里攻下法具有肠黏膜屏障保护作用和抑制肠道细菌的移位作用，是防治 MODS 的有效制法。

2. 进展期-毒热炽盛：从发病后10天至2周开始，由于胰腺和（或）胰周组织感染而出现全身感染症状。患者开始出现寒热往来，或壮热不退，腹痛及腹胀再度加重，严重者表现为第二个 MODS 高峰。治疗以控制细菌感染、防治感染性并发症为主。进展期的全身支持疗法除前述的措施外，还应加强营养支持及抗感染治疗。通过 B 超及 CT 检查，及时发现胰腺、胰周组织及腹膜后的病理变化。当确认有脓肿形成时，应及时进行手术引流。中医辨证属于毒热炽盛证，治疗以清热解毒、活血化瘀为主，辅以通里攻下，代表的方剂为清胰承气汤（柴胡、黄芩、木香、川楝、元胡、枳实、厚朴、大黄）。实验研究发现，清热解毒方药具有抗感染减毒（内毒素）、抗菌（尤其是对厌氧菌有较好有抑制作用）、解热和提高机体免疫力等作用。活血化瘀方药具有改善腹腔脏器的血液循环作用，具有抗凝、预防血栓形成、促进腹膜吸收和抗感染、调节代谢、促进组织修复等多种作用。

3. 恢复期-热祛正伤：腹腔感染已经得到控制，周身情况稳定，患者进入恢复期。中国医药学证属热祛正伤，此期的主要治疗目标有2个：一是调理脾胃，补益气血，恢复胃肠的消化吸收功能，增强机体的免疫抗病能力；二是择期手术解决胰腺坏死所遗留下的问题，如假性囊肿，不能自行闭合的胰瘘及肠瘘，以及需要进行手术治疗的胆道疾病等。

（向 军 蔡定芳）

第四节 中西医结合妇科疾病研究

（一）红藤方治疗子宫内膜异位症研究

子宫内膜异位症是指具有活性的子宫内膜组织（腺体和间质）出现在子宫内膜以外部位。异位的子宫内膜可侵犯全身任何部位，但绝大部分位于盆腔内生殖器和邻近器官的腹膜面。子宫内膜异位症在中国医药学中并无对应病名，其诊治散见于"癥瘕""痛经""不孕"等论述中。上海中医药大学附属曙光医院戴德英教授团队经过多年临床观察和总结，发现子宫内膜异位症患者往往病程较长,瘀血停蓄日久,易于阻滞气机而化热,导致"瘀热互结"之证,创立化瘀消癥、活血清热的复方"红藤方",开展治疗子宫内膜异位症的临床和基础研究。一项临床研究显示,红藤方治疗子宫内膜异位症,总有效率可达91%。实验研究显示中药红藤颗粒剂:①能抑制异位子宫内膜的生长;②降低局部雌激素含量,阻止新血管的生成,抑制异位内膜的生长,使异位内膜萎缩;③通过调节 MMP－9/TIMP－1 的平衡纠正盆腔内环境,有效改善子宫内膜异位症患者的临床症状;④可能通过影响细胞外基质蛋白以及黏附分子基因的表达,抑制异位内膜血管内皮生长因子(VEGF)的表达,从而抑制异位内膜黏附、侵袭、血管生成,抑制异位内膜的生长,使异位内膜萎缩。

(二) 补肾化瘀方治疗多囊卵巢综合征研究

多囊卵巢综合征(polycystic ovary syndrome, PCOS)是妇科临床常见的女性内分泌、糖代谢、脂代谢多系统的紊乱性综合征。PCOS 具有多因性、临床表现多态性的特点。临床主要以月经稀发、体胖多毛、黑棘皮症、面部痤疮、不孕、双侧卵巢渐进性增大等为主要症状。如不及时干预,远期可并发子宫内膜癌、心脑系统疾病、糖代谢紊乱等疾患。中国医药学并无"多囊卵巢综合征"这一病名的有关记载,而是根据其临床表现将其归属于"月经后期""月经稀发""闭经""崩漏""不孕症"等范畴。湖南中医药大学尤昭玲教授团队开展补肾化瘀方治疗多囊卵巢综合征的临床和实验研究。多项随机对照临床实验研究表明,补肾化瘀方治疗多囊卵巢综合征能有效地稳定性激素水平,促进排卵,提高治愈率,且不良反应小。实验研究显示补肾化瘀方具有以下作用:①提高多囊卵巢模型大鼠子宫内膜胞饮突的表达,降低 ER、PR 蛋白水平;②调节 PCOS 模型大鼠血清 AMH、INS、25(OH)D_3 与 E_2 等激素水平,能有效改善 PCOS 的无排卵、卵泡发育停滞及糖脂代谢紊乱等问题;③上调 PCOS 大鼠子宫内膜降钙素表达;④抑制 NF－κB(P65)的活性;⑤增强 PCOS 着床期子宫内膜 MMP－9 蛋白的表达,提高 PCOS 患者妊娠成功率;⑥调节 PCOS 相关基因表达,如 INSR、IGFR、EGFR、TGFR、FSHR、LHR、ER、AR 基因等。

(三) 妇科千金片治疗慢性盆腔炎研究

慢性盆腔炎是指女性内生殖器及其周围结缔组织、盆腔腹膜的慢性炎症。常为急性盆腔炎未彻底治疗,在患者体质较差的情况下,急性盆腔炎的病程可迁延及反复发作,造成慢性盆腔炎;但是亦可无急性盆腔炎症病史过程,如沙眼衣原体感染所致输卵管炎。慢性盆腔炎病情较顽固,可导致月经紊乱、白带增多、腰腹疼痛及不孕等。本病可归属于中国医药学"带下病""妇人腹痛""癥瘕""不孕症"等范畴。妇科千金片作为国家基本药物妇科炎症类唯一入选中成药,因其确切的疗效,广泛用于盆腔炎,尤其是慢性盆腔炎的临床治疗。一项系统评价妇科千金片治疗慢性盆腔炎的有效性和安全性的研究显示,妇科千金片具有以下作用:①明显提高治疗慢性盆腔炎的总有效率;②对慢性盆腔炎子宫抬举痛有明显的改善;③对慢性盆腔炎腹痛有明显的改善;④对于白带异常有明显改善;⑤无明显不良反应。实验研究显示妇科千金片能减轻大鼠子宫内膜炎细胞浸润,促进其病变上皮细胞增生修复,减轻子宫肿胀、充血和宫腔积液,减轻与盆腔周围组织粘连,促进子宫形态恢复。妇科千金片可能通过:①降低慢性盆腔炎模型大鼠子宫组织 TNF－α IL－1β、IL－8 的表达,促进 IL－10 的分泌与释放,调控促炎因子和抑炎因子免疫平衡,进而控制慢性盆腔炎的病理发展;②促进模型大鼠子宫组织 FasL 蛋白、胱冬裂酶(caspase)－8 蛋白、Caspase－3 蛋白的表达,诱导炎细胞凋亡,从而减轻炎症反应,减轻炎症病理损害;③促进 I-κB 蛋白的表达,抑制模型大鼠子宫组织 NF-κB 蛋白表达,诱导炎细胞凋亡,减少炎性细胞因子瀑布样级联反应,来发挥其抗感染免疫作用。

(四) 补肾法治疗复发性流产研究

自然流产是指在妊娠 28 周以前,胎儿体重<1 000 克而自行终止者。复发性自然流产是指在妊娠 20 周前或胎儿体重<500 克的患者中,自然流产≥2 次者。或同一性伴侣连续发生 2 次或 2 次以上的自然流产,复发性流产又称为"习惯性流产"。每次发生流产的时间基本为同一个妊娠月份。研究发现,大部分复发性流产出现在妊娠早期,一般在怀孕 10 周之内,其流产过程与一般流产过程相类似。中国医药学中,复发性流产属于"滑胎""屡孕屡堕""数堕胎"等范畴,具有反复发作、胚胎应期而堕的特点。中国医药学对滑胎的认知源远流长,《诸病源候论·妇人妊娠病诸候》首先提出了"数堕胎"之名。《叶氏女科证治·安胎》中也提出:"妊娠有三四月而堕者,有六七月而堕者,有屡孕屡堕者。由于气血不充,名曰滑胎"。陈修园在《女科要旨》中说道:"惯患半产"及"应期而堕"。《医宗金鉴·妇科心法要诀》及《明医杂著》均有"无故至期数小产"的记载。多项临床研究显示,补肾法可提高保护性抗体,调节母胎免疫,防治复发性流产,机制可能是通过调节母胎界面局部 Th1/Th2 型细胞因子的表达,形成维持正常妊娠所需的 Th2 型免疫偏倚,诱导母胎免疫耐受,维持妊娠。实验研究显示补肾法:①明显降低大鼠的流产率,增加胚胎数,提高血清 E_2 和 P 水平;②通过调整使 Th1/Th2 免疫平衡,使平衡偏向 Th2 型,促进胚胎存活,降低大鼠流产率;③上调 STAT 信号转导途径的 STAT3 和 STAT6 蛋白的磷酸化水平,同时下调 STAT1 蛋白的磷酸化水平;④刺激滋养细胞 MAPK/ERK 1/2 信号通路的活化,参与其诱导的细胞滋养细胞的增殖促进作用。

(五) 补肾活血法治疗不孕症研究

不孕症是指育龄女子有正常性的生活,1 年及以上无避孕措施而未受孕者。根据不孕症临床表现及特征,其可归属为"无子""断绪""月经后期""闭经"等范畴。目前普遍认为肾为生殖之基础,肾虚血瘀为不孕症的基本病机。多项临床研究显示,补肾活血法:①促进卵泡发育及子宫内膜生长、提高子宫内膜容受性,治疗卵巢因素所致不孕;②调节促滤泡生成素(FSH)、黄体生成素(LH)及其比值,升高 E_2,降低睾酮(testosterone,T)及胰岛素(insulin,INS)等水平,从而有利于卵泡发育、成熟以及子宫内膜生长,帮助提高排卵率及妊娠率;③减轻机体炎症反应,减轻机体炎症反应,促进输卵管再通,提高宫内妊娠率,治疗输卵管因素所致不孕;④可促进子宫内膜异位症患者子宫内膜抗体转阴,同时降低血清 CA125 水平,降低子宫内膜异位症不孕患者外周血 TNF 水平,提高受孕率,治疗子宫因素所致不孕;⑤治疗免疫性不孕;⑥联合辅助生殖技术,可显著减少促性腺激素的用量,增加子宫内膜厚度,同时提高优质卵率、受精率、优质胚胎率及临床妊娠率。实验研究显示补肾活血法具有以下作用:①调节卵巢生殖内分泌;②调节卵巢血流供应;③调节卵巢局部微环境;④改善子宫内膜形态及发育;⑤改善子宫着床微环境。

(六) 更年青胶囊治疗围绝经期综合征研究

妇女围绝经期综合征是由于卵巢功能衰退,内分泌激素水平失衡,导致神经精神症状及血管舒缩功能失调所引起的一组临床综合征。临床以心烦、失眠、抑郁、潮热、出汗等表现为特征。重庆市中医院开展院内制剂更年青胶囊治疗围绝经期综合征的临床和实验研究。一项随机双盲对照多中心临床研究显示,更年青胶囊可升高雌激素,由此改善中枢神经递质水平,内分泌功能、免疫功能及骨质代谢,改善各种围绝经期综合征临床症状。实验研究显示更年青胶囊具有以下作用:①可提高老年大鼠性腺轴 ER 蛋白及 mRNA 的水平;②使老年大鼠血 EP 水平上升;③中脑中缝背核 5－HT 含量增加;④血 P 物质水平下降;⑤IL－2、TNF 诱生活性增加。

(七)寿胎丸治疗先兆流产研究

先兆流产的定义是指妊娠 28 周前先出现少量阴道流血,常为暗红色或血性白带,无妊娠物排出,随后出现阵发性下腹痛或腰背痛,妇科检查宫颈口未开,胎膜未破,子宫大小与停经天数相符。先兆流产属中国医药学"胎漏""胎动不安""妊娠腹痛"等范畴。寿胎丸出自《医学衷中参西录》,现已广泛用于治疗先兆流产。多项临床研究显示,寿胎丸具有以下作用:①改善中医症状(阴道流血、腰酸、腹痛、下腹坠胀);②升高血清孕激素;③升高血清人绒毛膜性腺刺激素(HCG)。实验研究显示寿胎丸具有以下作用:①提高雌激素水平;②通过提高大鼠卵巢组织 Erk1/2、kisspeptin－10 表达,影响孕酮变化改善黄体功能;上调 Bcl－2、Survivin 蛋白,下调 Fas、FasL、Bax 蛋白,从内源与外源性途径抑制滋养层细胞凋亡。

(蔡　敏　蔡定芳)

第五节　中西结合儿科医学

一、中西结合性早熟研究

(一)儿童性早熟的证型和治则研究

性早熟(precocious puberty)是儿童时期常见的生长发育异常性疾病,过早的青春期启动对儿童的身心健康均可产生不良影响:一方面下丘脑-垂体-性腺轴(HPG 轴)过早启动,第二性征提前出现,甚至女性出现月经早初潮,男性遗精提早出现,而此时患儿同期心理发育却相对落后,易出现抑郁、焦虑、社交退缩、甚至药物滥用等心理、行为问题,极易造成家庭不和谐及社会的不稳定;体内过早升高的性激素可加速骨骼发育,导致骨骺提前闭合,影响患儿最终身高。研究表明,青春期发育过度提前会增加患儿成年后罹患心血管疾病、代谢性疾病的风险。性早熟是 20 世纪 60 年代后国际上才开始关注的疾病,中医古籍没有相关记载。20 世纪 80 年代初,上海医科大学儿科医院中医科顾文华、时毓民、蔡德培团队基于中国医药学"肾藏精,主生殖"的理论,发现多数患儿除性征早现外,伴有五心烦热、口渴、烦躁易怒、盗汗、便秘、舌质红、颧红等证候,在国际上首先提出儿童性早熟的病机在于"肾阴虚、相火旺",创立了"滋肾阴、泻相火、平肝肾"的中国医药学治疗原则。基于知柏地黄丸、大补阴丸等加减的一系列方剂成为治疗儿童性早熟方剂成为的主流治疗方法,儿童性早熟的中西医结合诊疗从 20 世纪 90 年代起写入中医、中西医结合相关教科书及专著,并牵头完成发表《儿童性早熟中医诊疗指南》,通过中华中医儿科学会推广至全国中西医生长发育及内分泌专科,得到广泛应用。

（二）滋阴泻火方药治疗儿童性早熟的临床和基础研究

复旦大学附属儿科医院中医科团队长期以来开展儿童性早熟的中西医结合研究。一项多中心、随机、双盲、双模拟、对照治疗儿童性早熟的研究表明，以滋阴泻火方剂治疗儿童特发性性早熟女童患儿，在性征控制、中医证候改善及超声（子宫卵巢发育）、性激素水平等方面，疗效明显优于以疏肝散结为主的中药方剂。一项以滋阴泻火中药为主的中西医结合治疗对比临床促性腺激素释放激素拟似剂的国际注册临床研究正在进行中。对滋阴泻火方药治疗儿童性早熟的机制开展了一系列的实验研究，结果提示滋阴泻火中药具有以下作用：①可延缓雌性性早熟模型大鼠的阴门开启时间，并明显降低其外周血 E_2、LH 水平、子宫指数及下丘脑 GnRH 表达水平，其机制是多靶点的，多通路；②滋肾阴泻相火中药可明显抑制中枢兴奋性氨基酸递质的释放而促进抑制性氨基酸递质、神经肽 Y 和 β 内啡肽、GABA 等的释放，使下丘脑 GnRH 神经元的功能活动显著降低，GnRH 的基因表达水平显著下调，GnRH 的合成及分泌明显减少，从而明显抑制 HPG 轴的功能；③滋阴泻火中药可明显抑制下丘脑 KDNy 神经元（降低 Kisspetin、NKB、NKB 受体的表达）的功能，下调 HPG 的功能；④滋阴泻火中药可明显上调下丘脑 GnIH – GPR54 信号通路的作用，降低 HPG 轴的功能，延缓青春期的启动；⑤滋阴泻火中药可上调下丘脑胃饥饿素（ghrelin）及其受体、mTOR mRNA、p – mTOR 蛋白质等实现其延缓青春期发育的功能；⑥滋阴泻火中药可抑制小RNA 分子 Lin28/let7 通路下调 HPG 轴功能，延缓青春期发育的进程。滋阴泻火方药调控性早熟儿童青春期发育的确切机制正在深入研究中。

二、中西结合儿童呼吸病研究

（一）射干合剂治疗小儿咳嗽研究

小儿咳嗽（infantile cough）是中医儿科临床最常见的症状，其病因可能是呼吸道感染、上气道咳嗽综合征、变应性咳嗽或嗜酸粒细胞性支气管炎等疾病。有时表现为长期顽固性咳嗽，多在 3 周以上，常常在吸入冷空气、接触变应原，如花粉、尘螨、真菌、食物等、运动或上呼吸道感染后诱发，多在夜间或凌晨加剧。有的患者发作有一定的季节性，以春秋为多。《金匮要略·肺痿肺痈咳嗽上气病脉证治第七》中提出："咳而上气，喉中水鸡声，射干麻黄汤主之。"复旦大学附属儿科医院时毓民教授团队，以射干麻黄汤为主，结合多年的临床经验，精选麻黄、杏仁、射干、薄荷、黄芩、桑叶、桔梗等药组成"镇咳灵口服液"治疗小儿咳嗽，总有效率达 96.7%。动物实验表明，镇咳灵口服液有明显的镇咳、祛痰、平喘作用，还有抗感染、抑菌作用。在此基础上，又将"镇咳灵"组方进行优化，去桑叶、桔梗，加僵蚕、前胡、百部、蝉衣等药组成"射干合剂"，具有宣肺平喘，化痰止咳功效，适用于外感风热，痰热蕴肺之支气管炎、哮喘、咳嗽变异性哮喘等疾病。在一项随机单盲对照试验中，显示射干合剂在控制儿童咳嗽，减少咳痰的疗效优于孟鲁司特钠（顺尔宁），在用药过程中未发现明显的不良反应。

（二）中药分期论治方案治疗儿童哮喘的随机对照研究

小儿哮喘（pediatric asthma）是一种表现反复发作性咳嗽、喘鸣和呼吸困难，由多种细胞，包括炎性细胞、气道结构细胞和细胞组分参与的气道慢性炎症性疾病。中国医药学认为，哮喘的病理因素以痰饮为主，哮有宿根，内有伏痰，外有诱因。其发作期的病理变化为伏痰遇感引发，痰随气升，壅塞气道，宿痰日久，久病生瘀，痰、瘀、气三者交互为患，导致哮喘反复发作、迁延不愈。急性期以痰阻气逆为基本病机,缓解期以脏腑功能失调为突出,急性发作期与缓解期反复交替出现,外邪与内痰互相影响,形成本虚标实、虚实相因、寒热夹杂的病变。复旦大学附属儿科医院时毓民教授在哮喘患儿的望诊中观察到有山根青筋者高达70%,存在着血小板聚集率明显升高,有"血瘀"的可能,山根青筋的进退、存在与否对哮喘的防治及预后都有一定的价值。中医药治疗哮喘有着丰富的经验,早在明代就提出了"发时治肺,平时治肾"的理论。汪永红团队对儿童哮喘采用分期分证治疗,急性发作期治以清肺化痰、宣肺平喘,以"射干合剂"为主方治疗;缓解期以益气补肾为治,选药黄芪、巴戟天、太子参、山药、菟丝子等组成黄芪补肾合剂为主随症加减。经随机对照研究发现:①中药分期分证论治方案能有效控制儿童哮喘的发作,对痰热蕴肺和寒饮停肺两型均有治疗作用;②对患儿的肺功能有改善作用;③可改善患儿便秘、多汗、苔厚腻等全身症状,减少呼吸道感染,从而提高患儿的生活质量;④中药分期分证论治方案可能通过上调 Th1 细胞相关因子(如 IFN - γ),下调 Th2 细胞相关因子(如 IL - 4、IL - 10),以调节 Th1/Th2 平衡,达到控制哮喘的作用;⑤中药组治疗后的 IL - 17、MMP - 9 和 CysLTR1 水平降低,提示中药组通过下调 IL - 17、MMP - 9 抑制气道重塑,降低白三烯受体抑制气道炎症,以达到控制哮喘的发作。以上研究部分揭示了中药分期分证论治方案的作用机制,为临床推广应用提供了循证医学依据。中药治疗哮喘的多靶点作用机制正在深入研究中。

三、中西结合儿童精神行为疾病研究

(一)健脾止动方药治疗抽动障碍研究

抽动障碍(tic disorders,TD)是起病于儿童的一种神经精神障碍性疾病。其临床表现主要以突然、反复、非节律性、不自主的一个或多个部位发声抽动和(或)运动抽动为特征。常见的运动性抽动表现为眨眼、挑眉、咧嘴、耸肩、面部肌肉动等,发声抽动是指异常的发声,如喉中吭吭声、吼叫声、秽语等。抽动障碍是现代医学病名,在历代中国医药学典籍中无抽动障碍的专著论述,但是根据抽动障碍患儿的致病特点及典型临床症状,可从古代医家们的著作中找到许多形同或相似的描述。《素问·阴阳应象大论》云:"风胜则动、善行且数变"是对其致病特点的描述,得知风邪可引发肢体的动作变化。王肯堂在《证治准绳·幼科》中论述了儿童摇头、揉目、摸鼻及咬指甲等似抽动障碍的症状。张介宾在《景岳全书》里提出痰滞心窍可使儿童动作怪异,安魂魄、定心志乃愈。上海交通大学医学院附属新华医院吴敏教授团队长期以来开展祛风止动方治疗儿童抽动障碍临床与实验研究。临床试验研究表明,祛风止动方可有效改善抽动患儿症状,尤其是对耸肩、清喉声两项症状改善最为明显。实验研究提示祛风止动方具有以下作用:①调节性 T 细胞(Treg)表达水平异常(低水平)与抽动障碍发病相关,对抽动障碍患儿外周血 Treg 表达有上调作用;②可显著降低阿扑吗啡诱导抽动障碍模型大鼠的刻板行为评分,改善其自发活动能力,增强其适应力;③可通过调节阿扑吗啡诱导抽动障碍模型大鼠纹状体的多巴胺受体 1/多巴胺受体 2 的 mRNA 表达水平,达到治疗抽动障碍的疗效;④利用 1 -盐酸 2,5 -二甲氧基- 4 -碘苯基丙烷- 2 -胺盐酸盐(DOI)诱导小鼠头部抽动模型,可明显改善小鼠抽动行为和爬行距离,可能与上调多巴胺受体 2 和下调 Notch1 表达相关。

(二)滋阴潜阳、安神定志方药治疗注意力缺陷多动障碍研究

注意力缺陷多动障碍(attention deficit hyperactivity disorder,ADHD)是一种常见的儿

童时期行为障碍性疾病。主要表现为注意力不集中、多动、冲动行为,常伴有学习困难,但智能正常或接近正常。ADHD 缺乏特异的病因学或病理学改变,也没有可以辅助诊断的特殊体征或实验室检查,因此诊断主要依据病史、症状和行为量表,治疗包括药物治疗和心理行为治疗。中国医药学医籍未见有关本病的专门记载,根据其症状特点,常归入"脏躁""躁动"或者"健忘""失聪"的辨证论治中。因本病的主要病机特点是阳动有余,阴静不足,因此滋阴潜阳、安神定志方药是治疗儿童注意力缺陷多动障碍的主要方药。南京中医药大学第一临床医学院韩新民教授长期以来开展对 ADHD 的中西医结合临床与实验研究。安神定志灵是韩新民教授结合多年临床经验创制的专方验方之一,该方由醋柴胡、广郁金、黄芩、连翘、决明子、天竺黄、钩藤、石菖蒲、炙远志等多味中药组成,具有清心平肝、豁痰开窍、安神定志的功效。实验研究表明,安神定志灵方剂具有以下作用:①可调节模型大鼠突触体 ATP 酶、LDH 酶活性,提高突触体内 AC、cAMP、PKA 含有量,提示安神定志灵可能通过降低 D2RS(多巴胺 D_2 受体短型)受体对 AC/cAMP/PKA 信号通路的抑制功能而发挥治疗作用;②能够显著改善 SHR 大鼠脑内 TH、VMAT2 的表达,影响脑内多巴胺的合成和转运,达到提高脑内多巴胺含量,控制 ADHD 的临床症状;③可以影响 Akt、GSK-3β、β 联蛋白(catenin)表达水平,其药效可能与抑制细胞凋亡、保护神经元存在关联;④DA 和 S100β 蛋白可能是安神定志灵治疗 ADHD 的有效靶点之一。

(三)小儿黄龙颗粒治疗 ADHD 研究

小儿黄龙颗粒由熟地黄、白芍、知母、麦冬、煅龙骨、煅牡蛎、五味子、党参、远志、石菖蒲、桔梗组成,具有滋阴潜阳、安神定志的作用。成都中医药大学附属医院刘小凡教授的一项随机、双盲双模拟、多中心临床研究表明,小儿黄龙颗粒用于注意缺陷多动障碍证属阴虚阳亢证者,能显著改善多动不宁、神思涣散、多言多语、性急易怒、盗汗、口干咽燥、手足心热、失眠多梦等症状,具有较好的临床效果和安全性,且临床疗效优于阳性对照药静灵口服液。中医药治疗本病的优势在于个体化诊治、辨证论治、整体调节,恢复脏腑功能,但目前对 ADHD 的研究缺乏严格科研设计的临床研究课题,缺少符合循证医学的临床证据,实验研究缺少"病证结合"的动物模型。

四、中西医结合诊疗儿童肾病综合征的研究

(一)儿童肾病综合征的临床治疗研究

原发性肾病综合征(primary nephrotic syndrome, PNS),表现为大量蛋白尿、低蛋白血症、高脂血症和水肿,是儿童常见的肾脏疾病。其主要病理为微小病变型,约占 NS 的 80%。儿童原发性肾病综合征的一线治疗方案为激素治疗,但并非所有患儿都对激素敏感,存在频复发、频反复甚至激素耐药,其他的免疫抑制剂及生物制剂也有一定的毒性和不良反应。本病属于中国医药学"水肿"范畴,按有无水肿症状分别按"阳水""阴水"辨证。本病的辨证首先要区别本证与标证。本证以正虚为主,标证以邪实为患,有外感、水湿、湿热、血瘀及湿浊。复旦大学附属儿科医院中医科团队,先后通过临床观察发现,儿童肾病综合征辨证分型包括:脾虚湿热证、脾阳虚证、脾肾阳虚证、肾阴虚证、气阴两虚证等。进一步研究发现:①住院患者中最常见的证型是肺肾气虚证和肝肾阴虚证,其次是脾肾阳虚证、脾虚湿困证、气阴两虚证。②肺肾气虚证评分与总胆固醇、尿蛋白肌酐比值、尿 IgG 和尿 Alb 呈正相关;其中,

肺肾气虚证与尿蛋白比肌酐的相关关系最为密切。说明肺肾气虚证型与蛋白的丢失相关性较大,尿中蛋白含量越高,肺肾气虚证型的证候表现越明显。此外,肺脾气虚与总胆固醇在血中的含量呈正相关,提示患儿血脂水平高,其肺肾气虚证的表现越明显。③激素足量联合免疫抑制剂使用的情况与肺肾气虚证呈正相关,激素足量使用的情况与肝肾阴虚相关,与既往文献报道激素足量阶段患者多表现为阴虚证型相吻合;而大量免疫抑制使用后,耗气伤阳,故而患者会有明显的肺脾气虚的表现。另一项临床研究表明,患儿采用长疗程足量激素治疗,虽然蛋白尿明显缓解,但血浆皮质醇从治疗前水平迅速下降至较低水平,至移行减量隔日服药阶段,血浆皮质醇持续低水平;激素减至半量时,血浆皮质醇出现缓慢的回升趋势。证实长期足量激素治疗可使患儿肾上腺皮质功能受到明显抑制,而激素减量后,抑制作用减轻。采用中西医结合方案:在足量激素治疗时,同时服用滋阴降火中药,则患儿血浆皮质醇的降低不明显;当激素减至半量时,加用温补肾阳中药,患儿血浆皮质醇可出现明显的回升。通过该研究,更加精准地指导了中西医结合治疗儿童肾病综合征时需要分阶段采用不同治疗策略,在足量激素诱导缓解期中药以滋阴降火为主,在缓解期激素减量过程中中药以温补肾阳为主,兼顾益气养阴。

(二) 益气养阴方治疗儿童肾病综合征的实验研究

动物实验研究提示益气养阴方具有以下作用:①可以通过减轻模型大鼠肾小球足细胞足突损伤,减少多柔比星(阿霉素)肾病大鼠尿蛋白排泄,以益气养阴联合激素治疗的保护效果更为显著;②可能通过抑制肾脏乙酰肝素酶,从而保护基底膜完整性,维持了滤过膜电荷和机械屏障,最终使蛋白尿减低;③可能通过调节足细胞裂孔隔膜中的肾病蛋白(nephrin)表达,来维持保护肾小球滤过屏障,以降低蛋白尿的发生、发展。并且研究显示以激素合用益气养阴方效果比益气养阴方和激素单用更为显著;这也为临床上使用两者联合应用治疗肾病综合征提供了理论依据。

(汪永红　俞　建　孙　雯　和精伟　刘俊朝)

第六节　中西医结合老年病研究

老年医学(geriatric medicine)是研究预防和治疗与老年相关的疾病。老年期人体组织结构进一步老化,各器官、脏腑功能逐渐出现障碍,身体逐步衰弱,运动能力降低,协同功能丧失。大致分为3类:一是只有老年人才患的疾病,是在机体老化的基础上发生的增龄性疾病,如老年性痴呆、老年性白内障、老年肺气肿、前列腺肥大等;二是老年常见病、多发病,此类疾病也可以发于青年、中年期,但与机体老化明显相关,随着增龄发病率逐渐增高,如高血压、脑血管病、冠心病、糖尿病等;三是老年人的患病率与其他年龄段基本相同的疾病,如感冒、慢性胃炎等。老年人的患病主要有老化(aging)、慢病与共病(chronic illnesses and chronic conditions)、老年综合征(geriatric syndrome)、失能(disability)4大特点。中西医结合的辨病辨证诊治模式可以获得优于单纯中医或西医的临床疗效。复旦大学附属华东医院是以干部医疗保健为重点、老年医学为特色的三级甲等综合性医院。医院的老年医学科是国家重点临床专科、上海市重中之重学科,中医老年病科是国家中医重点专科。复旦大学中西医结合研究院老年医学研究团队近年来在老年衰弱、老年筋骨病防治,老年痴呆、高龄老人健康评估(体质、认知功能)等方面着手研究,推动了中西医结合防治老年病的发展。

(一)中西医结合老年衰弱评估及干预研究

衰弱(frailty)是降低老年人工作和生活质量及加速疾病进展的主要问题之一,衰弱指老年人生理储备下降导致机体易损性增加,抗应激能力减退的非特异性状态。衰弱老人经历外界较小刺激即可导致一系列临床负性事件的发生。衰弱涉及多系统病理生理变化,包括神经肌肉、代谢及免疫系统等。在衰弱的评估方面,我国目前尚无统一的相关研究,还未形成针对中国老年人衰弱的评估和筛查方法。复旦大学附属华东医院保志军教授团队长期以来围绕肌少症开展老年衰弱研究,承担国家重点研发计划"中国老年人群衰弱的诊断标准及综合干预研究"。肌少症是以肌量减少、肌力下降和肌功能减退为特征的综合征,严重影响老年人生活质量,已受到广泛关注。肌少症的危害主要体现在影响老年人行动、营养摄入、呼吸功能等方面,并可导致老年人跌倒、住院时间延长甚至病死率增加等不良结局,各种不良结局也致使家庭及社会医疗及照护负担加重。一项上海市社区 1 148 例,年龄大于 60 岁的老年人肌少症患病率及相关危险因素研究表明,采用 Tilburg 中文量表(TFI)、Fried 衰弱表型(FP)、汉化版 CFAI 及评分标准(CFAI)、肌少症筛检问卷(SARC‐F)、微型营养评定表(MNA)等,生物阻抗测定仪(BIA)检测肢体骨骼肌肌量,测定 6 m 步速及握力。根据亚洲肌少症工作组(AWGS)推荐的诊断标准将受试者分为肌少症组和正常组,结果肌少症组总体患病率为 14.29%,其中男性为 14.9%,女性为 14.0%,肌少症的发生主要与年龄、营养状况、运动量及衰弱相关。另一项基于衰弱指数模型和中医虚证核心内容构建《中西医结合老年衰弱评估量表》应用于临床老年住院患者的研究,评估结果符合临床实际情况,而且与《FI‐CGA 表》和《CFS‐09 表》的评估结果具有高度相关性,能够较为准确地反映老年患者的衰弱状态。目前,我国衰弱老年人综合评估和多学科干预研究尚处于起步阶段,不断深入中西医结合研究选择适宜的评估和干预方案,有望在我国衰弱老年人健康管理中得到广泛应用。

(二)老年慢性筋骨病防治

慢性筋骨病是老年人的常见病、多发病,以人体自然退变为主因的全身和局部的综合征,且呈现年轻化趋势。筋骨病是人体运动系统中骨骼、脊柱、关节及筋肉、韧带等组织发生的疾病,既有筋、骨本身的疾病,又有两者之间的互相联系,属中国医药学"痹证""痿证"范畴。现代医学归类可分为脊柱退行性疾病、骨代谢相关疾病和骨与关节疾病,而致病机制多与易感基因、炎症等相关。肝主筋,肾主骨,"诸筋骨皆属于节""膝为筋之府",膝关节是人体最大的屈戌关节,膝骨关节炎(kneeosteoarthritis)是一种常见的关节退行性病变。其病理改变包括进行性的关节软骨丢失和破坏、软骨下骨增厚、骨赘形成、滑膜增生及韧带、半月板和关节囊的变性。临床治疗以减轻或消除疼痛、矫正畸形、改善或恢复关节功能及提高生活质量为主。因此,从膝骨关节炎着手研究慢性筋骨病防治具有代表性。

复旦大学附属华东医院吴弢教授团队长期以来开展中医药治疗膝骨关节炎的临床与实验研究。一项随机对照单盲临床试验研究表明参照 GoldbergVM 及 LegnesneMG 的膝骨关节炎临床评估指数评价益气化瘀利水方对膝骨关节炎的治疗效果与塞来昔布胶囊(西乐葆)

相似。实验研究提示益气化瘀利水方药具有以下作用：①通过抑制软骨细胞凋亡延缓膝关节软骨的退变；②能抑制前列腺素等炎症介质，改善关节软骨的微循环，并可能调节缺血区的血管紧张度；③通过调控转化生长因子 β_1 而达到抑制骨质增生；④抑制 IL-1β 表达来抑制膝骨性关节炎模型小鼠异位软骨内成骨。益气化瘀利水方药已研发为中药制剂芪防膝痹颗粒，其治疗膝骨关节炎的机制目前正在深入研究中。

（三）益智防呆方延缓老年痴呆的进展研究

阿尔茨海默病（Alzheimer's disease）属于中国医药学"痴呆""健忘"范畴，发病机制尚未明确。多数医家认为该病是以髓海不足、神明失用为基本病机，肾虚精亏、痰瘀阻滞为主要病因的虚实夹杂病症。李亚明教授课题组在文献研究及中医证候临床调查研究的基础上提出培元填精、化痰祛瘀为治疗 AD 的基本原则，组成益智防呆方用于临床收到显著疗效，在动物实验中同样证实该治疗原则具有良好的脑保护作用，并对其脑保护作用的分子机制进行了初步探索。益智防呆方具有以下作用：①改善学习记忆障碍模型小鼠的记忆获得、记忆巩固、记忆再现，显示在学习记忆不同环节均具有改善学习记忆障碍小鼠学习记忆功能的作用；②对改善学习记忆障碍的机制可能与上调海马神经元 Bcl-2 基因表达，下调胱冬裂酶（caspase-3）、Bax、$p53$ 基因表达有关；③有效缓解 Aβ 细胞毒性，可能与热休克蛋白（HSP70）的过表达和激活内质网应激有关。

（四）百岁老人健康评估

上海市是中国首先进入老龄化的城市，长寿城市特征凸显。随着城市人口老龄化进程的加快，期望寿命的延长以及慢性病发病率的上升，老年人口的保健成为公共卫生的重要内容之一。高龄老人的比重和规模在不断增加，尽管如此，百岁老人仍是目前最接近人类寿命极限的一个特殊群体。从中国医药学理论出发，研究百岁老人体质特征、体质类型的生理病理特点，分析疾病的反应状态、病变的性质及发展趋向，探讨其健康长寿的因素和规律，为高龄老人的医疗保健工作和健康长寿研究提供依据。

1. **上海市百岁老人中医体质研究**：复旦大学附属华东医院吴弢教授、韩力主任医师团队运用中医体质量表调研上海市范围内 67 例百岁老人健康资料，采用聚类分析方法对百岁老人中医体质类型进行研究。通过聚类分析发现，百岁老人的中医体质出现频率以平和质最多（占 28.24%），其次为阳虚质（占 22.94%）、阴虚质（占 15.88%）和气虚质（占 14.12%）。且阳虚质、阴虚质常同时出现，气虚质常与痰湿质、湿热质、气郁质、血瘀质同时出现。此项研究与课题组早期一项"上海地区 34 例百岁老人中医体质类型调查"结果以平和质最多一致。聚类分析较客观地反映了所收集百岁老人的中医体质特点，排除了主观辨证的局限，目前对于百岁老人的中国医药学研究与实践还刚刚起步，"阴平阳秘，精神乃治"，阴阳平衡是中国医药学认为人体健康的必要条件，中国医药学从阴阳对立统一、相互依存的观点出发，认为人与自然、社会，人的脏腑、经络、气血津液之间，必须保持相对稳定和协调，才能维持"阴平阳秘"的正常生理状态，达到健康长寿，对指导老年人养生防衰具有重要意义。

2. **上海市百岁老人认知状况研究**：复旦大学附属华东医院神经内科魏文石教授研究团队对上海市范围内各区县随机抽取的 34 例百岁老人为调查对象，利用蒙特利尔认知评估表（montreal cognitive assessment），简易精神状态检查（mini-mentalstate）以及老年抑郁量表

(geriatric depression scale)进行认知、情绪状况评估,并对性别、年龄、教育程度、居住环境、锻炼等因素进行相关性分析和回归分析。MMSE 提示认知正常的占 41.2%,MoCA 提示轻度认知障碍及认知正常的占 26.5%,GDS 提示无抑郁症状的占 64%。不同性别、年龄、教育程度在 MoCA、MMSE 的认知评估中差异有统计学意义($P<0.05$)。上海地区百岁老人认知状况基本良好,同时抑郁情绪并不突出。提示高教育水平、良好心态,以及用脑锻炼,对保持良好的认知功能起到积极的作用。

(韩 力 吴 弢)

第七节 中西结合骨伤科疾病研究

中西医结合骨伤科学是以人体运动系统疾病的防治为研究范畴,是研究骨伤、筋伤、骨病的预防和治疗的一门学科。由于致病因素的不同,可分为损伤和筋骨关节疾病两大类:①损伤是指因外力所致的运动系统损伤性疾患,又可分为骨伤和筋伤,如骨折、脱位、急性或慢性软组织损伤等;②筋骨关节疾病是指因非外力因素引发的运动系统及其他相关疾病,如骨性关节炎、骨关节结核、骨肿瘤等。中西医结合骨伤科学,以中国医药学的气血理论、经络理论、脏腑理论、精津理论为指导,结合现代解剖、生理、病理等现代科学知识,继承了中国医药学骨科的特色,又吸收了现代医学的新进展,衷中参西、中西医并重,两者有机结合,可以获得优于单纯中国医药学的临床疗效。

慢性筋骨病是老年人的常见病、多发病,以人体自然退变为主因的全身和局部的综合征,且呈现年轻化趋势。筋骨病是人体运动系统中骨骼、脊柱、关节及筋肉、韧带等组织发生的疾病,既有筋、骨本身的疾病,又有两者之间的互相联系,属中国医药学"痹证"、"痿证"范畴。现代医学归类可分为脊柱退行性疾病、骨代谢相关疾病和骨与关节疾病,而致病机制多与易感基因、炎症等相关。

复旦大学附属华东医院吴弢教授带领的伤外科团队长期以来将石氏伤科"以气为主、以血为先"作为理论指导,近年来在益气化瘀利水方防治膝骨关节炎、中药外敷治疗寒痹证、手法防治慢性筋骨病等方面着手研究,推动了中西医结合防治骨伤科疾病的发展。

(一)益气化瘀利水方防治膝骨关节炎的研究

肝主筋,肾主骨,诸筋骨皆属于节,膝为筋之府。膝关节是人体最大的屈戌关节,膝骨关节炎(kneeosteoarthritis)是一种常见的关节退行性病变。其病理改变包括进行性的关节软骨丢失和破坏、软骨下骨增厚、骨赘形成、滑膜增生及韧带、半月板和关节囊的变性。临床治疗以减轻或消除疼痛、矫正畸形、改善或恢复关节功能及提高生活质量为主。因此,从膝骨关节炎着手研究慢性筋骨病防治具有代表性。

中国医药学认为膝骨关节炎属"痹证""痿证"等范畴,肝肾不足、气血亏虚是其基本病机,瘀血和痰浊是其临床常见表型。随着人口老龄化以及慢性劳损的增加,此病已严重影响中老年人的健康及生活质量,也是我国"人口与健康"研究领域中迫切需要解决的内容之一。益气化瘀利水方是石氏伤科用于治疗骨关节炎的院内协定方,主要由生黄芪、汉防己、地鳖虫、制苍术、川牛膝、全当归、淫羊藿等组成，具有益气利水，化瘀止痛的功效。复旦大学附属华东医院伤外科团队长期以来开展中医药治疗膝骨关节炎的临床与实验研究。一项随机对照单盲临床试验研究表明，参照 GoldbergVM 及 LegnesneMG 的膝骨关节炎临床评估指数评价益气化瘀利水方对膝骨关节炎的治疗效果与塞来昔布胶囊（西乐葆）相似。实验研究提示益气化瘀利水方药具有以下作用：①通过抑制软骨细胞凋亡延缓膝关节软骨的退变；②能抑制前列腺素等炎症介质，改善关节软骨的微循环，并可能调节缺血区的血管紧张度；③通过调控转化生长因子 β_1 达到抑制骨质增生；④抑制 IL -1_β 表达来抑制膝骨关节炎模型小鼠异位软骨内成骨。益气化瘀利水方药已研发为中药制剂芪防膝痹颗粒。

（二）中药外敷治疗寒痹证的研究

疼痛是骨伤科的常见症状，随着社会发展、生活方式的改变，当下引起疼痛的骨伤科常见病主要为颈椎病、肩周炎、腰椎间盘突出症、膝骨关节炎等。长期的慢性疼痛不但影响患者的功能活动，同时会造成患者情绪上的不稳定，易于产生心理疾患。如何缓解疼痛就是骨伤科医生所面对的问题。中国医药学将疼痛归为"痹证"范畴，其中又以寒邪为主的寒痹证在临床上最为多见。华伤Ⅰ号熨疗方是复旦大学附属华东医院伤外科用于治疗寒性疼痛的院内协定方，主要由海桐皮、透骨草、威灵仙、伸筋草、生川乌、生草乌、羌活、独活、白芷、川芎、当归尾、赤芍、白芍、桃仁、红花、莪术、络石藤、油松节、甘松、生甘草等组成。具有散寒祛风，利湿通络，活血止痛的功效。同时采用熨疗的给药方式也符合寒者热之的治疗理念，两者结合可有效缓解寒性疼痛。复旦大学附属华东医院伤外科团队经过长期临床实践及规范的随机对照临床试验研究后得出如下研究结果：①对于颈椎病引起的寒性颈痛，华伤Ⅰ号熨疗方可改善颈部疼痛症状和颈椎关节活动度，提高生理功能、精力、社会功能、情感功能、精神健康等方面的生活质量（SF-36）。②对于肩周炎腰突症、膝骨性关节炎引起的寒性膝痛，华伤Ⅰ号熨疗方可控制膝部疼痛症状，提高生理功能、精力、社会功能等方面的生活质量。

（三）理筋整膝五步法防治膝骨关节炎的研究

理筋整膝五步法是以石氏伤科手法为源，经长期临床实践形成的一套专门针对老年性膝骨关节炎患者的治疗手法，具有舒筋通络、消肿止痛、滑利关节的功效。手法治疗以拿法、搂法缓解股四头肌痉挛，消除关节肿胀；以推髌法、揉膝法松解髌骨周围软组织粘连，增加髌骨的活动度，降低髌股关节的压力；以拔伸法、屈伸法舒缓关节筋络，增加关节活动度，恢复关节的应力和张力平衡。复旦大学附属华东医院伤外科团队观察了理筋整膝手法联合华伤Ⅰ号熨疗方治疗膝骨关节炎，在中药熨疗患膝的基础上采用伤科手法治疗，能有效快速地降低膝关节疼痛，明显提高关节活动度，改善患者生活质量。

（四）卧位整脊疗法治疗颈椎病的研究

复旦大学附属华东医院伤外科团队基于石氏伤科"筋骨并重"理念，根据名老中医施杞提出的"动力失衡为先，静力失衡为主"的颈椎病病机学说，将中医传统伤科手法与整脊疗法及物理治疗中的软组织整理手法相结合建立了一套以软组织手法、人工牵引及旋转复位相结合的卧位整脊疗法。本手法首先通过理筋及指压深层肌肉，舒缓及伸展附属结构，调节动力平衡。再用人工牵引及旋转复位手法意在伸展关节的韧带及滑囊，解除可能的粘连现象，分离发炎的关节面及扩大椎间孔，减少压迫面，解除脊柱纵向应力对周围组织的压力，改善静力平衡的失衡。该手法与中国医药学推拿的坐位拔伸颈部手法相比,对患者颈部的作用更直接、更有效。经卧位牵引后再行旋转复位时,颈椎髓核内压力下降非常明显,不易造成髓核的进一步突出,临床使用可能更安全可靠。与中国医药学推拿手法随机对照,通过"颈椎病疗效评估量表"量化分析观察治疗非脊髓型颈椎病前后变化。随访显示,卧位整脊手法组的中医证候积分优于传统手法推拿组,并且均无不良反应发生。

(王文昊 苟海昕 高 翔 吴 狡)

第八节 ▶ 中西结合护理医学研究 ⟩⟩⟩

一、概述

中国医药学护理医学是中国医药学重要组成部分。周代有除虫、灭鼠、改善环境卫生等防病调护活动。《周礼·天官》记述医师下设有士、府、史、徒等专职人员,"徒"就兼有护理职能,负责看护患者。秦汉时期问世的《黄帝内经》奠定了中国医药学护理医学的理论基础。随着科学技术的进步,我国西医护理发展较为迅速,已逐步走向成熟,而中医护理有其自己的特色,如整体观念、辨证施护、养生康复、中医食疗、中医传统护理技能操作、传统保健体育等,充分显示了中医护理的优势,所以中西医结合护理将是我国护理医学改革发展之路。中医护理和西医护理是护理学科的两个分支,中西医结合护理将中医的整体观念与当代的整体护理理念有机地结合起来,贯穿于护理操作的各个环节,并科学地将现代护理程序与中医辨证施护融合,将为患者的健康保健提供有力的保障。

(一)整体观念与整体护理

中国医药学整体观念认为人是一个有机的整体,是以五脏为中心,通过经络的联系和沟通,将各脏腑、组织、器官及皮毛、筋肉、骨骼等联系成一个有机的整体,共同完成各项生理活动。整体观念高度重视人与自然和社会的统一性。1955年,美国护理学家亨德森(Hendersen)提出现代医学整体护理概念,提倡对患者实施包括生理、心理、社会、文化、精神等5个方面的护理。《黄帝内经》阐述的中国医药学情志护理与现代医学整体护理的心理护理不谋而合。整体护理强调的社会、文化、精神层面护理与中国医药学强调的人与社会统一性基本一致。中国医药学天人合一护理观与西医学整体护理相映生辉。中西医结合护理要求护理人员在开展整体护理的过程中,不要简单照搬国外的护理模式,而应立足于继承中国医药学的基础上继续开拓创新,将中西医护理理念融会贯通,实施具有中国特色的整体护理。

(二)辨病与辨证相结合护理

中西医结合护理必须将辨病护理及辨证护理有机结合。临床护理首先要确定患者患了什么病及表现什么症状,进而提出护理诊断,制订护理措施。中医护理还要在此基础上进行辨证分析,确定证候类型。如中国医药学的"胁痛病",结合现代医学诊断为胆囊炎、胆石症,患者主要症状为胁痛、发热、纳差、便秘等,此时还要辨别是肝郁气滞、肝胆湿热、瘀血阻络、肝阴不足等证候中哪一证型,如是肝郁气滞证,在重点做好情志护理的同时,饮食上给予丝瓜、橘皮等疏肝解郁、行气止痛之品;肝胆湿热证,首先要做好降温的护理,保持大便通畅,因"腑以通为用",腑气通,则湿热解,饮食上给予苦瓜、冬瓜、绿豆、荸荠等清热除湿之品,可用金钱草煎水代茶饮,忌辛辣油腻之品,以免助湿生热。"辨证"着眼于整体,把人本身的阴阳失调和外部环境结合起来加以综合分析,强调因人、因时、因地护理,但对疾病的局部往往重视不够;而西医护理学以现代解剖学、生理学等为基础,注重病因、病理形态和病理生理的改变,即对疾病发生、发展的物质基础了解得较为深入具体,但因注重局部病变而忽视整体。将两者结合起来,既明确了患的是什么病,出现什么症状,又了解了疾病在各阶段的本质表现。将病、症、证三者有机地结合,相互补充,相互完善,是中西医结合护理医学的核心思路。

二、中医护理学基本内容

(一)病情观察

病情观察是指医护人员通过望、闻、问、切等方法及借助医疗仪器设备等,有目的、有计划地全面收集患者病情资料,对病情进行辨证分析并做出判断的动态过程。

1. **一般状况**:包括患者的神色、形态、精神、情志、体温、脉搏、呼吸、血压、睡眠、饮食、二便、活动等。一般状况的观察常是判断病情的重要依据。疾病的发生和变化,常可从这些项目的变化中反映出来。在病情观察中,这些项目被列为常规项目。例如,神色的改变,常反映机体正气的盛衰,对疾病的治疗和预后有较大的意义。体温、脉搏、呼吸、血压被称为生命体征,也说明在病情观察中的重要性。不论其所患何病,当其证型相同时,总在一般状况的表现上有其相同之处。例如,畏寒喜热是寒证的表现,无论是肾阳虚型之喘证、脾阳虚型之水肿,还是心阳虚型之胸痹,虽然疾病不同,主症不同,但其一般症状中由于阳虚内寒而表现的畏寒喜热症状是相同的。

2. **症状观察**:病证在其发展的一定时期,常会出现一个或一组主要的、最令患者痛苦的症状。而这些症状的好转与恶化,常反映病情的转化。主要症状的转移,又常提示病证在质上的变化。所以,围绕主症的观察,是病情观察的重点。例如,腹泻患者的主症为大便次数多而稀溏,观察重点应是大便的次数、性状,以及围绕腹泻而出现的腹痛、发热、里急后重等症状。这些症状一般可随大便次数减少而减轻。但如出现腹泻突然中止,而主症转为高热、四肢厥冷、出冷汗、面色发灰等症状,则病证转为湿阻热遏、阴阳离绝。

3. **舌象观察**:舌象是病情观察的重要内容,尤其是在外感热病中甚为重要。它能迅速、客观地反映正气的盛衰、病位的深浅、邪气的性质、病情的进展,是判断病情转归和预后的重要依据。护理人员在病情观察中,一定要仔细而认真地观察和记录舌象的变化。观察舌质可知正气盛衰,观察舌苔可知邪之出入。如舌质红润,为气血旺盛;舌质淡白,为气血虚弱;舌苔薄白而润,为胃气旺盛;舌光无苔,为胃气衰败或胃阴枯竭。观察舌象可以辨别病位深浅,如舌苔薄白,多为疾病初期,病邪较浅,病位在表;舌苔厚则病邪入里,病位较深;舌质红绛,为热入营血,病情危重。观察舌象可以区别病邪性质,如黄苔多主热邪,白苔多主寒邪,黄腻苔则为湿热,腐腻苔多为食积痰浊,舌面上有瘀点或瘀斑则多为瘀血。观察舌象可以推断病势进退,舌苔与舌质,往往随正邪的消长和病情的进展有动态的变化,尤其是外感热病中更为显著。如舌苔由薄白转黄,进而变灰黑,说明病邪由表入里,由轻转重,由寒化热;舌苔由润转燥,多为热盛伤津。反之,舌苔由厚转薄,由燥转润,往往是病邪渐退,津液复生,病情好转之象。观察舌象可以预测病情预后,如舌短缩,神昏难言者,多属危症,预后不良。

4. 脉象诊察:通过对脉象的诊查,也可为判断疾病的病位、病性和推断疾病预后提供重要依据。诊察脉象可以判断病位深浅,如浮脉,病位多在表;沉脉,病位多在里。诊察脉象可以推断疾病性质,如数脉多主热证;迟脉多主寒证;洪脉多主邪实;芤脉多见于失血。诊察脉象可以推断疾病预后,如久病脉见缓和,是胃气渐复、病退向愈之兆;久病虚损,亡血失精而反见洪脉,则多属于阴竭阳脱之危象。外感热病,热退脉见缓和,是病向愈之候;若脉急而数,烦躁者,则病进。战汗时,若汗出脉静身凉,为病情好转;若见脉象急疾,患者又烦躁不安,汗出热不退,为正不胜邪之危候。在脉象观察中,要注意病、脉、证合参。在一般情况下,病、脉、证是相符的,但也可出现不相符的特殊情况。因此,在临床运用时需通过四诊合参后再决定是"舍证从脉"还是"舍脉从证"。

(二) 起居护理

起居护理指护理人员根据患者个体情况,在生活起居方面给予专业的指导和合理照护以保养患者机体元气,增强抵御外邪的能力,调整机体内外阴阳的平衡,促进疾病的康复。

1. 顺应四时:《素问·四气调神大论》曰:"夫四时阴阳者,万物之根本也。所以圣人春夏养阳,秋冬养阴,以从其根,故与万物沉浮于生长之门,逆其根,则伐其本,坏其真矣。故阴阳四时者,万物之终始也,死生之本也。逆之则灾害生,从之则苛疾不起,是谓得道。"说明阴阳四时的变化,是万物生长变化的根本,如果违反了四时阴阳变化的根本规律,损害了生命的根本,真气亦随之败损。所以,阴阳四时的变化,是万物成长的终始,是死生的根本,顺应自然界阴阳的变化是健康的法则。顺应四时阴阳还应顺应一日中阳阳变化,如平旦之时阳气从阴始生,到日中之时,则阳气最盛,黄昏时分则阳气渐虚而阴气渐长,深夜之时则阴气最为隆盛。《黄帝内经》提出:"夫百病者,多以旦慧昼安,夕加夜甚。"一天中常会出现早晨病情渐轻,中午病情稳定,深夜病情最重的周期性变化。

2. 慎避时邪:环境是指空气、水源、阳光、土壤、植被、住宅、社会人文等因素综合起来所形成的人类生活工作的外部条件。中国医药学认为,人与自然是一个有机统一的整体,自然环境的优劣,直接影响人寿命的长短。天地间四时五行,四季更迭形成风、寒、暑、湿、燥、火 6 种气候,影响了自然界的万物,形成了生、长、化、收、藏的规律。这 6 种气候是一年四季气候消长进退变化中产生的,它们虽然各有特点,但又是互相调节的,因为有了这 6 种正常的气候变化,才有一年温、热、凉、寒和生长收藏的阴阳变化,以利万物的生长发育,并使整个自然界气候形成一个有机的整体。但当四季气候变化异常,六气发生太过、不及或与季节时间不符,超过人体所能适应的限度时,风、寒、暑、湿、燥、火则成为致病因素,六气即成为六淫。

3. 起居有常:起居有常指起卧作息和日常生活的各个方面有一定的规律,并合乎自然界和人体的生理规律。劳逸适度,是指在病情允许的情况下,凡能下地活动的患者都要保持适度的休息与活动。中国医药学认为,过度劳累常常是疾病发生的重要原因之一,日常坐、卧、立、行,若是持续过久,也会损害机体。如湿盛患者,湿度宜低;燥证患者,湿度可略高些。阴虚者多热而偏燥,湿度宜高;阳虚患者多寒而偏湿,湿度宜低。室内阳光要充足而柔和,使患者感到舒适、愉快。但不宜让日光直射患者面部。患者休息时,光线宜暗,应用窗帘遮挡。不同病证对光线要求也不一样。如热证、阳亢患者,神经衰弱者等光线宜偏暗;痉证、癫狂症者,强光可诱发痉厥,应用黑窗帘遮挡;寒证、风寒湿痹患者,光线要充足。病床以辨证安置为宜,病床安置应根据病证性质不同而定。如寒证、阳虚证者,多有畏寒怕风,宜安置在向阳温暖的病室内,使患者感到舒适;热证、阴虚证者,多有恶热喜凉之求,可集中在背阴凉爽病室内,使患者感到凉爽、舒适、心静,利于养病。

4. 睡眠护理:根据阴阳变化的规律,采用合理的睡眠护理措施,保证充足而适当的睡眠时间,以利其尽快恢复机体疲劳,保持充沛的精力,从而达到防病健体、延年益寿的目的。《素问·四气调神大论》中详细记载了适应自然界变化而调整睡眠时间的具体方法。通过这种顺应昼夜节律和四时节律的睡眠养生方法,可以达到养神、促进气化及生精之目的。若逆而不循,就会导致精气神功能紊乱和疾病的发生。睡眠促进与宜忌,卧室卧具要舒适。床高矮适中,床垫软硬适宜,褥子宜厚而松软,被子宜宽大不重,厚薄适中,柔软干燥,枕头高度以躺卧时头与躯干保持水平为宜。枕头的软硬度适宜,可用荞麦皮装六七分满作枕芯,既冬暖夏凉,又有清热泻火的功效,其松软及弹性程度最有利于睡眠。

5. 口腔护理:口腔是食物进入消化道的重要通道,也是产生唾液的场所,易滋生疾病,口腔对患者十分重要。明代薛己撰《口齿类要》是我国最早的口腔疾病论著,提出了对口腔疾病的标本兼治法。目前,越来越多的中医口腔护理方法应用于临床。促进口腔健康和预防口腔溃疡,常用清水、金蒲散含漱剂、丁香漱口液、苦丁茶液等含漱;也可用中药口服液,如金银花、甘草泡水茶饮减轻口腔异味,用甘草银花液、口疮灵漱口液、生理盐水、益口含漱液等漱口以消炎止痛,咽喉肿痛者含漱消炎散、口洁净等;口疮部位涂上珠黄散、冰硼散、锡类散等,或以吴茱萸末调醋敷于双足心,也可用王不留行籽耳穴埋豆贴压穴位达到治疗目的。

6. 皮肤护理:久病长期卧床者易生压疮、皮肤溃疡。压疮为中国医药学"席疮"范畴,压疮发生后,根据患者不同证型进行护理。气滞血瘀者,应予以行气活血,如勤翻身、局部热敷或用红花油适当按摩受压部位;亦可艾灸局部,每日1～2次,每次20分钟。瘀腐热郁者,可先以蒲公英水洗,再涂白及黄连液;或先以1‰矾水清洗创面,清除坏死组织,外敷五五丹,继用生肌玉红膏等。气虚津亏者,先以生理盐水清洁创面,再以蛋黄油外敷。气虚夹湿者,可用生理盐水清洁创面,再以祛腐生肌膏外敷。压疮溃疡部位皮肤在换药后要保持清洁、干燥。

7. 衣着护理:春季慎避风寒。春季风气主令,六淫之邪常与风邪合而致病,且春季天气乍暖还寒,气候变化较大,老年人、小儿和身体虚弱的人,易受风邪之侵。因此,春季要随时注意增减衣被,注意保暖,切忌过早脱衣减被,衣服更不可顿减。夏季养阳护阴。夏季人体阳气最盛,阴气相对不足,尤其是素体阴虚者,应以养阳护阴为主。夏季气候炎热,应选用麻纱、丝绸等易散热、透汗、舒适、凉爽的面料。汗出后及时沐浴更衣,以免受凉。秋季慎寒凉。初秋流火未净,气候冷热多变,稍不留意便易感受外邪,旧病也易复发,应遵循"春捂秋冻"的原则,宜素装薄衣,早晚稍凉则加衣。入秋后,加衣被要适当减慢速度,不宜过早过快,适当进行耐寒锻炼。冬季防寒保暖。冬季寒气主令。寒为阴邪,冬季阴气盛极,阳气潜伏,易伤阳气,易发生感冒。故要告诫患者注意防寒保暖,衣着要厚、轻、暖,颜色宜深,要随气候变化及时增减衣服。

8. 二便护理:汉代王充在《论衡》中指出:"欲得长生,肠中常清,欲得不死,"肠中无滓。小便通利则人体健康,反之则人有疾患。小便不能通利则为尿潴留。尿潴留如术后发生则多为气虚,以益气温阳利水中药热敷下腹部,可配合指压中极、气海穴,或艾条灸足三里、气海、关元、中极等穴,施灸后注意保暖。膀胱湿热者,病室宜凉爽干燥,伴发热者可采用物理降温;脾肾虚弱者,病室宜温暖向阳,热敷熨脐部,同时配合膀胱区按摩促进排尿,亦可用滴水声等诱导疗法助其排尿。小便通利失控则为尿失禁。尿失禁者注意保持皮肤清洁干燥,注意会阴部护理,通过缩肛运动锻炼盆腔肌肉力量,坚持定时排尿,训练膀胱功能;避免尿失禁诱发动作如咳嗽、弯腰等。长期尿失禁者可采用留置导尿。

9. 运动护理:在生活和疾病康复中,做到运动适度,动静结合。适度运动对人体保健与康复有很好的作用。经常合理的活动有利于活动筋骨,通畅气血,强健体魄,增强体质,能锻炼意志,增强毅力,从而保持生命活动的能力。不宜安排过量运动,一般以自我感觉舒适和不影响正常学习、工作和生活为度。根据个人实际情况,制定一套适用可行的锻炼计划或运动处方,严格执行,并注意阶段性的调整。不能因强调运动而忘记了静养,要动静兼修,动静适宜。运动时,一切顺乎自然,进行自然调息、调心,神态从容,摒弃杂念,神形兼顾,内外俱练,动于外而静于内。如听相声、听音乐、聊天、看戏、下棋、散步、观景、钓鱼、赋诗作画、打太极拳等。总之,动静结合,寓静于动,既达到休息目的,又起到娱乐效果,不仅使人体消除疲劳,精力充沛,而且使生活充满乐趣。

(三) 情志护理

情志护理是指在护理工作中,注意观察和了解患者的情志变化,运用中医护理的方法预防和消除不良情绪,以利于疾病的预防、治疗和康复的方法。

1. 说理开导:说理开导即指运用正确、恰当的语言,对患者进行劝说开导,使患者能正确地认识疾病及情志与人体健康的关系,以积极的态度和行为配合治疗和护理。《灵枢·师传》中指出:"人之情,莫不恶死而乐生,告之以其败,语之以其善,导之以其所便,开之以其所苦,虽有无道之人,恶有不听者乎? 根据人患病后的心理特点,进行说理开导。"通过向患者指出疾病发生的原因、性质、危害及病情的程度,引起患者对疾病的重视,形成正确的认识和态度;对疾病担忧和失去信心的患者,应耐心告之积极配合,及时治疗。但说理开导,也要因人而异,做到有的放矢,生动活泼,耐心细致,用实事求是的方法为患者分析病情,启发患者自我开导来解除或缓解其心理压力,调整情绪。进行说理开导,护理人员必须取得患者的信赖,态度要真诚、热情,对患者要有同情心和责任感,对患者的隐私要注意保护,尊重患者的人格,这样,才能达到通过说理开导,动之以情,晓之以理,喻之以例,明之以法,从而达到改变患者精神及身体状况、促进疾病康复的目的。

2. 释疑解惑:释疑解惑是指根据患者存在的心理疑虑,通过一定的方法,解除患者对事物的误解、疑惑,从而增强其战胜疾病的信心,促进疾病康复。心存疑惑是患者较普遍的心理现象,特别是性格抑郁、沉默寡言的患者。患者常常产生各种各样的疑惑或猜测,或小病疑大,或轻病疑重,或久病疑死,如听说某某确诊为癌,就怀疑自己患了不治之症,以致精神紧张,忧心忡忡,到处寻求名医,要求做各种各样的检查,对医生的诊断提出各种疑问,最终疑虑成疾。"杯弓蛇影"便是典型的案例,对于此类患者,护理人员要耐心介绍病情相关知识,阐明真相,从根本上解除患者的心理负担,使患者从迷惑中解脱出来。

3. 宣泄解郁:宣泄解郁是让患者把抑郁于胸中的不良情绪宣达、发泄出去,从而尽快恢复正常情志活动,维持愉快平和心境的方法。这种方法对于一些内伤情志之病有一定的效果。李中梓《医宗必读》中指出:"境缘不偶,营求未遂,深情牵挂,良药难医。"这类患者,只有将内心的苦痛倾吐出来,郁闷之气机才得以舒畅,护理人员要善于因势利导,用恰当的语言加以抚慰、开导,使其从精神创伤中解脱出来。

4. 移情易性:移情易性是通过一定的方法、措施转移或改变人的情绪和注意力,以摆脱不良情绪的方法,又称移精变气法。是利用某些方法,转移患者对于疾病的注意力,改变其消极情绪,以促进疾病的恢复。某些人患病后,往往将注意力集中在疾病上,整天围绕疾病胡思乱想,陷入苦闷烦恼和忧愁之中,不仅严重影响治疗效果,而且还能加重病情。移情就是将注意力转移。在护理工作中,可以采取一定的措施,将患者的注意力从疾病转移到其他方面。常用的移情方法包括运动、音乐欣赏、书法绘画、读书赋诗、种花养鸟、弈棋垂钓及外出旅游等。

5. 以情胜情:即根据中国医药学五行相克的原理,由一种情志抑制另一种情志,使原有情志淡化,基本消除不良情绪,以恢复正常精神状态的护理方法。中国医药学认为,人有七情,分属五脏,五脏与情志之间存在阴阳五行生克原理,用相互克制的情志以转移和干扰对机体有害的情志,从而达到协调情志的目的。即"喜伤心者,以恐胜之;思伤脾者,以怒胜之;悲伤肺者,以喜胜之;恐伤肾者,以思胜之;怒伤肝者,以悲胜之"。上述五行模式的以情胜情法,正是中国医药学中独特的情志治疗护理方法。以情胜情主要包括采用悲哀、喜乐、惊恐、激怒、思虑等情志刺激,以纠正相应所胜的情志。但应注意具体情况具体分析,掌握患者对情志刺激的敏感程度,选择适当的方法,达到情志护理目的。

6. 顺情从欲:顺情从欲法是指顺从患者的意志、意愿、情绪,满足其心身的需要,以解除患者因情志意愿不遂所致病证的一种情志护理方法。患者在患病过程中,情绪多有反常,对此,先顺其情,从其意,有助于心身健康。所以对于患者心理上的欲望,在护理中注意分析对待,若是合理的,条件又允许,应尽力满足之所求或所恶,或对其想法表示同情、理解和支持。如满足患者机体的舒适、清洁的环境、合理的营养、有效的诊疗、耐心的解释、适当的信息等。为患者提供支持系统,积极争取患者的家属、亲朋好友、同事、单位及社会相关组织提供对患者的爱护、关怀和帮助,对解决患者的心理问题可起到明显的效果。引导家属在患者面前保持良好的情绪,多理解体贴患者,在生活上给予无微不至的关怀和照顾,共同创造家庭温馨气氛,使患者心境达到最佳状态,促进患者早日康复。对新入院的患者应热情接待,介绍医护人员、环境及有关制度,耐心解答患者的问题,主动对患者进行健康教育,耐心体贴地服务于患者,满足患者的基本需求。

7. 心理暗示:暗示法是指医护人员利用语言、动作等方式,使患者在不知不觉中受到积极暗示的影响,从而接受护理人员的某种观点、信念,消除心理上的压力,以解除疾病症状或增强某种治疗效果的一种情志护理方法。暗示作用在日常生活中也随处都可见,如"望梅止渴""草木皆兵",这些成语所说的就是一种暗示作用。暗示可来自别人,也可来源自己。暗示的方法有言语暗示、药物暗示、手术暗示、情境暗示等。护理工作者对患者的鼓励、安慰、解释、保证等也都有暗示的成分。暗示有积极的暗示和消极的暗示。积极暗示就是积极的、愉快的、对健康有鼓动作用的暗示;消极暗示则相反。因此,护理人员应尽量避免由于言行不慎给患者带来的悲观消极的情绪。此外,护理人员还可以让患者进行积极的自我暗示,如反复强化"一定能战胜疾病""医生能治好我的病""我能睡好觉"等意识,从而诱导脏腑功能向有序的方向发展。

(四)饮食护理

合理的饮食是人体五脏六腑、四肢百骸得以濡养的源泉;饮食不当则可使人体正气虚弱,导致多种疾病的发生。饮食调养的原则有三因制宜、辨证施食、辨病施食、调整阴阳、协调脏腑等。本节重点介绍三因制宜、辨证施食和辨病施食。

1. **因时制宜**:四时季节气候的变化,对人体生理功能和病理变化均产生不同的影响。因此,应依据春夏秋冬四季阴阳消长的变化来调节人的饮食,以适应自然规律,保持人体阴阳的平衡协调。春季属肝,万物生发向上,故饮食以疏肝养肝为主,忌酸涩。如芹菜炒猪肝、韭菜、黄豆芽、香菜等之品。夏季属心,气候炎热,人体阳气外发,故饮食宜祛暑生津,以清心护心为主。如银花露、苋菜、西瓜、绿豆、绿豆芽、莲藕等。秋季属肺,气候由热转凉,自然界的阳气由疏泄趋向收敛,故饮食宜酸润,以润肺养肺为主,忌辛散寒凉之物。如杏仁、银耳、蜂蜜等。冬季属肾,气候寒冷,阳气潜藏,阴气极盛,故饮食宜滋补,以补肾为主。如羊肉、狗肉等。

2. **因地制宜**:不同地区,由于气候条件及生活习惯不同,人的生理活动和病变特点也不尽相同,所以饮食护理亦应有差异。如云贵川湘居处山区,气候潮湿寒冷,居民易感受寒湿,故喜食辛辣之品;西北高原地区,气候寒冷干燥,居民易受寒伤燥,宜食温阳散寒、生津润燥之品。

3. **因人制宜**:由于人的体质、性别、年龄等不同,对病邪的抵抗力、病后恢复能力等均存在差异,故在饮食调护时应因人而异。体质属寒者,宜食热性食物;体质属热者,宜食凉性食物,忌热性食物及辛辣烟酒等;体质过敏之人,不宜吃海鲜腥发之物。女子以血为本,饮食应以补阴补血为主,尽量选择多汁多液食物。小儿脏腑娇嫩,饮食宜高营养,容易消化,性味不宜过偏。成年体质壮实的外感风寒患者,可选用发散作用较强的食疗方,如姜糖饮、姜糖苏叶饮、葱白粥等。老人体衰虚弱,饮食宜清淡、松软、温热,对老年体虚而感风寒者,食疗时宜配补益食品,如人参桂枝粥、木耳粥等。总之,食物的寒热属性和配伍,与患者个体情况相宜才有益于健康,否则容易诱发疾病。

4. **辨证施食**:所谓辨证施食,即指根据患者疾病的证候类型指导患者选择不同属性的食物,以达到配合治疗目的。对食物的选择既要考虑患者疾病的病证类型,又要根据食物本身的四气五味和归经等诸多因素实行辨证施食。如泄泻病,证属湿热内蕴,宜食马齿苋;证属食积中焦,宜食山楂、萝卜;证属脾胃虚弱,宜食山药、大枣、芡实、薏苡仁等;证属肾阳虚衰,宜食羊肉、狗肉等血肉有情之品。辨证施食能调节机体的脏腑功能,平衡阴阳,促进内环境趋向平衡、稳定,是饮食调护的重要原则。

5. **辨病施食**:不同病证往往具有特定的病因、病机和证候特点,食物所含有的物质成分,往往对某一种或几种疾病具有特异性作用,故饮食调护时也要辨病施食。如消渴病患者,宜多食富含南瓜多糖的南瓜;瘿瘤病患者,宜多食富含碘元素的紫菜、海带。以辨病施食来指导实践,具有非常重要的意义。在临床实践中,辨证施食与辨病施食是提高饮食调护效果的 2 个重要原则,即在食物选配时,既要注意证的特殊性,又要重视病的内在实质。在病的诊断确立之后,辨明其证是正确选用食物的前提;掌握每一种食物的性能特点,有针对性地食用,是保证治疗效果的重要基础。辨证施食与辨病施食,两者相辅相成,不可顾此失彼。

6. **饮食禁忌**:饮食禁忌,俗称忌口,指在某些情况下某些食物会导致人体产生不适,甚至加重疾病。饮食禁忌在饮食护理中也是十分重要的,由于每种食物的功效不同,因此有些食物不宜在一起配合食用。如柿子忌螃蟹,葱忌蜂蜜,蟹鱼忌苋菜等。食物和药物都有四气五味之性,因此,在功效上食物对药物有着重要的影响。有些食物可以提高药物的效力,如赤小豆配鲤鱼可增强利水作用;黄芪加薏苡仁可加强渗湿利水的作用。有些则会降低药效或增强其毒性,如人参忌萝卜;地黄、首乌忌葱蒜;茯苓忌醋;甘草、黄连、桔梗、乌梅忌猪肉;白术忌桃、李、大蒜;蜂蜜忌葱、黄连、桔梗;使君子忌茶等。因此在服药期间应注意饮食之宜忌。一般在服药期间,凡属生冷、油腻、腥臭及不易消化、刺激性食物,均应避免为宜。

(五)辨证施护

辨证施护的方法有很多,各有其特点,如八纲辨证施护、脏腑辨证施护、卫气营血辨证施护、六经辨证施护、气血津液辨证施护和三焦辨证施护。

1. **表里辨证施护**:表里是辨别病变部位内外深浅及病势进退的一对纲领。通过辨别证候在表在里,可以明确病变部位的深浅,察知病情的轻重,预测疾病的演变趋势,从而有助于及时采取相应的治疗和护理措施。表寒证者,饮食宜温热,忌寒凉之品。可适当辅用生姜、葱白、香菜、胡椒等辛味发散之品,或饮生姜茶、生姜红糖水,以助于散寒祛邪。表热证者,可适饮温开水或饮料,如鲜芦根煎汤代茶饮;亦可多食用新鲜水果蔬菜。表虚证者,宜少食多餐,适当辅以药膳治疗,如豆豉小排汤、党参红枣粥、姜枣蜜小排等以调理气血。解表药的煎法解表发汗之剂,属辛散轻扬之品,不宜久煎,将药加水浸透后武火快煎 10～15 分钟即可。解表药的服法药宜温服,服药后静卧,温覆取汗,多饮开水。表寒证,趁热服,避风,盖被安卧;表热证,趁温服,盖被适中;表虚证,趁温服,药后可饮热粥,益胃气、养津液,以助药力。同时注意发汗的程度,表实证,汗之宜重;表虚证,汗之宜轻。药后观察注意观察药后汗出的情况,以遍身微汗为佳,过汗则伤正。如汗出热退,表解身凉,不必再进药;如汗出不彻,寒热不退,表证未解,药力不济,续服药;如汗出过多,要停服,并根据情况及时处理,如年老体虚发汗太过,易出现虚脱。

2. **寒热辨证施护**:寒证的护理措施注意观察患者的体温、面色、神志、肢体、二便、舌苔、脉象等表现与变化。寒证多用辛温燥热之品,应中病即止,以免辛热之品过用伤阴。热证的护理措施注意观察患者的发热、出汗、神志、食欲、二便、斑疹、出血、舌脉等,并详细记录体温、脉搏、呼吸、血压。病室应保持整洁,空气新鲜,温湿度适宜,夏天要有降温设备,如风扇、空调等。对感受时邪疫病患者,要做好消毒隔离工作,严格控制探访人员。对高热神昏的危重患者,按危重病护理常规护理。热证患者情绪易于激动,护理人员在护理时应态度和蔼,细心照护,以安定患者情绪,使其安心配合治疗。饮食宜新鲜清淡,忌食辛辣刺激动火之品。鼓励患者多饮水,如烦热口渴,多饮清凉饮料或多食瓜果、蔬菜以辅助清热生津。

3. **虚实辨证施护**:虚证的护理措施注意观察患者的神色、形态、汗出、腹痛喜按与否、二便及舌脉的变化,认真辨别其证候属性,施以护理。静卧修养,避免疲劳;恢复期适当锻炼,增强体质,防止感冒。平素注意起居有常,适应四时气候变化,做到春夏养阳,秋冬养阴。实证的护理措施注意观察患者的生命体征、神志、面色、疼痛的性质、汗出、口渴、二便及舌脉等情况。辨其虚实的真假,以防出现危症。病室宜清洁安静,通风良好,温湿度适宜。患者宜卧床休息,烦躁者慎防坠床。避免情志刺激,安定情绪,保持心平气和,密切配合治疗。

4. **阴阳辨证施护**:阴证与阳证的护理措施见上述表里、虚实、寒热护理中的相应内容。

三、中医护理操作技术

1. **艾灸**:艾灸法是以艾绒为主要原料制成艾条或艾炷,点燃后在人体某穴位或患处熏灸的一种技术操作。操作顺序：备齐用物，携至床旁，做好解释，再次核对医嘱。取合理体位，暴露施灸部位，注意保暖。施灸部位，宜先上后下，先灸头顶、胸背，后灸腹部、四肢。遵医嘱在施灸过程中，随时询问患者有无灼痛感，并调整距离，防止烧伤。观察患者病情变化及有无不适。施灸中应及时将艾灰弹入弯盘，防止灼伤皮肤。施灸完毕，立即将艾条插入小口瓶，熄灭艾火。清洁局部皮肤，协助患者衣着，安置舒适卧位，酌情开窗通风。清理用物，做好记录。注意事项：采用艾炷灸时，针柄上的艾绒团必须捻紧，防止艾灰脱落灼伤皮肤或烧毁衣物。施灸后局部皮肤出现微红灼热，属于正常现象。如灸后出现小水泡时，无须处理，可自行吸收。实证、热证患者不宜用灸法。

2. **耳针**：耳针是用毫针、磁珠贴压等方法刺激耳郭穴位，以防治疾病一种方法。耳郭与经络、脏腑有密切的联系。耳穴在耳郭的分布有一定的规律，犹如一个母体内倒置的胎儿，头部在下，臀部在上，其中耳垂对应头部，耳甲腔对应胸腔，耳甲艇对应腹腔，三角窝对应盆腔。耳舟对应上肢，对耳轮体部对应脊椎，对耳轮上脚对应下肢，耳轮脚对应膈。耳穴主要名称及主治详见《针灸学》。

3. **拔罐**：拔罐疗法是以竹罐、玻璃罐等为工具，利用罐内燃烧的热力排除其中的空气，使罐内形成负压，罐吸着在肌肤上，造成局部肌肤充血、瘀血，以达到治疗疾病的目的。罐的种类有竹罐、玻璃罐、抽气罐等。拔罐主治病证及操作方法详见《针灸学》。

4. **刮痧**：刮痧法是应用边缘钝滑的器具，如牛角刮板、瓷匙等物，在患者体表一定部位反复刮动，使局部皮下出现瘀斑，从而达到疏通腠理、逐邪外出目的的一种技术操作。刮痧主治病证及操作方法详见《针灸学》。

（陈　瑜）

图书在版编目(CIP)数据

中国医药学教程/蔡定芳,董竞成主编.—上海:复旦大学出版社,2019.8(2020.2重印)
ISBN 978-7-309-14552-6

Ⅰ.①中…　Ⅱ.①蔡…②董…　Ⅲ.①中国医药学-医学院校-教材　Ⅳ.①R2

中国版本图书馆 CIP 数据核字(2019)第 174643 号

中国医药学教程
蔡定芳　董竞成　主编
责任编辑/贺　琦

复旦大学出版社有限公司出版发行
上海市国权路 579 号　邮编:200433
网址:fupnet@fudanpress.com　http://www.fudanpress.com
门市零售:86-21-65642857　　团体订购:86-21-65118853
外埠邮购:86-21-65109143　　出版部电话:86-21-65642845
常熟市华顺印刷有限公司

开本 787×1092　1/16　印张 24.5　字数 566 千
2020 年 2 月第 1 版第 2 次印刷

ISBN 978-7-309-14552-6/R·1755
定价:80.00 元